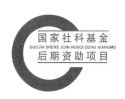

国家社科基金
GUOJIA SHEKE JIJIN HOUQI ZIZHU XIANGMU
后期资助项目

制度与日常生活：
近代北京的公共卫生

Institution and Everyday Life:
Public Health in Beijing, 1905-1937

杜丽红　著

中国社会科学出版社

图书在版编目（CIP）数据

制度与日常生活：近代北京的公共卫生/杜丽红著 . —北京：中国
社会科学出版社，2015.3
ISBN 978 - 7 - 5161 - 5772 - 5

Ⅰ.①制⋯ Ⅱ.①杜⋯ Ⅲ.①公共卫生—卫生体制—研究—
北京市—近代 Ⅳ.①R199.2

中国版本图书馆 CIP 数据核字（2015）第 055402 号

出 版 人	赵剑英
责任编辑	吴丽平
责任校对	石春梅
责任印制	李寡寡

出　　版	中国社会科学出版社
社　　址	北京鼓楼西大街甲 158 号
邮　　编	100720
网　　址	http://www.csspw.cn
发 行 部	010 - 84083685
门 市 部	010 - 84029450
经　　销	新华书店及其他书店

印　　刷	北京君升印刷有限公司
装　　订	廊坊市广阳区广增装订厂
版　　次	2015 年 3 月第 1 版
印　　次	2015 年 3 月第 1 次印刷

开　　本	710×1000　1/16
印　　张	25.25
插　　页	2
字　　数	452 千字
定　　价	80.00 元

国家社科基金后期资助项目

出　版　说　明

　　后期资助项目是国家社科基金设立的一类重要项目，旨在鼓励广大社科研究者潜心治学，支持基础研究多出优秀成果。它是经过严格评审，从接近完成的科研成果中遴选立项的。为扩大后期资助项目的影响，更好地推动学术发展，促进成果转化，全国哲学社会科学规划办公室按照"统一设计、统一标识、统一版式、形成系列"的总体要求，组织出版国家社科基金后期资助项目成果。

全国哲学社会科学规划办公室

谨以此书献给中国公共卫生事业的拓荒者!

目　　录

上编　制度变迁

下编　日常生活中的制度运作

导　言

20 世纪初风云变幻的政治局势，在某种程度上遮蔽了北京城市社会生活的变动。事实上，无论是人们的日常生活方式，还是国家与社会的关系，都悄然发生着本质性变化。本书以北京公共卫生为研究对象，试图揭示出近代中国城市政治与社会领域的变动趋势。

一　基本概念

本书的目的，并非叙述公共卫生的概况和细节，而是探讨 20 世纪初北京公共卫生制度演变及社会化过程的基本脉络与问题，即公共卫生制度如何诞生、如何变迁、如何在国家与社会互动中成为日常生活规则。所以，书中对公共卫生的制度变迁及其在日常生活中的运作将作详细的讨论，至于公共卫生的细节，则尽可能点到为止。

以近代北京的公共卫生为研究对象，那么就应先对"公共卫生"一词予以阐明。作为 20 世纪以来重要的医学概念，公共卫生的定义处于发展变化中，不同时代有着不同的理解。当代公共卫生强调采用直接或间接的方式保障个人健康，直接方法是治疗病人，如医生诊治病人或为儿童免疫接种，间接方法是减少环境中的危险因素，如避免在污水中工作和提高教育程度。[①] 传统公共卫生则被视作国家警察权力的目标之一，"意味着人民身体的普遍健康，社区清洁，没有任何传染病或致死原因，整个社会的卫生状况良好。"[②] 书中指涉的公共卫生，受制于具体历史环境，带有鲜明时代特征，需从时人的阐述中予以把握。20 世纪 20 年代，美国公共卫生学

---

① Lawrence O. Gostin, *Public Health Law*：*Power*，*Duty*，*Restraint*，Berkeley, Los Angels, London：University of California Press, 2000，p. 2.

② Ibid.，p. 12.

者温司劳（Charles Edward A. Winslow）指出公共卫生是，"为预防疾病之科学与技术，延长人民寿命，增进身体健康，由有组织之社会，制止社会上之传染病，灌输个人卫生常识，组织医士及看护机关，早期诊断疾病，及预防设施，并定有正常之标准生活，使个人可得适宜之生活，以保持个体健康也"。① 此定义在 1952 年被世界卫生组织采纳，并沿用至今。当时的公共卫生学者基本都采纳了温司劳的定义，并根据国情重新作了阐释："公共卫生是一种有组织的社会建设，以发展下列各项医学卫生事业为宗旨：一、预防传染病；二、组织医务机关，使一般病者，无论其为贫富贵贱，都能得相当而早期的诊疗；三、改良社会卫生状况，普及卫生教育，使民众都有普通医学卫生常识，而寄寓在卫生状况良好的环境内，以求健康的保障，生活的安全。"②

从上述定义来看，公共卫生研究属于医学的一个分支，是非常专业的领域，不容易成为历史研究的显学。在国内一些城市史研究著作中，对公共卫生的叙述往往只占寥寥一节或数页，连一章都够不上。不过，国际学界的研究向我们揭示出它并不像起初看上去那样限于狭小的医学领域，而是一个蕴含着诸如现代国家组织演化、社会变迁以及知识发展等丰富主题的研究对象。我们可以通过努力，真正理解和把握公共卫生蕴含的历史深意，建立起一套研究框架，而使之变得重要一些，成为研究近代中国城市政治和社会变化的新切入点。

欧美公共卫生历史研究经过几十年的发展，已形成相对成熟的研究方法和叙事模式。③ 早期，公共卫生历史学者倾向于进步叙事。对这些历史学者来讲，19 世纪的公共卫生或清洁运动的出现，源于英国和欧洲大陆那些伟大改革家精力充沛的活动。这是一种以"现代"理性方式促成的公共卫生，其常见的叙事模式是：开始讨论 19 世纪之前的污秽、肮脏、愚昧和迷信；接着详细叙述公共卫生学者的进步观念所引导的卫生之道，例如

---

① 姜文熙：《公共卫生概要》，《北平晨报》1931 年 2 月 10 日，第 9 版。
② 朱季青：《我国历年来公共卫生行政的失策》，《医学周刊集》第 2 卷，1929 年 1 月，第 287 页。
③ 欧美公共卫生研究已经取得了丰硕成果，难以一一列举，此处仅介绍几种具有代表性的著作。Peter Baldwin, *Contagion and the State in Europe*, 1830–1930, Cambridge: Cambridge University Press, 1999; Deborah Lupton, *The Imperative of Health*, *Public Health and the Regulated Body*, London and California: SAGE Publications, 1995; George Rosen, *A History of Public Health*, Baltimore: Johns Hopkins University Press, 1993; J. N. Hays, *The Burdens of Disease*, *Epidemics and Human Response in Western History*, New Brunswick, New Jersey and London: Rutgers University Press, 1998; Dorothy Porters, ed., *The History of Public Health and the Modern State*, Amsterdam: Rodopi, 1994.

与普遍的无动于衷、漠然和污秽展开持久斗争；最后指出 19 世纪晚期细菌学的发明是"科学"公共卫生转折点，促成公共卫生改革者们强化了他们关于由国家规范公共和私人卫生的主张。① 进入 20 世纪 70 年代以来，社会史视角被引入公共卫生历史研究，学者们对 19 世纪和 20 世纪早期的公共卫生运动持一种更具批判性的态度，尤其是对妇女、移民、非白人、工人阶级和穷人等主题的研究。② 更有甚者，有学者采用社会建构理论方法将公共卫生历史放在更广阔的社会文化关系中考察，探寻公共卫生实践的象征性和思想性的维度。③ 持社会建构论者，尤其是法国思想家福柯及其追随者，所撰写的历史显示出，公共卫生运动的出现和发展不是从原始的、"无知"的思想到现代观念和实践的固定进步，而是一系列被贴上退化和政治争斗的标签的事件。虽然"旧"公共卫生与"新"公共卫生有着非常不同的特征，但两者有着相当的关联性，"旧"公共卫生的许多话语和实践仍能在"新"公共卫生中看到。④

　　已有研究向我们展示出，公共卫生从一开始就打上了国家的烙印。国家成为能够创造健康社会的唯一机构：国家通过宣传警告人们某些行为可能带来不健康状况来防治疾病；国家雇用的公共卫生官员承担着保卫人口健康的特殊管辖权，强化社会对抗疾病的边界；国家通过"驱除疾病行动"型构了"他者"范畴，作为"健康"和"公众"的对立面，补充了对"我们"的特殊理解。在实践中，公共卫生官员致力于"可控制的影响"，通过再造一系列特殊的社会关系来塑造健康的社区。这种实用主义观点倾向于否认绝对贫困是疾病的主要导因，将次要的"可控的"因素视作公共卫生试图管理的内容，从而排除了从社会条件与卫生关系角度解决公共卫生问题的可能性。⑤ 公共卫生倡导者相信其责任就是影响人类活动的所有领域以及各个层次，从个人清洁到日常生活习惯，再到政治层面。他们努力的方向是"文明化"穷人和工人阶级，保证他们的物质条件和精

---

① John Duffy, *The Sanitarians: A History of American Public Health*, Urbana, IL: University of Illinois Press, 1990.

② Naomi Rogers, *Dirt and Disease: Polio Before FDR*, New Brunswick, NJ: Rutgers University Press, 1992.

③ John Duffy, *The Sanitarians: A History of American Public Health*, Urbana, IL: University of Illinois Press, 1990.

④ Deborah Lupton, *The Imperative of Health: Public Health and the Regulated Body*, London, SAGE Publications, 1995, p. 17.

⑤ Alan Sears, "To Teach Them how to live: The Politics of Public Health from Tuberculosis to AIDS", *Journal of Historical Sociology*, Vol. 5 No. 1, March 1992, pp. 64 – 68.

神都得到提高。① 尤其是在 19 世纪末 20 世纪初，公共卫生被视作穷人被文明化、纪律化、驯化为理性经济角色过程的一部分。②

进而言之，公共卫生具有非常明显的治理特性。治理包含自治的技术或实践和更显然的外在政府形式，由国家或其他机构为了战略性目标，实行警察管制和规范活动。国家是权力关系结构中的重要部分，但需要其他社会机构作为基础。治理依靠专门的知识系统定义活动的对象，持续监督它的进展，使其可信、可算和可行。专家和他们的专业知识，尤其是那些与现代职业相关的，是治理的核心。③ 从本质上来讲，公共卫生属于国家治理的范畴，必须依赖于专门知识体系，依靠专家的领导，国家权力机构必须与相关组织进行合作才能达成维护人口健康的目标。因此，对公共卫生的研究，必须着眼于知识与权力相结合的制度体系，才能真正触及其核心。

我们不难从以上论述中总结出公共卫生的一些基本特点，并据以拓展本书的研究视野。首先，公共卫生的基本对象是"人口"的健康状况，而非个体公民的健康和卫生，这是现代公共卫生进入国家治理结构，成为"行政配置"（administrative apparatus）的前提。在现代国家的谱系上，我们看到公共卫生对于人口健康的意义本身是现代民族国家保全自身的必要条件。④ 本书将公共卫生放在国家治理的框架下，从近代中国制度建构的角度，讨论政府如何将人口的健康作为自身的职责，以及采取何种措施实现这一目标的。

其次，公共卫生强调科学与组织的原则。换言之，现代公共卫生是建立在医学科学、社会科学（人口学、社会学等）和政治科学（政治学和行政学等）等基础之上，而且越来越倾向于成为"常规科学"（normal science）的一部分，这个趋势主要是因为公共卫生的实践者既包括专业的医学研究人员（传染病学家、细菌学家等），也包括职业的社会科学家（经

---

① Deborah Lupton, *The Imperative of Health: Public Health and the Regulated Body*, London, SAGE Publications, 1995, p. 35.

② Greta Johns, *Social Hygiene in Twentieth Century Britain*, Beckenham: Croom Helm, 1986, p. 11.

③ Deborah Lupton, *The Imperative of Health: Public Health and the Regulated Body*, London: SAGE Publications, 1995, p. 8.

④ 福柯关于此问题曾论述道："惩戒试图支配人的群体，以使这个人群可以而且应当分解为个体，被监视、被训练、被利用，并有可能被惩罚的个体。而这个新建立起来的技术也针对人的群体，但不是使他们归结为肉体，而是相反，使人群组成整体的大众，这个大众受到生命特有的整体过程，如出生、死亡、生产、疾病等等的影响。因此，在第一种对肉体的权力形式（以个人化的模式）以后，有了第二种权力形式，不是个人化，而是大众化。"这里所指的"人的群体"即是"人口"。参见〔法〕米歇尔·福柯《必须保卫社会》，钱翰译，上海人民出版社 1999 年版，第 229—232 页。

济学家、社会学家、医学史家等）。本书注意到这一特点，关注在公共卫生制度形成的过程中，具有专业医学知识的人士如何进入官僚体制，与旧有官僚合作，培养基层人才，使北京的卫生行政逐步走向专业化。

再次，公共卫生是一个政治过程或者说政策过程，除政府主导外，还有相当的非政府组织和志愿群体参与其中。本书拟将公共卫生作为一个政治过程加以研究。中国的公共卫生基本是国家医学的问题（State medicine），是由国家行政力量创立的，受过西方医学教育、有志于中国公共卫生事业的人才后来逐步参与卫生机构中，赋予公共卫生制度完全学院化的科学内涵。由于国家的大力介入，公共卫生被国家视为地方行政的职能之一，国家成立专门的组织有序的卫生行政部门，颁布卫生法规。与此同时，公共卫生制度建构的完成离不开各种民间组织的参与和配合，诸如医院、学校、学会、商会、行会等等。北京公共卫生制度形成的过程浓缩了近代中国国家转型和社会变迁的特点，折射出现代官僚机构形成的某些趋势。①

以上分析体现出本书对公共卫生的研究将采用制度视角，不单揭示出制度在组织和规则层面的变迁过程，更试图描述出制度如何影响日常生活的过程。制度是一个有着丰富内涵的概念，有着各种各样的解释。传统中国非常注重典章制度的编撰，近代大量制度的建立就是这种传统的延续，但是仅仅停留在文本解读会因其远离社会现实而导致误读。因此，必须借鉴学界在制度领域的研究成果，尤其是 20 世纪七八十年代以来形成的新制度主义分析范式②，才能对制度及制度变迁作出理性解释。不过，新制度主义对制度本身并未形成固定统一的定义。从最一般意义上来说，制度可被理解为社会中个人遵守一套行为规则③，而这套行为规则又可以理解为制度安排。④ 美国学者杰克·奈特从各种制度及制度变迁

---

① 亨廷顿认为，"政治现代化包含着新的政治功能的分化，和发展履行这些功能的专门化机构"。〔美〕塞缪尔·亨廷顿：《变革社会中的政治秩序》，李盛平、杨玉生等译，华夏出版社 1988 年版，第 35 页。

② 新制度主义是相对于 19 世纪晚期到 20 世纪中期的旧制度主义而言的，表现为经济学、组织理论、政治学、公共行政理论、历史学和社会学等领域出现制度研究的复兴。虽然各个领域的新制度主义彼此之间鲜有联系，但"它们全都质疑对社会过程的原子化解释，确信制度安排和社会过程至为紧要"。〔美〕沃尔特·W. 鲍威尔、保罗·J. 迪马吉奥主编：《组织分析的新制度主义》，姚伟译，上海人民出版社 2008 年版，第 4 页。

③ 林毅夫：《关于制度变迁的经济学理论：诱导性变迁与强制性变迁》，〔美〕科斯等著：《财产权利与制度变迁》，胡庄君等译，上海三联书店、上海人民出版社 1994 年版，第 375 页。

④ 〔德〕柯武刚、史漫飞：《制度经济学：社会秩序与公共政策》，韩朝华译，商务印书馆 2000 年版，第 35 页。

理论总结出制度的共同特性在于：制度是一套以某种方式构建社会互动的规则，而一套规则要成为一个制度，相关团体和社会的每个成员都必须了解这些规则。① 也就是说，国家构建的制度必须在得到社会认可的基础之上才能成为社会通行的制度。本书依循这样的理路，致力于研究公共卫生从国家制度向社会制度转变的过程，也就是书面制度进入日常生活的过程。

　　近代中国各项制度的创立多源于清末官制改革和法规移植。移植而来的法律仅仅是一种"正式制度"②，缺乏一种深厚的、源于本土文化的"非正式制度"③ 作为其支撑。④ 事实上，法规是一整套有着特定目标的社会治理制度的组成部分，必须有相应的组织和实施机制才能行之有效。因为人们判断一个国家的制度是否有效，除看这个国家的政治规则与非正式规则是否完善外，更主要的是看这个国家制度的实施机制是否健全。离开实施机制，任何制度尤其是正式规则就形同虚设。只有造法机器，没有执法行动，是荒谬和可笑的。从制度功能实现角度来看，只有规则，没有执行机制，制度是不完整的。⑤ 诚如苏力所言，在越来越多的领域都需要国家强制保障规则的实现，必须有一个有组织的等级化官僚机构，才能保证颁布的法律规则得以在社会中部分地贯彻落实，否则，成文法就仅仅是一些废纸，与日常生活几乎毫无关系。⑥ 近代中国国家通过权力关系明确、等级层次有序的科层组织，通过专业化人员和正式规章制度来贯彻落实自上而下的指令，逐步实现制度社会化。因此，制度视角的公共卫生研究，不仅应关注正式制度和非正式制度的内容，而且必须探究保证制度运作的实施机制。本书研究的是公共卫生制度变迁的过程，除注重组织和规则层

---

① 〔美〕杰克·奈特：《制度与社会冲突》，周伟林译，上海人民出版社 2009 年版，第 2 页。

② "正式制度"即"硬制度"，是人们有意识建立起来的并以正式方式加以确定的各种制度安排，包括政治规则、经济规则和契约，以及由这一系列的规则构成的一种等级结构，从宪法到成文法和不成文法，到特殊的细则，最后到个别契约等，它们共同约束着人们的行为。卢现祥：《新制度经济学》，武汉大学出版社 2004 年版，第 118 页。

③ "非正式制度"即"软制度"，指人们在长期的社会生活中逐步形成的习惯习俗、伦理道德、文化传统、价值观念及意识形态等对人们行为产生非正式约束的规则，是那些对人的行为的不成文限制，是与法律等正式制度相对的概念。卢现祥：《新制度经济学》，第 115 页。

④ 强世功：《法制与治理：国家转型中的法律》，中国政法大学出版社 2003 年版，第 5—6 页。

⑤ 参见卢现祥的《新制度经济学》，第四章第一节"制度的内涵与制度的构成"，第 105—122 页。

⑥ 苏力：《阅读秩序》，山东教育出版社 1999 年版，第 162 页。

面的制度建构外，更强调制度在日常生活中的具体运作。

国家通过颁行规则的方式建构公共卫生制度，经执行机构推行到社会，使之成为社会网络的组成部分。社会是一张复杂的关系网络，所有的社会成员都不同程度地参与其中。制度的建构带来新技术、新的生活方式、新思想以及新的社会价值观，影响到关系网络的变化，社会成员的行为也随之变化。在这个意义上而言，社会变迁意味着人们的工作方式、过日子的方式、子女教育方式、自我控制方式以及终极意义的追寻方式等发生变化，他们的活动和关系已不同于他们父辈之前所参与的活动和关系，也意味着国家制度成为影响个体生命和日常生活的社会制度。① 就本书而言，公共卫生对社会的影响主要集中于日常生活领域，从环境卫生、疾病防治、妇婴保健到饮水卫生无一不是关乎个人生活的内容。因此，日常生活是我们考察公共卫生制度运作的最佳场域。

公共卫生研究可能并不像初看上去那么简单。经过努力，本书深入挖掘其背后隐含的国家与社会变化的深意，可能使之变得重要得多。相关努力包括如下内容：1. 采用制度变迁视角，把公共卫生的演变视为近代中国国家治理产生的过程；2. 从日常生活视角阐释制度的运作状况，揭示出制度不仅是国家改造社会的主要手段，而且是国家与社会互动的重要竞技场；3. 尝试通过制度变迁和运作研究新框架，发掘出近代中国政治与社会变迁的内在机制。

二　研究意义

一般认为，研究通行于全国的制度，应作全国范围的考察，才能更有"典型"意义。近代中国受多重因素的影响较之于帝制时代更趋于多元化，城乡差别、区域差别日渐明显，各地制度受地方和外来因素影响千差万别。② 由于地方性造就的巨大鸿沟难以跨越，那么用大一统的观念进行全

---

① 〔美〕史蒂文·瓦戈：《法律与社会》第 9 版，梁坤、邢朝国译，中国人民大学出版社 2011 年版，第 245 页。

② 傅衣凌认为，中国传统社会结构多元，各个地区的生产技术水平、生产方式、社会控制方式和思想文化千差万别，而且还随着历史发展而出现周期性和不规则的变化，这种状况使多元化社会结构更加复杂。在面对资本主义世界体系时，中国有广泛适应性的结构对新因素的冲击有很强的化解能力，可以比较灵活地改变自己的表层结构以适应各种变化。笔者以为这种状况事实上增加了近代中国社会的多元性。傅衣凌：《中国传统社会：多元的结构》，《中国社会经济史研究》1988 年第 3 期。

国性的总体把握和比较分析也就困难重重。因此，本书并非全国性的整体研究，而是将研究地域定为北京，探讨北京范围内公共卫生制度变迁的状况，但仍力图讨论的是具有全国性意义的问题。

选择北京①作为研究对象，除源于笔者个体的学术经历，更在于北京的独特性。首先，清末民初，自明清以来一直作为大一统中国的政治、文化中心的北京经历剧烈变动，浓缩了整个国家的政治与社会变迁。清末，由上而下的政治变革源于此，中央官制改革后政府仍有强大的控制力量。民国成立之后，随着军阀割据的形成，中央权威衰退，国家的控制力日渐衰弱。南京国民政府建立之后，北京不再是中国政治中心，地位日渐衰落，社会更形衰败。但是，作为中西文化荟萃之地，北京不仅现代科学医学教育和医疗机构发展迅速，而且各类思潮风起云涌，社会运动层出不穷。在这样的背景之下，北京公共卫生一方面受制于政治形势，另一方面又受惠于文化事业和社会运动的发展，有利于充分地讨论公共卫生背后所隐含的国家与社会的互动。其次，作为清帝国首都，北京有着不同于租界和开放口岸城市的正统性，这里发生制度变革有着辐射全国的影响力。较之其他城市，国家在此有着更为显著的存在，制度的产生和演变都有着强烈的国家印迹，更能体现出源于西方的公共卫生制度如何在中国的产生和发展的历程。更为重要的是，外国在北京的影响力并非像租借地那样以强力的形式直接作用于社会，而是通过一种文化霸权②的方式发挥着作用，其背后隐含着不同国家的文化竞争。再次，清末以降北京社会经济处于逐步衰败之中，国家财政日趋破产，这些都显示在公共卫生事务之中，恶劣的制度环境凸显了国家在公共卫生发展中的主导作用。由于深受财政窘迫影响，北京公共卫生时常处于存废边缘预示着在社会经济落后的中国必须依赖于政府的力量才能发展公共卫生，具有典型意义。最后，集中于明清以来文化、社会和政治的北京城市史研究，已积淀了相当的学术基础，加

---

① 此处北京，清末民初仅就北京城而论，南京国民政府时期则指北平市政府所辖之内外城和四郊。传统中国无市的建制，作为清朝都城的北京，"建置顺天府，设府尹，省级单位，上隶直隶总督，下领 24 州县"。1924 年 10 月裁府，改置京兆地方，直隶中央。1928 年 6 月，"划原城郊区域置北平特别市"。张在普编著：《中国近现代政区沿革表》，福建省地图出版社 1987 年版，第 1 页。

② 文化霸权是葛兰西提出的一种概念，不仅指通过直接的操纵或者教化而获得，而且还会通过对人的常识加以操弄而获得，这种常识更细致地可以说是"意义与价值的生活体系"。赵旭东：《文化的表达：人类学的视野》，中国人民大学出版社 2009 年版，第 420 页。

之丰富的文献资料，为本书提供了可靠的保证。①

誕生于西方的现代公共卫生兼有医学与行政的双重职能，本书侧重于其国家治理属性，因此这是一本关于近代中国城市政治社会史研究的著作。公共卫生制度作为研究对象，它所反映的各种现象不单单是医疗卫生层面的问题，而是涉及国家与社会关系层面的议题，必须利用国家与社会理论框架进行分析。因此，本书所研究的公共卫生制度兼具上述两个层面的内容，将清末民初北京公共卫生放在近代城市发展的脉络中考察，以国家制度建构为主线，将科学医学、专业人士、官僚、市政组织、公共舆论和普罗大众等各种因素结合起来考察，关注公共卫生发展的医学化和官僚理性化的路径，进而揭示出近代城市国家政权建设所具备的若干特点。希望在此基础上，与其他国家的公共卫生制度进行比较，进而理解其具有的全球化的意义。如此做法，在从新的视角推动中国公共卫生史研究的同时②，冀图就近代中国国家与社会转型问题展开具体讨论。③ 因此，本书对公共卫生制度的研究，将在吸取已有研究成果基础之上，从以下几个方面

① 北京城市史已取得很多研究成果，此处仅列举代表性成果。尹钧科、于德源、吴文涛：《北京历史自然灾害研究》，中国环境科学出版社1997年版；韩光辉：《北京历史人口地理》，北京大学出版社1996年版；〔美〕史明正：《走向近代化的北京城——城市建设与社会变革》，北京大学出版社1995年版；David Strand, *Rickshaw Beijing: City People and Politics in the 1920s*, Berkeley: University of California Press, 1989; Madeleine Yue Dong, *Defining Beiping: Urban Reconstruction and National Identity*, 1928－1936, Honolulu: University of Hawaii Press, 2000；赵园：《北京：城与人》，北京大学出版社2002年版；陈平原、王德威编：《北京：都市想象与文化记忆》，北京大学出版社2005年版。

② 目前，中国公共卫生历史日渐得到学者关注，已有研究从社会文化史、医疗史和城市史的角度阐释与有关公共卫生相关的运动和现象，较少对公共卫生制度本身进行研究。Kerrie L. MacPherson, *A Wilderness of Marshes: The Origins of Public Health in Shanghai*, 1843－1893, Hongkong: Oxford University Press, 1987; Rogaski. Ruth, *Hygienic Modernity: Meanings of Health and Disease in Treaty-Port China*, Berkeley, University of California Press, 2004；祝平一编：《健康与社会：华人卫生新史》，联经出版事业股份有限公司2013年版；李尚仁主编：《帝国与现代医学》，中华书局2012年版。

③ 杨念群强调运用现代政治的视角对医疗史进行研究，即现代政治不仅是行政体制运作的问题，而且也是每个个人的身体在日常生活中如何面临被塑造的问题，包括政治对身体进行的规训与惩戒。从此观念出发，身体和空间成为分析医疗史的关键概念。这种带有明显福柯色彩的后现代叙事方式，给医疗史研究提供了新的思路，但因其明显的西方理论色彩，在某些方面跳出或淡化了中国问题的本身。杨念群：《"兰安生模式"与民国初年北京生死空间的转换》，《社会学研究》1999年第4期；《医疗史，"地方性"与空间政治想象》，载黄东兰主编：《身体·心性·权力》，浙江人民出版社2005年版；《西医传教士的双重角色在中国本土的结构性紧张》，《中国社会科学季刊》1997年5月号；《北京"卫生示范区"的建立与城市空间功能的转换》，《北京档案史料》2000年第1期；《再造"病人"：中西医冲突下的空间政治（1832—1985）》，中国人民大学出版社2006年版。

进行新的尝试：

首先，本书在从宏观建构公共卫生制度变迁的同时，试图讲述与人们日常生活有关的地方性故事。近代北京公共卫生制度在很大程度上存在于各种法规、法条之中，若要恰当地予以解读，必须关注法律背后所隐含的内容。从某种程度上来讲，法律是一种地方性知识，如美国学者尼古拉斯·布鲁姆莱所言，"隐蔽在法律理论和法律实践中的是一系列政治、社会和经济生活的不断重现或'地方志'。用同一种方式来说，法律以各种形式依赖于有关历史的主张，所以它既界定又依赖一系列复杂的地方志和区域理解"。① 日常事务背后都有一套秩序在支配着社会运转，若将焦点从法规转到日常生活运作，可以从日常生活中人们与行政机关之间的互动模式，或行政机关内部的决策行为或流程中看到行政法的存在。② 只有置身于地方社会，发掘在地化的内涵，才可加深我们对制度的理解。

其次，本书所理解的制度是人类行动的结果，而非人类设计的结果③，故而尝试挖掘出制度背后的话语网络和权力关系，而非简单还原具体历史过程。法学家认为，"法律的'意义'不仅通过法官和立法者的宣告而产生，而且通过复杂的不可全部描述的话语网络和权力关系而产生，这些网络和关系包括法官的社会背景、流行的社会价值、学术与实践网络之间的区别和联系的要点、警察的运作和其他制度"。④ 从法律到制度的基础是特定的社会经济文化环境，反映的是一套社会权力运作方式和社会结构。只有当我们重回历史，探究公共卫生制度从文本层面到日常生活层面的演化过程，也就是从书本法到社会活法的演变过程，才能真正理解中国社会变迁的内在逻辑和问题实质。

再次，作为国家官僚机构的组成部分，公共卫生机构是一种科层制，遵循着专业化和等级制原则，具有韦伯所言的理性化特征。公共卫生是随着现代社会发展而出现的具有专业化特征的国家职能，非常强调专业能力，它要求按照专业标准确立权威，领导核心必须具备最高的专门知识和能力，成员则必须满足从事该项事务的基本条件。此外，公共卫生机构必须按照专业标准设立不同的部门组织，分别执行不同的任务。北京公共卫

---

① Nicholas Blomley, *Law, Space, and the Geographies of Power*, New York: The Guilford Press, 1994, xi.

② 黄丞仪：《台湾近代行政法之生成》，"国立"台湾大学法律学研究所硕士论文，2002 年，第 5 页。

③ 苏力：《法治及其本土资源》，中国政法大学出版社 1996 年版，第 20 页。

④ 刘星：《法律是什么》，中国政法大学出版社 1998 年版，第 257 页。

生管理机构最初遵循传统政治制度等级制原则设立，旨在执行自上而下的政治命令、完成上级利益目标。在外力影响下，专业化权威逐步形成，开始影响到等级制权威，不仅出现了按照公共卫生知识设计的科层组织制度，而且专业人员成为公共卫生机构的领导，基层工作人员必须接受专业教育。利普斯基对"街头官僚"的剖析，为我们更进一步理解公共卫生制度存在的问题提供了有效路径。他认为街头官僚——教师、警察、社会福利工作者、其他掌控政府项目的人——的工作比正式组织程序设计的还要周到，较之高级官员，他们是公共政策的实际掌控者。① 该理论启发笔者注意到公共卫生制度本身所隐含的制度设计者和执行者的区别，致力于厘清基层执行者的实际状况，不单从制度设计角度评估公共卫生，更从具体执行过程理解此项制度。

最后，本书强调各国不同的公共卫生模式对中国的不同影响。在英法美各国，公共卫生源于快速工业化所带来的社会和健康问题，都是通过国家介入来解决社会问题。最初，公共卫生运动是社会改革者创导的，医学从业者并未参与领导。当公共卫生职业化之后，医生开始扮演更重要的角色。② 出现在 19 世纪早期的"现代"公共卫生运动就是英国社会变革者为应对工业化和都市化给城镇带来下列问题，包括垃圾、下水道、供水以及拥挤而危险的居住条件等。此时的公共卫生，不是瘟疫带来的，而是为了应对地方疾病，例如因营养不良和恶劣居住条件引发的天花、伤寒和慢性病。在很大程度上，它是基于瘴气和接触传染的信条之上，其中心问题由污秽、臭气与疾病之间的关系构成，环境清洁成为公共卫生的主题。③ 19 世纪中叶，英法两国公共卫生的关注点开始转向工人阶级的生活条件。公共卫生改革者声称，不良的健康状况和夭折损坏了工人的劳动能力，进而减低了利润。若用国家公帑改善公共卫生，最终可省去国家为寡妇和孤儿提供的救济。卫生学者相信，绝大多数疾病是经由污秽、贫穷或风土条件传播的，而不是活的微生物，因此采取的策略是直接指向清扫环境、改善

---

① 〔美〕彼得·布劳、马歇尔·梅耶：《现代社会中的科层制》，马戎、时宪民、邱泽奇译，学林出版社 2001 年版，第 73 页。

② Elizabeth Fee and Dorothy Porter, "Public Health, Preventive Medicine and Professionalization: England and America in the Nineteenth Century", Andrew Wear edi. , *Medicine in Society: Historical Essays*, Cambridge: Cambridge University Press, 1992, p. 249.

③ Deborah Lupton, *The Imperative of Health: Public Health and the Regulated Body*, London, SAGE Publications, 1995, p. 26.

卫生条件、减轻贫困。① 到 19 世纪末，随着细菌学的兴起，预防医学成为可能，公共卫生逐步职业化，成为建立在生物医学基础之上的专业卫生行政，旨在通过应用化学、细菌学、工程学、统计学、生理学和病理学，以及一些社会学方法，达到防治疾病的作用。在德、日两国，公共卫生被赋予民族国家发展的重任，形成了以警察管制为主的模式。从世界范围来看，20 世纪初公共卫生仍处于发展中，并无固定而统一的模式，中国在学习借鉴过程中实际面临着选择不同模式的问题。北京的公共卫生交汇了日本警察卫生模式和美国社区医学模式，展现出不同制度文明对中国影响的阶段性。近代以来中国在公共卫生领域从清末的习日转向 1920 年代以后的习美，在某种程度上反映出日、美两国对华文化影响的变化趋势。

三　构想与方法

本书将北京公共卫生制度放在近代中国社会变迁的大脉络中考察，尽可能从组织与社会之间的互动来理解其中蕴含的国家与社会的主题。公共卫生作为一项现代民族国家的基本制度，属于中观层面的制度，需要一套相关的法律法规构成社会规则，并拥有独立的行政组织保证这些规则的执行。这基本是遵循西方理性官僚制逻辑建立的制度，与中国传统国家制度之间存在着巨大差异，缺乏必要的财政基础和知识体系的支持。作为一种规范，制度体现了国家对于秩序的诉求，它既要与一定社会经济状况和发展方向相适应，发挥规范和制约社会关系的作用，又不可避免地与变动的社会生活产生矛盾和冲突。公共卫生制度本身蕴含着国家与社会的复杂关系，我们不能简单将条文规定看成现实社会关系直接而简单的投射，而应注意国家与社会之间的动态关系，在尽可能阐明制度组织和规则的具体演变过程的同时，又要时时关照制度与社会变迁之间的复杂互动。为此，本书希望能够实现如下几项研究构想。

1. 构建作为现代国家治理的表征之一的西方公共卫生制度在北京城市发生及发展的历史过程，探究近代中国国家治理能力扩张的路径，并从各种社会关系中反思国家建构与社会变迁之间的张力。具有科学性和理性治理特征的公共卫生是建立在科学医学基础之上的，是一种极具专业性的现

---

① Deborah Lupton, *The Imperative of Health: Public Health and the Regulated Body*, London, SAGE Publications, 1995, p. 29.

代国家政治权力，必须将之放在福柯提倡的生命政治学中予以考察。① 本书所指的国家是作为政府组织层面的国家，主要指各级政权组织及其正式制度组成的政府系统。公共卫生作为政府组成部分，也就意味着它深受国家已有制度化的法律秩序和官僚组织整体的影响，折射出国家在制度建构过程中的复杂关系网络。循此，希望本书能突破单线条的现代化路径的国家与社会变迁研究，在对制度结构进行历时性研究的基础上，从社会整体的角度对制度变迁进行共时性分析，揭示出隐含其中的更深层次的国家与社会的互动，也就是说国家与社会围绕制度的互动推动了制度变迁。

2. 研究制度是如何改变人们日常生活，进而影响社会变迁。这需要利用福柯关于治理的理念，注重知识与权力的结合，通过规训加诸于个体生命的过程。也就是说，公共卫生制度是政府机构将有关健康的知识内化为权力，对社会进行改造，要求人们遵循科学标准生活的过程。此外，新制度主义将制度看成具有本体论意义的实体，认为它通过固定人们的行为服务于体制的再生产。制度本身有自主性，有自我支持和扩张的能力，在发展过程中它根据社会状况建构权威，加强权力，不仅要增加制度绩效，而且要降低冲突的激烈程度，避免不良后果。基于此种理念，本书将公共卫生视作一套体现特定人的思想的制度，探究制度变迁背后的思想文化因素。公共卫生的倡导者在社会中为增强科学医学权威和权力，不仅争取与国家合作，取得制度安排的权力，而且与社会合作，使得制度在运作中能够取得绩效，以达到他们改造社会的目的。

3. 在以国家层面制度变迁为主线的同时，尽可能从民众角度出发理解制度与社会现实之间的距离。当时北京刊行大量报刊，对国家、社会很多事件表达出不同声音，笔者将利用这些文字表达，尽量从时人的角度去理解制度变迁的历史情景。在反思现代性对人们旧有生活造成冲击和不适的同时，更应意识到，近代中国面临的首要问题是现代化或西方化的挑战。在知识分子的言论中体现尤为显著，因此我们看到的多是对进步的期待和对传统习惯的抨击。可以说，近代中国的国家与社会都处于进步焦虑之

---

① 福柯提出生命政治学的概念，"各个政府发现，它们的事情并不简单的是有关它们的臣民，也不是有关它们的人民，而是有关人口以及人口的特殊现象和各种变量：出生率、发病率、受孕、生殖率、健康状况、发病的频率以及饮食形式和居住形式。"（〔法〕米歇尔·福柯：《性经验史》，佘碧平译，上海人民出版社 2000 年版，第 18—19 页。）在福柯研究中，从《规训与惩罚》《疯癫与文明》《临床医学的诞生》《性经验史》《安全、领土与人口》以及《生命政治的诞生》，基本都在阐述生命政治学的内涵，而身体和空间是其核心的概念。

中，期待能够通过政权建设挽救危机，赶上世界的步伐，公共卫生尤其明显地体现着这样的期待。在此种背景下，各种文字表达更多的是人们对于现代性的迫切期待。

本书试图通过叙述清末民初北京公共卫生的制度变迁，实现上述三个研究构想，并利用理论分析工具，概括基于科学医学的公共卫生制度是如何根植于中国城市的。以制度变迁为中心，分析政治、经济、文化等因素是如何整合其中的复杂历程，揭示出近代中国城市政权建设中所遵循的规律及其特征，以及其与社会变迁之间的互动关系。有两个特别之处需加以强调。第一，北京公共卫生制度变迁的同时，世界范围内公共卫生制度也在发生着重大变革，因此需从跨国历史①（Transnational History）予以考察。日、美两国在不同时期先后对北京公共卫生制度产生了重要影响。清末新政时期，公共卫生作为向日本学习的警察制度被建立起来。直到1920年代中期，美国公共卫生发生革命性变革，在洛克菲勒基金会的推动下，美国公共卫生制度扩散影响到北京，推动了公共卫生制度从日本模式向美国模式的转化。第二，对公共卫生制度的绩效评价应当站在历史场景，尽量做到客观。做到此点，需有比较的视野，不是简单从城市自身来看公共卫生制度的价值和意义，而是从城乡差别理解其绩效，更要有全面的考量，从公共卫生制度所处的制度环境来理解其成效。受外国科学医学的影响，接受过西方教育的中国知识精英们直接进入到政权中，他们坚持国家治理方式的专业化、标准化和国际化，在城市推行与国际接轨的现代公共卫生制度，深刻改变了城市中人们的认知和日常生活方式。与此同时，乡村未能建构起公共卫生制度。经过几十年的变化，我们看到拥有公共卫生制度的大城市与没有公共卫生制度的乡村在日常生活习惯、社会管理制度以及健康水平等方面，出现了巨大差异。这种城乡之间的差距在某种程度上折射出公共卫生制度的绩效，反映出制度对社会变迁的重要性。

为达成上述研究构想，本书必须在研究方法上有所创新，不仅应借鉴近年来中国区域社会史的最新研究方法，更应学习社会学和政治学的"社会中的国家"研究视角，以制度为中心重构国家与社会关系，从而深入讨

---

① 跨国历史是1990年代欧美历史学界出现的一种新的研究取向。*Palgrave Dictionary of Transnational History* 编撰者 Akira Iriye 和 Pierre-Yves Saunier 认为，跨国历史不是一种理论，也不是一种方法，而是一种角度，一种视角而已。跨国历史处理的是"联系和潮流"，"在不同政治和社会之间的人们、思想、产品、过程和典范等的跨越、交集、利用等等"。转引自 Kiran Klaus Patel, "Transnational History", European History Online。本书希望借助这一视角阐释北京公共卫生制度演变过程的跨国性。

论近代北京公共卫生制度变迁所蕴含的近代城市国家政权建设及社会变迁的特征。

首先，借鉴史学界有关制度史研究的方法。目前近代史研究领域不断拓展，中国学术传统中的典章制度研究①受到冷落，但仍有不少学者强调制度研究的重要性。阎步克提出"制度史观"，强调中国政治体制在塑造社会形态上的巨大能动性。②桑兵亦提出，"应当注意章程条文与社会常情及变态的互动关系，这种考察制度渊源与实际运作及其反应的做法，适为近代制度沿革研究的上佳途径"。③在各位学者启发下，本书将主要借鉴梁方仲先生开创的社会史视角的制度研究。④故此，本书将公共卫生的制度变迁与近代北京社会的整体发展联系起来，希望能从城市社会变迁的历史脉络中研究公共卫生制度。

其次，本书将借鉴区域社会史研究将宏观历史过程中国家与社会关系的建构内化于微观的史实分析的方法。城市史研究与区域社会史研究面临的最大困难都在于如何在充分展现地方性特色的同时，能对理解大历史有所启示，避免流于"鸡零狗碎"。历史人类学采纳国家与社会理论作为分析性话语，将宏观历史过程中国家与社会关系的建构内化于微观的史实性分析中。为克服区域研究"鸡零狗碎"之嫌，历史人类学将区域理解为一个与人的思想与活动有关的分析工具，区域的范围随着人的活动以及研究

---

① 从王朝典章说明社会制度，是中国学者研究社会问题的"家法"，被视为治学之正途。目前，近代政治制度史多沿袭这种研究路径，例如：钱瑞升著《民国政制史》（上海商务印书馆 1945 年版）、钱实甫著《北洋政府时期的政治制度》（上、下）（中华书局 1984 年版）、林炯如著《中华民国政治制度史》（华东师范大学出版社 1995 年版）、徐矛著《中华民国政治制度史》（上海人民出版社 1993 年版）、袁继成著《中华民国政治制度史》（湖北人民出版社 1991 年版）、王永祥著《戊戌以来的中国政治制度》（南开大学出版社 1991 年版）等。

② 阎步克：《中国古代官阶制度引论》，北京大学出版社 2010 年版，第 9 页。

③ 桑兵近年来提倡近代中国的知识与制度体系转型研究，并已组织出版了"近代中国的知识与制度转型丛书"。桑兵：《晚清民国的知识与制度体系转型》，《中山大学学报（社会科学版）》2004 年第 6 期，第 96 页。

④ 刘志伟、陈春声对梁方仲的研究曾作过详细而精到的论述。他们认为，梁方仲在一条鞭法的研究中，将视野扩展到与一条鞭法相关的多个领域，从不同的角度展现了这一变革的社会经济脉络，不仅深入分析一条鞭法本身，而且多方了解一条鞭法改革的前因后果与相关制度沿革递嬗，以及一条鞭法得以实行的社会经济状况。此外，在《明代粮长制度》一书中，梁方仲把王朝制度研究的视角引向对王朝国家运作的社会机制的关注，将赋役制度演变和乡村社会关系的研究联系起来，将视角深入到活跃在乡村中的各种地方势力的关系变化上，并把这种变化置于商业发展、王朝制度及政治环境变动的脉络中考察。参见两人合著《梁方仲先生的中国社会经济史研究》，《中山大学学报（社会科学版）》2008 年第 6 期。

者的主题而变化，关键则在于是否具有历史学界甚至其他学科所关注的问题意识，是否将研究的区域放进大历史的脉络。① 国家与社会理论是提升区域社会史研究的重要工具，赵世瑜归纳道，"以国家与社会这一理论作为社会史研究的分析性话语，使得各种选题分散的基层社会研究具有了相对统一的理论指向和更为深刻的问题意识及更加广阔、宏观的研究视野，关注基层社会与国家的互动关系，既是重新和深入认识传统中国的一个重要突破口，而且是过去被忽略的一个突破口，又是中国社会史研究走向整体所迈出的重要一步"。② 笔者希望能够吸取区域社会史研究已取得的经验，将国家和社会理论贯穿于问题意识中，尽量揭示出公共卫生制度变迁过程中国家与社会之间的互动，及其蕴含的若干问题。

再次，本书从国家理论本身寻找可资利用的思想资源和研究方法。20世纪70年代以来，国家开始在西方政治学中复兴，政治学研究的重心从行为主义政治学所关注的谁、何时、怎样和获得什么，转向为什么、何时和怎样影响了社会的变迁和发展。政治学对国家的关注对本书具有极好的指导作用，关注国家与政策之间的关系，强调国家具有四个特征：1. 国家公职人员在制定和执行政策时，具有自己的不同于社会的价值判断和价值偏好，他们的偏好综合构成了在特定政策问题上的整体价值偏好，即国家意志；2. 公职人员对政策制定和政策执行的影响范围和程度，是由国家内部制度结构上的因素决定的；3. 在社会的自运转与变迁发展中，国家拥有强大的自主性与干预能力，所以在分析各种经济社会问题时必须将国家置于各种分析变量的首选位置；4. 作为一种制度化的法律秩序和官僚组织的整体，国家的制度结构或其行为对于那些试图影响它的社会力量具有决定性的影响。③ 上述观点启发笔者在研究中注意人、政策和制度之间的关系，进而能够更好地阐述国家的作用，希望能够回答近代国家公共卫生为什么、何时和怎样影响社会变迁和人们日常生活的。

最为重要的是，本书将借鉴"社会中的国家"研究视角，强调一种动态的、过程取向的研究方法。研究第三世界的学者们认识到已有"国家—社会"关系理论不能直接用于研究发展中国家，故而提出一种称之为"社会中的国家"的研究新路径。1994年出版的《国家权力和社会力量：在

① 温春来：《从"异域"到"旧疆"：宋至清贵州西北部地区的制度、开发与认同》，生活·读书·新知三联书店2008年版。

② 赵世瑜、邓庆平：《20世纪中国社会史研究的回顾与思考》，《历史研究》2001年第6期。

③ 吴清：《国家范畴与现代西方政治学的变迁》，《中国社会科学》1994年第5期，第112—113页。

第三世界中的支配和转型》一书，提出从国家和社会的相互冲突、适应及创造方面来理解双方的变化，取代以任何一方"独立"解释社会转型的做法，开始一种被称为"社会中的国家"的研究方法。[①] 此后，米格代尔提出应当审视国家、社会和国家与社会间实际结合点三种现象，才能更好地分析国家与社会的关系。在他看来，国家是一个权力的场域，其标志是使用暴力和威胁使用暴力，并为以下两个方面所形塑：（1）一个领土内具有凝聚性和控制力的，代表生活于领土之上的民众的组织的观念；（2）国家各个组成部分的实际实践。[②] 国家是由观念和实践两种元素塑造的：观念上的社会边界将国家与其他非国家的或私人的成员、社会力量区分开来；国家人员与机构的常规工作，即他们的实践，能够强化或削弱国家的观念。就本书而言，社会活动的主体是民间组织[③]，它们的活动可分为观念和实践两个层面：观念层面是指倡导公共卫生思想和观念，尤其是专业性民间组织的积极活动，促使国家对制度进行调适和转化；实践层面指的是民间组织对国家的制度实践作出的回应，或合作或反对，经过双方博弈，最终促成制度社会化。"社会中的国家"对国家和社会的理解强调从观念和实践两个层面进行，制度正好具有观念和实践两个面向，可以较为全面地再现国家—社会关系的双重性。本书利用米格代尔提出的竞技场概念[④]，将公共卫生制度变迁过程视作国家与社会之间的竞技场，国家面临着观念上如何确定什么应该由它管理以及如何管理，实践中如何将观念形态上的内容落实到日常生活中的问题，社会则面临着观念上如何督促国家改进，实践中如何维护自身权益的问题。

　　综上所述，在制度研究中，既应注意厘清制度本身及其背后观念的演变，也要从实践层面考察制度的运作，这样才能真正揭示出国家与社会之

① Joel S. Migdal, Atul Kohli and Vivienne Shue edits. , *State Power and Social Forces: Domination and Transformation in the Third World*, Cambridge: Cambridge University Press, 1994.

② ［美］乔尔·S. 米格代尔：《社会中的国家：国家与社会如何相互改变与相互构成》，李杨、郭一聪译，江苏人民出版社2013年版，第16页。

③ 民间组织指的是，有着共同利益追求的公民自愿组成的非营利性社团，具有非政府性、非营利性、相对独立性和自愿性的特点。俞可平：《中国公民社会：概念、分类与制度环境》，《中国社会科学》2006年第1期，第111页。

④ 他指出，那些雄心勃勃试图对日常生活进行深远控制的人引导着新的国家结构，这些新的结构却仅仅是加强了那种压力。社会中的那些领域——支配和反对支配的竞技场——在那里，包括国家机构在内的各种社会力量使彼此卷入其中。在这些各种各样的社会力量试图对普通人的生活、日常生活中的社会关系和人们理解周围世界的方式施加自己的影响时，我们应该深入探究国家组织和其他社会力量（以及它们预料之外的结果）之间的冲突和联合。《社会中的国家：国家与社会如何相互改变与相互构成》，第133—134页。

间的关系。本书没有将国家、社会理解为静态的、统一不变的，而是应用发展的眼光进行动态考察，在具体情景中予以分析。通过制度以及制度所隐含的符号，国家成为社会变迁的核心。以制度为中心，既阐释观念层面的意义，又剖析实践层面的情形，以打通中国近代史研究中思想与社会两个层面的割裂，尝试"自上而下"和"自下而上"的融合。

四　基本框架

作为一本史学著作，本书基本按时间序列展开，同时兼顾结构性和共时性的要素。在确定研究时段时，不仅考虑到公共卫生制度遵循自身发展的阶段性，而且兼顾到政治发展的大背景。根据近代北京公共卫生制度变迁的历史过程，本书以内外城巡警厅警保司卫生科出现的 1905 年为起点，以制度基本成熟的 1937 年为终点。

本书以近代北京公共卫生制度变迁作为研究对象，在考察组织层面的制度变迁过程的同时，探究日常生活与制度变迁的互动，以制度为中心构建出近代国家与社会互动的历史过程。基于对制度变迁不同层面的讨论，本书将分为上下两编。上编讨论国家组织层面的制度变迁问题，注重考察制度如何在国家与社会互动中产生和演变的。下编探析制度变迁与日常生活的互动，具体阐述各项具体制度如何在国家与社会互动中落实的。

导言在学理上阐明公共卫生的含义，对制度和日常生活做了分析和说明，阐明公共卫生制度研究的主要内容及学术价值，并扼要介绍研究方法和构想。

第一章考察警察卫生制度移植的主要内容及其演变概况。从 1905 年创立到 1928 年 9 月北平特别市卫生局成立，警察厅管辖下的公共卫生制度有所发展并遇到各种各样的滞碍。在此期间，历经政权更替和政局变动，尤其是随着中央政治权威的衰退，北京已难以维持旧有的市政模式，公共卫生危机四伏，处于一种似有若无的状态。此时的公共卫生已经失去了从内部进行制度变迁的可能，只是在疫情、社会卫生教育运动的冲击下进行小幅调适。

第二章描述美国公共卫生制度扩散对北京的影响。兰安生作为洛克菲勒基金会派驻中国的代表，极力促成了北京现代公共卫生学科的诞生，并将美式公共卫生模式与北京已有制度相结合，实现了基于北京社会的公共卫生制度设计。这是基于科学医学的美式公共卫生制度在中国的根植期，奠定了北京公共卫生制度变迁的基石。这种外在于国家的外国基金会的力量为北京公共卫生制度变迁带来了新的方向。

第三章探讨南京国民政府时期，北平市政府在接受美式公共卫生模式的基础上所进行的制度转化过程。1928—1937 年，接受美国公共卫生教育的人员进入卫生行政机构，开始对既有制度进行转化，北平公共卫生制度基本完成了专业化过程。此章集中分析公共卫生作为一项制度的变与不变之处，进而从社会整体角度更清楚地剖解其背后所隐含的那个时代的社会、政治和经济特征。国家致力于建立新公共卫生，但又不得不受制于现实条件，只能将新的制度嫁接在旧有制度上，形成一种具有创新性的新模式。

上述三章构成了本书的上编，从国家组织层面讨论公共卫生的制度变迁，也就是从日式警察卫生向美式公共卫生的演变，展现出其从法规层面的制度向国家治理层面的制度转变的历程。在此基础上，揭示出国家通过制度建构创立规则管理社会，社会通过批判或建议的方式促使国家变革制度，进而促使制度成为国家治理社会的重要工具。

下编分别对公共卫生制度变迁在日常生活各个领域的发展历程进行研究，旨在通过分析环境卫生、饮食物卫生以及疫病防治的具体制度，揭示出国家权力如何与知识结合，形成现代治理方式，进而成为国家规范人们日常生活的基本制度。第四章从国家权力扩展的角度详细考察北京城市的清道、垃圾处理和粪便处理等制度的演变，说明公共卫生实际意味着国家对社会事务管理的扩展，需要与社会各阶层重新调整社会关系方可达成目的。在某种程度上，这亦是国家制度和规则日益成为日常生活秩序准则的过程。

第五章通过具体描述饮水和饮食卫生制度的演进，反思公共卫生知识与权力结合的机制，揭示出国家的制度性规定如何逐步成为日常生活规范的过程及其遇到的各种问题。在饮水卫生研究中，强调知识嬗变的重要性，揭示出近代中国如何建立起利用科学知识管理日常生活事务的制度，以及这样的制度是如何运作及其绩效如何。在饮食卫生的研究中，本书从依法行政角度，不仅从制度层面描述了国家所颁布的与饮食卫生相关的制度规则，而且从实际管理揭示出政府以卫生名义敛财的本质，以及制度执行中法不责众的困境。

第六章呈现出清末以来北京在疫病防治方面取得的长足进步，建立起一套市立预防医疗体系，采用基于预防医学的疫病防治方式，并大规模推行妇婴和学校保健事业。尤其突出的是，在花柳病防治方面，北京市政当局建立起妓女检治制度，应用预防医学手段试图控制花柳病的传播。在各方质疑声中，这套制度存继几十年，直至中华人民共和国成立。在对妓女检治制度的来龙去脉的分析中，可以看到可操作性而非合理性在很大程度上是一项制度长期存在的重要基础。

上述 3 章构成了本书的下编，讨论环境卫生、饮食卫生和疫病防治三领域内公共卫生制度变迁的具体历程。我们看到各项制度都建立在相应的学理基础之上，且有越来越专业之趋向，知识成为制度必要的基础。但是，在日常生活中，由于受制于环境因素，政府不得不采取选择性治理，也就是选择那些可行性高的措施择要而行，结果造成日常生活中的实际制度与理性的公共卫生之间存在着较大鸿沟。

最后，结语对近代北京公共卫生制度变迁过程、国家与社会互动、日常生活理性化以及全球化与在地化等问题进行总结，希望能在实证基础上，阐释出本书隐含的一些理论思考。

上　编

制度变迁

第一章　警察卫生制度的移植

北京公共卫生源起于清末新政期间的官制改革，是新成立的警察机构职能之一。从1905年创立，到1928年9月北平特别市卫生局成立，卫生事务一直由京师警察厅管辖。在此期间，历经政权更替和政局变幻，尤其是随着中央政治权威的衰退，北京已难维持旧有的市政模式，公共卫生处于一种似有还无的状态。不过，城市环境的持续恶化、疫情的反复来袭以及社会团体倡导的卫生教育运动，在对已有公共卫生提出挑战的同时，亦提供了改善的机会。为应对复杂多变的社会环境，国家不时作出调适，以实现被视为市政职能的公共卫生。此时的警察卫生仅仅侧重于环境卫生，旨在维护城市的基本清洁，远非后来以预防医学为指导的公共卫生。

一　组织与规则

（一）鲜明的日本印记

任何新制度都诞生于特定社会中，并受之影响和束缚。北京公共卫生亦然，有其产生的特定历史背景：一方面卫生观念渐入人心，成为具有民族自觉意识的知识分子、官员以及舆论界的共识，政府开始将卫生视为自身的职能之一，另一方面近在咫尺的天津的卫生实践为其提供了很好的可仿制的模式。

清末，"卫生"一词成为众多忧心国家命运的人们关注的词汇，报刊上时常登载宣传卫生观和卫生知识的文章。① 好谈时务之人，"开口就说强国，

---

① 余新忠已有专文阐释清末卫生观念的演变。余新忠：《清末（二す行る「衛生」概念の展開）》，「東洋史研究」第64卷第3号，2005年12月。

合口就说强种，要强国先得强种，是一定不能错的理"，那么如何强种呢？
"要强种先得讲求卫生。"① 有人认为，卫生是国家强盛的基础，"国民如能
讲究卫生学，即知保养身体，康强坚固，气足神充，为国为家，建功立
业……要想反弱为强，必先究察原因，培植根本，极力讲求卫生，所以说
民强国就强，民弱国就弱呢。"② 西方强大的原因就在于："以卫生为要政，
设各种官立医院，以防病毒之蔓延。又设医学堂、试验所，以普及卫生思
想，是以国民保天然之寿，乡堡少瘟疫之灾，家国享久远之幸福。"③ 欧洲
的强盛与卫生之学关系密切，"西士恒言其国度愈文明，民族愈贵重，则卫
生之法愈益精密，反是者，国必弱民必劣。饮食居处之间龌龊污秽不可向
尔，小之一身一家受疾疫呻吟之苦，大之全国全种蹈天演销灭之惨，萌芽
极微，蔓延至广，卫生学之关系不甚重哉"。④ 基于民族主义的此类言论侧
重于强调卫生对于国家强盛的价值和意义，促使人们达成借鉴外国模式建
立中国的卫生行政的共识。需指出的是，此类言论多停留在宏观层面，既
未论及究竟要在中国建立什么样的卫生行政，也未讨论如何在中国建立卫
生行政之类的问题。不过，西方卫生行政成为人们心中的理想模式：

　　外国的医学，近一百年很见进步，好与不好，也不用我细说。单说
外国行医的人，必得由医学堂毕过业，领过文凭的，经官府允许，才准
他行医。所卖的药品，非得经官家考验，用化学化分，查看里面没有伤
人的东西，然后才准他出卖（要命明拿、舒肝丸、顶蕙香正气，搁在外
国决不行）。再说他们的警察，有干预民间卫生的权力（警察为保人民
生命财产，所以要干预卫生），设立卫生局，向民间施行防疫的法子，
有平时防疫，有临时防疫。平时防疫，派巡捕天天监督住户，打扫屋子
院子，不叫存在肮脏的物件，免得生病，因为肮脏东西里，有生病的微
生物（就是小虫儿）最能传染人。又有捕鼠的令，叫民间拿耗子，拿住
一个耗子，送到警察署，可以换给五毛钱，因为那耗子在地下盗洞钻窟
窿，谁家的屋子，都给穿通，赶上有病的人家，病人身上的微生物（就
是生病的小虫）就须飞到耗子的身上，再要跑到没病的人家，就许传
染。故此他们极力行那捕鼠令，务必把耗子拿净了为止！⑤

---

① 《要强种先得讲卫生》，《京话日报》第 554 号，光绪三十二年二月，第 1 版。
② 马世勋：《国家贫弱的原因》，《盛京时报》光绪三十三年四月十三日，"附张"。
③ 《论奉省宜整顿医学讲究卫生》，《盛京时报》光绪三十二年十月二十日，第 2 版。
④ 《卫生论》，"社说"，《东方杂志》第 2 卷第 8 期，1905 年 8 月，第 156 页。
⑤ 《要强种先得讲卫生》，《京话日报》第 554 号，光绪三十二年二月，第 1 版。

除朝野舆论热衷于卫生强国的讨论外，天津卫生行政机构的实践起到了示范的作用。1900 年 7 月 14 日，八国联军攻陷天津，30 日设立"天津城临时政府"，正式中文名始为"总督衙门"，后改为"都统衙门"。临时政府下设卫生局，由法国医生傅博雅担任局长。该局举办街道清扫、垃圾处理、设置粪厂、种痘、预防霍乱、制作汽水等事务。① 其颁布的《洁净地方章程》规定："一、本衙门现已选择数处堪以堆积各项秽物，每处均悬挂木牌，指明处所，各街民人每日应将秽物挑往该处倾倒；二、民人不得将秽物倒弃院内暨路旁、河边等处；三、如敢故违，定唯邻近居民是问，或系罚银，否则惩责；四、每日民人须将门首地段洒扫清洁；五、相近居民之处，不准开设晒粪厂，如欲设立，须在城外相距民房四十丈以外地方。"② 这些措施反映出，此时政府参与管理的城市卫生限于垃圾倾倒、街道清洁和开设粪厂等内容。

1902 年 5 月，袁世凯托日本驻华公使聘请日本警视厅警官三浦喜传为警务顾问，同时派赵秉钧与其一道参照东西成法，拟定警务章程。同年 8 月 15 日，袁世凯代表清政府接管天津，保留卫生局。根据《天津卫生总局现行章程》规定，卫生局的设立"以保卫民生为宗旨"，主管事务包括"清洁道路、养育穷黎、施治病症、防检疫疠"。③ 该局先后颁布的卫生规则包括：《卫生办法》《清洁办法》《育黎堂办法》《育婴医院办法》《时症医院办法》《扫除科章程》《巡丁规条》等。罗芙莲已对天津卫生行政作过专门研究，认为天津卫生总局是清代第一个城市卫生机构，显示出日本（始自德国）现代卫生模式的影响，天津卫生局颁布的官方章程显示出清政府第一个现代卫生管理机构完全依照的是西方医学人士的设计。④需指出的是，天津警察及卫生事务的规划者和参与者徐世昌、赵秉钧、荣勋、朱启钤等人，先后出任主持中央及北京警察事务的官员。⑤ 虽然尚未有具体资料证实，但可以肯定的是，天津的经验对他们主政京师警察产生过某

① 参见《附录一：天津都统衙门告谕汇编》，《八国联军占领实录：天津临时政府会议纪要》下，天津社会科学院出版社 2004 年版，第 813、814、818、832、835、836 页。
② 同上书，第 813 页。
③ 《天津卫生总局现行章程》，甘厚慈编：《北洋公牍类纂》卷 25，北京益森公司光绪丁未年（1907 年）版。
④ Ruth Rogaski, *Hygienic Modernity: Meanings of Health and Disease in Treaty-port China*, Los Angeles: University of California Press, 2004, p. 189.
⑤ 在京师警察创立之初，徐世昌曾任巡警部尚书、民政部尚书，赵秉钧曾任该部右侍郎，荣勋曾任内城巡警总厅厅丞，朱启钤曾任外城巡警总厅厅丞。

种程度的影响。

最重要的是，在八国联军占领北京期间，日本人开始对北京城市卫生管理产生直接影响。日本的军事警务衙门设有卫生警察，并得到清朝全权大臣庆亲王奕劻的认可。他不仅请日本人监督中国官员，而且请其管理警务学堂，培训警官。如此一来，日本人与京师警察制度有了极为密切的关联。八国联军占领北京后，原有掌管城市事务的衙门官吏纷纷逃散。为维持秩序，各国与奕劻商议，设立民政厅，清政府每月支付若干款项，作为各国在占领区域内招募中国巡捕及镇压地面费用。但各国招募的巡捕良莠不齐，仅日本在占领区域内建立军事警务衙门，完全仿照该国警察制度，巡捕全部根据考试录用，并加以训练。该衙门设有卫生警察，管理事项包括：消灭传染病；禁止路上撒尿、泼尿；东西妓院地区的检疫；取缔私娼；隔离、取缔带有病毒的娼妓。①

日本将民政归还给中国后，庆亲王照会日本军司令官山口素臣中将②，欲委任日本警务衙门事务官长川岛浪速全权管理经费及对官员赏罚等一切事务，以指挥监督清官吏。据此，川岛浪速设立北城警务处，办理日本占领区内的警察事务。日本人计划撤军后继续保留警务处，但因俄、德、法各国及其他中国官员的反对，只好作罢。受庆亲王委托，川岛浪速此后专门管理警务学堂，在教育受训警官时，传授一些浅显的卫生知识。③

此外，清政府派官员前往日本专门学习警察制度，卫生行政是其中一项重要内容。光绪三十二年三月，巡警部以"警察为内治之根基，民事之总汇，非急图整理无以保邦本而规自强，本部自设立以来，虽于一切实行组织之事，逐渐推广，然初创之规模，现时之程度，种种未备，不能骤及完全"④为由，特派巡警部员外郎舒鸿仪、章兰荪等赴日本考察警务。舒鸿仪前往东京警察学堂学习，他在笔记中详细记载了有关卫生行政的内容。东京卫生警察负责管理饮食物、饮食器、医师、药品、医院和街道六方面事务。具体分工如下：取缔妨害卫生的有害食品，包括天然有害物、

---

① 《清末北京志资料》（1907 年），张宗平、吕永和译，北京燕山出版社 1994 年版，第 234 页。

② 山口素臣（1846—1904），时任日军第五师团长，1900 年 7 月 21 日接替福岛安正任日本侵华军司令官。参见苏位智《八国联军统帅及各国司令官史实补正》，《河北大学学报（哲学社会科学版）》1997 年第 1 期，第 25 页。

③ 有关京师警务学堂的具体情况，参见肖朗、施峥《日本教习与京师警务学堂》（《近代史研究》2004 年第 5 期）一文，此不赘述。

④ 《委派部员舒鸿仪、昌铸等赴日本及东北沿江各省考察警务札稿咨文》，中国第一历史档案馆藏，巡警部档，1501—58。

不熟及腐败物以及粗造、伪造混合物；取缔有害卫生的饮食器，禁止使用铅制制具、容具、量具、贮藏器等；医师、药剂师须有一定资格，得到官厅许可方准营业，若无许可则禁止其行为，违者严重处分；警察设有检视员，亲查药品，若有不良，禁止售卖；开设病院，须经官厅查明设立人资格，建筑是否合式，得官厅许可方准设立；警察监督保持街道清洁。① 这些内容与起始阶段北京公共卫生的内容有着惊人重合之处，似可推断其受到日本警察卫生制度的影响。

清末，随着翻译出版事业的发展，列强尤其是日本的卫生行政制度通过出版方式传入中国。与之相关的出版物既有民间的也有官方主持的。留日学生主动把受西方法律文化影响的日本法律和日本法学家著作，译成中文，传到国内，由开明的出版机构推出。商务印书馆曾大量出版此类译作，与卫生相关的有《日本法规大全》《日本警察法讲义》和《警察学》。② 清政府为立宪改律设立的修订法律馆于 1907 年翻译完成《新译日本法规大全》，收录了齐全的日本卫生行政法规。包括：《关于饮食物等物品取缔之件》 （1884）、 《关于饮食物其他物品取缔施行法律之件》 （1884）、《饮食物用器具取缔规则》 （1884）、《人工甘味质取缔规则》 （1885）、《清凉饮料水营业取缔规则》 （1884）、《清凉饮料水营业取缔规则有害性着色料取缔规则饮食物及布片中砒素及锡之试验方法》 （1884）、《冰雪营业取缔规则》 （1884）、《牛乳营业取缔规则》 （1884）、《牛乳之比重及脂肪量之检定方法》 （1884）、《有害性著色料取缔规则》 （1884）、《饮食物防腐剂取缔规则》 （1887）。③ 这些法规的公开发行，为世人了解日本卫生行政提供了重要的参考资料，并直接影响到北京相关法规的内容。

综上所述，北京的卫生行政在诞生之初与日本有着千丝万缕的联系。可惜，受限于个人学识与能力，未能找到相应资料阐释清楚这一制度到底是怎么出现的。不过，若从更广阔的历史背景来看，可以说它是历史合力的结果，既带有日本人在侵略中国的过程中尝试按照母国制度管理他国事务留下的痕迹，也彰显了清政府主动向日本学习警察制度的结果。

① 舒鸿仪著、章兰荪校：《东瀛警察笔记》，上海乐群图书编译局光绪三十二年八月版，第13 页。
② 参见张晋藩《中国法律的传统与近代转型》，法律出版社 1997 年版，第 369—371 页。
③ 《新译日本法规大全》第 49 册，上海商务印书馆光绪三十三年印行。

（二）组织与规则的初创

北京卫生官制隶属于巡警官制，公共卫生事务被纳入巡警管辖范畴。北京巡警制度是在八国联军占领北京后，模仿西制建立起来的。报载："我们北京城，原先并不懂得什么叫作巡警。自从庚子年联军入都，才有敬中堂点派了几十名步营的官兵，在顺天府跟日本兵官学习警察，从此一天比一天扩充。"① 巡警制度虽为新政，但仍脱离不了中国政治"以法治官，明职课责"的传统，制定职官编制法，除规定员额外，更着眼于明职明责，规定上下之间的隶属关系。②

光绪二十六年七月，八国联军攻占北京后，为维护京师地区社会治安，及其自身利益，京城各地段绅商在占领军支持下，在城内分段组织巡缉公所，雇佣巡捕，维持治安。该机构的成立取得不错效果，"扫除瓦石壁垒一新，联军各分地段，藉兵力，以改革。上自王公贵戚尚待大僚，下至无赖、屠夫、菜仆，无不俯首听命，无敢或违。不能不惊其办事之勇，而收效之速也"。銮舆西还后，北京地面事宜仍由步军统领、顺天府尹、五城御史经理，"而故态复萌，毫无进步，站街之兵，或如聋瞽，或如虎伥，盗贼之充斥，道途之污秽，几乎如庚子之前矣"。③ 为改变此种情况，光绪二十七年五月，工部右侍郎胡燏棻奉旨协助步军统领、五城察院、顺天府等，襄办京畿地方善后事宜。京城协巡总局正式成立，职任维持京城地区的治安、分段巡查、缉盗，审理案犯和办理交涉等事。④ 胡燏棻奏筹议京师善后，拟请创设工巡局，以期整顿地面。光绪二十八年正月三十日（1902 年 3 月 9 日），庆亲王奕劻奉旨会同协巡总局、步军统领衙门、顺天府、五城察院"覆议具奏"。⑤ 四月，内城工巡局正式成立。八月，京城善后协巡总局并各分局及巡捕处裁撤。光绪三十一年七月，外城亦成立工巡局。因"办事人员皆系兼差，心力既分，职非专界，故数年以来，一切规模，尚未完密"⑥，工巡局尚非真正意义上的警察机构。

光绪三十一年七月初五（1905 年 8 月 5 日），上谕裁撤五城御史，开

---

① 《警巡进化》，《京话实报》光绪三十三年三月五日，第 2 版。

② 《中国法律的传统与近代转型》，第 170 页。

③ 《论北京警察》，《清末时事采新汇选》第 3 卷，北京图书馆出版社 2003 年版，第 1206—1207 页。

④ 刘子扬：《清代地方官制考》，紫禁城出版社 1994 年版，第 248—249 页。

⑤ 《清实录》第 58 册，中华书局 1987 年版，第 532 页。

⑥ 徐世昌：《拟定巡警部既内外城警察厅官制折》，《退耕堂政书》（一），近代中国史料丛刊第 23 辑，文海出版社 1973 年印行，第 134 页。

始设立警察。① 同年九月，清政府颁谕成立巡警部，将京城内外工巡事宜划归该部管理。② 原内、外城工巡总局俱改为巡警厅，称之为"内城巡警总厅""外城巡警总厅"，总理内外城一切警务，成为管理京城地方司法、内务、警政的机关。巡警部大臣徐世昌拟订巡警部及内外城巡警厅官制，北京的警察制度始正式创立。设官分职成为头等大事，"必使大小相维，事权相属，乃能各专责成，徐图美备"。参照外务、商务两部的官制章程，并参考各国警察规则，拟定纲要，"析科目以副其实，拟设左右丞各一员，左右参议各一员，分设五司十六科隶之，以期统属定，而各有等差使专，而无由委卸"。③ 根据拟订的章程，巡警部下设警政、警法、警保、警学和警务五司。警保司下设卫生科，主管"考核医学堂之设置，医生之考验给凭，并清道、检疫计划及审定一切卫生保健章程"。④ 此即警察卫生的正式典章规定。

光绪三十二年九月二十日（1906 年 11 月 6 日），巡警部改为民政部，内外城巡警总厅改隶民政部。光绪三十三年正月二十日（1907 年 3 月 4 日），民政部奏定该部及内外城巡警总厅权限章程。该章程规定，内外城巡警总厅办理京师警察事宜，受民政部考核，厅丞在所辖境内，"有完全执行警察事务之权，按照奏定章程及各项法律规则，得发布巡警厅命令于管辖区域之内"。⑤ 此外，"京师为根本重地，巡警尤治忽所关。现在改章伊始，事物日繁，尤宜详细推求，逐一厘定，方以足昭周密而资整饬"，民政部奏请厘定内外城各厅界域、职掌、员缺章程，对巡警总厅及分厅的界域、职掌和员缺做了详细规定。⑥ 民政部直接管理官医院，而内外城巡警总厅卫生处专职办理卫生警察，下设清道股、防疫股、医学股和医务

① "巡警为方今要政，内城现办工巡局，尚有条理，亟应实力推行。所有五城练勇，着即改为巡捕，均按内城办理。着派左都御史寿耆、副都御史张仁黼会同尚书那桐通鉴筹划，认真举办，以专责成。原派之巡视五城及街道厅御史，应一并裁撤，陈璧亦着毋庸管理。一切未尽事宜，及裁撤五城御史后词讼案件应如何督饬审理之处，着那桐等妥定章程，迅速具奏。"《清实录》第 59 册，中华书局 1987 年影印版，第 260—261 页。
② "巡警关系紧要，迭经谕令京师及各省一体举办，自应专设衙门，俾资统率。着即设立巡警部署，兵部左侍郎徐世昌着补授该部尚书，内阁学士毓朗着补授该部左侍郎，直隶候补道赵秉钧着赏给三品京堂，署理该部左侍郎。所有京城内外工巡事务，均归管理，以专责成。"转引自吴廷燮等纂《北京市志稿·民政志》，北京燕山出版社 1989 年版，第 420 页。
③ 《拟定巡警部暨内外城警察厅官制折》，《退耕堂政书》（一），第 133 页。
④ 同上书，第 139 页。
⑤ 《北京市志稿·民政志》，第 421—422 页。
⑥ 同上书，第 423 页。

股，分别办理清道、防疫、检查食物、屠宰、考验医务和药料各事项。①

　　不久，内外城巡警总厅更名为京师内外城巡警总厅，总理北京城巡警事务。总厅下设总务、行政、司法和卫生四处。处下设科，每科设有科长，由五六品警官充任，还有一二三等科员。② 卫生处下设清道、防疫、医学和医务四科，分别职掌具体事务。清道科负责市街扫除、分区施行清洁方法、住铺各户扫除戒告及督查、尘芥污物等容置场所之设备及其管理、洒扫夫役的佣雇分配及视查、土车水车及各项用具之配置、水井自来水及沟渠之修缮、公用厕所之设置及其管理和开设粪厂之准驳及其管理。防疫科管理种痘、传染病检查及其预防、兽疫检查及其预防、尸棺停放处所及墓地埋葬、各种消毒、检查娼妓身体、市场和工厂一切公共卫生、检查屠宰场、检查一切饮食物品、检查毒物及药品或非药品而为日常所需者、检查庖厨用具及其他附属物品。医学科管理设立医院、调查及考验医士和稳婆、药品营业、检查各种病情、鉴定死伤者关于法律之事。医务科管理禁烟、考验巡官长警及消防队之体格、道途急病及斗殴杀伤者之救护及其治疗、诊察拘留所人犯之事、诊治因公致伤的巡官长警。③

　　光绪三十一年十二月前后，《内城巡警总厅设官治事章程》和《内城巡警分厅设官治事章程》颁布，明确规定巡警厅下设卫生行政部门，并对卫生管理权限做了较为详细的规定。根据上述《内城巡警总厅设官治事章程》，内城巡警总厅设有卫生处。卫生处参事官为奏任官，秩从五品，视员外郎。④ 卫生处下设清道、防疫、医学及医务四股，由六品警官掌理各股事宜，会同七、八品警官负责各股职责，均为奏任官。卫生处还设有九品书记警官2员，为判任官，专司该处收发、缮写、编存之事。故卫生处共有人员7名，奏任官5名，判任官2名。清道股主要负责：执行道路清洁章程，稽查路灯的安设及扫夫、水夫的考勤，建筑官厕的配置及其消毒，执行土车垃圾车运载章程及其管理之法，禁止居民铺户倾泼秽物、污水及违犯清道章程。防疫股主要负责：预防传染病，查察监视养病院，劝告种痘法，检查防止兽疫，检查屠宰场及饮食店，驱逐晾粪场及扫除官厕。医学股负责：传播卫生学，兼设医院、养病院及厘定章程，建设医学

---

① 徐世昌：《厘定民政部及内外城巡警总分厅权限章程折》，《退耕堂政书》（一），第403页。

② 《京师内外城巡警总厅办事规则》，《北京档案史料》1989年第1期，第5页。

③ 同上书，第9页。

④ 《内城巡警厅设官治事章程》，《核定内外城巡警总厅设官治事章程及有关奏稿》，中国第一历史档案馆藏，巡警部档，1501—3。

堂及延聘教习医员，调查医生文凭，检查药品，统计所辖境内人民死生数目。医务股负责：考验长警体格及挑选招募巡警，救治路途倒病及斗殴伤者，储备药品，诊治待质人犯疾病，稽查工厂、市场人群聚集场所有害卫生之事，检验传染病微菌。①

《内城巡警分厅设官治事章程》对内城巡警分厅官制和职掌作了明确规定。内城巡警总厅分为5分厅，即内城巡警中分厅、内城巡警东分厅、内城巡警南分厅、内城巡警西分厅和内城巡警北分厅。每厅分设3课6所，涉及卫生事务的包括卫生课和清道所。卫生课课长由六品警官担任，副课长由七品警官担任，课员由八品、九品警官担任，共计6员。该课另设书记长警4名。卫生课职掌的事务包括清道、防疫和医务三项。清道事项包括：扫除道路、疏浚沟渠、整理厕所以及一切清道事项；架设、保护路灯及电灯；管理土车、水车及扫夫役。防疫事项包括"检查种痘、兽疫及一切预防传染病之方法等事"和"检查市场饮食物及瘗埋暴露等事"。医务事项包括"医学堂、医院养病之检查报告""救治路途倒病、斗殴伤者之急治药物及消毒法"和"卫生学之传布及境内死生人数之统计"。② 各分厅还设有清道所，有巡官1人，巡长2人，巡警4人。③ 该所负责"督察扫夫、水夫人等执行清道章程；管理土车拉运秽土之事；管理扫除厕所及一切污秽不洁之物，督率夫役认真办理；管理官井事项；街道器具均归该所收放点验"。④外城巡警厅颁布了与此内容相同的章程，此不赘述。

巡警厅先后开设内、外城官医院。⑤ 光绪三十二年八月初一日（1906年9月18日），内城官医院由巡警部奏准开设。光绪三十四年六月十四日（1908年7月12日），外城官医院由民政部奏准开办。⑥ 两医院纯属官立

---

① 《内城巡警厅设官治事章程》，中国第一历史档案馆藏，巡警部档，1501—3。
② 同上。
③ 《清代地方官制考》，第256页。
④ 《内城巡警厅设官治事章程》，中国第一历史档案馆藏，巡警部档，1501—3。
⑤ 有关官医院的具体状况请参见本书第六章。
⑥ 外城官医院的开办过程如下所述："臣部于上年正月间奏报开办医院渐著成效，折内声明拟于外城再设医院奏明办理等因在案。兹查内城医院迭经奏报，每季诊治人数均逾数万。凡内城商民人等皆得邀得博济之仁，荷诊治之便，靡不欢欣鼓舞，感颂慈施。唯外城地面素称广阔，距内城医院较远，其偶抱疾病者，咸苦难于就诊，每叹向隔。本年春夏天气亢旱，外城病人尤多。臣部职总卫生，虽当款项万绌之时，不敢不勉为筹挪，赶图设立，以期顾全民命推广圣恩。当饬于外城梁家园勘择地段建立医院。查有卫生司郎中唐坚创设内城医院颇著成效，筹办医务均称周至，即派令总司其事，并遴派监督医官各员，妥为经理，一切参照内城医院章程分别筹办，核实支给。业于五月初一日开办，嗣后该医院医治人数拟按季汇同内城医院一并奏报。"《民政部奏续行开办外城官医院日期折》，"折奏类"，《政治官报》第10卷第261号，光绪三十四年六月二十一日，文海出版社1965年影印版，第325页。

性质，所有来院诊治之人，概不收费，惟住院者，只收取饭食费。① 官医院是北京最早建立的近代公立医院，旨在推行警政，讲求卫生，诊治病人，并管理防疫等事宜。②

为推行卫生法规，必须建立卫生化验所检验药品、饮料以及饮食物等。宣统二年四月，内外城巡警总厅在梁家园设立卫生处化验所，专司化验事务。该所共设职员 7 人，具体分工如下：所长 1 名，由厅员或化验员兼任，按照办事规则，听从厅丞的指挥和监督及卫生处佥事的指导，管理化验所一切事务；化验员两名，由医学、药学和格致学专家担任，专掌化验事务；艺手两名，辅助化验员办理化验事务；译员 1 名，从事本所翻译事务；庶务员 1 名，经理本所一切庶务。化验所接受"部厅及其他官署或地方自治会、医士、商铺等送所化验之件"，主要服务于官厅卫生管理，化验药品、饮料等相关物品。此外，为促进药学的发展，该所化验中药，解说其性质及与西药异同之点，并刊布以供药学研究之用。③ 该所作为官立卫生检验机构，针对不同物品化验收取不同的费用：凡部厅交验及其他官署或地方自治会送验之件，概不收费；凡医士请求化验之件，收消耗费，但经调查含有急性或慢性传染病之微菌应行预防者不收费；凡商铺发卖物件请求本所化验者，收消耗费。④ 化验所的成立旨在将卫生执法建立在科学化验基础之上，为药品、饮食物的检验提供制度支持。作者虽憾未找到更多检验所资料，但根据常识似可判断该所并未立即起到为卫生行政提供科学依据的作用。

清末，政府在组织和规则层面完成了卫生行政的制度移植。民政部、京师内外城巡警总厅、内城巡警总厅和外城巡警总厅，构成了卫生行政的层级组织。卫生行政官制日臻完善，各处、科、股的职能已基本覆盖近代卫生行政的方方面面。药剂、粪厂、饮食物、饮用水、街市清洁以及行业卫生都被纳入警察管理的范围，并颁布相应的管理法规，已做到有法可依。在梳理这些典章制度的时候，笔者时常感叹先人们长于文本制度的编

---

① 《内外城官医院章程》（宣统元年八月十六日），田涛、郭成伟编：《清末北京城市管理法规》，北京燕山出版社 1996 年版，第 103 页。

② 应指出的是，虽然官医院具有近代公立医院的特征，但开办者认为此举系仿照古制，"防自周官冰坊之开，详于唐典，皆以曲施救济，惠及穷黎"（见《民政部奏续行开办外城官医院日期折》，"折奏类"，《政治官报》第 10 卷第 261 号，光绪三十四年六月二十一日，第 325 页）。

③ 《卫生处化验所办事规则》（宣统二年四月二十日），《清末北京城市管理法规》，第 91—92 页。

④ 同上书，第 93—94 页。

撰，搭建起一个已非常完善且成系统的体系。其文本意义上的规范作用，直至今日仍未过时。但是，历史将证明制度文本的移植距离真正意义上的在地化还有很长的路要走，其关键在于必须适应特定的政治、社会、经济和文化环境成为一套能作用于当地的"活法"。

（三）北京政府时期的嬗变

辛亥革命后，民国初肇，民主、共和成为政治建设的口号，中央政权加快推动行政近代化进程。北京市政仍归中央政府内务部部长直接管理。不过，京师警察厅已不能满足市政管理的需要，内务部不得不新成立京都市政公所，承担起警察无暇顾及的职能。在市政管理机构增加的过程中，北京警察卫生制度有所发展，下属专业部门日见增多，职能亦逐步增加。

1. 制度的延续

1912 年 3 月 10 日，袁世凯就任临时大总统。3 月 30 日，袁正式任命赵秉钧[①]就任内务总长。在袁世凯和赵秉钧的坚持下，内务部任用了很多旧官僚。袁世凯明令各总长："官制虽改，断不能全换新手，仍当照前委任，或略更调而已。"赵秉钧坚持任用旧人，并屡以辞职相要挟，结果该部的重要位置仍为旧官僚所把持，仅象征性安置了南京内务部 20 人，只有两人担任参事和司长之职，其余均为一般办事员。[②] 可见，国家政体虽从君主制变为民主共和制，但行政机构仍控制在清末各官僚手中，尤以北洋系为大。他们借助于清帝逊位，清除各部里的满清贵族，大权独揽。不仅各部的办事官员无异，而且清末的各项规章制度基本完整地保留下来。

1912 年 8 月，中央政府公布《内务部官制》和《内务部厅司分科章程》，明确内务部的组织结构和职权划分。内政部下设卫生司，管理全国性的卫生事务。卫生司下设四科，分别负责管理不同的卫生事务：第一科负责管理卫生会、地方卫生组织及病院等和有关公共卫生事项；第二科负责管理传染病、地方病的预防、种痘以及车船检疫事项；第三科负责监查医士、药剂士业务；第四科负责检查药品及卖药营业。[③]

1913 年初，袁世凯下令把京师内城巡警总厅和外城巡警总厅合并为京

---

① 赵秉钧（1859—1914），字智庵，河南汝州（今临汝县）人。1902 年他创办了保定和天津两地巡警，得到袁世凯赏识。1905 年，巡警部成立之时，由袁奏保担任巡警部右侍郎。辛亥革命后，赵随袁入京，担任民政部大臣。

② 李新、李宗一主编：《中华民国史》第 2 编第 1 卷上，中华书局 1987 年版，第 13 页。

③ 《内务部厅司分科章程》，"命令"，《政府公报》1912 年 8 月，文海出版社 1965 年影印版，第 37 页。

师警察厅，直隶于内务部。次年 8 月 29 日，内务部颁布《京师警察厅官制》，8 月 31 日颁布《京师警察厅分科职掌规则》，具体规定该厅建制。京师警察厅直隶于内务部，管理京师内警察、卫生、消防事项。京师警察厅设总监一人，受内务总长指挥和监督，总理厅务并监督所属职员。总监为执行法律教令或依法律教令的委任，可以发布单行警察章程。京师警察厅设有总务处、行政处、司法处、卫生处和消防处。其中卫生处负责管理道路和沟渠的清洁、保健防疫和医学化验。① 卫生处下设三科，第一科负责保持环境卫生，主要事务包括：公共道路清洁、配置及监查清道夫役和水车、土车；管理容置尘芥和污物的器物和场所等设备；告诫及检查住户扫除；修缮管理公共沟渠及水井的疏浚；清洁、消毒排泄水沟；检查私有沟渠、水井；公共厕所、便池的设置、修缮及清洁、消毒以及缴纳税捐；管理肥料的搬运、晾晒和囤积。第二科负责有关医学事务的管理，具体包括：检查管理医师、产婆及其他属于治疗的营业；管理药品及配置药剂营业；管理有关毒药、药剂、着色料的限制；检查管理饮食物及其制造场所并庖厨用具；诊断娼妓健康；检查管理屠兽场、畜舍及毙兽事务；监督娼寮、剧场及公共营业处所的卫生；预防、检查传染病及兽疫；进行种痘；管理棺尸停放处所及墓地埋葬。第三科主要负责体检和化验事项，具体内容如下：考验巡官、巡警体格；诊治拘留所及待质人犯；紧急治疗道途疾病及死伤者；诊治及鉴定巡官、巡警因公受伤事项；视察公立、私立医院；检验微生物；化验饮食物品及器具；化验药品及毒物；化验化妆品。②

2. 京都市政公所管辖的公共卫生事务

进入民国后，除原有的京师警察厅外，北京出现了新型的专门从事市政管理的京都市政公所。1914 年 4 月，内务总长朱启钤奉令督办京都市政。6 月，在内务部西院组织成立京都市政公所。1917 年 12 月，《京都市政公所暂行编制》颁布，内务总长兼任该所督办，由其遴员组织京都市政公所，统辖全市市政之权。③ 京都市政公所下辖两类公共卫生机构，一是传染病医院和仁民医院，二是卫生陈列所。这些机构在医疗和卫生教育两个领域拓展了公共卫生的范畴。

为改变北京公立医院缺乏的状况，京都市政公所积极筹资开办市营传染病医院和仁民医院。1915 年 4 月，内务部在东四牌楼十条胡同开办传染

---

① 《京师警察法令汇纂》，"总务类"，京师警察厅 1915 年编印，第 1—4 页。
② 同上书，第 9—12 页。
③ 京都市政公所编纂：《京都市政汇览》，京华书局 1919 年版，第 2—3 页。

病医院，内置治疗、预防、检察、消毒四科，设总办、医长、医员、文牍、会计、庶务等职，延聘中西微菌学专家，专司各种传染病治疗预防，以及医药行政事宜。[①] 1916 年 8 月，因经费问题，该院划归京都市政公所管理。[②]

1915 年 10 月，北京仅有京师警察厅设立的内、外城官医院两处市立医院，京都市政公所"鉴于市内贫民日众，遇有疾病，医药维艰，而公立医院尚待扩充"，择定香厂官地筹设京都市仁民医院。市政公所"动支工巡捐款以为建筑费用，列入市政预算，分年筹拨"。该院医药"概不取资，以恤贫病，而树公立医院之模范"。[③] 1916 年 11 月，该院正式开始施诊。仁民医院所费不菲，设立费用高达 100,557.732 元，[④] 维持正常运转的费用每月在 3000 元左右。[⑤] 1917 年 5 月 1 日，因该院房屋建筑忽生交涉纠葛，借用场所又不适于应用，开办仅半年的京都仁民医院只好暂行停办。是年 9 月，市政公所函准警察厅暂借该院所有房屋及附近空地，"备作外城官医院西医诊治所"。[⑥] 此后，京都市政公所开办东郊医院。[⑦]

1927 年，传闻市政公所将开办市立施医院，不过为市民所请而非事实。京师警察厅归并内城官医院与外城官医院后，内城"贫苦人一有患病，必赴外城诊治，颇以为苦"。内城市民李华国等发动恢复医院之运动，警察厅每以经费困难为托词，未予采纳。市民上诉内务总长沈瑞麟，指出"医院为市政之一部，京都市政公所极有建设医院之必要"，请求市政公所在内城医院旧址设立市立施医院，内分中西两部，解决内城市民看病问题。[⑧]

除开办医院外，京都市政公所还意识到"政府卫生行政之进步与否，每视人民卫生常识之普及与否以为衡。今所急者，不患卫生行政之无进

---

① 《京都市政汇览》，第 61 页。
② 传染病医院具体情况详见本书第六章。
③ 《京都市政汇览》，第 201 页。
④ 同上书，第 206—207 页。
⑤ 根据《仁民医院经常费用表》的数据，1916 年 11 月的费用是 2851.067 元，12 月费用是 3196.993 元，1917 年 1 月费用是 3238.709 元，2 月费用是 3081.446 元，3 月费用是 2913.437 元，4 月费用是 2716.612 元，平均每月费用为 2999.7 元。《京都市政汇览》，第 207—208 页。
⑥ 同上书，第 60—61 页。
⑦ 现尚未发现东郊医院的资料，但从 1926 年市政公所支出报告中可看到，当年市政公所负担了东郊医院的经费、施种牛痘临时费和修理费，从而可以判断市政公所举办了东郊医院。参见《1925 年市政公所支出概括》，《市政月刊》第二三期合刊，1926 年 3 月。
⑧ 《市政公所将设市立施医院》，《晨报》1927 年 10 月 18 日，第 7 版。

步，惟患卫生常识之未普及耳"。有鉴于此，该所在中央公园开设卫生陈列所，"凡于卫生上有益、有害或宜或否之品物，形形色色，错然杂陈，宜为实地之参观，足供学理之研究，其用意美善，裨益于市民卫生上之知识，实非浅鲜，而与市政卫生上之关系，又非可一言尽也"。①

卫生陈列所的设立，旨在"使市民知生命之可贵，须各尽其保持之心，知疾疫之可危，须各尽其防治之责"。②为达此目的，该所主要向市民灌输四类卫生知识。第一，预防传染病。经过清末以降的防疫宣传，北京市民"近于污物之扫除，于污水之排泄，均已知为注意，惟扫除及排泄之与传染预防，有密切之关系，或尚为一般人民所未知"，卫生陈列所以"引起市民卫生上之注意为职志，则以后讲求清洁之风，与传染预防之力，当日有进步"③。第二，营养和保育。京都市政公所相继开放中央公园、路旁公园，任人游憩，"均无非保持市民之健康，而予以营养休息之便利也"。卫生陈列所成立后，通过宣传告知市民卫生观念，使参观者触类旁通注意营养保育之方。第三，饮食物卫生。卫生陈列所罗列杂陈有碍卫生之物，任人观览，冀图"食用者已存慎卫之心，而营业者亦兴公德之念，既具卫生之观感，自泯牟利之偏私"。第四，屋宇建筑的卫生。宣传冬季开窗通气和夏季防潮的卫生知识，让市民注意改良居住卫生。④作为官办最早专门的卫生宣传机构，卫生陈列所"组织较大，所长之下设有司员，经费亦较充裕"⑤，但因缺乏资料难知其详。

3. 中央防疫处的设立

1917年12月，山西、绥远两省爆发鼠疫。为防止疫情蔓延，时任内务总长的钱能训提议筹建中央防疫处，遂命内务部卫生司长刘道仁、京师传染病医院院长严智钟着手筹备一切，1918年7月，择定天坛头门内西南角神乐署旧址为该所办公地址，占地"七十四亩四分五厘"。从1918年4月动工到1919年3月竣工，共花"公款43926.378元"。最初开办时，该处经费由财政部拨付，每月1万元。1919年，经国会减到每年112872元，

① 《卫生陈列所与市政卫生之关系》（上），《市政通告》第28期，1915年12月中旬，第3—4页。

② 《卫生陈列所与市政卫生之关系》（下），《市政通告》第29期，1915年12月下旬，第6页。

③ 《卫生陈列所与市政卫生之关系》（上），《市政通告》第28期，1915年12月中旬，第3—4页。

④ 《卫生陈列所与市政卫生之关系》（下），《市政通告》第29期，1915年12月下旬，第2—6页。

⑤ 《北平市政府卫生处业务报告》，北平市政府卫生局1934年编印，第135页。

但财政部不能按期付款，该处几乎停办。1921年12月，中央防疫处经费按议定数目，在关税项下每月直接拨付9406元，并由该处组织中外医学委员会经管此款，"假如款有盈余，就由委员会保留，为将来添置器具，扩充范围之用"。①

中央防疫处是制造和研究药品的专业机构，对雇佣的顾问和技士有非常严格的要求。该处录用技术人员资格章程规定：该处科长须是"正式医学专门学校毕业，留外研究一年以上，曾在本处充任技师，或在相当机关充任相当技术职务，成绩卓著，确有经验，经审查会审查后，呈奉部核准委任者充之"。技师须是"正式医学专门以上学校毕业，留外研究一年以上，曾在本处充任技术员，或在相当机关充任相当技术职务，成绩卓著，确有经验，经审查会审查后，呈奉部核准委任者充之"。技术员须"正式医学专门以上学校毕业，曾经专修细菌学、卫生学或生物学的制造术1年以上，成绩卓著，确有经验，经审查会审查后，呈奉部核准委任者充之。若非正式医学专门以上学校毕业，而擅长专门学术者，须先经审查会考试"。技术助理员须"中学以上毕业或有相当学力，曾在本处或相当机关练习确有心得，经审查会考试合格者充之，但升至技术员为止，不得再进"。②

中央防疫处主要负责研制痘苗、疫苗及血清等生物学制品，防止传染病，调查扑灭兽疫等。自开办后，该处在药品研制方面取得很大成绩，填补了国内药物制品的空白，为防疫工作提供了有力的药物保障。中央防疫处先后研制或出品的药品有：白喉抗毒血清、肺炎血清、脑膜炎血清、链球菌血清、痘苗、霍乱疫苗、赤痢疫苗、淋病疫苗、巴氏狂犬病疫苗、葡萄状球疫苗、结核素、伤寒疫苗、副伤寒疫苗、伤寒菌液、破伤风抗毒血清、白喉毒素抗毒素混合液、百日咳疫苗、鼠疫疫苗等。③

此外，该处与京师警察厅合作，通过宣传、施药等方式积极参与北京的防疫工作。成立当年的8月，全国各地流行真性霍乱，北京也偶有病症发现，中央防疫处即以通告形式告诫居户注意：

一、此项疫症必有一种疫菌（即霍乱菌）在病人吐泻物中，非此项疫菌传入他人口中，不致被染，故不必过事惊恐；一、此项疫菌之

---

①　《中央防疫处访问记》，《世界日报》1929年4月18日，第7版。

②　同上。

③　同上。

传染大都由苍蝇飞入病人吐泻物中，再集于常人饮食物上，有人食之因以传染，故饮食务须慎重，有病人吐泻物处，务须清洁消毒；一、如有发生霍乱病人时，无论何等人家均可径送下列各病院医治：东城十条胡同传染病医院、西城西四牌楼帝王庙临时病院和南城天坛内传染病分院，如须各病院派车往接者，亦可用电话通知各院照办。①

二　实际内涵

（一）"清洁"为要

清末民初，北京的公共卫生集中于"清洁"事务。无论是报刊舆论，还是警察办理的卫生事务，都体现出这一偏好。"清洁"一词，不仅指街道清洁，也指北京城市特有的粪便和垃圾处理。对北京来讲，"清洁"问题实际上反映的是城市人口增加所带来的环境问题。生活垃圾和粪便日渐增多，旧有城市卫生机制却无力应对，严重影响到人们日常生活，这是北京"清洁"问题颇受关注的原因之一。

"清洁"引人注意的另一原因在于社会观念的改变。明清时期，人们习惯于随地倾倒废弃物。明初虽已有管理律令，清政府亦屡次整治，但积习难改，导致废土堆积和街道积水；北京市民因卫生设施不足，有随地便溺的习惯，"北京缺乏厕屋，故居民以街巷为方便之所，每到清晨，揽衣方便者触目皆是"。② 这些习惯作为日常生活组成部分，并未被认为不卫生，人们多从不雅角度加以评论。清末，随着社会的发展，西方卫生观念逐步传入，这些生活习惯开始被视为不卫生，要求大家自觉改正。各衙门采用出告示的方式，要求市民讲究清洁卫生，"但是这类的告示，也都成了具文"③。

京师各衙门要求市民改变不卫生生活习惯，如随意大小便、乱倒脏水脏土、不注意自家门前的清洁等，从而维持街道清洁，从另一个侧面折射

---

① 《中央防疫处防治真性霍乱设置病院通告》，"通告"，《政府公报》第 1280 号，1919 年 8 月 19 日。

② 有关明清北京街道卫生状况，请参阅邱仲麟《风尘、街壤与气味：明清北京的生活环境与士人的帝都印象》一文，台北《清华学报》第 34 卷第 1 期，2004 年 11 月，第 181—225 页。

③ 《清扫街道》，《京话日报》第 183 号，光绪三十一年二月，第 2 版。

出北京城市的不洁。

五城察院出告示，要求不准乱倒灰土、污水：

> 目下已交春令，不免瘟疫杂灾，街道上务必要干净，派站段巡勇，认真稽查，不准各住户任意糟蹋，打扫的灰土，有官车运送城外，污水不准在街上乱倒，免得气味熏蒸。①

分巡处则从细菌传播的角度告诫大家不要乱倒脏水：

> 近来各铺户住户，都在大街道路上，或在马路沟里，常倒脏水。这个事情，很不合卫生的道理，本厅今日说说卫生的道理，给你们听。街上所倒的脏水，一有了臭味，必生出一种微生物，就是瞧不见的小活虫，飞在空中气内，人人（可）都看不见，要拿几千倍显微镜，才能看的出来呢？这类虫儿，入了人的口鼻，到了人的肠胃，就能发作各种的时症病，如闹霍乱，得痧症，拉痢疾，发疟子都是这类微生物闹的。本处怕商民受了病，故此出示，告诉大家，趁早防备，省得大家受病，以后你们要是有了脏水，千万要找个背静地方去倒，不可倒在马路沟里，（也）倒在当道上。至于葱头蒜皮，一切粪土，更要倒在旮旯里。道儿上既是干净了，空中的气味，也就正了，还能有受病的人么？并且你们商民，既在本地住着，应当大家打扫，大家干净才是，要是大家由性儿倒土倒水，那就算违背了警务章程，本处一定把他拿到局里罚办，绝不宽贷一点。你们商民人等，可要仔细小心，人人遵着行，别辜负本处这一番的嘱咐哇。②

协巡营的巡警劝谕市民讲求卫生，注意厕所干净，不要随意大小便：

> 卫生要讲究干净，第一件不干净的事就是在街上拉屎撒尿。从此奉劝大家，院里有地方盖茅厕就盖上一个，院里没地方盖茅厕的，就买一个坐桶，以后要再到街上大便小便，我们可有言在先，查着就要论罚。据我们想，还是不受罚的好。③

---

① 《清扫街道》，《京话日报》第183号，光绪三十一年二月，第2版。
② 《告示》，《京话日报》第370号，光绪三十一年七月，第5版。
③ 《协巡营劝谕浅说》，《京话日报》第495号，光绪三十一年十二月，第5版。

外城巡捕东分局告诫各住铺户认真打扫各自门前清洁：

> 街道干净，于卫生是大有益的。本局安设水段，就为的是清理街
> 道。不过地方太大，经费又少，不能处处都有水段，全仗铺户住户，
> 各将自己门前常常打扫，别泼脏水倒脏土。①

进入民国，这样的告示仍不少见，彰显出国家对清洁的关注，其内容
多与前列部分雷同，此不赘述。这种状况引世人关注，舆论时常督促警察
承担起维护清洁的责任。此类评论常见诸报端，比较突出的问题集中于灰
土、粪、堆积垃圾（秽土）以及秽水车。时人对此有着较为翔实的记载，
综其概要，均旨在要求警察厉行管理。首先，严格管理污物处理。粪夫每
每任意"将洗粪桶秽水乱遗道途，以致臭气不堪，一般行人莫不痛恨"，
报界呼吁居民注意，巡警严格管理。② 北京西城一带粪厂林立，"臭秽之气
吹入邻居，令人每食欲呕，睡眠为之不宁"，引起市民反感，要求警厅负
起卫生之责。③ 其次，注意街道清洁。北京街道中间为马路，两旁是深沟，
清道夫不注意冲洗，致使污水滞留未清，"一经暴晒则臭气上蒸，四处传
播，臭水冒泡，似沸不止"。这种状况为时人所关注，要求警察予以
取缔。④

清代，北京城由国家负责的卫生事务仅为清扫和修治街道，分由不同
衙门管理。街道清扫的目的是为了保证皇城以及皇帝出巡时街道的清洁卫
生。街道清扫由八旗京营下属步军负责，而下水及垃圾污物却无人管理。
北京城于明代鼎盛时期建有下水沟，贯通城内大街，最后流入城外护城
河，但历经数百年，已年久失修，石盖露出地表或已毁坏，沟壅塞，水滞
流，形同没有。新修道路人行道左右设有明渠，雨水等可由此流入护城
河，污水却无处流走。尤其是胡同，"仍完全未经修整，无一沟渠，故雨
水任其自流，或待日光晒干，或污水只排于路上，别无它途"。垃圾也无
人管理，"各家庖厨等废弃物，无可丢弃的特别场所，亦无处理此物的清
洁公司，故皆丢弃于道路。但新修之路不许丢弃此物，故街上已不见污
物，但至小巷则到处可见此丢弃物。妇人分娩时污物决不拿出屋外，以埋
于房角为常习。又城内各处有贩卖鸟兽鱼肉蔬菜水果类的市场，只以大街

---

① 《外城巡捕分局劝谕浅说》，《京话日报》第 529 号，光绪三十二年一月，第 5 版。
② 《警察宜注意卫生》，《顺天时报》1918 年 9 月 7 日，第 3 版。
③ 国侠：《警察厅应注意市民卫生》，《顺天时报》1921 年 6 月 17 日，第 7 版。
④ 《警察当局注意之点》，《顺天时报》1918 年 8 月 27 日，第 3 版。

路旁充当市场，无特设房屋。市场肮脏之极，臭气熏鼻，苍蝇成群，猥集于食物，不卫生的危害不少"。[1] 邱仲麟曾在《风尘、街壤与气味：明清北京的生活环境与士人的帝都印象》一文中，运用文人笔记和诗词等材料，描述了士人对北京生活环境的印象和记忆，指出明清时代的北京，漫天的黄沙，无所不在的灰尘，满街的人畜粪秽，泥泞、积水与凹凸不平的危险街道，空气亦是恶臭难闻。[2] 随着外国人更多进入北京，对清政府的影响越来越大，其对北京卫生状况的批评收到一定成效。例如，光绪三十二年二月，奥地利公使讷色恩致函内城工巡总局，"自去年本馆隙地巡捕一事由本署暂时交于中国办理后，屡有禀称该处附近居民任意抛弃灰土，实属污秽不堪等因，相应函请贵总局严饬该段巡捕实力禁止，勿得仍前倾弃，以符原意"。接此公函，内城工巡总局严饬巡捕"禁止使馆界地附近居民勿任抛弃灰土、污秽"。[3]

新政官制改革之后，步军统领衙门负责的清道工作逐步改归巡警厅负责。随着巡警厅制度的逐步完善，巡警总厅制定了若干法规，对清道工作的人员编制、工作制度、工作稽查等都作了详细规定。宣统元年闰二月初八（1909 年 3 月 29 日），内外城巡警总厅颁布《改订清道章程》和《清道执行细则》，具体规范了清道工作的程序和细节。北京城的街道由大街和胡同组成，改制前负责清道的衙门主要负责皇帝可能经过的街道的清洁，普通市民居住的胡同基本不在其管辖范围之内。新的清道制度仍沿袭了这一状况。

北京铺住户不知公共卫生，不但门前道路不肯扫除，且将秽物沿街倾倒，以致肮脏不堪，实于卫生，大有妨碍。时有游人对北京街道的清洁评论道："北京为我国首都，自然要把它弄得体面一点，否则在外国人面前丢丑！单就街道论：没有一条可以说是清洁的，不是这里一堆垃圾，就是那儿一块尿粪。"而北京的清道夫是"专门管垃圾的，对于尿粪，却毫不注意，想也是怕脏的缘故。因此，我们走到较偏僻的马路上或胡同里，视线所接触的都是尿粪，一若在厕所里行走，那臭味真难闻呀！所以我极希望主持市政诸君，想法设立公共厕所，以便矫正此弊，而造福于民众！要不然即使在墙上写着斗大'禁止便溺，如违送捕'的字，也是无用的哪！"[4]

---

① 《清末北京志资料》，第 460 页。

② 《清华学报》第 34 卷第 1 期，2004 年 11 月，第 181—225 页。

③ 《关于使馆外侨涉及市政卫生事项交涉文书》，中国第一历史档案馆藏，巡警部档，1501—150。

④ 游北京者：《设立公共厕所之必要》，《晨报》1926 年 11 月 8 日，第 6 版。

　　对此，警察厅所作的仅是屡出告示，劝导市民注意，并督饬各区署严行查禁。由于清道班的工作，通衢大道都知遵守禁令，不敢违犯，偏僻地方仍有任意倾倒秽物之事。针对这种情况，1916年7月京师警察厅出示布告，要求市民保持道路清洁："一切秽物脏水，不准再在门外倾倒，各户都在院内置一土筐水桶，秽物由土车拉运，脏水须倒在沟内。"对土车照顾不到的地方，各家应凑点钱，"公置一土车，预备倒土方便"，公雇几个公益夫役，把门前街道扫除洁净。没有钱的就"每日或早或晚，清闲的时候，将自己门首打扫打扫"，家家如此，则阖街一律清洁，大家受益不浅。警察厅严饬各段巡警认真查办不讲公益、随便倾倒秽物者，"定把你们拘送区署，按照违警罚法，从重惩罚，到那时或罚金或拘留，或罚以打扫街道、运除秽土"。① 从此布告中可以看到，北京政府时期，北京城的街道清洁仍与清末情况相似，通衢大道尚能保持清洁，而胡同巷内无人打扫，秽物沿街倾倒堆砌，污秽不堪。据报载，北大附近东老胡同昌德公寓门前有一空场，附近公寓及住家等，"均将所有污秽水倾倒于其处。天暖时则遍地泞泥，天寒时则冻结成冰，所以在该处附近居住的人，若是晚上从该处经过，或是踏入泥，或是被冰滑倒，时有所闻。这还是小事，若是到了明年春天，天气变暖，所积的污秽蒸成气体，散入空气中，那就是于公众卫生更是大有妨害了。且时常有人在该处公然便溺，更是不成事体"。居民向该管警察反映，他们"竟然视之若无睹，不加干涉"。②

　　由于财政支绌，警察厅无力扩充清道夫役来解决该问题，地方社会又缺乏自治能力，没有人出面组织市民集资办理清洁公益事业。当然，也有个别绅士出资办理自家附近的公益事业。例如，西城护国寺街绅士邱益臣见本街铺户、住户繁多，缺少倾倒秽水的地方，与该段巡长磋商筹款安设秽水木箱4个，以便附近铺住各户随时倾倒。此议得到街道邻里的支持，"助款者亦为不少"，置办好水箱，"凡一带商民无不称便"。③

　　但是，这种侧重于清洁的公共卫生，在公共卫生专家眼里并非真正的公共卫生，诚如他们所言：

　　　　我们普通的见识以为清洁和卫生是二个名词而一件事。其实清洁是指我们应当有的天赋的爱清洁的本能的表现，所以清洁是人怎样创

<hr/>

① 《京师警察厅示》，"示"，《政府公报》第199号，1916年7月24日，第393页。
② 《警察漠视公众卫生》，《晨报》1921年11月25日，第7版。
③ 《绅士倡办公益》，《晨钟》1918年5月26日，第6版。

造环境一种人人都有的直觉。……清道、粪桶加盖，胡同口不准便溺，这是市政，不是公众卫生。①

（二）预防时疫

防疫受到历代政府的关注，但其主要是在时疫爆发之后，采取措施医治病患，防止其蔓延。卫生行政建立后，防疫方法有了较大改进，通过防疫宣传和推广种痘预防时疫的爆发。防疫事业的进步体现在东北鼠疫爆发期间，由于其传染烈、危害严重，传统方法很难遏制其蔓延，西式防疫得到重视，成为防疫的指导思想，开始建立起防疫体系。

清代，北京爆发过若干次时疫②，采取的方式主要是由官府设立施药局，给贫民发放药剂，同时注意掩埋死尸。巡警厅成立后，防疫成为卫生行政的重要内容，最初采取宣传和种痘两种形式。当天气炎热时疫流行的时候，警厅就"撰就自治告示偏贴各衢巷，并请总劝学所转告内外城各宣讲所，将卫生防疫之法详细讲解，庶可家喻户晓，藉以维持治安云"。③1910 年冬，北京发现猩红热流行，警厅立即颁布通告，公示病状和预防办法，告诫众人注意：

当其初起时，舌赤身热，心中火烧，及咳嗽，眼膜俱红，下腺亦肿大，在颈颊、胸腹、腰背等处微生红疹，渐次蔓延全体，受其毒害者，生命攸关，即或能愈，其神经亦必遗麻痹病，或肾脏病。如不设法防范，遏其流毒，将不知伊于胡底。为此剀切劝谕如发见有此病症者，速将病人抬送医院者，或用隔离法独居病人于一室，他人慎勿常去探视，或用消毒法将病人之居室、衣服、被褥、器具等时常用石灰酸水泼洒。尤注意者，病人所排泄之物，如粪便、吐物、咯痰、浓汁、粘液、皮垢等污物，微细菌生育繁殖之所在，稍有不慎即随之呼吸侵入者，亦不可不预防也。④

---

①　杨济时：《建设时代之公众卫生》，《医学周刊集》第 2 卷，1929 年 1 月，第 279—281 页。

②　据载有如下几次：顺治三年"京师痘症流行"；乾隆九年、五十一年、五十八年"京师大疫"；道光元年"霍乱大流行"；咸丰十一年"京师疫病流行"；同治元年、六年、七年，均发生疫情；光绪二十一年"京师疫"。参见王康久主编《北京卫生大事记》第 1 卷，北京科学技术出版社 1994 年版，第 13—22 页。

③　《通饬宣传卫生法》，《大公报》光绪三十三年六月初八日，第 2 张 1。

④　《厅示照录》，《大公报》宣统二年十一月十三日，第 2 张 1。

官府与民间免费施种牛痘，减少天花死亡率。因"小儿出痘最为危险，且易传染，自从西洋传来种牛痘的法子，比出天花平稳多了，但贫户人家多又用不起种痘的钱"，外城巡警总厅购买牛浆，选派医官，指定日期，举行免费种痘，"不论贫富，不用一文钱就能将小孩大关节过去了"。该厅在广安门内大街、梁家园官医院和花儿市大街三处，连续几年举办免费种痘，起到推广的作用。① 但妇女多不识字且对种痘不甚了解，官府也未强制推行，故种痘并未普及。除官府之外，民间人士亦开展免费施种。内右二区自治会绅董寿臣义务种牛痘，"于本月十五日起，按期施种，每期自午前八钟开种，附近有小孩子的主儿，要去挂号"。② 前门外板章胡同的中西施医局，请韩旭东先生施种牛痘，"定于四月初二日开种，先期挂号，不取分文"。③

为规范这种民间种痘，保护儿童健康，宣统二年二月二十二日（1910年4月1日），内外城巡警总厅制定《管理种痘规则》。当时在北京开局种痘的主体是善堂和医生，他们均需向巡警官署备案，批准后方可开种。善堂须将地址、管理人、医生、经费、号资、痘浆和种痘日期等内容上报。医生须将地址、姓名、号资、痘浆和种痘日期上报。每月将种痘情况填表呈报。在技术上则要求：小儿有病不得种痘，痘苗须用新制痘浆，传取痘浆时，不得有损小儿之身体。种痘处不得随意改变呈报号资，巡警官吏将随时检查种痘处。对于违背官定卫生章程的行为，处10日以下5日以上之拘留，或10元以下5元以上之罚金。

防疫取得较大发展是在清末东北鼠疫爆发期间，防疫设施和机构多诞生于那时。④ 宣统二年九月，满洲里爆发鼠疫，疫情发展非常迅急，年底已迅速横扫东三省，人心惶骇异常，并波及关内许多地方，时称东北大鼠疫。北京的鼠疫最早发现在协和医学院附属医院（Union Medical Hospital）中，该院"西医念其来势凶恶，恐续发无已，即思扑灭之法，将斯院改作城中之时疫医院，以杜传染。不料斯疫渐传渐广，时疫医院中有人满之

① 《巡警总厅告示》，《京话实报》宣统二年三月三十日，第2版；《外城施种牛痘处所日期单》，《北京新报》第432号，第5版；《外城总厅告示》，《北京新报》第784号，第4版。
② 《施种牛痘》，《北京新报》第798号，第3版。
③ 《施种牛痘》，《北京新报》第814号，第2版。
④ 已有东北鼠疫研究中多肯定其对中国近代防疫体制的影响。William C. Summers, *The Great Manchuria plague of 1910 - 1911: The Geopolitics of an Epidemic Disease*, Naw Heaven: Yale University Press, 2012.

忧，更将监理会中所设之医院，亦改为时疫医院"。① 宣统二年十二月，民政部和步军统领衙门设立专门防疫部门，积极采取措施，有效地抑制鼠疫在北京城的蔓延。此次防疫实践客观上完善了北京卫生行政，促进了卫生意识的普及。

从宣统二年十一月，发现第一例染鼠疫而亡者，至宣统三年（1911）正月，北京因患鼠疫而亡者不过 13 人。虽然人数不多，但却由于外国使团的压力引起清政府的高度重视。正月二十五日，各公使召开会议，称"中国防疫诸多不合，如三礼拜内疫气不止，各公使决计暂行回国，美使主张至上海暂避，如东南有疫再行返国云"。② 在防疫中，官府改变旧有防疫方式，采取西方防疫措施，进行隔离消毒，及时遏制住疫情的传播。由于观念的束缚，官方的做法一时难以得到市民的认可，出现了零星冲突，这些属于新制度推行中的正常现象。此次防疫犹如一场生动的卫生教育，促使官府和人民重视卫生，客观上促进了公共卫生的普及，但并未促成防疫的制度化。

到 1920 年左右，北京的传染病防治工作才粗具规模，传染病医院、中央防疫处和京师警察厅三大机构各司其职，分别负责诊治消毒、研制防疫用药品和发现检送传染病人。这些机构通过相互合作来控制传染病的蔓延。在实际工作中，三机构都很重视宣传防疫知识。当有瘟症迹象出现时，京师警察厅"备得避瘟救急药科，可向各区随时取用，以清灾患"。③ 遇到有传染嫌疑的病人，"即由该段长警报告区署，转呈到厅，以便电知传染病医院，派员检查。倘有因时疫死亡者，立即由区电知医院，前往依法消毒，以防传染"。④ 京师警察厅为了预防时疫，还注意宣传合适的药方。北京最容易发生痘、白喉等症，警察厅屡次出告示，提出"讲求清洁，慎重饮食，各种预防的法子，无如言之谆谆，听之藐藐，所以总不见什么效验"。京师警察厅派内外城官医院医员，到在各区署报告的病家竭力诊治，"若是贫寒之户，无力服药的，可赴本厅指定各药铺取药，药费由本厅筹给。这些办法，无非是消灭时症，保护生命的意思"。但是住铺户人等，不知这几种病的厉害，往有因循自误的，各医生又囿于习惯，不研究妥善的治法，往往误用温补各药，以致因时症身故日见增多。警察厅

---

① 《扑灭中国北方之瘟疫》，李广诚译，《东方杂志》第 8 卷第 8 号，宣统三年八月，第 6 页。
② 《京师防疫片片》，《申报》宣统三年正月二十五日，第 1 张第 5 版。
③ 《备药预防瘟疹》，《爱国白话报》1917 年 4 月 2 日，第 3 版。
④ 《警厅注重时症》，《爱国白话报》1918 年 12 月 15 日，第 3 版。

告示各医家"须知现在流行各症，宜用清解的药品，忌用表散的药品"，并将该厅各医生诊治时症论说及治疗有效各方案，以及宜用、忌用各药品，分别开示。①

为预防霍乱，京师警察厅在两个方面作了努力，一方面加强对饮食物和饮料管理，另一方面加强治疗。每届夏日来临，京师警察厅就会重新刊印管理规则，四处张贴注意汽水卫生的告示，并要求各区署认真查验。1916 年 8 月，京师警察厅重新刊行《各种汽水管理规则》，一面发交各汽水厂，要求其认真奉行各条规定，一面刊布经警厅检验允许售卖的各厂所制汽水，及批发处所经售汽水。② 1928 年 5 月，京师警察厅卫生处，通令各区警察署将厅发管理饮食物营业规则四处张贴，并选派干警严密调查。③但是，这些都难言成效，时人评价道："警厅对于人民的卫生，未有相当的防御，不过按着时候发表一张空言的厅令，就算是敷衍差事。"④

（三）卫生行政许可

清末民初，北京公共卫生在行政许可方面取得很大进展，不仅从事医学行业的人和机构必须获得国家认证，而且日常生活所需的药品、牲畜以及饮料等也须获得政府的卫生许可，甚至连妓女都必须取得一纸许可才能合法营业。这种现象体现出国家对卫生和医学事务的管理已逐步扩展，深入到很多方面。但是，这种权力的扩张在很大程度上是一种行政权威的扩展，与公共卫生本身并无太大的联系。

首先，医生、医士、阴阳生和产婆等从事与医学相关行业的人士必须取得许可证，方可执业。民初，施行了医生注册制度。1915 年 9 月，大总统黎元洪特颁命令，全国西医须注册领照，方准行医。⑤ 但教育部一直未举行医士开业考试，所有中西医考试由京师警察厅办理。该厅拟定《京师警察厅取缔医生暂行规则》，呈奉内务部核准在案，要求在京行医各医生一律遵照。依据该规则，凡在京师警察厅所辖地面挂牌行医者，在教育部未行医士开业考试之前，应具呈到厅听候考验批示，但在外国医学专门学堂 3 年以上毕业者可免考验，但须呈验文凭。经该厅核准行医或曾经前内

① 《京师警察厅慎重时症之诰诫》，《爱国白话报》1916 年 2 月 22 日，第 1 版。
② 《京师警察厅布告》，"各部院令"，《政府公报》第 227 号，1916 年 8 月 21 日，第 517—518 页。
③ 《京师警察厅卫生处取缔饮食物等营业》，《顺天时报》1928 年 5 月 28 日，第 7 版。
④ 《社会镜》，《顺天时报》1927 年 3 月 12 日，第 7 版。
⑤ 高一簧：《中国卫生事业之回顾》，《世界日报》1928 年 5 月 5 日，"医学周刊"第 85 号。

外城巡警厅考验批准在案者，均须领取行医执照。

1920 年，京师警察厅对内外城 20 区界内男女医生数目进行调查，计有男医生 375 人，女医生 140 名。① 1924 年，京师警察厅再次进行调查，北京内外城挂牌的医寓及医院，有中医 870 名，西医 460 名，女西医 25 名，还有外国医士 242 名，外国女医士 280 名，中外医士共计 1815 名。② 1927 年，京师警察厅卫生处为统计北京医生数目，通饬各区署详细调查中外男女医生的数目。据各区署调查所得，中外男女医生共有 1938 人，其中中医 873 名，中国西医 460 人，中国女西医 125 人，外国医生 240 人，外国女医 218 人。此数字不包括中外看护妇和未向警察厅呈报立案的中国医生。③ 上述资料表明，北京市内登记在册的医生近 2000 名，外国医生约占 1/4，中医约占 2/5。

注册医生制度的建立，并未改变北京医生鱼龙混杂的状况，反而为有些医生所利用，成为宣传的金字招牌和护身符。民初，北京社会有九流之谓，词云"一流'举子'，二流'医'，三'星'四'卜'五'堪舆'，惟有'相家'排第六，七'书'八'画'九'琴棋'"。医家位九流之第二，"汤头歌诀，读而未通，补泻温凉，办之未悉，天花乱坠，市上悬壶，惟利是图，儿戏人命，种种手段，加以江湖之口，般般秘诀，再有贴鞋之人"。④ 报刊文章对江湖中医家的看法，其实也可推及普通医生。警察厅实行医生资格考核之后，客观上规范了医生的执业，而医生也借此抬高身价，提高诊金。警察厅初考准的医生，"例是派往某区界内效力试诊一月，试诊期满不出舛错，始准挂牌行医"，及至期满之后，"必要自抬身价，增高诊金"。例如：

> 宣外有著名某医生，六七年前尚为人之仆役，自考准行医之后，出资求人挂匾，并运动知名之人为之吹嘘介绍。现在每日门诊，居然须预先挂号，号金二角，脉金一元，过午不治，星期停诊。时有远道病人，至其门前，则午炮一鸣，即哀求亦不诊治。又有星期六经治大佳，星期日不治，翌日病已不起。⑤

---

① 《男女医生总数》，《晨报》1920 年 7 月 3 日，第 6 版。
② 《北京中西医士总数》，《晨报》1924 年 12 月 17 日，第 6 版。
③ 《北京内外城中外医生总数》，《世界日报》1927 年 7 月 16 日，第 7 版。
④ 敏公：《九流》，《晨报》1928 年 5 月 7 日，第 7 版。
⑤ 敏公：《九流（续）》，《晨报》1928 年 5 月 10 日，第 6 版。

1927 年，内务部颁布《内务部新规定行医执照办法》，对中医士领取开业执照的资格作了具体规定。根据该规则，凡 30 岁以上，具有下列资格者，可呈准核给医士执照：一、在各省区曾经立案之公私立中国医药学校或传习所毕业，领有证书。或在本部立案之医药学会会员，有著作论文，经学会准许，并有该会之证明书者。二、曾经各该地方警察厅考试及格，领有证明文件者；曾任官公立各机关医员，及官公立医学校医科教员，或官公立医院医士 3 年以上，确有成绩，及证明文件，并取具给照医士 3 人以上之保证者；有医术智识经验，在本规则施行前，行医 2 年以上，有确实证明，并取具给照医士 5 人以上之保证者。①

为进行生死统计管理，京师警察厅颁布《取缔阴阳生规则》，要求阴阳生将姓名、年岁、籍贯、住址、保证、受业师及受业年限、充阴阳生年数、收费数目填写禀报书，禀报警察厅。经核准后，缴纳一元费用，领取阴阳生营业执照。阴阳生门首须悬挂阴阳木标，迁移住址时须呈报各该管辖警察署。阴阳生歇业、外出、病故时，须呈报并缴还阴阳生营业执照，阴阳生营业执照不得售卖或赠与他人。阴阳生到警察厅领取联单，以凭填给丧主，具领出殡执照联单，用毕时，将存根缴还。凡经阴阳生填给联单之病故人，须将其地址、门牌、死者男女姓氏、年龄询明，病症详细列表，经由该管警察署月终汇总呈厅。②

为降低婴儿出生死亡率，京师警察厅改革产婆制度，颁布《暂行取缔产婆规则》，要求产婆执业须经警察厅核准，并领取执照。③ 1913 年，京师警察厅指出，内外城各处产婆，"既无生产上的知识，实于妇婴的生命，极有关系，现拟设法取缔，以维民命"，令各区通知各产婆，于 9 月 15 号之前，赴厅呈报，听候核办。④ 此后，产婆开始登记在册，受到国家管制。1918 年，内城各区署将界内经官许可之产婆数目查明报京师警察厅，共计 117 名产婆，分布如下："中一区 8 名，二区 3 名，内左一区 23 名，二区 7 名，三区 14 名，四区 8 名，内右一区 11 名，二区 14 名，三区 11 名，四区 18 名。"⑤ 从上述统计来看，获得官府许可的产婆人数非常有限，大量产婆尚未履行登记程序。

此外，开设医院必须获得警察厅的认可，取得证书后方可正常执业。

---

① 《内务部新规定行医执照办法》，《世界日报》1927 年 7 月 11 日，第 7 版。
② 《京师警察法令汇纂》，"卫生类"，第 99—101 页。
③ 同上书，第 103—105 页。
④ 《取缔产婆》，《爱国白话报》1913 年 9 月 8 日，第 4 版。
⑤ 《内城产婆数目》，《晨钟》1918 年 5 月 5 日，第 6 版。

京师警察厅颁布《取缔公私立医院规则》和《取缔公私立医院执行细则》。根据上述规则，若要设立公立或私立医院，须将有关情况呈报警察厅批准，由该厅发给证书，方可设立。具体呈报内容包括：院长、医生、药剂师、看护、产婆等员姓名、年龄、籍贯、履历，以及毕业文凭及行医执照，如系聘用外人还须呈验合同；医院地址及房屋图式；拟定医院章程；医院现备诊治器械及药品种类和数目。公立医院除前列各项外，还须具禀下列各项：总理及其他职员的姓名、年龄、籍贯、职业；捐助开办经费、常年经费数目；募捐方法及收捐处所。① 京师警察厅收到开设医院的禀件后，由主任人员进行查核，检查公私立医院医生、药剂师、看护和产婆的资历和医院建筑设施。未取得警察厅行医执照或经该厅取消行医执照者，均不能被聘为公私立医院医生。聘用外国人为医生、药剂师、看护、产婆时，除呈验合同外，还须呈验其毕业文凭。卫生处派员会同该管区署前往医院勘查，房屋是否堪做医院之用，四周空气是否洁净，医院附设养病室有无妨碍病人静养。②

京师警察厅批准发给医院证书时，医院须缴纳证书费银 10 元，纯粹慈善性质的医院则免收证书费。医院须配置合宜的诊断、手术、制药、候诊、养病各室。医院章程应详细规定诊治的科目、门诊和出诊时间以及所收诊费、药费、手术费以及住院费具体数目，不得在原定数目外任意需索。医院医生所用的药方必备两联单，医院、病人各存其一，药方联单上须将病人姓名、年龄、住址、病状、药剂用法等项分别注明，以备查考。医院应将每月诊治人数分别科目列表禀报警察厅，遇有紧要传染病时，应即时禀报该厅或该管警察署。当设立分院或停止设立，以及院长、医师、药剂师并其他重要职员及院章、院址有变更时，医院须将情况报告给警察厅。公私立医院刊登广告时，只准记载医院地址、院长及医师学历、诊治科目、诊费数目和诊治时间，不得杂以诓骗浮夸之词。③

京师警察厅总监吴炳湘，以"京中各处医院加多，虽由厅核准设立，惟无严行取缔规则，难免流弊滋生，亟宜防范"为由，于 1918 年 5 月 13 日颁布新定医院规则，要求"1. 院长须在中西医学毕业；2. 不得华洋合股；3. 房舍均须合宜；4. 由厅另给证书"。④

医院设立后，京师警察厅卫生处及各区署仍有监查之责。京师警察厅

① 《京师警察法令汇纂》，"卫生类"，第 73—74 页。
② 同上书，第 83—84 页。
③ 同上书，第 74—75 页。
④ 《取缔医院规则》，《晨钟》1918 年 5 月 14 日，第 6 版。

卫生处随时派员前往检查下列事项：所用医生、药剂师、看护、产婆等员是否与原报相符；院内房屋设置及一切办法有无违犯取缔规则；手术、候诊、养病各室是否男女混杂及污秽不洁；治疗方法及配制药剂是否不合；有无暗行为人堕胎，及其他医药上不法营业。①

再次，药商和药品的行政许可。1915 年 10 月 10 日，内务部颁布《管理药商章程》。规定"凡药店、卖药行商、制药者，均谓之药商"。药店指开设一定之店铺售卖中药或西药。卖药行商指贩运中西药品向中西药店趸售及沿途零售。制药者指以化学将中西各药原料制成精纯之品或以中西药品配成丸散膏丹及药饼、药膏、药水等品者。② 制药者制出各种药品，需随时呈送该管官厅查验，药商配成丸、散、膏、丹、药饼、药胶、药水等品，如非按照成方配成须将药品连同药方禀请该管警察官厅查验批准，始准售卖。③ 此外，京师警察厅颁布《取缔药摊执行细则》，要求药摊须将原方、原药呈缴警厅，由主任人员详细考验是否与主治各症相符，有无妨害健康及其他一切流弊。④ 对于街市卖药的状况，京师警察厅认识到"料多有未经化验许可而私相售卖者，既于服食有损，抑且于防疫前途不无关碍"，但却无力阻止，仅饬令各区巡官、巡警随时注意此种营业，对"私行售药者，立即扭区加以相当之取缔"而已。⑤ 北京药行有药铺和药摊两种，皆黑幕重重。

> 药铺分为生、熟两种，生铺即药局，多设于崇文门外各巷，即每岁春秋两季赴徐水采购药品（该处为云贵川广等省药材总汇之区，南北药商，多赴该处交易），及至药品运京后，再为如法炮制（北京药店门前，早年皆立冲天大招牌，上书"拣选地道饮片遵古炮制丸散膏丹"云云。如今被市政公所取缔，均已撤去），发给各熟药店售卖，而熟药店售卖按照药方（即祖传专门秘方）熬制的各种成药、药膏。……药摊俗称"卖野药"，售药者亦能看病，俗称为"蒙古大夫"，其所售之药皆为自配。这类药摊平日在天桥、东安市场等处设摊。在隆福寺、护国寺、白塔寺开庙日，则到庙门前设摊售卖。摊上放置鹿角、熊掌等商标，也有警厅化验、批准执照。但是，执照上批

---

① 《京师警察法令汇纂》，"卫生类"，第 84—85 页。
② 张在同、咸日金编：《民国医药卫生规则选编（1912—1948）》，山东大学出版社 1990 年版，第 4 页。
③ 同上书，第 7 页。
④ 《京师警察法令汇纂》，"卫生类"，第 97 页。
⑤ 《取缔街市卖药》，《晨钟》1918 年 4 月 6 日，第 6 版。

准的只有一种药品，而摊上所售者有十种之多。到药摊上问药、治病者皆有。至于药之真伪，治病与否，仅凭售药人几句"钢口"而已。[①]

卖药的还有托儿，与买药之人相熟者（时名并黏子）夹杂人中，首先购药，极力吹嘘药之灵验（此即名为原黏）。而售药者借此卖刚（自夸其药名为刚日，说人人可买，百病皆治，名为卖刚）。[②] 在各药品中最得利且最有效验的，是几种私卖的违禁药品，如"烟药""春药""打胎药"等，若非熟人介绍，否则不敢售卖。[③]

内务部、京师警察厅颁布化验药品规则，禁止药铺、药摊售卖不合处方的成药。这些规则仅要求呈验原方、原药，并未收到很好的效果，"目下街市售野药者，若经官家重新严查取缔，敢保无一举原化验之品相符者"。各药铺、药商为对付官厅的检验，主要采取两种手段应对。一是以一种药品执照配制多种药品，呈交警察厅化验的药品与配制之法完全相符，骗取警察厅发的药品执照后，暗自配制多种药品售卖。二是呈交警察厅化验的药品非常优良，而售卖的药品非常低劣。这样一来，"若指为所售为假药，伊有官厅化验批准之照。若认为所售为良药，伊又不能疗疾"。[④] 上述情况表明，虽然京师警察厅颁布并执行了药品管理规则，但由于检验制度的漏洞，各药铺、药摊应付了事，售卖假药的情况并未得到制止，官厅的化验执照反而成为其护身符。

除上述各项之外，北京生产的汽水和进城待宰的牲畜也须获得卫生行政许可。宣统元年公布的《各种汽水营业管理规则》第二条要求，"制造各种汽水营业者于开市之前须呈请巡警厅派员检查制造厂之构造及用水"。汽水制造商营业必须首先通过卫生检查。[⑤] 1926 年，《京师屠宰检验所简章》规定，进城的牲畜经检验若无疾病，方能允许进城屠宰。[⑥] 更有甚者，自 1927 年 2 月起，北京的公娼必须每月经过妓女检治所的身体检验，并根据结果发给健康证或诊疗单，也就是说，妓女执业必须获取卫生行政许可，而且这种许可还需定期审核。此两类行政许可的情况将在后面有关章节论及，此不赘述。

---

① 《药》，《晨报》1926 年 6 月 26、27 日，第 6 版。
② 《医药内幕》，《晨报》1928 年 6 月 4 日，第 6 版。
③ 《药》，《晨报》1926 年 6 月 27 日，第 6 版。
④ 敏公：《九流（续）》，《晨报》1928 年 5 月 10 日，第 6 版。
⑤ 《清末北京城市管理法规》，第 135 页。
⑥ 《警厅设牲畜检验所》，《顺天时报》1926 年 9 月 4 日，第 7 版。

三 执行机制及其成效

（一）依法治理：公共卫生的执行机制

在北京警察卫生初创的过程中，秉承法规先行的逻辑：由国家行政机构颁布卫生法规，规范和指导人们的行为，同时对违背卫生原则的行为进行制止和惩罚。在当时历史条件下，法规的内容不可能达到当代卫生法规的标准，仅处于起步阶段，内容多与环境卫生、食品卫生及防疫相关。根据当代的定义，卫生法规是指，"以预防疾病，保持及增进群众的健康，使其充分发挥天赋之能力，进而获得健全的后嗣，期能确保民族的强健与发展为目的，并藉由国家的权力，以强制实行之一种社会保健性生活规范"。因此，凡是以卫生事项为其规范的内容，"无论医政、药政、食品、防疫、保健及环境卫生保护等之推行方针及共同遵守之规律，均属卫生行政行为的规范性法律和命令"①。从其特性来讲，这种卫生行政规范属于建构性规则②，旨在保障一种规范性规则在社会中得以执行，但因其缺乏必要的社会基础，致使其流于字面的命运。

卫生法规始于清末，由京师警察总厅颁布，主要涉及清道、防疫、饮料饮食物卫生及公共场所卫生等内容，为巡警的卫生执法提供执法依据。内外城巡警总厅先后颁布了《预防时疫清洁规则》（光绪三十四年四月三十日）、《改定清道章程》（宣统元年闰二月初八日）、《清道执行细则》（宣统元年二月初八日）、《管理种痘规则》（宣统元年二月二十一日）、《管理饮食物营业规则》（宣统元年二月二十一日）、《管理各种汽水营业执行细则》（宣统元年四月二十五日）、《各种汽水营业管理规则》（宣统元年四月二十五日）、《管理各种汽水营业执行细则》（宣统元年四月二十五日）、《厅区救济药品使用法》（宣统元年六月十三日）、《管理粪便简章》（宣统二年二月初六日）、《管理牛乳营业规则》（宣统二年三月初十日）、《管理剃发营业规则》（宣统元年五月十四日）、《管理旅店规则》（光绪三十二年七月二十二日）和《管理浴堂营业规则》（宣统元年七月二十九日）。③

① 林四海编著：《卫生法规概论》，三民书局1984年版，第5页。
② 有关建构性规则请参见董炯《国家、公民与行政法》，北京大学出版社2001年版，第16—18页。
③ 参见《清末北京城市管理法规》。

有了行政法规的保证后，应如何实行卫生行政呢？卫生行政法规所规定的多为强制私人行为及不行为之义务，需行政强制保证其实施。这种强制在清末由违警律提供法律依据。清政府"其时急于变法，以图法治，警政为法治首要之制度，故虽一切重要法典未立，而违警律居然占先颁布"①，从而为警察依据行政法规执法提供了法律依据。光绪三十三年三月三十日，民政部颁布《大清违警律草案》，第九章第三十八条到第四十二条对有关卫生违警行为规定了具体处罚措施。从内容来看，警察应制止的违法行为包括：非法售卖含有毒质的药剂；在城市及人烟稠密地方开办粪厂；污染供公众饮用的净水及水源和在街道随意倾倒垃圾；以及惩罚拒诊的悬牌行术的医生或稳婆。但是，这种违警章程本身具有很大的局限性。违警法是照搬西方的制度。当时西方各国都定有违警章程，条目很多，包括交通、营业、风俗和卫生等内容，告知全国人民遵守。巡警部所定的违警章程，"无非是由这四项里，摘了几条"。②为让人人周知，巡警部要求巡警厅"设立木牌，张贴在路口儿上"。章程虽定，却难执行，中国是专制国家，处处讲势力，不讲公理，"谁势力大，谁便能抗国家的法律，势力小的，总得受委屈，所定的违警章程，虽然宣布出来了，无权无势力的小民，自然要低头遵守，有权有势的大人，和那王公府第大宅门的家奴，还有那王爷公爷的本家亲戚，平常日子，狐假虎威，借着字号闯光棍，野蛮惯了，什么叫违警咧、违法咧，他全不管，还是照旧任性妄为，一旦违了警章，巡捕拦他，尚且不依，再要是罚他，碰巧连局子的总办，都惹不起"。③从违警律的具体规定可以看到，卫生行政主要以罚款和停业作为行政强制的手段，这种以禁止不作为的方式约束人们的行为实际上是一种消极行政的方式。而在社会生活中，封建等级制度和官僚制度使得违警章程根本难以得到平等执行，也就难收预期效果。

京师警察厅延续旧有模式，相继颁布若干卫生法令，为警察厅的卫生执法提供法律依据。这些法令在保持旧有内容基础上，扩大管理对象，医务人员与涉及卫生的行业也逐步被纳入管理范畴中。有的仍完全沿用清末的法令④，有的法令对旧有的法规作出某些修改，还有一些新颁布的

---

① 黄琛生编：《巡警罚法释义》，大众书局1933年版，第1页。

② 《违警罪贵在实行》，《京话日报》第597号，光绪三十二年三月，第1版。

③ 同上。

④ 此类规则有：《限制倾倒脏水规则》《各种汽水营业管理规则》《管理各种汽水营业执行细则》《管理粪夫办法》和《管理牛乳营业规则》。

规则。① 对违反这些规则者的处罚，依据的是 1915 年北京政府内务部颁布的《违警罚法》，其内容条文与《大清违警律》大致相同，并没有什么变革。本书下编对制度运作的讨论中，将对这些规则的具体内容加以阐释，此仅介绍其概要。

（二）"布告"为主的劝导

京师警察厅是北京城市公共卫生的主管机关，除了维持日常环境卫生外，主要通过张贴布告和举办公共卫生讲演向市民宣传卫生常识，进行预防疾病工作。

警厅颁布的告示深受当时社会教育的影响，出现了通俗易懂的白话告示。清末以来，兴起了面向下层社会民众的"开民智"运动，通俗教育是官方在推行各项新政措施时采取的必要手段。②

警察厅的告示一般采用书面语，以下是一则正式的告示：

> 外城巡警总厅为出示禁止事，照得本厅自设立官厕，严禁厕外便溺，一般人民均当遵守。迭经钉立牌示，有犯必惩，并未稍予宽纵，即有无知幼童不免随处便溺，亦必按照警章查传该幼童之父母及其抚养人，依律惩办，以昭严惩。愈使无论老幼共识保持道路之清洁以及首善而重卫生，为此出示晓谕，嗣后如有在厕所外便溺者，除年已及岁之人照旧罚办本身外，倘系未满十五岁之幼童，定当按律查传其父母及其抚养人惩办，决不宽贷。③

光绪三十年十二月初，《京话日报》发表文章指出，衙门的告示贴在大街小巷，必须要人懂，而各衙门出的告示"往往是四六句的成话，文理狠深，字眼浅的人，实在看不明白"，还可能使人误会字义，一传十，十传百，把告示的好话全给传说错了，不但无益，反倒生出许多的谣言来。

---

① 此类规则有：《取缔公私立医院规则》《取缔公私立医院执行细则》《取缔医生暂行规则》《取缔药摊执行细则》《取缔阴阳生规则》《暂行取缔产婆规则》《管理肥业公所简章》《管理饮食物营业规则》《管理理发馆规则》《管理浴堂营业规则》《取缔各项肉质规则》《拟订屠兽场规则》《拟订取缔羊肚作坊规则》《拟订娼妓健康诊断所规则》等。参见《京师警察法令汇纂》"卫生类"部分。

② 李孝悌定义清末的这一运动为"下层社会启蒙运动"，即知识分子如何把他们的想法、理念加在下层社会的过程。他强调运动后期，国家力量开始介入。参见李孝悌《清末的下层社会启蒙运动：1901—1911》，河北教育出版社 2001 年版，第 4—5 页。

③ 《厅示》，《北京新报》第 335 号，第 5 版。

因此，该报提倡各衙门出告示，应编成白话，"字眼浅的人，看见就可明白，不认字的听见，也不致再会错悟"。不久，该报就发现工巡分局的小告示用的就是浅近白话，容易明白。①

此类布告内容侧重两点，一是提倡好的卫生习惯，一是劝诫市民注意公共卫生，以预防疾病。1914 年 7 月盛夏，京师警察厅发布布告，劝谕人民养成良好卫生习惯，在盛夏不要赤裸上身。遇着天热的时候，北京人习惯将上身的衣服脱去，光着脊梁，满街乱跑，或在门后坐着，贪图凉快。警厅告诫人们光着脊梁是一件不体面的事，要求"要是住家儿的，家长督率他们不要在外面光着脊梁，要是铺子里，掌柜的管着他们，在铺面里，总要穿着衣服，不要再有这种野蛮的样子给人家笑话"。对于依然不听，仍光着脊梁的，则"按着违警律上的第七章第三十六条第一项，于道路裸体者处五元以下一角以上的罚金，随时重罚你们了"，至于小孩，则要唯他们的父兄是问。② 京师警察厅努力提倡好的生活习惯，其积极性应予以肯定，但也要认识到一种文明卫生习惯的养成需要一代人乃至几代人的努力才行，赤裸上身的习惯及至今时盛夏，在北京地面仍随处可见，即为明证。

1917 年 6 月，京师警察厅发布告示，告诫人民注意饮食起居清洁，以预防疾病。

　　照得现在时令，与往年不同，未到夏至，已炎热异常，人民的饮食起居，稍有不慎，就容易生病。以近来发见的病症而论，种种不一，有患吐泻的，有患烧冷身痛的，有患红白痢疾的，及一切暑热等症，很多很多。考求发生的原因，大略不过数端。一则因为饮食不慎，凡人到了天热的时候，总要贪些凉的，如酸梅汤、汽水、冰水、瓜果等类。近日且有小贩，由药房买来一种糖精（译名山客林，其中略含毒质），暗行掺入冰水售卖。这些个饮食物，都是人喜欢吃的，但干净与否，腐败与否，大都不甚理会，稍一调查不及，售者未肯抛弃，购者率尔以食，那里晓得。人的脏腑里头，本蕴蓄着有许多热，这些个饮食物一入了肠胃，是不容易消化的，轻则腹泻，重则成了痢疾各症，这是饮食不慎的原因。一则是起居不慎，衣服铺被，俱是贴身的物品，不肯时常洗换晒晾，刀勺锅盖水缸等类，不知时常洗刷，庭院厕所沟

---

① 《工巡分局出了白话告示》，《京话日报》第 167 号，光绪三十年十二月，第 1 版。
② 《京师警察厅历年布告》，中国第二历史档案馆藏，京师警察厅档，1040（2）—12。

眼等处，积存秽土秽水，并不随时扫除，以致发生微菌，传入呼吸，遂成病患，这是起居不慎的原因。一则是蚊蝇，考查疟疾一症，多系由蚊虫传染，因为蚊子吸人血液之际，常将污浊毒气换入血管之内，往往能将甲之病毒传于乙者，辗转相传，流播易广。其痢疾一症，多系由苍蝇传染，因为苍蝇最喜污秽，凡是腥不洁净处所，苍蝇越多。所有饮食物品，已经苍蝇践踏，便遗有许多微生物，人要不先检点防范，误用这些饮食，就易生下痢疾各症，这是传染最易的原因。凡此种种，一有不慎，小则害及个人，大则波及社会。本厅有保卫健康的责任，除各项饮食物营业及清洁等事，分别令知各警察署，按照管理规则，随时严重取缔外，为此布告铺住各户，对于清洁及饮食物等，务须格外慎重，切不可仍前疏忽，致染各病，特此布告。①

为防止时疫起见，京师警察厅还编定简易健康浅说，布告通衢，"饬令居民注意清洁，以免感触时疫"。这种浅说主要介绍的是如何搞好各处清洁。首先是院宇清洁法，要求院内不拘大小，每日务须打扫清洁，勿留一尘一芥，每日必扫除二三次，再加洒清水，若能以石碳酸水布洒一二次更好。其次是厕所清洁法，要求各家务须每早将厕所清除、刷洗干净，每日以石碳酸水或石灰面扫除四周，厕所与厨房要相隔较远。再次是沟渠清洁法，每日务须疏通各家院落内的明暗各沟，并在沟口四周，洒以石碳酸水或石灰面，日更换之。最后是宿舍空气流通法，每日必须开放各房屋窗户，使宿气外出，空气流入。此外，对于公共处所的卫生也要留意；不要食腐败果菜、鱼肉，不要吃隔夜饮食和生硬菜品，不要饮极寒之水；讲究个人卫生，日日清洗手足，每日洗浴身体更妙；无论铺居各户人等，若有患吐泻等症者，应立即延医诊治，或赶送就近各医院，万勿耽延迟误。② 这些关乎人们日常生活的知识，至今仍出现在北京市内各小区的生活宣传栏里。可以说，新式的清洁方法和卫生常识在20世纪初就已经传入中国，可这些知识要真正成为人们日常生活的习惯，则是漫长的，历经一个世纪仍需宣介。

京师警察厅注意宣传灭蝇知识，用通俗的语言把苍蝇如何传染疾病的过程描述出来，让市民了解苍蝇是时疫流行的罪魁祸首。此外，警厅还推行灭蝇方法，"代住户办成许多木箱，放在街上，让大家堆垃圾东西，不教蝇虫晓得，蝇虫不得吃，就都饿死了，渐渐减种，传染病自然就减少

---

① 《京师警察厅注重卫生之布告》，《爱国白话报》1917年6月，第1版。
② 《警厅刊布简易健康浅说》，《晨报》1926年8月5日，第6版。

了"。这种置办垃圾箱的办法效力有限，大家缺乏清洁的习惯，不注意垃圾箱的清洁，反而极易成为滋生苍蝇的场所，事与愿违。① 可见，此时官厅注意宣传苍蝇的危害，但它所推行的灭蝇尚处于初始阶段，没有采用石灰等药物灭蝇的方法。

（三）效果难彰

从制度逻辑来讲，卫生法规为卫生行政提供了法律保证，违警章程为警察惩罚违反卫生法规的行为提供了法律依据，但在社会实践中这一逻辑受到多种因素的制约，尤其是为卫生行政执行者所左右。北京公共卫生是警察职能之一，其执行的主体是内外城巡警。因此，要对卫生行政状况进行客观评价，需分析巡警制度及巡警本身，才能认识到当时卫生行政的真实状况。

首先，巡警制度缺乏必要的财政保证，卫生行政常成为政府裁撤经费的对象。作为一项移植而来的全新制度，开办事务多，所需经费多，而清政府财政困难，难以承担此项经费。巡警部门只好节约开支，维持运作。据估计，每年民政部及内外巡警厅经费亏欠有 13 万之多，但"度支部不认增拨"。民政部及内外巡警厅只有自行撙节，"将本部科员及内外两厅金事津贴内，委员酌减十元，音乐队酌量归并，其消防队及官医院，如有糜费无关紧要之处，亦可核减，统计每年可省三万两有零"。② 官医院是民政部节流的首选对象之一。

其次，巡警的口粮经常受到克扣，难以安心执法。巡警虽为清末要政，但依然脱不了八旗克扣口粮的陋规。巡警部门巡捕的口粮是八旗技勇兵的底饷，"每季甲米，由步军营到仓支领，拨交工巡局散放"。而步营领出的米交到工巡局，总要耽搁许多日子，不但耽搁日子，而且领的米每石必差十多斤。这种弊病在寻常旗营颇为普遍。巡警沿袭八旗旧制，不能保证其口粮，也就难以保证巡捕安心管教他人。③

再次，巡警的素质不一，他们对各项章程不甚明白，难以切实执行。巡警部考试各局警巡长捕，文理不通的极多。④ 基层的巡长、巡捕们，素质就更不齐，"昨天还卖落花生，今天就入了警务学堂"，什么叫警察，什么叫法律，从小儿就没听说过，"糊里糊涂，上堂受课，糊里糊涂，毕业

---

① 《警察厅布告防止苍蝇》，《世界日报》1927 年 7 月 23 日，第 7 版。

② 《警厅经费之无出》，《北京新报》第 583 号，第 2 版。

③ 《克扣巡兵口粮》，《京话日报》第 190 号，光绪三十一年正月，第 2 版。

④ 《考试巡警情形》，《京话日报》第 617 号，光绪三十二年四月，第 4 版。

派差，万幸派个警巡巡长，每月可多挣两块钱，至不及充个巡捕当一当，也可以养家糊口，一到了站岗当差，满肚子煤米油盐酱醋茶，眼前厅管的事，直会瞧不见"。他们有的人一心巴结上司，"不但管送信，管拉马，管看家，碰巧还管抱孩子呢"。① 有的连一个字篇都念不清楚，却仍升官了，变得趾高气扬，对人说"我管的事比先前更多，卫生股也是我的，交通股也是我的，营业股也是我的"，可却不知道什么叫卫生稽查、什么叫交通警察，什么叫营业警察。② 而岗兵没学过警察，大半都是乡下的实心汉，只是学过几天警务章程，就上岗当差了。③

巡警部设立后，工巡局颁布章程，行政司法各有各的权限，警察似可大见起色。但章程虽改，人却依旧，就仿佛一件破皮衣，虽换一个新鲜面子，骨子里还是破皮衣。这也不要紧，所难的就不但是人民，连做官的都不知什么是警察。而巡捕都不尽知警务，遇到有势力专跟警务作对的，视而不见；遇到没势力，巡捕就拿警务当老虎皮，加以处罚。④

巡警厅的官员其实对警察事务并不了解，他们"有明着约请出来的，也有暗着凭条子递来的，大半都不知道警察，什么叫巡警，又什么叫保甲"。这些官员巴结着进了门，不是为名，就是为利，一旦得了这个差使，根本不知道什么叫保护公安，什么叫防患未然，"拿着巡捕当奴隶，不是叫巡捕送信，就是叫巡捕拉马，再不然就派在宅里看家，呼来喝去，如同家奴一般，平常虽不扣兵饷，却不住别有开销。要跟他们讲讲警务章程，不知要腻烦的怎么样呢？"

时人认为巡警应有保护人民生命的责任，但他们却没有认真讲究过卫生，"无非是弄几辆破土车，撮撮胡同的脏土，敷衍了事，只顾眼前"。巡警部虽设有卫生科，却不讲求医学，也就不会卫生的法子。而当时设立的卫生局也仅是暂时专管收妓娼、烟灯捐，连妓女的卫生都不管，"这等名不副实的新政，叫外国人看着，真要笑话死他们"。⑤

当然，巡警制度也有进步之处。以往各衙门出的告示，往往是四六句的成话，文理深，字眼浅的人看不明白。这些告示贴在大街小巷，可很多人不懂意思，甚至误解字义，一传十，十传百，把告示的好话给传错了，不但无益，反生出许多谣言来。光绪三十年十二月初，有工巡分局长官注

---

① 《巡警步营巡营三处的比较》，《京话日报》第 500 号，光绪三十一年十二月，第 1 版。
② 《内城巡警腐败》，《京话日报》第 728 号，光绪三十二年八月，第 4 版。
③ 《巡警步营巡营三处的比较》，《京话日报》第 500 号，光绪三十一年十二月，第 1 版。
④ 《警察须知》，《京话日报》第 562 号，光绪三十二年二月，第 1 版。
⑤ 《要强种先得讲卫生》，《京话日报》第 555 号，光绪三十二年二月，第 1 版。

意到这个问题，指出小告示应使用浅近白话，使人人看得懂，街面上的人才能知道王法。①

进入民国后，政局混乱，北京政府时常更迭，财政拮据，京师警察面临着更为严重的经费问题。1923 年 4 月，北京一万多巡警已四五个月没有领取警饷，"不但巡警的家里没法儿生活，连巡警自己也没饭吃了"。时人在报纸上呼吁市民应讨论警捐问题。② 1927 年，京师警察厅的经费从每月的 36 万元减为 20 万元。此时，警察厅的各项收入分别划归财政部和市政公所所有，而警厅支出繁杂，"粥少僧多，安足分配？"③ 严重的欠饷问题已威胁到北京警察的日常生活，出现如下情形：

> 一般警士等，因不堪枵腹从公，乃纷纷辞差另谋生路，其中尤以内右三与内右四两区警士为多，以致该区各路段派出所，近来仅有二三名警士轮流执行职务。致于管辖境内偏僻街巷等处岗位，日来因警察空额甚多，竟无人守望……承担公众伙食之巡官、巡长等，多有将其个人之棉袄衣服，送入当铺内，俾得少许典资，充作同仁盐菜之用。但彼等遇有须穿便衣外出时，只有向外间素识之商人或朋友等暂借长衣穿用，俟事毕再行返璧。更有一班巡警，因无资购制棉衣裤，在此寒冷日甚之夜间，瑟缩抖战。④

与清末的制度略有不同之处在于，此时京师警察厅开始实行卫生稽查，要求厅属卫生处对各区署的卫生事务进行稽查。根据《稽查卫生事项规则》，卫生处处长除派员稽查各区卫生事务外，并随时亲往各区抽查。卫生处各警正对各区卫生事务有随时稽查的责任。卫生处派定的稽查员分特别、普通两种，特别稽查是在临时发生事故时，再从稽查员中指派，普通稽查指按照表定班次轮往查报。稽查员按照表定日期、区域分往查察，如遇值署及有特别事故时，须次日补查。每次所查寻常事件，报告处长，特别发生事件报告总监候批核办。⑤

从上述分析可看出，北京制定的卫生行政法规缺乏必要的知识和文化基础，太过强调强制性惩罚，而强制执行者本身却难以承担起执法责任，致使

① 《工巡分局出了白话告示》，《京话日报》第 167 号，光绪三十年十二月，第 1 版。
② 《市民宜共起研究之警捐问题》，《顺天时报》1923 年 4 月 14 日，第 7 版。
③ 《京师警政前途之悲观》，《顺天时报》1927 年 9 月 5 日，第 7 版。
④ 《北京生活高度中警察竟衣食无着》，《顺天时报》1927 年 11 月 25 日，第 7 版。
⑤ 《京师警察法令汇纂》，"卫生类"，第 37—41 页。

卫生行政流于表面，难以起到真正保卫社会健康的作用。但我们亦应认识到，在制度成立之初，虽受到很多方面的局限，阻力重重，但已开始改变城市生活原有的轨迹，新制度的种子已植入社会，只是进展非常缓慢。

四　冲击与挑战

（一）环境恶化的冲击

在发展过程中，北京公共卫生遇到城市生态环境和政治环境双重恶化的冲击。一方面，北京城在近 20 年内人口急剧膨胀，产生了大量的生活垃圾、秽水和粪便，给城市自我清理能力增加了巨大压力，由于应对无策，北京环境状况明显恶化；另一方面，北京政府财政恶化，经费开支遭受严重冲击，警察薪资朝不保夕，公共卫生经费更是难以为继，国家的公共卫生职能实际处于一种瘫痪状态。

表 1-1　　　　　1912—1928 年北京城区历年人口数统计①

年份	人口数（人）	年份	人口数（人）
1912	725135	1921	863209
1913	668403	1922	841945
1914	769317	1923	847107
1915	789123	1924	872576
1916	801136	1925	841661
1917	811556	1926	798311
1918	799395	1927	890009
1919	826531	1928	929277
1920	849554		

北京城区人口从 1912 年的 725135 人增加到 1928 年的 929277 人，17年间净增 204241 人，增长 28.15%。这么多人生活在固定的城区范围内，

---

① 1912—1925 年的数据引自《北京历史人口地理》一书中《民国时期北京（北平）市历年人口统计》。1926—1928 年数据根据上表和《民国初期北京四郊人口》表计算得出。根据《民国初期北京四郊人口》得出 1912—1925 年间北京城郊人口的增长率，推算出1926—1928 年四郊人口数目，然后将历年人口统计中四郊人口扣除，得出 1925—1928 年北京城区人口数字。《北京历史人口地理》，第 133—134 页。

生产出越来越多的生活垃圾和排泄物，而北京城清理垃圾和秽物的能力却未得到相应的增加，结果只能是垃圾堆积、秽水横流。

我们将引用张子明估算的垃圾量做一具体分析。1934年10月12日至11月17日，张子明曾对北平城内的垃圾状况进行调查研究。他选取内二区第11警察段所辖地界作为研究对象，推算出平均每人每日约产垃圾2.74斤。① 我们暂以此数字作为人均垃圾量的标准，计算出1912年北京日产的垃圾量为1986869.9斤，约合99.34吨，年产36259吨，1928年日产垃圾量为2546218.98斤，约合127吨，年产46355吨。在垃圾产量急剧增加的同时，负责运除垃圾的清道夫并未增加。清末，内外城共计1480名清道夫，84名夫头。② 北京政府时期，清道夫数量几乎未变，内外城共计1495名，夫头共计76名。③ 如此大规模的垃圾生产量，得不到有效的处置，必然造成环境卫生的恶化。在当时的报纸上时常看到类似这样的报道："无论到哪一条胡同去走过一趟，就可以了然：污秽仍旧是满街乱泼，肮脏的东西也是处处堆垒，臭气粪味，时时扑鼻而来。"④

北京城内各处垃圾乱堆，甚至造成死人事件。报载，1923年9月左右，前门南顺城街一带墙根堆土甚多。北京城内外各处建筑房屋整修道路用土，均送往该处堆积，日积月累，将沿城一带电灯线杆完全埋没，电杆露在地面者不过原杆之半，行人经过举手即触到电线上。顺城街一带中小学校及工厂甚多，屡屡发生危险，有一三十余岁苦工在该处触电身亡，继而又有两名小孩触电倒地不能言语，送往某医院诊治，闻未治活。此事引起市民关注，要求市政公所及电灯公司注意安全。⑤

旅居北京者认为，人们不注意公共卫生，致使环境恶化，导致北京空气变得湿气蒸蒸。有笔者致信《顺天时报》，指出原因有四："1. 自来水公司水管监视不严，时有破漏之事；2. 各住户对秽水仍随便倾泼；3. 收拾排泄物欠妥；4. 澡堂秽水泄法不良。"⑥这种说法在某种程度上反映了当时人们对北京环境恶化的理解。

在生活垃圾产量增加的同时，市政处置的能力却日渐萎缩，尤其是由于当时中央式微，财政困难，难以保证北京市政开支。结果，警厅不得不

① 张子明：《平市垃圾调查之一》，《市政评论》第3卷第5期，1935年3月，第19页。
② 《改定清道章程》，《清末北京城市管理法规》，第3—5页。
③ 《京师警察厅改订管理清道规则》，《京师警察法令汇纂》，"卫生类"。
④ 昌：《垃圾》，《世界日报》1927年11月4日，第7版。
⑤ 《市政公所所司何事？》，《晨报》1923年9月2日，第6版。
⑥ 《都市之卫生》，《顺天时报》1925年12月22日，第7版。

削减经费，公共卫生因被视作可有可无，一再成为削减对象。

北京的警察机构自开设之时起至 1928 年，一直直属中央内务部（清民政部）主管，经费由中央财政部（清度支部）拨给。由于得到中央财政的支持，警察厅的经费初期基本能够保证。1914 年，内务部预算警察经费为 1975551 元，当年京师警察厅实际经费为 2704821 元，内务部的拨款占了 73.04%。① 随着中央财政的日益困难，警察厅面临着前所未有的钱荒。由于缺乏统计数据，难以用具体数字加以论证，只能引用若干旁证说明一二。北京政府几乎靠借债度日。民初的 15 年间先后发行 27 种内债，共计876792228 元，举借外债共计 22 亿元，内外债务约合 32 亿元。②

如此巨大的债务成为压垮中央财政的稻草。财政危机传导至京师警察厅，每月经费由 36 万元压缩至 20 万元。③ 更为严重的是，北京警察时常面临断饷的威胁。1923 年，一万多巡警已四五个月没发薪，政府却一点办法也没有。④ 1926 年 9 月，京师警察厅及卫戍司令部所属各机关，欠薪饷已两个月有余。只能借款发给每人 2 元，"领此区区，不惟无济于事，抑且并生活亦竟无法维持"。⑤到 11 月，虽发薪一次，但扣除饭银外，三等警竟一文不能到手，并有发饷后次日即断炊的警署。⑥ 这种状况之下，很多警察试图脱离警察厅向各方谋事，自求生路。在警察饷银都无保证的状况下，正常的业务支出根本无法保证，只能裁减一些事务。1927 年，京师警察厅总监陈兴亚以饷项支绌异常为由，将仅成立半年的妓女检验所并入官医院，内外城官医院归并为一处。⑦ 更为甚者，清道夫缺额，导致城内"满街飞沙尘"，环境状况持续恶化，冲击着人们的观感。此时的报刊时常讥评北京的公共卫生，对当局形成一种舆论冲击。⑧

综上所述，北京公共卫生面对着日益恶化的社会环境，不仅要应对环境恶化的挑战，而且要忍受财政衰竭带来的窘迫，很难在国家体制内部找

---

① 内务部经费引自中国第二历史档案馆编《中华民国史档案资料汇编》第 3 辑·财政 1，江苏古籍出版社 1998 年版，第 305 页。京师警察厅经费引自《京师警察经费累年比较》，京师警察厅编：《京师警察厅统计图表》，京师警察厅 1927 年印。

② 马振举：《北洋军阀政府时期的关税与财政》，《南开学报》1987 年第 4 期。

③ 《京师警政前途之悲观》，《顺天时报》1927 年 9 月 5 日，第 7 版。

④ 《市民宜共起研究之警捐问题》，《顺天时报》1923 年 4 月 14 日，第 7 版。

⑤ 《警察接济到手》，《顺天时报》1926 年 9 月 4 日，第 7 版。

⑥ 俞剑云：《昨年北京社会之形色》，《顺天时报》1927 年 1 月 1 日，第 5 版。

⑦ 《警厅亦减行政》，《晨报》1927 年 8 月 20 日，第 7 版。

⑧ 京师警察厅总监薛之衍在给内务部的呈中提到此点。《北京警察界之危机》，《顺天时报》1924 年 4 月 19 日，第 7 版。

到发展的可能。与此同时，防疫的社会需求和卫生教育运动为公共卫生带来新的刺激和新的发展方向。

（二）疫情的来袭

北京公共卫生的发展深受疫情的影响：1910年的东北大鼠疫促成官府对防疫的重视；1915年北京爆发地方性白喉、猩红热等疫情，促使国家采取必要防疫措施，建立传染病医院，开展预防接种；1917年山西鼠疫促成中央防疫处的设立。更重要的是，这些疫情促使市民关注公共卫生，卫生教育运动应运而生，促进了公共卫生观念的普及。

北京防疫得到重视，取得较大发展是在清末东北鼠疫爆发期间，防疫设施和防疫机构都萌芽于那时。宣统二年末，东北爆发大鼠疫，迅速横扫东三省，迅速传至北京。北京的鼠疫最早发现在协和医学院附属医院（Union Medical Hospital）中，为防止疫情，该院设立时疫医院。① 十二月，民政部设立京师防疫局负责内外城防疫工作，步军统领衙门设立的卫生防疫总局负责四郊防疫，抑制鼠疫在北京城的蔓延。京师鼠疫初现时，民政部分别饬令内、外城巡警总厅组织卫生警察队，检查防疫事宜，"由部发给标章，其式系一红十字，于四角书明卫生警察字样"。②卫生队的任务是调查内外城死亡人数，调查有无感染鼠菌之害，如果查有患病者，立即派遣医官检查是否鼠疫，消灭毒菌。③ 民政部认识到，仅靠卫生警察队不能控制鼠疫的传播，还必须得到精通医学人士的相助。因此，设立了防疫事务局，下设五科，专司检菌、捕鼠、诊断、检验、清洁、消毒、注射等事。该局由外城巡警总厅厅丞王善荃充任局长，代理内城巡警总厅厅丞、总务处佥事充任该局副局长，以内城官医院作为该局的办公之所。京师防疫局专门负责防疫，普通卫生行政仍由两厅卫生处办理。④

京师防疫局奉旨设立后，在内外城设立总分局四所，并于永定门外设立了防疫病室、隔离室和防疫出张所，在"右安门外设立隔离所一处，饬令内外城各区凡有身染鼠疫者，即行移入该所医治，以免传染"。⑤ 该局采

---

① 《扑灭中国北方之瘟疫》，李广诚译，《东方杂志》第8卷第8号，宣统三年八月，第6页。
② 《防疫事宜之汇志》，《大公报》宣统三年正月初六日，第2张1。
③ 《北方鼠疫记》，《申报》宣统三年正月初八日，第13张第5版。
④ 《民政部奏酌拟京师防疫局章程折》，《政治官报》第42卷第1184号，宣统三年正月二十日，第205—207页。
⑤ 《民政部特设隔离所》，《大公报》宣统三年正月初九日，第2张1。

用西医防疫方法，颁布防疫罚则，对防疫作了具体规定。①为保证防疫措施的施行，内外城巡警总厅、步军统领衙门先后贴出告示，并刊登在报刊上，让人们知晓清洁消毒方法。此外，各衙门一面晓谕居民，遇到瘟疫患者，立即呈报内外城官医院，一面颁布捕鼠令，命令人们捕鼠，并给予奖赏，"每活鼠给铜元二枚，死鼠给铜元一枚"。②民间力量也积极参与防疫宣传。劝学所总董祝荫亭将王季烈所编《鼠疫预防要言》印制十余万张，交由各区宣讲所，在宣讲时详细讲演。正月里，劝学所派员在各庙会散布传单，进行演说，"俾社会各色人等皆知畏避"。③

民政部视清洁街道为防疫要务，督饬清道夫役将各街巷尘芥认真扫除，并派卫生警官随时稽查。对防疫期内妨害公共卫生或不遵清洁章程者，按违警律加重处罚，以示惩戒。④不过，对街道清洁的重视，在某种程度上净化了北京城，"将曩时不洁而多疾之北京，一变而为清净宜人之北京矣。其进化之迅速，施行之敏妙，不独为中国政府所不及料，亦为治疫西医所不及料者也"。⑤可见，鼠疫带来的巨大恐慌使官府和普通百姓都重视日常清洁，北京街道清洁因之确有改善。

京师疫情出现后，步军统领衙门将"防疫检疫各节，克期晓谕，督饬所属营翼官卒，认真防范，并组织两翼五营卫生清洁队"。该衙门设立卫生防疫总局，遴派专员悉心管理，随时分莅卫生会，详细讨论防疫办法，并在四郊自治分局附设卫生防疫分局，其中有 17 区自治公所，均附设防疫所，以期随时随地研究公共卫生。民政部派给医员 2 名，配置防疫药品，稽查各门出城灵柩。⑥此外，步军统领衙门配合京师防疫局，在各关厢外，加意查察，如来自有疫地方之人，勒令先在关厢地面旅店住宿，检验后始准入城。⑦

与此同时，民政部感到设立防疫局只能治标，不能治本，而"来日方

① 《内外城巡警总厅示谕》，《京话实报》宣统二年二月十一日，第 1 版。
② 《北京鼠疫记》，《申报》宣统三年正月初七日，第 1 张第 5 版。
③ 《防疫事宜之汇志》，《大公报》宣统三年正月初六日，第 2 张 1。
④ 《民政部奏胪陈办理防疫情形折》，"折奏类"，《政治官报》第 43 卷第 1204 号，宣统三年二月初十日，第 180 页。
⑤ 《扑灭中国北方之瘟疫》，李广诚译，《东方杂志》第 8 卷第 8 号，宣统三年八月，第 6 页。
⑥ 《步军统领衙门奏遵筹防疫办法并请拨部款折》，"折奏类"，《政治官报》第 42 卷第 1188 号，宣统三年正月二十四日，第 276—277 页。
⑦ 《民政部奏胪陈办理防疫情形折》，"折奏类"，《政治官报》第 43 卷第 1204 号，宣统三年二月初十日，第 180 页。

长，安保疫事之不再起，是非从卫生根本上着手无以绝后患于将来"，于是提出模仿西洋各国设立中央卫生会之法，"暂于臣部设立卫生会一处，商由军机处、外务部、陆军部、海军部、农工商部、法部、邮传部、学部、步军统领衙门、顺天府等衙门派遣会员及通晓西医人员，定期莅会，采集成法，详细讨论，订定专章，逐条实行，以促卫生行政之进步"。①

由于京师防疫局和卫生防疫局的努力，在防疫中，官府因事设局，采取西方防疫措施，进行隔离消毒，及时遏制住疫情的传播。整个鼠疫期间，北京因患鼠疫而亡者不过 13 人。这促使官府和人民重视防止瘟疫的传播。

1915 年初，北京城内出现了瘟疹（西医名为猩红热病），以及白喉、痧疹等病症，"计至本年二月初间，因斑、疹、痘、白喉四种传染病故者共 62 家"。② 内务部认为必须设法预防，由于传染病医院尚在筹办之中，"组织成立，恐尚需时日"，于是派委技正伍晟，技士刘翔云、孙润余、傅汝勤酌带消毒药品、器具，会同京师警察厅卫生处长筹办，在内外城官医院设立临时防疫处，"妥筹防遏办法，并施行一切消毒事宜"。③ 该处于 2 月 10 日正式开办，同时颁布了《临时防疫处办事规则》和《临时防疫处防疫规则》。

临时防疫处很快遏制住传染病的蔓延。但是，它仅仅办理消毒、诊断和清洁事宜，远非长久之计。为切实办理传染病之预防，内务部筹设京师传染病医院。北京虽然已有内外城官医院，但"这种医院是专为治普通病而设，到了天灾流行，传染病发现的时候，虽然也可以医治，究竟不如专门传染病医院，设备的完全，讲究的周到"。④ 而传染病医院专门负责传染病的治疗与研究。同年 4 月，内务部在东四牌楼十条胡同开设传染病医院，"选派究心医学，富有经验之员充任该院总办"，办理诊断、预防、检

---

① 《又奏请会商设立卫生会片》，《政治官报》第 42 卷第 1184 号，宣统三年正月二十日，第 207—208 页。

② 《警厅详内务部为临时防疫处未成立以前所有因时疫病故各户补行消毒列表报明文》，"公牍"，《市政通告》第 10 期，1915 年 2 月 20 日，第 16 页。"这个传染病，大约分为四种，一种是斑症，初起的时候，发烧喉痛，三四日后渐生红疹；一种是疹子，初起的时候，也是发烧，渐渐咳嗽，三四日后发见红点；一种是天花，初起的时候，便是发烧，三四日后发生水泡；一种是白喉，初起的时候，发烧喉痛，渐起白喉。"《警厅劝谕防疫文》，"公牍"，《市政通告》第 10 期，1915 年 2 月 20 日，第 24 页。

③ 《内务部饬警厅派员会同该厅卫生处长先行在内外城官医院设立防疫机关文》（1915 年 2 月 6 日），"公牍"，《市政通告》第 10 期，1915 年 2 月 20 日，第 15 页。

④ 《改良市政经过之事实与进行之准备（七续）》，《市政通告》第 17 期，1915 年 4 月下旬，第 2 页。

查、消毒诸事，并负责专营种痘苗、制造血清，以便"将来研究有成，行销各省于全国"。①

1917 年 12 月，山西、绥远两省流行鼠疫，内务部筹设中央防疫处，以防止疫情蔓延。时任内务总长的钱能训提议筹建中央防疫处，遂命内务部卫生司长刘道仁、京师传染病医院院长严智钟着手筹备一切。1919 年，中央防疫处正式成立。相关内容将在第六章详细讨论，此不赘述。

（三）社会卫生教育的挑战

自民国初肇，北京地方卫生教育运动的兴起对官办公共卫生形成直接挑战。早期，社会舆论强调国家应当承担起公共卫生责任，但自新文化运动后，社会各界尤其是思想界对国家已感失望，希望能够提倡新知识、新文化，依靠社会的力量，通过教育运动改造社会，弥补国家的缺失。在这种背景下，教育界倡导卫生教育运动。此外，以基督教青年会为主体的社会团体成立中华卫生教育联合会，在全国范围内展开大规模卫生教育运动，北京作为一个重要阵地深受影响。卫生教育运动带来的新知识和新科学，在很大程度上冲击着名存实亡的北京公共卫生，并在卫生知识普及和教育方面进行一系列影响深远的试验性工作。此时的社会对公共卫生的关注已从国家制度建构转向提高人民素质，并认识到人民的生活习惯和文化素质是影响公共卫生的关键性因素，宣传教育是公共卫生得以实行的必要手段。这种转向促使公共卫生的观念不再仅仅停留在精英阶层，而是以社会运动的形式走进民间，走进人们的日常生活。

北洋政府的政治不但未能完成"旧邦新造"的任务，而且旧有体制日渐难以为继。社会各界对国家渐感失望，希望另辟蹊径，在"学校"与"社会"之间建立直接互动，以学校为中心改造社会，再通过社会来改造国家。② 这种思潮体现在时人的各种公共卫生主张中，人们对已有公共卫生制度不再抱有期待，更希望直接在下层群众中展开卫生教育活动，通过灌输卫生知识改善城市清洁状况。

清末以来，北京地区广设宣讲所，加之各大高校云集于此，社会教育较为发达。卫生成为教育界人士热心提倡的主题之一。1912 年，伍达等人

---

① 《内务部呈筹设传染病医院以防疫症而重卫生文并批令》，《市政通告》第 16 期，1915 年 4 月中旬，第 12 页。

② 陈尔杰：《民国北京"平民教育"的渊源与兴起 1912—1920》，北京大学博士论文，2012 年。

成立"通俗教育研究会"，将卫生教育列为通俗教育的目标之一。① 这一思路后来对民初北京学务系统的"通俗宣讲"产生直接影响。学务局1913年初设计的"巡行宣讲"，以"国家观念、国民道德、独立自营、公共卫生"作为要点。②

教育界人士认为，市民有义务接受公共卫生、贫民生计、破除迷信、提倡互助的教育，公共卫生的实行必须建立在"人人知道卫生的原理，明了卫生的设备"的基础之上。③ 要使市民都了解公共卫生知识，有赖于对他们进行相关的知识教育。随着平民教育的发展，热心平教的人主张"除文盲"更要"作新民"。他们认为"只识几个字的人们不能算是受过教育，识字只是继续受教育的工具，只是平教的初步，以后仍须有'公民教育'、'卫生教育'及'生计教育'等等的实施"。北京社会里有很多人不是因为贫穷而缺乏常识，不是因为"目不识丁"而缺乏常识。"很多老爷们、太太们、少爷们、小姐们地位尽管高，生活尽管阔绰，识字尽管多，生活常识却很贫乏，也是平民教育的对象。对他们应施行'高级平民教育'，就是'公民教育'、'卫生教育'，使他们不但只有法政常识，经济常识，社会常识，并且还得有点科学常识，卫生常识。"④

我们虽无从知晓教育界开展的卫生教育成效到底如何，但似可从某些材料窥知一二。1922年年底北京高师举行的民意测验反映出学生们对卫生状况非常不满，在受关注各种社会问题中名列前茅，从某种程度上显示出卫生教育已唤起人们对公共卫生的关注。在有关"北京地方上急当取缔的是什么？"问题中，娼妓得票最多，有264票；卫生得票次之，有74票。在"中国有许多不良的风俗和习惯，你觉得那一样应当首先改良"？的问题中，得票最多的是家庭，有151票，卫生次之，118票。⑤

此外，中华卫生教育会在北京的活动也吸引了人们对公共卫生的关

① 伍达：《今日施行通俗教育之方针》，北京市档案馆藏，京师学务局档，档号J004—001—00061。
② 佟永元：《查视第十宣讲所报告》，《京师教育报》第15期，1915年3月。
③ 蔡元培：《市民对于教育之义务》，《晨报副刊》1922年12月25日，第1版。
④ 李荫春：《北京市民与平民教育》，"社会周刊"，《晨报副刊》1926年8月17日，第11页。
⑤ 具体分布如下：粪车（其中一票指明为无盖之粪车）33票，污秽（其中一票指明为街道上污秽）9票；烟（其中二票指明为鸦片，二票为烟馆）9票，随便出恭8票，幼儿做工（其中五票指明为幼儿拉车）6票，不卫生2票，臭味2票，粪桶（背着的）2票，无定时除粪1票，酒1票，随地吐痰1票。张耀翔：《高师纪念日之'民意测验'（续）》，《晨报副刊》1923年1月9日，第1版。

注。1913 年，毕德辉（W. W. Peter）加入基督教青年会全国委员会，在卫生分部负责讲演。他在全国范围内开展卫生运动，置办机械设备、海报和幻灯等，在两年内旅行 22600 公里，四处教授公共卫生。[1] 1916 年，基督教青年会全国协会联络中华基督教博医会和全国医药学会，成立了中华公共卫生教育联合会，"提倡公共与个人之卫生，联络志趣相通各机关，群策群力提携进行"。[2] 1919 年，由全国医学联合会、中国传教医学联合会和基督教青年会联合成立中华卫生教育联合会。该会其他成员包括：中华基督教女青年会全国协会、中国基督教教育会、中国护士会。1920 年，该会改名为卫生教育协进会，为社会提供印刷品（书籍、会刊和传单）、图画（宣传画、图表、幻灯片和电影）、模型展览（主题包括：预防结核病、性病、眼病、强国和弱国的死亡率以及儿童生命保护）。

1916 年 5 月 22 日，毕德辉在北京开展公共卫生运动，举办讲演和集会。当日，他在中央公园作了题为《卫生与国家强盛》的讲演，指出中国死亡率高的原因在于缺少科学知识，缺少调查者，缺少对国家卫生的兴趣和关注，缺少生死统计显示真实情况，缺少足够的医学院、医院和医生。他认为，要发展中国的卫生事业，必须首先提高公众意识，接着是教育，然后是法律和财政支持。这些是国家卫生的基石。公共卫生运动的目标有二：一是直接目标，清洁和卫生的城市；二是终极目标，成立科学公共卫生部门，通过预防方式控制传染疾病，开设肺痨诊所。[3] 该讲演吸引了北京城内大量人士参加。当日上午听众为京师警察厅吴炳湘总监以下的警界要人，下午听众包括北京大学校长胡仁源在内的学界诸人，"听讲者更形踊跃，此举社会上受其裨益诚属不少"。[4] 据报载，当天京师警察厅约有二千余人到会。[5]

中华卫生教育会旨在唤起人们对公共卫生的兴趣，在各地举办讲座和运动，散发公告。它的工作成功地获得了对此感兴趣的人们的支持，且得到中国官员支持。1920 年 12 月，教育部长范源濂致信该会表达了他的支持。1921 年 4 月，该会售出的公共卫生主题的书籍达 112.5 万页，超过前

---

① W. W. Peter, "The Place of Voluntary Agencies", *Health Magazine*, Council on Health Education, Shanghai, September, 1924.

② 《中华基督教青年会全国协会报告第八次全国大会书》，1920 年版，第 39 页。

③ "Public Health Campaign", *Peking Gazette*, May 24, 1916.

④ 《卫生讲演志盛》，《顺天时报》1916 年 5 月 23 日，第 7 版。

⑤ 《卫生讲演开幕》，《爱国白话报》1916 年 5 月 24 日，第 5 版。

3 个月的总和。① 1922 年 6 月，北京卫生分会成立，在报纸上发表文章阐述卫生教育的必要性：

> 凡与卫生事业有直接关系的机关，譬如内政部、警察厅、市政公所，他们何尝不知道北京的卫生程度在零点以下，他们何尝不想把他整理水平线以上，是卫生行政一动手就得大宗款项。民国以来，那还讲得到拿钱来办卫生事业。宣传也是非常重要的事情，要是没有这种急先锋，有许多地方，纵使有钱有势也办不了事。北京的粪车，就是贴他钱，叫他改个式样，更拿官厅的力量来强制他，也未见得能照办。为什么呢？他在智识上、习惯上，不独觉得没有改良的必要，倒反有改良的不便。北京的土井，可说是藏污纳垢的魔窟，一切传染病的渊源。但是我敢说，北京总有八九十万居民仰仗他供给饮料。你要是想法子改良他，不要说是多数水车夫要起来抵抗，就是八九十万的居民，恐怕也要反对。为什么呢？他们眼光看来，没有泥浆，就是好水。什么化学上的杂质，细菌学上的微生物，他完全不理会。不要说一般人民，就是代表智识阶级的学校，能讲到卫生两个字吗？②

除中华卫生教育会的活动外，北京基督教青年会创办了卫生运动。北京的基督教青年会是基督教青年会北美协会委托普林斯顿大学帮助建立的，正式成立于 1909 年，"以基督为宗，对一般青年纯以发展期德、才识、体力、交谊"为宗旨，主要开展德、智、体、群四育活动。③ 该会积极推行继续教育，以改良市民素质，"供给新中国民治精神的基础"。这种继续教育包括：新农业知识、社会调查、公民训练、地方服务、妇女运动、卫生运动、体育运动和职业教育运动等。④

1920 年，北京各界热心人士设立地方服务团，开办义务学校和平民工厂，并举办卫生运动，设法解决社会问题。⑤ 该地方服务团基层卫生运动采纳的新形式，成为后来北京卫生运动的样板。1921 年，西北城地方服务

---

① "Council on Health Education", Folder 955, Box42, Rockefeller Foundation Records (RF), Rockefeller Achive Center.
② 《北京卫生分会的缘起》，《晨报》1922 年 6 月 8 日，第 7 版。
③ 左芙蓉：《北京基督教青年会的社会服务活动概述》，《当代北京研究》2010 年第 2 期，第 50 页。
④ 许仕廉：《北京社会运动与基督教徒》，《晨报副刊》1926 年 12 月 7 日，第 2 页。
⑤ 《地方服务是地方自治的根本》，《顺天时报》1922 年 11 月 3 日，第 4 版。

团在 5 月开展"卫生大运动",期间从上海中华卫生教育会购到卫生丛书数千本,任人取阅。又于 5 月 12 日晚在缸瓦市福音堂进行第一次卫生讲演会,请英国医学博士齐德义先生免费演说《牛浆与人寿的关系》,并放幻灯以助兴趣。① 24 日晚 7 点半,在缸瓦市大街福音堂请协和医学院体育教员陈冠杰演讲《苍蝇之害》,用幻灯显示真像,并奉送《卫生灭蝇》小丛书。② 1922 年,西北城地方服务团因上年卫生运动收效很大,提前至 4 月举办。从上海中华卫生教育会购得卫生丛书,包括痨病、霍乱、眼病、天花、防蚊灭蝇等内容,供人免费取阅。又请西医博士王星岩大夫每星期日下午 3 时在缸瓦市路地方服务团内免费施种牛痘。③

1924 年 4 月 7 日至 12 日,北京地方服务团联合会因春瘟流行,为唤醒市民注意卫生,举办卫生运动大会,开展讲演、游行和幻灯放映等多种形式的卫生宣传。灯市口服务团请陶大夫讲演《婴孩卫生》,崇外柳树井服务团请狄女士讲演《孕妇卫生》,交道口服务团请王大夫讲演《普通卫生及灭蝇法》和南弓匠营服务团请王家驹讲演《各种传染病与种牛痘》。此外,北城交道口服务团结队游行宣讲,由乐队开道,崇实小学学生 150 名执旗,自交道口南至宽街,由西至地安门,往北至鼓楼,由鼓楼返至原处,一路宣讲,并有乐队开道。④ 1926 年 5 月 11—20 日,西城区缸瓦市地方服务团为提倡公共卫生,组织学生捕蝇比赛会,有公立 14、15、27、28、29、35 等小学校,私立铭贤、红罗厂、实善等小学校,报名参加。⑤

北京的医学教育机构也参与到社会卫生教育中。1925 年 6 月 13—20 日,国立医科大学为援助五卅惨案同胞举办人体标本展览会,展览数年来解剖成果,入场券 1 角,后共募得 800 元捐款。⑥ 1926 年阴历正月初二至初八,为"发展校务,扩充学额,冀发达现下中国最需要之平民教育",该校重新举办人体标本展览会,筹措经费。除解剖、胎生、病理、细菌、X 光线、花柳各部外,还增加了京津参战伤兵复杂枪伤标本,其票价仍为大洋 1 角。⑦ 人体标本展览会展出 1500 多种展品,且有说明员随时回答观众问题,并举实物给人看。"关于人类身体筋肉、骨骼的构造和胎生的经

① 《卫生思想宣传运动》,《顺天时报》1921 年 5 月 11 日,第 7 版。
② 《灭蝇讲演大会》,《顺天时报》1921 年 5 月 24 日,第 7 版。
③ 《卫生大运动》,《顺天时报》1922 年 4 月 15 日,第 7 版。
④ 《卫生运动会之进行》,《晨报》1924 年 4 月 9 日,第 6 版;《卫生运动将施行》,《顺天时报》1924 年 4 月 10 日,第 7 版。
⑤ 《地方服务团提倡公共卫生》,《顺天时报》1926 年 5 月 9 日,第 7 版。
⑥ 《医大展览会》,《顺天时报》1925 年 6 月 10 日,第 7 版。
⑦ 《人体标本展览会》,《晨报》1926 年 2 月 11 日,第 6 版。

过情形，和花柳病如何的痛苦，两性生殖器怎样不同各问题"，一概给予充分的答复。观众表示，"效果不仅是能补助个人卫生常识的进步，能够减轻各种传染病蔓延，并且可以引起官厅的注意，对于公共卫生有彻底整理的观念，功劳也算不小了"。①

小　结

自清末新政以来，政府开始尝试仿照列强建立现代民族—国家行政制度。在这一历史背景下，北京市政管理发生了革命性变革，创办了城市管理的专门机构京师警察厅，公共卫生作为其中一项政府职能被逐步建构出来。制度建构的逻辑是这样的：成立专门政府机构，颁布办事规则和事务管理规则。遵循此逻辑，从组织和规则层面来讲，北京的公共卫生制度已在 1910 年前后成形。但是，仅有组织和规则是不够的，还必须得到普遍认同，制度自己不能从字面存在走向社会存在，而是在国家与社会的互动中实现这一转变，转变的结果受制于政治、经济、文化等多重因素。我们看到，此时的公共卫生没有医学界人士参与其中，完全被视作警察管理事务，按照官僚政治的逻辑运作。从某种程度上来讲，公共卫生体现出近代中国国家建构过程中仅仅仿制了西方制度的组织和规则层面，其运作的内核仍是传统中国官僚政治的逻辑。

作为警察职能的公共卫生到底成效如何呢？笔者引用两条材料作答。首先以 1931 年《北平晨报》的一段文字对其进行概评。

然自民国肇兴二十年来，本市之卫生行政成绩而言，除几个设备不完之诊疗医院及给医师、药师、中医、成药，填写几张执照事务之外，其余便无重要工作之可言。通衢大道，随地均可便溺，无处不是污土；公私厕所，臭满全市。北京昔有"臭北平"之称。现今虽稍逐步改进，然大多数市民仍在粪窖中求生活，其他建设，除三五稍具规模之马路外，其余则仍为"无风三尺土，有雨一街泥"之旧时状态。②

接着，引用当时公共卫生专家的标准进行评价。1928 年春，协和医科

---

① 《人体标本展览会参观记（续）》，《世界日报》1927 年 2 月 16 日，第 7 版。
② 伯：《市政与卫生》，《北平晨报》1931 年 7 月 10 日，第 6 版。

大学公共卫生系主任兰安生博士（John B. Grant）与金楚珍合作编制了都
市卫生行政大纲及其评判标准，提出都市卫生行政的七项经常事项，即行
政组织、生命统计、传染病管理、环境卫生改善、医药治疗、妇婴卫生和
卫生教育及学校卫生。① 他将上述七项完全办理时定为千分，以此为标准，
评定北京卫生仅得百分，具体状况如表 1 - 2 所示。从表 1 - 2 中可以看到
在公共卫生专家眼中，北京公共卫生非常幼稚，所有事务都未达到标准，
有的甚至没有设施，如儿童卫生。

表 1 - 2　　　　　　　　　　北京卫生行政评分状况②

项目	应得	北京得分
行政总务（即检定宣传部）	100 分	5 分
生死统计处	100 分	20 分
传染病管理处（即预防处）	300 分	5 分
检验处	50 分	10 分
儿童卫生处（即保护儿童）	150 分	0 分
学校卫生处	100 分	10 分
一般卫生处（即执法驱秽）	200 分	50 分
总计	1000 分	100 分

　　上述两则材料表明自清末以来北京的公共卫生虽有所建设，但进展有
限。国家建立的公共卫生制度不能行之有效，甚至连环境卫生都难有改
进，更遑论医疗保健事业。国家的制度建构仅能在已有基础上进行，除非
出现新的因素，如个别精英人物带来革命性的变革。接下来，本书要讲述
的是，1920 年代美国洛克菲勒基金会和兰安生为中国公共卫生带来的新
变化。

---

① 《都市行政大纲及其暂行评判标准》，《公共卫生月刊》第 2 卷第 1 期，1936 年 7 月，第
　7—22 页。
② 陈方之：《上海市的公共卫生问题》，上海医师公会编：《新医与社会丛刊》第 1 集，1928
　年，第 115 页。

第二章 美式公共卫生的在地化

一 北京科学医学教育的发展

（一）国立医学教育

清末，"卫生"一词成为众多关注时事国人常常提及的词汇，并被提到关系民族国家前途命运的高度予以强调。当时好谈时务的人，"开口就说强国，合口就说强种，要强国先得强种"，"要强种先得讲求卫生"。①在提倡卫生的时候，虽然有人认识到医学为卫生之本，"社会者，种类之屯也，而为之枢纽关键者，则医学也。何则种类之强，强于卫生，卫生之精，精于医学，有医学则种强，种强则社会文明"。②但就整体而言，此时的人们尚未认识到卫生是建立在生物医学基础之上的，他们更多的从现实社会存在的医界问题论及创建医学教育的必要。

当时中国医学问题多多。京师虽设有太医院，专为考求医理，亦只有名无实。一般的医生，"既不知药性，又不通脉理，看了两天本草，读了两天王叔和的脉诀，背了几天汤头歌，就敢挂招牌看病赚钱"③，他们"一病到手，定见毫无，徒持望闻问切而已。间有赖以奏功，亦只侥幸"。④蒙对了，可以多挣两个钱，蒙不对，治死了人，好在不偿命。中国传统官府"向来没干预过这回事，由着大夫对性儿胡来"⑤。关注西方制度的官员了

---

① 《要强种先得讲卫生》，《京话日报》第554号，光绪三十二年二月，第1版。
② 海鳘：《医学与社会之关系》，"附录"，《东方杂志》第2卷第4期，光绪三十一年四月，第7页。
③ 《要强种先得讲卫生》，《京话日报》第554号，光绪三十二年二月，第1版。
④ 《论中国宜讲求医学》，《清末时事采新汇选》第1册第3卷，第7页。
⑤ 《要强种先得讲卫生》，《京话日报》第554号，光绪三十二年二月，第1版。

解到，"外洋各国，把医学看的最重，凡要学医生的，总得归入专门，下多少年苦功夫，学习好了，然后报明考验，果然真能精通，这才发给他文凭，准他当医生给人治病"。① 基于此，朝野人士提出应设立医学专科，以改变不讲求医学、医生素质差的状况。有官员建议，各省均设立医学堂，招考学生，聘请中外名医认真教习，"卒业后保送来京，归医学堂报名考试，分别等第，或留太医院当差，或发给文凭，准其专门行医"。② 还有人提议，国家应认真考察，广设医学堂，"额定若干年限，凡考取优等者，始准给予凭照，出学堂医病"。③ 这些建议反映出，人们倡立医学堂旨在要求国家承担起培养医学生的责任，至于医学教育的具体内容则较少关注。在此背景下，清政府开设了京师大学堂医学馆。

光绪二十九年五月初四（1903 年 5 月 30 日），肃亲王善耆获准设立警察医科兼医学堂。④ 十一日，京师大学堂医学实业馆开馆招生，每月由清政府拨经费银 1000 两。医学实业馆分习业所和卫生所两处，习业所教授学生医科普通学，卫生所教授学生诊治之法。该馆招收学生要求并不高，"高等小学卒业之人，乃能从事"，"今所选取即未经小学卒业，而资性颖情，书理明晰者，亦准入学以广造就"。医学实业馆设教员 6 人，西教习一员，中教习一员，内外科各一员，算学、西文教习一员。共开设 8 门课程，即算学、物理学、化学、动植物学、金学、诊治学、方药学和外国文。这些课程以传授中医知识为主。如诊治学主要以中医脉学、内经、难经、伤寒论、金匮、古今医案为主，西医验病法、西医手法为辅。⑤ 从这些课程内容判断，该医学馆以传授中国传统医学知识为主，很难算是近代意义上的医学院。此外，医学实业馆的教习其实也是旧式的，难以堪任医学发展之责，个中详情见某报所载：

> 医学馆之某教习，具六十年行医之资格，胸中所有，惟汤头歌诀，于中医界本无特别之见解，而于全体诸学尤茫然。上课之时，不过惟将内经照注诵读了事，学生之执经问难者，则曰古人的书，可以不求甚解，他有他的意义，不能晓者，厥疑可也。询以脏腑命穴，则

① 《整顿医学条陈》，《京话日报》第 156 号，光绪三十年十一月，第 1 版。
② 《大典医学》，《京话日报》第 169 号，光绪三十年十二月，第 2 版。
③ 《论中国宜讲求医学》，《清末时事采新汇选》第 1 册第 3 卷，第 8 页。
④ 《清实录》第 58 册，中华书局 1987 年版，第 800 页。
⑤ 《奏定京师大学堂医学实业馆章程》，《清末时事采新汇选》第 5 册第 2 卷，第 2678—2680 页。

作含糊词，曰脏腑就是脏腑，命穴就是命穴，有何解说？……向章中医上课在下午，兹则无定准，或上午或下午，或一日数次，或数日一次，举听其便。①

光绪三十年，医学实业馆改名为医学馆。次年，学务大臣因"医学系实业专门之学，讲授之余，必须临证（症）治病，以资实验"，建议将医学馆与京师施医局合并，"俾医学教习可兼襄诊治，学生得兼资实验"，以求学习与实习相辅相成。该校经费由学务处与施医总局各出银 1 万两，常年经费由学务处支付。② 该项提议是否实现，尚不清楚。光绪三十三年，医学馆停办，全部学生送往日本完成学业。

1912 年 9 月，教育部电招汤尔和进京筹设医学专门学校。③ 10 月 16 日，教育部任命汤尔和为北京医学专门学校校长。先后经过颁布校章，招聘教职员，修理校舍，购置器具，接收教育部旧存书籍、药品、仪器、模型等件，学校筹备妥当。同年 12 月，学校在京沪两地招考新生，汤尔和亲赴上海、杭州办理招考事宜，南北共计录取本科生 72 名。1913 年 1 月 20 日，教育部次长董鸿祎莅校致训词，北京医学专门学校正式成立。1914 年 12 月 30 日，教育部批准附设诊察所，成为医学教育实习场所。④ 医学院的经费由教育部支给，每月 9900 元，临时费 1900 元，每年经费 14 万余元。⑤

北京医学专门学校采取的是德日式医学教育体系。⑥ 该校的首任和次任校长均在德国和日本接受医学教育。首任校长汤尔和毕业于日本金泽医学专门学校，又入德国柏林大学获得医学博士学位。次任校长周颂声，1907 年升入日本金泽医学专门学校，1911 年毕业获医学学士学位，1919

① 杨玉麟：《抉责医学馆腐败书》，《清末时事采新汇选》第 7 册第 2 卷，第 3303—3304 页。
② 《孙家鼐等奏请医学实业馆与施医局合办缘由折》（光绪三十一年二月三十日），《清代档案史料丛编》第 11 辑，中华书局 1984 年版，第 283 页。
③ 该校几经更名，1912 年至 1923 年名为国立北京医学专门学校，1924 年至 1927 年夏名为国立北京医科大学，1927 年夏至 1928 年夏名为国立京师大学医科。参见《国立北平大学医学院调查表》（1932 年 11 月），北京市档案馆藏，北平大学医学院档，档号 J29—1—8。
④ 《教育部关于修改北京医学专门学校章程、条例的训令》，北京市档案馆藏，北平大学医学院档，档号 J29—1—2。
⑤ 《北京医学专门学校民国一、二、四、六年度教育统计表及招生考试办法和学生毕业试验规则》，北京市档案馆藏，北平大学医学院档，档号 J29—1—4。
⑥ 1930 年代初，曾有学者指出中国医学教育有三种类型，一是德日式，一是英美式，一是法国式。北京医学专门学校被归为德日式。参见《中国的医学教育》，《中华医学杂志》1932 年第 2 期，第 203 页。

年被派赴德国柏林洪堡大学研究生理学，获德国医学博士学位。1920 年代初，再次留学日本，在东京帝国大学研究生理学，获日本医学博士学位。北京医学专门学校教员多从日本医学专门学校毕业。1918 年，该校 24 名教员中有 14 人毕业于日本，占总数的 58.3%，而在 19 名医学教员中，则占 73.67%。[1] 1922 年，该校教员增至 38 人，毕业于日本医学校的仍有 14 人，占总数的 36.84%，占医学教员的 45.16%。[2] 该校采用德文教学，选派教职员前往德国留学进修。例如，1918 年选派解剖助教鲍槛清、病理助教洪式间和内科精神病学朱其辉留学德国，后来都成为医学专家，作出了杰出贡献。

　　北京医学专门学校的课程符合生物医学教育的要求，其具体内容请参见表 2-1。与清末医学实业馆相比较，北京医学专门学校的课程内容已有质的变化，但在西方医学家的眼中，仍存在很大问题。1914 年，洛克菲勒基金会医学考察团曾在报告中，指出该校存在的三个问题：未充分利用政府有关解剖的法规，缺乏系统的解剖学基础；组织学和细菌学实验室太小，设备太差；缺乏附属医院。[3] 这些问题后来逐步得到改善，尤其是在解剖和附设机构方面，下面就此作一简要介绍。

表 2-1　　　　　　　　　北京医学专门学校课程一览[4]

年份	课程
1914	化学、化学实验、物理、解剖学、解剖实习、组织、组织实习、胎生学、生理、细菌、疾病总论、疾病分论、药物、诊断、外科总论、绷带实习、伦理、国文、体操、病理总论、妇人科、局部解剖、德文等
1916	化学、解剖、物理、组织、生理、病理总论、化学试验、局部解剖、解剖实习、组织实习、药物、内科、皮肤花柳、眼科、妇科、胎生、卫生学、外科各论、耳鼻咽喉、精神病、儿科、产科、德文、法医、体操、德文等。

① 《北京医学专门学校民国三年至六年度周年概况报告、计划简明表》，北京市档案馆藏，北平大学医学院档，档号 J29—1—37。
② 《北京医学专门学校教职员名册》，北京市档案馆藏，北平大学医学院档，档号 J29—1—9。
③ China Medical Commission of the Rockefeller Foundation, *Medicine in China*, New York：1914, p. 12.
④ 1914 年课程引自《北京医学专门学校民国三至四年各科教授程序表》，北京市档案馆藏，北平大学医学院档，档号 J29—1—21；1916 年和 1922 年课程引自《北京医学专门学校民国五、十一年各科教授程序表》，北京市档案馆藏，北平大学医学院档，档号 J29—1—22。

续表

年份	课程
1922	化学、化学实验、物理、解剖、组织、生理、医化、局部解剖、医化实验、细菌、病总、药物、诊断、外科总论、病理实习、内科、皮肤花柳、外科各论、耳鼻咽喉、眼科、妇科、卫生、法医等

现代医学是建立在人体解剖基础之上的，为获取尸源，并得到国家对解剖合法性的确认，该校积极努力，促成中国第一部解剖规则的出台。1912 年 11 月 24 日，北京医学专门学校向教育部呈请准予开设解剖课程。呈请书详细分析了德国《行政法》和《民法》中搜集尸体的若干法规，并据此拟订解剖条例 7 则。该呈后由教育部咨达内务部。① 1913 年 11 月 22 日，内务部以内务部 85 号令颁布《解剖规则》。1914 年 4 月 22 日，内务部颁布《解剖规则施行细则》。根据这两个规则，医学院解剖尸体的来源有四：1. 刑死体；2. 监狱中无亲属的病死体；3. 非解剖不能确知其致命之由的病死体；4. 由家属呈明，得到官厅许可的志在供学术研究遗言捐献的解剖死体。②

虽然北京医学专门学校在获得国家对解剖许可方面取得进展，但现实中必须与地方警察机构沟通协调，才能合法获得尸源。解剖尸体由京师警察厅全权监督负责。首先，只有经行政官厅认为"组织完全，确著成效"的国立、公立及教育部认可各医校暨地方病院，其医士才有资格在该校或该院内执行解剖。其次，领取待解剖尸体必须到司法官厅办理一定的手续。为取得解剖尸体，北京医学专门学校与京师警察厅和步军统领衙门进行专门磋商，订立了《内外城各区发现贫苦无告病人送往医学专门学校治疗办法》和《北京医学专门学校对于在校治疗贫民病故后请求解剖办法》，以收留贫苦无告病人治疗来取得解剖尸体的权利。

此外，为尊重被解剖的尸体，《解剖规则》第五条规定"每年由学校长率领教职员、学生祭奠一次，以昭郑重"。1917 年 4 月，北京医学专门学校遵照该项规定，率领全校人员在广安门外菜户营村墓地举行第一次解剖祭，将所有解剖尸体姓名开列登载于《北京日报》和《京津日报》5 日，请尸体亲属在京者前往哀奠。该仪式程序如下：各级学生依次齐集；

① 《教育部关于修改北京医学院专门学校章程、条例的训令》，北京市档案馆藏，北平大学医学院档，档号 J29—1—2。
② 《内政部修正解剖规则及北京医学专门学校举行解剖发布的广告》，北京市档案馆藏，北平大学医学院档，档号 J29—1—16。

职员齐集；职员行鞠躬礼，各级学生随同行礼；读祝；职员行鞠躬礼，各级学生随同行礼；焚祝；种纪念树；礼毕茶点。①

1914 年 1 月，北京医学专门学校校长汤尔和创立附属诊察所，名为国立北京医学专门学校附设诊察所，所长由校长兼任，地址设在后孙公园。诊察所由教育部拨给创办费 800 元，一切设备俱由该校借用。初设之时，该诊察所仅有医生 4 人，职员 1 人，夫役 4 人，共计 9 人。开办的科目只有四科，即内科、外科、妇科和眼科，眼科下设皮肤、花柳及耳鼻咽喉等科。② 随着北京医学专门学校毕业生的增加③，该所医员人数日渐增多，到 1922 年，已有医员 13 人，各科助手 15 人，绝大多数为该校毕业生。④

此外，北京医学专门学校与传染病医院合办细菌研究所。该校重视微生物学教学，认为该学科发展迅速，"有一日千里之势，学说日新月异，而器械之层出不穷"，且该科与治疗诊断均有莫大关系，"世界学者怀疑未决之问题，尚有研究余地者不计其数"。为发展微生物学，该校与传染病医院进行合作，传染病医院院长兼任该校微生物学教授。且传染病医院的研究部移至天坛，与医校甚近。经商榷，两机关决议"合力设备、权利、义务，明订条文"。此后，该校教员、学生试验研究均可前往该院进行，"第一步先拟制造种血清，以应各地病院及开业医师之用，利益既不致外流，而对于世界亦可略示吾人在技术上已渐独立之能，对于社会又可渐次扩张信用"。⑤ 教学研究与实际应用相结合，提高了传染病医院的技术水平，促进了预防医学的发展。

（二）协和医学校

光绪三十年，施医院的医士科龄筹办医学堂。该校由英、美在京教会

---

① 《内政部修正解剖规则及北京医学专门学校举行解剖发布的广告》，北京市档案馆藏，北平大学医学院档，档号 J29—1—16。
② 《北平大学医学院关于私立助产学校申请立案及拨给医院开办费给北平大学呈》，北京市档案馆藏，北平大学医学院档，档号 J29—3—62。
③ 从 1917 年到 1921 年，该校每年毕业生人数分别为 36、24、20、20 和 35，共计 135 人。参见《国立北京医学专门学校毕业人数统计表》，北京市档案馆藏，北平大学医学院档，档号 J29—1—8。
④ 《国立北京医学专门学校附属诊察所职员一览表》，北京市档案馆藏，北平大学医学院档，档号 J29—1—9。
⑤ 《北京医学专门学校民国三年至六年度周年概况报告、计划简明表》，北京市档案馆藏，北平大学医学院档，档号 J29—1—37。

组织的中国北方教育协会（*A North China Educational Union*）倡导成立，主要由伦敦会（*London Mission*）、美以美会（*American Methodist Episcopal*）、美国长老会（*American Presbyterian*）、英格兰教会（*Church of England Mission*）和内地会（*American Board*）五教会参与。伦敦会提供建筑经费，其余四教会分别提供 1 至 2 人担任教员。① 此外，该校的成立得到清政府的支持。通过庆亲王，学校得到慈禧太后的赏银一万两作为开办经费。② 该学堂的成立获得庆亲王奕劻、那桐等官员的支持，许多高官出席了协和医学堂的开学仪式。③ 光绪三十二年正月二十日（1906 年 2 月 13 日），协和医学堂（The Union Medical College Peking）正式成立。该校完全施行西方医学教育模式，采用西方医学校教材，由教员将教材翻译成中文，使用中文教学。学校由英、美教会人员担任教员，他们基本拥有医学学位。在五年制的学习中，开设的课程有生理学、生物学、解剖学、组织学、药物学、治疗学与毒理学、细菌学与病理学、解剖学与外科解剖学、外科、临床医学与外科、小手术与包扎、生理化学与组织学、眼病、儿病等 39 门。④ 该校每年只招收三十多名学生。

美国石油大王洛克菲勒先后三次派该国医学专家到中国对医学状况进行深入调查。1909 年，芝加哥大学伯顿医生和钱伯林医生到中国、印度和日本考察，建议在北京成立一个专门医学教育机构。1914 年，芝加哥大学校长古德森（Harry Pratt Judson）、哈佛大学医学院皮博迪（Francis W. Peabody）和美国驻汉口领事格林（Roger Green）组成第二次考察团，专门调查中国医学教育状况，提议在中国举办医学教育事业，并提出对其他医学校和医院进行资助。1914 年洛克菲勒基金会设立中华医学基金会（China Medical Board），任命格林担任该会驻华代表。1915 年，第三次调查团到中国进一步考察，其成员包括约翰·霍普金斯大学医学院的韦尔奇（William H. Welch）医师、医学教育社秘书巴特里克医师，洛克菲勒医学研究所的 S. 弗莱克斯纳医师和盖茨医师。调查团建议在上海、北京各设

---

① *The Union Medical College Peking* 1906，pp. 5 – 6.
② 光绪三十年五月，英国医士科龄为筹建协和医学堂致庆亲王奕劻，"窃医士为京师建立医学堂扩充医学馆禀，请据情代奏，并吁恳天恩颁赐银款以资经费，已成善举事"。见《英使萨道义为筹建协和医学堂事致庆亲王奕劻》，《北京档案史料》1989 年第 2 期，第 2 页。光绪三十年五月二十六日（1904 年 7 月 9 日），慈禧太后懿旨："著赏给英国医士科龄所建医学堂银一万两。"见《外务部为赏科龄银一万两代为谢恩折稿》，《北京档案史料》1989 年第 3 期，第 3 页。
③ 《施医院劝捐》，《京话日报》第 197 号，光绪三十一年二月，第 2 版。
④ *The Union Medical College Peking* 1909，pp. 13 – 15.

一所医学校。调查团指出当时中国的教会医学校存在很多问题，经费、设备（包括医院、实验室和仪器等）和教员人数都很缺乏，而且外国教员在教学和职业化方面准备不足，难以跟上时代的发展。

1893 年，韦尔奇成为约翰·霍普金斯大学医学院的首任院长。他提出，现代科学医学的基础学科包括解剖学、生理学、生理化学、病理学、药理学、细菌学和卫生学等。医学院应拥有为研究各种疾病提供病例的附属医院，以及附设于医院的实验室，可以进行各种化学、物理和生物试验用于分析各种临床问题。[①] 20 世纪初，他得到洛克菲勒基金会邀请，组织成立洛克菲勒医学研究所。不久，他成为洛克菲勒基金会医学项目的首席顾问，为美国和中国的医学教育做了很多重要的奠基性工作。在他及其他医学家的推动下，洛克菲勒基金会倡导了 20 世纪初美国的医学教育改革。这些改革包括：医学院与综合大学合作，为学生提供学习自然科学的环境和条件；进入医学院必须先接受两年的大学基础教育，学习物理学、化学和生物学；医学院要有良好的专职师资，要有进行科学研究的能力，要有附属教学医院和必要的教学设备条件。

韦尔奇强调，基金会在中国的目的是将现代科学医学介绍进中国，帮助中国医学教育成就真正的医学职业。因此，协和医学院受美国医学教育改革潮流影响，按照约翰·霍普金斯医学院为模型建设，强调精英主义，试图建立与西方国家一样标准的，拥有最好教职员、最好设备和最好实验室的高水准医学校。在中国期间，他在讲座中特别强调中国学生在学习现代科学时，应注意改变自己的学习方法，学会现代科学研究方法：

> 历代中国人通过阅读和灌输的方式获得知识。这种方法获取的知识不能成为现实生活的力量，也没有运用那些知识的力量。你们需要独立观察的能力，作试验并记录，用自己的眼睛观察，用自己的双手触摸，用自己的耳朵聆听。你需要为自己重温这些获取的第一手自然知识。我相信这一看法对中国教育来讲是最基本的。对你们年轻人，我想强调二三件事。首先，你应当知道所有与人体结构和功能有关的知识，那些重要疾病是如何传播的，尤其是肺结核、疟疾、伤寒、痢疾和血吸虫病等等。其次，对你很重要的是，你能通过适当地注意自

---

① William Henry Welch, "Medicine and University", *Medical Research and Education*, New York: the Science Press, 1913, pp. 170 - 171.

己的健康，提高自身抵抗看不见疾病的能力。[①]

选择北京协和医学校进行合作的原因在于，北京地理位置特殊，交通便利，又是文化教育中心，易于吸引全国各地的学生，且协和是得到中国政府承认的学校。后来，基金会决定从长远利益出发，开办高标准的学校，以培养高级人才，将来能在中国医学事业中占据领导地位，发挥更大的影响和作用。在1921年新学校开幕典礼上，小洛克菲勒强调，该校的主要任务是培养有前途的男女学生成为高质量的、将来可以做领导的医师、教员和科学家，但同时也要给来自教会的医师和来自全国各地的中国医师提供短期进修机会。

1915年，洛克菲勒基金会用20万美元购得协和医学堂全部产业，又以12.5万美元购得东单三条胡同原豫王府全部房产，开始筹建新校。1917年，学校奠基，1921年正式投入使用，建设耗资750万美元。该校外部造型为宫殿式，内部为现代化装备，拥有完全独立的动力系统，电力、水暖、冷冻、煤气、自来水、压缩空气系统一应俱全，并有完善的教室、病房和实验室。此外，还有一所拥有250张教学床位的医院。学校按照美国医学教育模式，推行8年学制。1925年前，开办3年医学预科，主要开设物理、化学、生物学和生理学等自然科学基础学科。医学预科停办后，该校开始直接从燕京、东吴、沪江、岭南、金陵、金陵女大、清华、南开、辅仁等大学招收学生。该校采用英文教学，以便于学生直接吸收世界医学知识，跟随世界医学发展的潮流，增进国际交流。[②]

协和医学院新建之后，按照基金会设定的方向加以改造，发展成为一个完全独立的具有世界性声誉的医学中心，成为中国现代科学医学教育的领跑者。洛克菲勒基金会的目的在于培养中国真正的医学职业，而非把外国的东西强加给中国人。正如韦尔奇所言：中国人"越快形成自己的医学，越快创造出医学文献，我们对自己工作的感觉就越好。最终的目的是要把工作完全交到中国人手中，带着对他们未来的信任，从该领域完全撤出来"。[③] 依靠

---

① William Henry Welch, "Spirit of Experimental Science in Education and Opportunities for Scientific Medicine and Service in China", *Papers and Addresses*, *Vol. III*, Baltimore: The Johns Hopkins University Press, 1920, p. 176.

② 有关协和医学院的内容引自胡传揆《从旧协和到新协和》和邓家栋《协和医学院的创办经过》两文，参见政协北京市委员会文史资料研究委员会编《话说老协和》，中国文史出版社1987年版，第5—25页。

③ William Henry Welch, "Opportunities for the Development of Scientific Medicine in China", *Papers and Addresses*, *Vol. III.*, Baltimore: The Johns Hopkins University Press, 1920, p. 172.

着洛克菲勒基金会雄厚资金的支持，协和医学院不仅聘请了世界一流的医学者，而且拥有当时世界第一流的实验和医疗设备。自 1914 年起到 1933 年，洛克菲勒基金会在中国医学事业上的投资达 3700 万美元，几乎占基金会在全世界医学投资的 1/3，投在协和医学院的资金达 3300 万美元。[①]

当时，中国的医学教育主要由毕业于日本医学校的学生把持，这种状况受到协和医学院美国教授们的抨击。其原因有二：一是当时美国医学教育改革给他们带来极大自信，一是基于日美在华激烈的文化竞争，两国都试图主导中国医学的发展。1930 年代留学英美医生对以留学日本师资为主的医学校作了如下评价：

> 民国初年所办医学校，皆以毕业日本之人充当校长及教员。此辈毕业生留学时，日本医学尚未发达；而日本学校当局对中国留学生又向取放任主义；是以多数皆学无专长。回国后，仅一普通医学士，并无所谓专门。当时因人才缺乏，故荣任教授，主讲大学。当讲书时，仅以自己之讲义，向学生背诵。"讲"之一字，已谈不到。其不称职，可想而知。现在此派教员在我国公私立医校仍占极大势力，归其主办之医学校仍有七八校之多。此辈主办之医学校，教员及设备皆极不良，应加改革，但若辈势力根深蒂固，改革实不易言。[②]

综上所述，民初北京的科学医学教育得到初步发展，不仅出现由留学日本医学人才管理的国立医学专门学校，而且出现由美国基金会资助的医学院。这些学校都是建立在微细菌学基础之上的，秉承科学医学的宗旨。但这些科学医学教育机构最初并未开设公共卫生学科。1915 年洛克菲勒基金会调查团在报告中指出，中国政府机构失位，缺乏医生，以及糟糕的社会情形，使得任何严肃的公共卫生努力都非常不可靠。因此，基金会认为在公共卫生方面进行大量投资的时机尚不成熟，应集中精力办理协和医学院。[③] 直到 1921 年，毕业于约翰·霍普金斯大学公共卫生学院的兰安生被洛克菲勒基金会国际委员会派往中国，尝试在中国开展公共卫生项目，创立基于生物医学的公共卫生模式，并对北京公共卫生制度产生了革命性影响。

---

① Selskar M. Gunn, "China and the Rockefeller Foundation", Folder 129, Box12, RF, Rockefeller Archive Center.

②《中国的医学教育》，《中华医学杂志》1932 年第 2 期，第 205 页。

③ Saul Benison, "Interview with Dr. J. B. Grant", RF, Oral Histories, RG13, Rockefeller Archive Center.

二　洛克菲勒基金会的资助

（一）最初态度：拒绝支持

19 世纪后期，随着微生物学和免疫学的发展，人们逐步接受传染性疾病是由具体生物而非模糊的不健康环境所致的观点。1893 年，以威廉姆·亨利·韦尔奇（William Henry Welch）为代表的美国医学界接受德国医学家罗伯特·科赫（Robert Koch）以微生物学为基础的病原说，发展出以实验室为基础的医学教育，创办约翰·霍普金斯医学院。1910 年，在卡内基基金会资助下，亚伯拉罕·弗莱克斯纳（Abraham Flexner）发表弗莱克斯纳报告（*Flexner Report*），倡议在美国和加拿大的医学教育中将微生物学定为必修科目。此时，医学界普遍接受许多流行病是由特殊微生物引起的观点。医学技术的发展为用科学方法解决社会问题提供了可行性，使诸如洛克菲勒这样的慈善家愿意为之投入大量的资金，以达成造福更多人的目标。

1913 年成立的洛克菲勒基金会，相信医学在人类发展历史中可扮演重要的文化角色，坚信科学医学对微生物的研究能够造福社会。它将科学医学视作一种力量，可以利用技术价值和技术文化统一整合新兴的工业社会，通过转移对疾病的构成和其他环境因素的关注使资本主义合法化，更重要的是，医学研究的价值是最普世的，与世间每个人有着密切关系。基于上述思想，在训练有素的基金会官员的领导下，洛克菲勒基金会的巨大财富成为美国医学发展的最大资本来源，完成从医学教育到科学研究领域的全面转变，并在美国和海外推行公共卫生项目。①

基金会采纳韦尔奇将科学和技术手段用于解决卫生问题的理念，促成公共卫生学科的发展。大学医学院聘请全职的临床教授，凭借显微镜、病理学和化学等技术方式对细菌学知识进行专门研究，寻找出病原和防治方法，以消灭或预防疾病，进而达到增进公众健康的目的。洛克菲勒基金会成为美国公共卫生职业教育最重要的资金来源。在 1916—1922 年期间，先后捐给霍普金斯大学 100 万美金，成立美国第一所公共卫生学院。1921—1927 年，捐给哈佛大学 350 万美金，成立第二所公共卫生学院。基

---

① E Richard Brown，*Rockefeller Medicine Men*：*Medicine and Capitalism in America*，Berkley，Los Angeles，London：University of California Press，1979，p. 104.

金会先后共计捐给美国及海外各公共卫生学院 2500 万美金，还花费几百万美金为外国医学工作者提供公共卫生培训。[1] 这样，基金会遵循科学医学发展的新趋势，通过资助公共卫生学院，形成一套自认是公共卫生学界最前沿的科学话语系统和理念。

洛克菲勒基金会下设若干机构办理具体事务，与中国有关的是中华医学委员会（China Medical Board）和国际卫生委员会（International Health Board）。两者具有不同职能。1914 年成立的中华医学委员会，其目的是将现代科学医学介绍进中国，使中国能够拥有真正的医学职业。它重点资助的协和医学院深受美国医学教育改革潮流影响，以约翰·霍普金斯医学院为模型，强调精英主义。依靠着基金会雄厚资金的支持，协和医学院不仅聘请世界一流的医学人士，而且拥有当时世界第一流的实验和医疗设备，发展成一个完全独立的具有世界性声誉的医学中心，成为中国科学医学教育的领头羊。中华医学委员会与其他机构合作，致力于发展科学医学教育，但认为中国不具备推行公共卫生项目的条件。该委员会表示，公共卫生是政府的职能，私人机构有时能提供一些有价值的帮助，然只有当它们从属于各地政府认真设计的公共卫生规划时，才能发挥效用。但是，中国时局不稳，政府不断更迭，根本不可能制定出发展公共卫生的大规模计划。更重要的是，预防医学是西方生物学、社会或经济条件的产物，要在与西方社会环境迥异的中国有效推行公共卫生，必须认真研究地方情况。[2] 此外，中华医学会负责人格林还阐释了此举是基于三方面的原因：一是没有适合的人才；二是官员和公众都没为公共卫生做好准备；三是缺乏必要的私人关系和经验。[3]

1913 年 6 月 27 日，国际卫生委员会成立，在美国之外推行公共卫生计划，旨在"提升公共卫生，传播科学医学知识"。美国学者理查德·布朗（E. Richard Brown）认为，该委员会所秉持的公共卫生理念实际延续的是帝国主义热带医学的传统。[4] 它所推行的计划是把双刃剑，一方面提

---

① E Richard Brown, "Public Health in Imperialism: Early Rockefeller Programs at Home and A-broad", *American Journal of Public Health* 66: 9, p. 901.

② "Activities of the China Medical Board", *The Peking Daily News*, 19 September, 1921.

③ Roger Greene to Vincent, December 27, 1927, Folder 366, Box44, RF, Rockefeller Archive Center.

④ 19 世纪末 20 世纪初，帝国主义在全球的扩张的同时，面临着殖民地热带病的威胁，不但使"宗主国"人员深受其扰，而且使殖民地的劳动力供给受到影响，生产效率降低。为解决这一问题，帝国主义各国积极投入资金，设立研究机构，致力于热带病防治研究，其目的就是通过科学医学为殖民统治服务。Roy Macleod, *Disease, Medicine and Emxpire: Perspectives on Western Medicine and the Experience of European Expansion*, London and New York: Routledge, 1988, pp. 3 - 4.

高当地人们的健康，造福于他们，另一方面促进美国对受助国的经济和政治控制，其终极目的旨在帮助美国发展和控制其市场和资源。在海外推行公共卫生项目的过程中，除了交给英国殖民政府或其他能保证由基金会控制人员选择和培训的政府外，其他地区一般由基金会直接控制项目的运作，如雇佣当地医生，训练地方人才，保证项目能取得成效。这是由于该会不希望受到腐败的统治者的干扰而在当地造成无效率的评价。①

通过上述两个委员会，基金会给中国医学投入大笔资金，但对公共卫生的支持极为有限，而且到 1924 年决定开始资助北京公共卫生项目时才有所改善而日渐起色。这种状况直接显示在资助金额上：自 1914 年起到1933 年，基金会对中国医学事业的资助额为 3700 万美元，几乎占其全世界资助总额的 1/3，投在协和医学院的资金达 3300 万美元，而同期对中国公共卫生事业的支持金额仅 25.6 万美元，占总额的 6.92%。②

1921 年之前，无论是中华医学委员会还是国际卫生委员会，都认为中国不具备推行公共卫生的条件，仅由后者推行钩虫病防治项目。钩虫病散布世界各地，且易于治愈，被视作推广公共卫生最有效的机会，1909 年国际卫生委员会的前身洛克菲勒卫生委员会（Rockefeller Sanitary Commission）开始推行钩虫病防治计划。1917 年春，国际卫生委员会东方负责人海泽在中国调查发现，粪便是中国唯一可大规模使用的化肥，当时没有既能使粪便无毒又能满足农民经济需求的办法，因此，在中国控制钩虫病是不可能的。他决定在湖南煤矿地区试行消灭钩虫病，希望通过这种试验在政府官员和社会知名人士脑海中形成预防医学的观念。1917 年秋，颜福庆受聘调查萍乡煤矿情况。③ 国际卫生委员会投入约两万美金到萍乡项目，1年后消灭了当地的钩虫病。1919 年，该委员会继续拨给该项目 7000 美金。当年夏，兰安生受国际卫生委员会派遣，与颜福庆会合，前往北部的几个煤矿进行调查。两人认为，这样的项目不值得资助，而且从全国的角度来看，没有可行的项目能唤起国家对公共卫生的兴趣。④

---

① E Richard Brown，"Public Health in Imperialism：Early Rockefeller Programs at Home and Abroad"，*American Journal of Public Health* 66：9，pp. 900 – 901.

② Selskar M. Gunn，"China and the Rockefeller Foundation"，Folder 129，Box 12，RF，Rockefeller Archive Center.

③ 1917 年 11 月 10 日，基金会国际卫生委员会主任到达上海，与汉治萍公司总经理夏偕复治谈，达成了合作的框架性协议：由基金会承担矿工的体检和治疗，并提出改善煤矿环境的可行性建议，由煤矿当局采纳实行，设立一个永久性的卫生机构，专门从事钩虫病防治工作。钱益民、颜志渊：《颜福庆传》，复旦大学出版社 2007 年版，第 50 页。

④ "IHB Report"，Folder 14，Box66，Alan Manson Chesney Medical Archives.

在对两委员会基本态度有所了解之后，笔者将进一步介绍洛克菲勒基金会对华资助的历史背景及其背后理念，以便有助于我们理解隐含其中的更深层的政治、文化意蕴，惟其如此，方可更深入理解这段历史。该基金会秉承美国对华文化政策的基本理念，强调用美国教育体系培养中国自己的人才，日后成为各项事业的领导者，力争削弱日本对中国的影响。20世纪初，伍德罗·威尔逊提出，美国不能输出它的各项制度，只能通过榜样示范和文化交流影响世界，使之随着时代的发展走向自治。他认为，美国对中国的责任是间接的，应通过榜样和文化交流起作用。① 1907 年年初，伊利诺伊大学校长埃德蒙·詹姆士（Edmund J. James）强烈主张同欧洲和日本争夺中国的留学生。他向西奥多·罗斯福（Theodore Roosevelt）总统指出："在教育现在这一代中国的青年人方面获得成功的国家，将是花费一定气力而能在精神、智育和商业影响方面获取最大限度的报酬的国家。"② 1908 年，美国政府决定退还庚子赔款，用于资助中国学生赴美留学。洛克菲勒基金会遵循美国对华文化策略，表示其对中国医学的资助，"最终目的是要把工作交到中国人手中，带着对他们未来的信任，从该领域完全撤出来"，寄望"中国人尽快形成自己的医学，尽快创造出医学文献"。③ 由上可知，美国人对华文化事业的主导思想是通过教育培养未来的领袖人物，在中国建立起与美国相似的制度。

与美国人在中国文化、教育、医学领域的积极活动相比较，日本人则显沉寂，难有作为。日华实业协会在《欧美人在中国的文化事业》一书序文中指出，欧美人对华文化事业的影响根深蒂固，枝繁叶茂，而日本文化事业在华没有什么进展。④ 日本外务省在北京主办的《顺天时报》感叹道："中日两国，虽其文化之根基相同，国民生活关系密切，而两国人士文化之携手，反渺焉鲜见。"⑤ 有日本人甚至表示，美国的文化政策从清末以来经过充分准备，最终在列强角逐过程中收获了成功。⑥ 这些都显示出美国对华文化策略取得实效，使其在日、美在华文化竞争中占居上风。

---

① 〔美〕罗伊·沃森·柯里：《伍德罗·威尔逊与远东政策：1913—1921》，张玮瑛、曾学白译，社会科学文献出版社 1994 年版，第 306—307 页。

② 《美国对华政策档选编》，阎广耀、方生选译，人民出版社 1990 年版，第 450 页。

③ William Henry Welch, "Opportunities for the Development of Scientific Medicine in China", *Papers and Addresses III*, Baltimore: The Johns Hopkins University Press, 1920, p. 172.

④ 山口升编：《欧米人の支那に于ける文化事业》，上海日本堂 1921 年版。

⑤ 《中日联合绘画展览会》，《顺天时报》1921 年 11 月 24 日，第 2 版。

⑥ 《米国の在支地位（一）》，《万朝报》1921 年 8 月 20 日。转引自高莹莹《日本对华文化政策的形成》，中国社会科学院近代史研究所博士后报告，2011 年，第 135 页。

虽然基金会的两大机构都表示中国不具备大规模发展公共卫生项目的机会，但国际卫生委员会认为"尽管中国的公共卫生处于真空，但在未知的某日可能找到机会发展出其感兴趣的项目"，仍选派兰安生前往协和医学院任教。[①] 就此，兰安生因缘际会地开启了中国公共卫生发展的新阶段。

（二）兰安生对中国公共卫生认识的形成

兰安生从 1918 年开始担任国际卫生委员会的外勤人员。1921 年，他作为该委员会雇员，被派往协和医学院担任教职人员。最初，他在协和医学院获得两年副教授任期，领取系主任的薪酬，年薪 5000 金币（gold）。其工资由国际卫生委员会支付，休假由协和医学院与国际委员会协商。他在协和医学院之外的工作，受国际卫生委员会指导并支付相关费用。[②]

兰安生是位个性鲜明的专家，有着其他书斋型专家不具备的人际交往能力，这对他拓展公共卫生事业起到至关重要的作用。[③] 中华医学委员会负责人格林曾致信协和医学院院长胡恒德，表示非常好奇兰安生是如何融入北京社会，建立起与协和之外的许多有用的关系。他认为，"这对医学院非常有用，因为大多数教职员都专注于医院和实验室"。[④] 1922 年 1 月 13 日，兰安生在给海泽的信中表示，"如果一个人要想在中国成就某事，必须建立在纯粹的私人交往基础之上"。[⑤] 我们看到，他来到北京后，非常注意发展人际关系网络，利用个人之间的私谊推动公共卫生事业的发展。在对中国政治深入观察的基础上，兰安生认识到要发展中国的公共卫生事业，必须首先教育、说服高级行政官员，让他们了解该项事业，"如此才能使那些管理公共卫生的官员能够理性地任用真正懂得公共卫生内涵的

---

① "Interview with Dr. J. B. Grant", RF, Oral Histories, RG13, Rockefeller Archive Center, p. 142.

② Clifford Wells to Gilfoy, July 18, 1921, Folder 802, Box78, China Medical Board of New York（CMB）, Rockefeller Archive Center.

③ 格林认为，兰安生拥有创造性的想象力和充沛的精力，对语言和地方知识的熟练掌握都是无与伦比的。Roger Greene to Vincent, August 16, 1929, Folder 529, Box 75, CMB, Rockefeller Archive Center. 还有人认为，兰安生"善与上中下各级人士相处，及很煽动人的口才。"刘永楙：《刘瑞恒先生与我国卫生工程——为纪念他百岁诞辰而作》，收入刘似锦编《刘瑞恒博士与中国医药及卫生事业》，台湾商务印书馆 1989 年版，第 99 页。

④ R. S. Greene to H. S. Houghton, February 14, 1922, Folder 525, Box75, CMB, Rockefeller Archive Center.

⑤ J. B. Grant to Victor Heiser, January 13, 1922, Folder 1803, Box78, RF, Rockefeller Archive Center.

人，这样所取得的进步将远远大于仅仅专注于培训公共卫生工作人员"。①
此外，他长期在中国工作，自 1921 年被派往中国直到 1939 年离开，在长
达 18 年的时间里一直致力于中国的公共卫生教育与实践，不仅真正了解
地方情况，而且亲自参与具体项目规划和推行。而美国基金会派往中国调
查的其他专家多是短期、临时的，写个报告就回家了，不可能对具体工作
的进展进行跟踪和调整。②

　　兰安生来到中国后，立即前往各地考察，向国际卫生委员会申请对中
国公共卫生进行资助，并提出具体建议。他考察的第一站是东南大学。在
随后给海泽的报告中，他指出，委员会应为中国公共卫生的发展提供必要
的物质援助，以填补中国公共卫生的缺失。他提议将疾病控制和市政卫生
作为医学院工作的延续，"使整个国家的教育系统一起来接受这样的努力，
创造出对公共卫生同等程度的兴趣"。③

　　1922 年 2 月 23 日，兰安生在给海泽的信中，阐述了委员会应大力支
持中国公共卫生事业的四大理由：1. 中国不仅缺乏现代公共卫生体系，而
且死亡率很高，是最应得到帮助的国家之一；2. 中国的人口、资源和未来
在世界上的地位非常重要，应得到委员会的支持；3. 中国现实的经济和政
治条件适合引起人们对公共卫生的关注；4. 中国是一个大国，按照示范办
法建立的公共卫生教育或城市卫生的影响力将超出特定区域，产生全国性
效应。④

　　为建立有效的卫生行政，兰安生认为必须在两方面努力：一是建立现
代公共卫生行政必备的权力部门，并满足其最低经济需求；一是训练合格
的工作人员。在给王正廷的信函中，他强调公共卫生不再是一件简单的事
情，也不再是任何只要拥有医学学位的人就可以管理的事务。公共卫生必
须任用专门人才，"公共卫生进步的最大障碍之一就是，中国古谚所说的
坐井观天。不仅中国，在其他国家，绝大部分人，甚至医学界仍然相信具
有医学学位者就是公共卫生专家"。据此，他提出改进中国公共卫生行政
的两个基本条件：一是认真考察实际情况，并提出应采取的步骤；二是或

① J. B. Grant to Victor Heiser, July 13, 1922, Folder 1804, Box78, CMB, Rockefeller Archive Center.
② Selskar M. Gunn, "China and the Rockefeller Foundation", Folder 129, Box12, RF, Rockefeller Archive Center.
③ J. B. Grant to Victor Heiser, November 28, 1921, Folder 802, Box78, CMB, Rockefeller Archive Center.
④ J. B. Grant to Victor Heiser, February 23, 1922, Folder 1803, Box78, RF, Rockefeller Archive Center.

选择接受过公共卫生训练并在中国已有类似工作经历的人,马上送往国外接受最新公共卫生训练,或在国外学习公共卫生的中国人中选择一位适合的人员,担任公共卫生领导。① 这些观点显示出兰安生所提倡的公共卫生并非与医学相关的简单事务,而是必须由接受过美式最新公共卫生教育的专业人士从事的职业。

最为重要的是,兰安生逐步认定,中国公共卫生事业唯一应当合作对象不是社会团体,而是政府。他刚到中国的时候,正值中华卫生教育会兴盛之时。② 1922 年 4 月 10 日,兰安生致信海泽,提议基金会应资助中华卫生教育会,其理由有二:首先,该会是一个在中国已引起公众广泛关注的组织,促使政府注意加强卫生行政,若该会因财政支绌而难以为继,将严重损害公共卫生在中国的成长,因此来自基金会的资助将提振该会对新计划的信心;其次,若对该会进行资助,支持一个很有声誉的项目,将得到全国性宣传,影响力势必扩大,更能得到来自其他团体的支持。③

海泽对此表示异议,认为更应取得与中国政府的合作。中华卫生教育会不符合基金会的要求,可能仅仅取得与许多外国慈善团体相似的成效,而不能达到国际卫生委员会所期待的红利。他虽认同中华卫生教育会的目标,承认它曾做过有价值的工作,但这些并不能掩饰该会已失败的事实,在成立 6 年后仍不能拥有健全组织,即使获得委员会的财政支持也不可能取得进步。更为甚者,来自基金会的固定资助可能导致它的自满,促其自我毁灭。此外,海泽已深切体会到当时中国人对外国机构的抵触情绪,认为中国人更愿组织本土卫生机构。中华卫生教育会因其外来特性,不能期待它能带来真正令人满意的结果。他质疑一个靠他人供养的机构能否真正产生积极的结果,他希望资助的卫生机构能够在自己的土壤里汲取养分。海泽最后强调,对局势的分析越清晰越能意识到

---

① J. B. Grant to C. T. Wang, November 9, 1922, Folder 1804, Box78, RF., Rockefeller Archive Center.

② 中华卫生教育会的工作不仅得到对此感兴趣的人们的支持,而且得到中国官员的支持。1920 年 12 月,教育部长(范源濂)曾致信该会表达他的支持。1921 年 4 月,该会售出的公共卫生主题的书籍达 1125000 页。"Council on Health Education", Folder 955, Box42, RF, Rockefeller Archive Center.

③ J. B. Grant to Victor Heiser, April 10, 1922, Folder 955, Box42, RF, Rockefeller Archive Center.

唯一能合作的对象是政府，这可能非常缓慢，但值得期待。① 兰安生接受海泽的观点，改变了对中华卫生教育会的态度。多年后他在访谈中对该会评价道：其对公共卫生并无太大作用，因为"该会只有在特定的城市内某区域遇到瘟疫时，才会前往该区举办大规模的公共运动，尽是难忘的、美好的游行和集会。但短暂的喧嚣之后，什么也没有留下。总的来说，整个运动是无效的"。②

需要指出的是，海泽代表的仅是国际卫生委员会的观点。中华医学委员会仍为中华卫生教育会提供一定金额的资助。1922 年 12 月，该会同意给中华卫生教育会提供每年不超过 1 万美金的 5 年资助，其中 7500 美元用于提高公众对现代医学和卫生的了解，2500 美元用于大学及中学学生了解科学医学的价值和可能性。③ 1923 年，来自洛克菲勒的捐款占该会资金来源的 15.57%。④

兰安生还认识到，要在中国发展公共卫生项目，必须直面日本医学与公共卫生已有的影响力。在中国复杂的政治环境中，至少有 5 个国家（日本、德国、英国、法国以及美国）对公共卫生具有重要影响。基金会若要参与中国的公共卫生，将面临来自其他国家尤其是日本的竞争。1919 年，日本人声称，若中国人要寻求外国在公共卫生事务上的建议，日本更倾向于来自德国的帮助，来自英国或法国的帮助不会被反对，但拒绝来自美国的帮助。⑤ 此外，他注意到日本医学与德国医学的密切联系，指出中国学

---

① Victor Heiser to J. B. Grant, May 5th, 1922, Folder 955, Box42, CMB, Rockefeller Archive Center.
② "Interview with Dr. J. B. Grant", Oral Histories, RG13, RF, Rockefeller Archive Center, pp. 131 – 132.
③ "Policy and Program", Folder 955, Box42, RF, Rockefeller Archive Center. 中华医学委员会第九年年报的记载与此稍有出入。该资料显示，自 1923 年起，中华医学会对中华卫生教育会的资助分为两种：一是对一般事务的两年资助，每年 13500 墨西哥银元；一是在中学和大学的开展宣传的 5 年资助，旨在吸引学生们对医学职业的兴趣，每年 4500 墨西哥银元。*China Medical Board Report: Ninth Annual Report*, New York: The Rockefeller Foundation, 1924, p. 32.
④ 1923 年，中华卫生教育会的资金来源包括：中国捐款 17044.25 元；中华医学委员会捐款 13500 元、海外捐款 5575.65 元、其他资助 11696.66 元、利息 410.08 元、工作收入 8137.45 元、卫生杂志 1772.54 元，共计 86701.42 元。此处元为墨西哥银元。Roger Greene to Williams W. Peter, October 23rd, 1925, Folder 959, Box42, RF, Rockefeller Archive Center.
⑤ J. B. Grant to Victor Heiser, February 23rd, 1922, Folder 1803, Box78, RF, Rockefeller Archive Center.

生主要接受的是德日式医学教育。① 当时，德国生活费每月仅需30—40墨西哥银元，加之其他因素导致大量中国人到德国继续接受医学教育。他们中不仅有毕业于德国人在上海开办医学校的学生②，而且有中国政府派出的进修医生。③ 他向国际卫生委员会表达了自己对日本在中国医学事业中的强大影响力的焦虑：

> 这些回国的中国学生现在实际上控制了所有国立医学校和医院，这样一来将形成日本、德国对医学教育体系和医学行政的控制。我被告知，接受日本训练而非接受美国训练的人控制了政府机构和官员的任命权，他们对接受西方训练的人采取敌对的态度。为寻求在政府机构中的根基，协和医学院的董事们应当密切关注这种状况。经日本人训练的中国人对接受西方训练人的敌视，预示着协和医学院毕业生在政府机构的安置将进展缓慢。如果日本人的影响不能被抑制，我们的毕业生将不得不减缓热切期待的医学更新换代。④

兰安生担心，如果事情按照这样的趋势发展的话，在接下来的20年里将目睹德、日对中国医学及公共卫生的强大影响。在他看来，为扩大协和对中国医学的影响，必须直面来自日本的竞争，直接影响中国医学教育和医学行政。他认为，接受日本医学教育的中国人并未受到最好的教育，因为他们没有进入日本的帝国医科大学，而是在水平不高的地方学校完成学业。这一看法在那个年代产生了很大影响。1933年《中华医学杂志》登载的《中国的医学教育》一文，指出留日医学生"留学时，日本医学尚未发达；而日本学校当局对于中国留学生，又向采放任主义；是以多数皆学无专长"。他们主持的医学校，"教员及设备，皆极不良，

① 民初所办的医学校，如陆军军医学校及北京、江苏、浙江、直隶等医专学校，皆以日本人充任校长及教员。《中国的医学教育》，《中华医学杂志》1933年第2期，第203页。1918年，国立北京医学专门学校的19名医学教员中，毕业于日本医学校的有14人，占73.67%。《北京医学专门学校民国三年至六年度周年概况报告》，北京市档案馆藏，北平大学医学院档，档号J29—1—37。

② 此处指德国人在上海开办的同济医工学堂（1907年设立）和上海同德医学院（1918年设立）。

③ 1918年，北京医学专门学校选派解剖助教鲍鉴清、病理学助教洪式闾和内科精神病学朱其辉前往德国进修。《北京医学专门学校民国三年至六年度周年概况报告》，北京市档案馆藏，北平大学医学院档，档号J29—1—37。

④ J. B. Grant to Victor Heiser, February 23, 1922, Folder 1803, Box78, CMB, Rockefeller Archive Center.

应加改革"。①

在凸显日本作为美国主要竞争对手的同时，兰安生对日本公共卫生评价很低。他在给即将就任的外交部总长王正廷的信函中，② 指出日本的公共卫生模式是失败的。

> 兰安生认为，虽然日本每年投入的资金达 1 亿日元，还有 2000 名专职公共卫生人员，但其死亡率仍很高。③ 造成高投资与低成效之间反差的原因在于：首先，日本全盘复制诞生于 1870 年代的德国公共卫生模式，未能认识到德国系统的缺点并加以改进；二是日本建立公共卫生的目的是为了符合"现代"政府的要求，而未考虑到如何达成有效的公共卫生。因此，日本的公共卫生是机械而不明智的，每年数以百万的日元投入到数百万学生的体检中，但除了沙眼外没有任何孩子的缺陷得到矫正。④

上述看法实际反映的是美、日公共卫生观念的差别。兰安生后来在访谈中阐述了公共卫生三阶段的看法：第一阶段是对瘟疫的恐惧，所作的只是应对恐惧的反应；第二阶段开始于 19 世纪中叶，人道主义因素加入其中，与福利相关的志愿机构成立；第三阶段，即 20 世纪，不再是对瘟疫的恐惧或人道主义，而是建立在经济基础之上，因为福利、健康等经济原因举办公共卫生。⑤ 这是一种基本脱离医学发展的公共卫生观，强调公共卫生应当包括科学与社会两个方面：一方面推动预防医学的发展，

---

① 《中国的医学教育》，《中华医学杂志》1933 年第 2 期，第 205—206 页。

② 王正廷于 1922 年 11 月 29 日署任外交部总长，此信写于 11 月 9 日。J. B. Grant to C. T. Wang, November 9, 1922, Folder 1804, Box 78, RF, Rockefeller Archive Center.

③ 兰安生在访谈中讲到 1924 年日本的死亡率是 22.7‰，婴儿死亡率是 168.3‰。"Interview with Dr. J. B. Grant", Oral Histories, RG13, RF, Rockefeller Archive Center, p. 397. 笔者未找到当时中、日、美三国死亡率的数据，但找到 1931 年、1933 年时的婴儿死亡率的数据，对此说法可作一旁证。1931 年的一篇文章指出，中国婴儿死亡率为 250‰，日本婴儿死亡率为 120‰，欧美平均仅 20‰。子明：《卫生之意义》，《北平晨报》1931 年 6 月 9 日，第 9 版。另据兰安生估计，中国婴儿死亡率为 200‰，日本是 138‰，美国是 87‰。William G. Lennox, "Medical Missions", Orville A. Petty edit., *Laymen's Foreign Missions Inquiry: Fact-Finders' Reports China*, New York and London: Harper & Brothers Publishers, 1933, p. 426.

④ J. B. Grant to Fang, August 8, 1925, Folder 465, Box66, CMB, Rockefeller Archive Center.

⑤ "Interview with Dr. J. B. Grant", Oral Histories, RG13, RF, Rockefeller Archive Center, p. 178.

从技术上满足医疗性需求；一方面拓展社会福利制度，以满足个人从生到死的社会性需求。兰安生非常重视这种社会化的公共卫生观念，及其与基于医学发展的日式公共卫生观念之间的差别。作为美式新公共卫生在华代言人，他必须通过强调两者之间的优劣，方可使中国人认识到根据日本警察卫生模式建立起来的卫生行政是无效的，进而接受美国的公共卫生新思想，对已有之卫生行政进行改造。正是由于这一内在目的性，使他对日本公共卫生完全否定的态度失之偏颇。刘士永总结过日本卫生观的三次转变，表明日本的公共卫生紧跟世界医学发展的潮流，取得很大成绩，并非一无是处。早期，受西欧流行的环境病因说及瘴气论的影响，日本重视上下水道设立，对都市规划的建议和一般清洁法的实施；后受细菌学的影响，致力于研制疫苗，重视切断传染路径、消灭细菌和增进人体免疫力，卫生与否的标准决定于细菌检验而非个人观感。① 笔者认为，在最基本的个人卫生、环境卫生都未得到保证的中国，日本公共卫生模式更具可操作性，必须通过国家力量来维护一般清洁，达到卫生的基本要求。

当时在华的日本人强烈感受到美国人在医学领域的咄咄逼人之势，已对其构成巨大威胁。1922 年，青岛守备军民政长官秋山雅之介向外务部次官代理田中都吉转达了济南医院院长的看法："北京协和医学堂的建立是美国医学东渐、和平的宣战宣言，也是美国在华的医学标杆。这样一来他就能在中国旧式教育的基础上注入世界上最新的医学，统一医学教育、从医疗卫生方面在中国建造起无法清除的一大和平势力的根基。"他担心，日本人"虽然口头倡导'日支共存共荣'，但具体却没有任何作为。偶有有识之士努力筹划，但牵扯到费用，只要与自己没有直接的利益关系，就连看都不看一眼。这样究竟能否担任东洋文明的指导者，是否有资格吹牛谈中日亲善"。② 不久后，日本政府于 1923 年 3 月将对华文化事业作为一项国家政策确立并付诸实施。5 月，外务省成立"对支文化事务局"管理这一事业。该局为致力于促进中国及亚洲各国医学、药学发展的同仁会提供补助经费，1923—1936 年共提供 559810 日元，约合 253652

① 刘士永：《"清洁"、"卫生"与"保健"——日治时期台湾社会公共卫生观念之转变》（修订稿），收入李尚仁主编《帝国与现代医学》，第 313—314 页。
② 青岛守备军民政长官秋山雅之介：《2. 青岛（1）米国ノ医事卫生施设ニツイテ 自大正十一年二月》，外务省外交史料馆藏，档号 B－H－07－012－00－04－02－01。相同内容以《米国の支那に于ける医事卫生施设に关する件》收录在《陆军省欧受大日记》T11—2—29，防卫省防卫研究所藏，档号 T11－2－29。

美金。① 与洛克菲勒基金会的巨额资助相比较，日本政府的资助显得微不足道，② 难以与之抗衡。更为甚者，"日本对华文化事业不容中国人参加意见，只为日本帝国利益打算，全不计中国人本身的利益。这分明是日本在中国大陆上实施殖民政策的前驱或附属的事业而已"。③ 如此一来，由于缺乏足够经济实力，缺乏帮助中国发展的诚意，日本实难与美国在中国医学和公共卫生领域展开竞争。这一状况客观上助长了美国医学专家的优越感。

最初，兰安生认定青岛具备推行卫生行政的必备条件，但青岛是日本人的势力范围，岂容美国势力染指，该提议只能不了了之。④ 此后，经过考察，他又提出江苏、山西和广东适合推行公共卫生项目。⑤ 这些提议都未能付诸实施，他最终选定北京作为试验地。他评判此时北京的公共卫生只有一些志愿协会做点零碎的福利工作，并未形成专门的社会组织。例如，灯市口地方服务团是设在基督教青年会之下的机构，承担一些社区责任，他们的工作仅仅引起人们对公共卫生的注意，并未改变什么。⑥

兰安生后来回忆北京卫生行政机构的情形："设在警察厅内，颁布了一些卫生法规，但未采取真正技术性措施，严重违背卫生的原则，对今天而言很大程度上是警察手段。卫生处处长有一两位助手，在办公楼里有一两间办公室，但到了区署就什么也没有了，一般的职责都交给区署警察，

---

① 1902 年年初，日本成立东亚同文医会和亚细亚医会两个组织。同年 6 月 16 日，两会合并为同仁会。其经费主要来自募捐，自成立至 1922 年，共收到 128 万元捐款，其中包括日本政府在一般项目下补助该会的 95 万元。黄福庆：《近代日本在华文化及社会事业之研究》，台湾"中央"研究院近代史研究所专刊 1997 年版，第 69—84 页。

② 由于没有 1923—1936 年间具体数字，加之日元与美元的汇率时常波动，难以算出精确数额。笔者参照《六十一年来海关两与各国货币比价表》（1868—1928）推算出 1 美元兑换 2.207 日元的平均汇率，据此推算出日本政府拨给的补助约合 253652 美金。杨端六、侯厚培编：《六十五年来中国国际贸易统计》，国立中央研究院社会科学研究所专刊 1931 年版，第 151 页。

③ 《中华民国留日学生关于排日问题之宣言》（1923 年 7 月），转引自〔日〕实藤惠秀《中国人留学日本史（修订译本）》，谭汝谦、林启彦译，北京大学出版社 2012 年版，第 82 页。

④ 1922 年 11 月 9 日，为在青岛试行公共卫生，兰安生曾写给王正廷一封长信，专门介绍世界公共卫生事业和基金会的状况。J. B. Grant to C. T. Wang, November 9, 1922, Folder 1804, Box78, RF, Rockefeller Archive Center.

⑤ J. B. Grant to Victor Heiser, July 13, 1922, Folder 1804, Box78, CMB, Rockefeller Archive Center.

⑥ 1920 年，北京各界热心人士成立地方服务团，开办义务学校和平民工厂，举办基层卫生运动，设法解决社会问题。灯市口地方服务团是其中一个组织，此外还有西北城、交道口、柳树井、缸瓦市和南工匠营等处地方服务团。《地方服务是地方自治的根本》，《顺天时报》1922 年 11 月 3 日，第 4 版。

但他们并未受到如何做的正规训练。卫生处是一种最原始的组织，如果你称之为组织的话。"① 当时的报刊登载的北京公共卫生的糟糕图景，则从另一个角度印证了他的看法："内务部有卫生司，警察厅有卫生警察，而于卫生事业则漠不关心，诚吾国新政一大污点。京师为首善之区，观瞻所系，而西城一带粪厂林立，入夏臭秽蒸蒸，每为疠疫之媒"②；北京"近年则湿气蒸蒸，妨害卫生之处甚多，揆厥原因，实有四种：1. 自来水公司水管监视不严，时有破漏之事；2. 各住户对秽水仍随便倾泼；3. 收拾排泄物欠妥；4. 澡堂秽水泄法不良。"③

北京已有的卫生机构是仿照日本公共卫生模式建立的，兰安生必须使北京公共卫生摆脱日本影响，为向美国模式的转型提供学理性支撑。他否定日本公共卫生的有效性，旨在增强他所倡导的美式公共卫生的合理性。为使中国人能够意识到此点，兰安生选择首善之地的北京推行公共卫生项目，其影响力和发散效应将远胜于别处。无疑，兰安生的选择对旨在扩大美国对华影响力的洛克菲勒基金会来讲，是非常有说服力的。从公共卫生本身来看，每种模式均诞生于特定时期和特定社会，带有鲜明的时代和地域特征，很难比较优劣。④ 兰安生对日本公共卫生的否定并非基于客观事实，而是基于洛克菲勒基金会对其资助的公共卫生新思想的笃信，彰显了美国人急于取代日本对华公共卫生事业的影响力的决心。

（三）争取基金会的资助

兰安生一来到中国，就致力于争取洛克菲勒基金会资助中国公共卫生事业。他进入协和医学院时，基金会并未交给他任何公共卫生的职责和任

① "Interview with Dr. J. B. Grant", Oral Histories, RG13, RF, Rockefeller Archive Center, p. 180. 兰安生的描述是符合历史实况的。格林对1921年北京公共卫生曾作过如下描述："京师警察厅的卫生处和市政公所的卫生处负责的公共卫生事务仅仅包括：清扫街道、粪便处理、传染病院和市医院。京师警察厅卫生处虽颁布了大量法规，但就实际运行而言，卫生执法仅仅是其理论职能而已。京都市政公所卫生处拥有一所隔离医院，卫生化验室理论上具有城市卫生部门的职能。市政公所唯一执行的卫生职能是清理下水沟。" Roger Greene to Victor Heiser, December 27, 1927, Folder 366, Box 44, RF. Rockefeller Archive Center.
② 国侠：《警察厅应注意市民卫生》，《顺天时报》1921年6月17日，第7版。
③ 《都市之卫生》，《顺天时报》1925年12月22日，第7版。
④ 从公共卫生的历史来看，世界各国公共卫生制度有着不同内涵，大概可分为两类：一是英美模式，公共卫生源于快速工业化所带来的社会和健康问题，通过国家介入医学解决社会问题；一是德日模式，公共卫生被赋予民族国家发展的重任，形成以警察管制社会行为的模式。*The Imperative of Health；Public Health and the Regulated Body*, pp. 26-29.

务，但作为一名志在公共卫生领域有所建树的学者，他在调查研究的同时，开始考虑公共卫生发展计划。他的规划包括两部分内容，一是在协和医学院开设卫生系，一是创设卫生中心。兰安生拥有建立公共卫生全球化标准的雄心，希望通过卫生系克服国际公共卫生工作中最大的问题——缺乏行政程序的标准。他在一篇论文中宣称："大多数的卫生行政人员是通过学徒方式和随意的个人经验获得训练的。开设公共卫生学校新时代已经来临，公共卫生知识将像科学一样综合和系统化。25 年后的大多数公共卫生官员将来自这样学校的毕业生，拥有统一的训练。卫生实践在国与国之间将不再有很大差别。此外，目前对卫生程序的评价标准是定性分析，未来定量方法将使卫生官员能进行国际合作。"①

不过，他的计划最初并未得到中华医学委员会的支持。海泽在与格林沟通时表示："如果基金会利用兰安生的影响在其他学校建立独立的卫生系，将公共卫生视作病理学的分支，与寄生虫学具有同等地位的话，将是非常不幸的。"他知道，协和教职员可能反对给予公共卫生更高的评估，但他仍询问能否在不使用学校经费的情况下成立一个独立的系。在格林看来，协和的首要任务是培养医生和护士，而非公共卫生人才，必要时可从培养的普通医生和护士中挑选合适的人担任公共卫生工作人员。而这点恰恰是兰安生坚决反对的，他力主普通医生不能随便充任公共卫生人员，必须建立专门的人才培养机制。格林于 1922 年 2 月 14 日致信胡恒德，表示"即使公共卫生教育不会影响到协和医学院其他学科的发展，也不应成为该校的目标。该会大多数的官员和董事会成员都反对成立独立的卫生系"。委员会的其他官员认为，"在未来几年计划已经确定的情况下重新考虑设立新系的问题是不合适的，尤其是考虑到它的影响力与神经学和小儿科一样微弱"。②

此时，一场突如其来的白喉疫情，为兰安生提供了在协和医学院内部试行预防医学的机会，使情况悄然改变。③ 疫情显示出该院卫生服务水平

---

① John B. Grant, "Appraisal of National Health Administration", *The American Journal of Hygiene* VI: 3 (May 1926), pp. 450 – 462.

② R. S. Greene to H. S. Houghton, February 14, 1922, Folder 525, Box75, CMB, Rockefeller Archive Center.

③ 这一说法来自兰安生的访谈，并无具体时间。1922 年四五月间，第一次直奉战争爆发，直奉军队在近畿一带鏖兵大战，死者众多，"率皆浅埋浮厝，以致近日尸臭恶气充溢弥漫"，"兼以久旱无雨，致京城内外瘟疫流行，死亡者络绎不绝。兹查起初疫症为猩红热、白喉等感冒性之病"。据此资料，大约可判断当年五六月间北京出现白喉疫症。《雷医提倡防疫》，《顺天时报》1922 年 6 月 2 日，第 7 版；《恶疫相继而起》，《顺天时报》1922 年 6 月 20 日，第 7 版。

低下，亟待提升。受此事件刺激，学院教职工希望拥有更好的卫生服务，以控制此类疫病的再次爆发。兰安生抓住机遇，展示出公共卫生素养，在协和建立起高标准的卫生服务。此后不久，兰安生于 1922 年 9 月向协和医学院管理者提交了卫生学教育项目课程，以便于评估在中国医学教育体系中加入卫生教育的必要性。[①] 10 月，兰安生还被北京医学专门学校聘为卫生学教授，兼授公共卫生课程。[②]

随着时间的推移，兰安生得到格林和胡恒德的支持。1923 年公共卫生教育在协和建立起来。6 月 12 日，胡恒德致信格林，要求为卫生系聘请中国职员，以协助兰安生。[③] 同年，兰安生开始为三年级学生教授历史、流行病学、公共卫生组织，尤其是市政卫生等课程。他深入研究社区卫生，借鉴英美通过社区有组织地保护健康的经验，设定社区卫生的原则，并与学生们讨论如何在中国建立这样的机构。兰安生认为四年级学生应当学习流行病控制、卫生事务所活动，如学校卫生、卫生稽查，以及公共卫生经济学。这是非常具有前瞻性的想法，公共卫生经济学直到 1947 年才在美国大规模开设。兰安生一直强调，社区卫生计划的底线是经济的可行性以及可能获得的经费。他认为协和研究生应当具有足够的底气担任社区卫生领袖，在第三年和四年之间的暑假进行卫生调查，为社区提供建议。此外，他还提议社区卫生应当设立公共卫生护士。[④] 这些设想后来在公共卫生事务所被付诸实施。

此时，协和医学院的刘瑞恒开始关注公共卫生，[⑤] 为兰安生提供了积极支持。1924 年，刘瑞恒和兰安生积极参与通州婴儿破伤风预防，派人前

---

①　"Interview with Dr. J. B. Grant", Oral Histories, RG13, RF, Rockefeller Archive Center, p. 151.

②　课程具体内容包括：公共卫生法规、卫生行政机关管理法、水之供给法、污水扫除法、粪便扫除及处置、废弃物处置法、尸骸处置、道路清洁法、房屋建筑法、学校卫生、社会卫生、工业卫生、家庭卫生、个人卫生、各种卫生管理法、疾病预防法、关于卫生上注意之疾病、儿童卫生、学校卫生检查、学生身体特别检查、公共卫生看护学、牛奶检查、食物检查、药物检查、清洁检查和编选统计法。《北京医学专门学校 1922 年课程表》，北京档案馆藏，北平大学医学院档，档号 J29—1—22。

③　"Interview with Dr. J. B. Grant", Oral Histories, RG13, RF, Rockefeller Archive Center, p. 153.

④　Ibid., p. 151.

⑤　刘瑞恒（1890—1961 年），天津人，1913 年获哈佛大学医学博士学位。自 1918 年起，在协和医学院任职。1924—1926 年，任协和医院代理院长，1924—1934 年，任协和医院院长，1929—1938 年，任协和医学院院长。1928—1938 年，他还担任国民政府卫生部门负责人。

去训练接生婆如何消毒、洗手、剪指甲和脐带剪扎等，以后再也没有患破伤风而死亡的婴儿。刘瑞恒认识到，"公共卫生的推行，已是刻不容缓的事"，"于是他决定放弃多年的努力的外科，而从事公共卫生的倡导"，让普通人民都享受到医学发展的成果。①

除获得中华医学委员会和协和医学院的支持成立卫生系外，兰安生还必须得到国际卫生委员会对卫生中心构想的支持。为此，他一直积极努力着。1922年1月13日，兰安生在给海泽的信中，提出开设卫生区的计划。卫生区包括1万人，设立由5名成员组成的卫生委员会，包括2名医生、2名地方绅士、1名警察官员。警察厅长官任命委员，起草规则。委员会下设一名医官及下级雇员，主要活动包括：控制传染病、食品检查和执照、学校检查、生死统计、控制下水道、医疗中心和规范行为。为此，他与一些有影响的人物进行交谈，得知有官员对在南城开办一所卫生区事务所感兴趣。由于未能获得基金会的认可，该计划仅停留在他的头脑中。②

海泽反对设立卫生中心的理由在于其不是中国政府推行的计划。从当时的社会政治状况来看，中国处于军阀混战中，没有一个稳定的政府。多年后，兰安生承认，海泽所代表的国际卫生委员会的担心是非常实际的。③但兰安生并未放弃努力，他巧妙地将创设卫生中心与卫生系的教学需求结合起来，赋予卫生中心卫生实验室的功能，劝说委员会接受他的计划。1923年10月6日，在提交给委员会的备忘录中，他详细阐述了设成立卫生中心的原因：为医学院卫生系的学生提供门诊机会，满足本科学生和护士的实习需求，使其发挥最大限度的作用。卫生中心将满足医学教育三方面的需求，一是本科教育，二是研究生教育，三是研究。12月3日，在给海泽的信中，他强调当时中国可能开展的卫生项目中，卫生中心较之其他的设想更具可行性。④

兰安生回忆道，他试图将临床医学和预防医学结合起来，而这一观念

---

① 徐世泽：《我国近代卫生事业创建者刘瑞恒博士》，收入刘似锦编《刘瑞恒博士与中国医药及卫生事业》，第59页。

② J. B. Grant to Victor Heiser, January 13, 1922, Folder 1803, Box78, RF, Rockefeller Archive Center.

③ "Interview with Dr. J. B. Grant", Oral Histories, RG13, RF, Rockefeller Archive Center, p. 164.

④ J. B. Grant to Victor Heiser, December 3, 1923, Folder 528, Box75, CMB, Rockefeller Archive Center.

遭到国际委员会成员的反对,① 加之他的观念中带有国家医学的味道,在当时美国医学界是非常激进的。因此,兰安生面临着来自国际卫生委员会的压力。② 但是,对中国来讲,由国家设立将临床医学与预防医学结合起来的基层卫生组织,达到保卫人民健康的目的,却是非常必要且可行的。因此,他试图绕过国际委员会,直接向中华医学委员会申请资助。在1924—1925 年财政年度该委员会预算讨论中,兰安生提议与拥有 1 万人口的灯市口地区的社会服务团体合作办理卫生中心。当时的预算额度是19500 墨西哥银元,计划举办妇婴保健和儿童健康工作,以及一些计量生物学工作。③ 但胡恒德认为,当年春天提交该计划给协和医学院董事会是不合适的。因为,实际工作的推行应当像在中国的其他项目一样,先与国际卫生委员会商议。他认为,国际卫生委员会的拉塞尔 (Frederick F. Russell) 和海泽应当亲自访问中国,在经过调查并与兰安生交谈之后,再行决定。④

1924 年夏,拉塞尔到中国访问。他向胡恒德表示,该委员会愿意与中华医学委员会在教育方面进行合作,但对卫生和预防医学的教育不感兴趣,只参与公共卫生官员的训练,而这样的培训在中国尚未起步。他表示可能将兰安生调离中国,参与到其他地方的公共卫生项目。他还建议自1927 年 7 月 1 日开始,由协和医学院承担并支配卫生系的全部费用。但在与中国内务部官员接触后,拉塞尔改变了注意,他感到中国官员对发展卫生事业有非常明显的兴趣,决定继续兰安生的计划。⑤

国际卫生委员会随后确定了资助中国公共卫生事务的若干原则。首先,必须由工程师、统计员和卫生教师这样的人才担任卫生官员,对门外汉或医生兼职卫生官员做法不予采纳。这体现出强烈的公共卫生职业化的意识,仅仅接受过医学教育者不能从事公共卫生工作,必需再接受专门的卫生工程、生死统计、卫生访问等方面的训练。其次,国际卫生委员会不支持非政府的公共卫生工作,该委员会的奖学金只给全职的公共卫生官

---

① 当时,国际卫生委员会在美国南部推行乡村卫生机构,只有保证不从事临床医学才会获准建立。

② "Interview with Dr. J. B. Grant", Oral Histories, RG13, RF, Rockefeller Archive Center, p163.

③ Roger Greene to Henry Houghton, January 5, 1924, Folder 525, Box75, CMB, Rockefeller Archive Center.

④ Henry Houghton to R. S. Greene, January 16, 1924, Folder 525, Box75, CMB, Rockefeller Archive Center.

⑤ H. S. Houghton to R. S. Greene, July 11, 1924, Folder 525, Box75, CMB, Rockefeller Archive Center.

员，非政府组织、社团、学会等将仅被邀请派遣观察员参观试验区域的公共卫生工作。第三，接受来自内务部的邀请，在北京开设公共卫生试验区，细化相关项目，建立与美国相似的社区卫生。① 这些意见显示出兰安生设立卫生中心的构想得到国际卫生委员会的支持。兰安生于 1924 年 7月回到美国，与洛克菲勒基金会的人员进行了广泛接触和深入交流。他指出，人们有足够的背景认识到，将美国的惯例运用到像中国这样的国家并非最好的办法，基金会应在发展中国公共卫生事业和教授公共卫生之间采取一种更灵活的态度。10 月 7 日，基金会确定支持协和医学院成立卫生系，确认北京公共卫生项目必须包括卫生中心。此外，洛克菲勒基金会决定由中华医学委员会负责分配在华公共卫生项目的所有费用，国际卫生委员会不再参与其中。② 此后，国际卫生委员会淡出中国。

卫生系成立之后，设定的基本原则是："医学是生物学的分支，预防医学是社会学的分支。公共卫生一方面是提升健康和预防疾病的科学，另一方面是一种机构，许多医学主题通过有组织机构的努力，人人均可平等享用。它包括五大行政领域，即环境卫生、控制疾病、组织疾病预防、发展社会机构保证维持健康的基本标准，教育个人如何保持卫生避免疾病及拥有社区卫生意识。"③ 在兰安生看来，该系应成为公共卫生的先行者，即使在那些公共卫生已很发达的国家亦是如此，"我们希望找到的教职人员最终能在协和建立起一个系，这不仅对机构而言是积极的信号，而且将在中国公共卫生思想和行动形成过程中产生全国性影响，这将得到国际性认可"。④ 在这样的宗旨指导下，兰安生不仅将美国公共卫生教育体系引入中国，按照美国的严苛标准培养合格的公共卫生专家，而且针对中国国情举办各种形式的公共卫生官员培训。1929 年，格林在给洛克菲勒基金会的信中，肯定兰安生主持的公共卫生教育所取得的成绩，"协和研究生在他手下做一年工作，比在霍普金斯或哈佛医学院接受一年公共卫生的学术训练更有用。这些协和研究生可成为未来中国公共卫生机构的脊梁。他成为协

---

① Frederick F. Russell to Roger Greene, September 15, 1924, Folder 525, Box75, CMB, Rockefeller Archive Center.

② "Interview with Dr. J. B. Grant", Oral Histories, RG13, RF, Rockefeller Archive Center, pp. 166 – 167.

③ John B. Grant, "Department of Public Health and Preventive Medicine", Folder 533, Box76, CMB, Rockefeller Archive Center.

④ J. B. Grant to Dr. Houghton, Dec. 15, 1925, Folder 528, Box75, CMB, Rockefeller Archive Center.

和最有价值的教职员，是对中国教职员最有影响力的一员"。① 按照美国公共卫生模式培养值得信赖的行动者是制度扩散的重要形式，也是美国在华文化事业一贯坚持的原则。

三　在地化试验

（一）组织创新

1924 年 7 月，兰安生回到美国，与基金会积极沟通。10 月，基金会确认卫生中心对北京公共卫生项目是必须的。兰安生的卫生中心计划虽得到支持，但从计划到实现仍有很长的路要走。在接下来的 6 个多月时间里，兰安生一面完善卫生区中心的构想，一面利用他所建立的广泛的人际网络，促使京师警察厅同意其计划。最终，他规划的卫生中心以京师警察厅试办公共卫生事务所（以下简称事务所）的形式得以实现，开始在北京进行公共卫生试验。

兰安生调整卫生中心的设想，明确未来发展方向，说服其他合作者。他为卫生中心设定三大目标：建立一个遵循现代卫生程序和调查方式的卫生区；为医学校学生和护士生提供一个与临床医学中实习医院相当的预防医学的实习机构；确立在一个行政单位内结合临床医学和预防医学试验疾病预防的最有效原则。② 这体现出卫生中心采取临床医学和预防医学相结合的方式预防疾病，兼具实习和行政管理的双重职能。

兰安生从公共卫生发展的角度，充分阐述了卫生中心的价值和意义。以往的公共卫生建立在这样的学说基础之上：疾病被解释为上天对罪恶的惩罚，或是源于周围环境中的神秘物质。公共卫生只是政府很小的职能，主要是清扫街道、清除粪便和减少麻烦事，其重要性更多在美学而非健康。现代公共卫生不仅是一门科学，事实上还是一门生意，虽无法用每年投资回报来计算，但可用每年每千人死亡率计算。死亡率越低表明生意越有效，死亡率少于 15‰就是有效的。有效管理一门生意最重要的是拥有一套可靠的记账体系，而公共卫生依赖的是生死统计。因此，公共卫生成为

---

① Roger Greene to Vincent, August 16, 1929, Folder 529, Box75, CMB, Rockefeller Archive Center.

② "Bulletin of Instructions for Public Health Vistors", Folder 474, Box67, CMB, Rockefeller Archive Center.

政府的分支，需要以社区为单位进行疾病预防。但由于缺乏训练有素的人才和资金，北京的公共卫生行政必须从小范围开始，建立一个基于警察区署辖区的卫生试验区。[①]

需强调的是，兰安生虽对日本医学和公共卫生评价很低，但在实际工作中他仍任用留学日本的医学人士，并与按日本公共卫生模式运作的京师警察厅合作。这是由于若严格按照公共卫生标准，他基本找不到合适的工作人员，即使有也达不到足够的数量。甚至在协和培养出自己的公共卫生研究生后，他仍不得不任用对公共卫生感兴趣的非协和毕业生在事务所工作。不过，这种任用是有前提的，那就是必须重新接受美国的公共卫生教育。胡鸿基和金宝善就是其中的代表，他们最初接受的是日本医学训练，后获得奖学金前往霍普金斯大学接受公共卫生专业教育，均成为中国公共卫生事业的重要领导者。[②] 由于基金会要求必须与政府进行合作，否则不予支持。因此，北京的卫生行政附设于警察厅，实非兰安生理想的公共卫生机构模式，[③] 但他不得不与之合作。杨念群曾用"社区叠合"的概念来解释事务所把原有北京城内的行政区域（自然社区）与"医疗社区"二者有效地叠合起来。[④] 这种叠合实非其所愿，而是为得到政府支持的不得已之举。[⑤] 兰安生理念上反对日本警察管辖公共卫生的模式、实践中却不得不持妥协合作的灵活态度，反映出他的行为受到地方制度环境的约束，受制于既有制度的路径依赖。

在兰安生看来，卫生区事务所应成为北京乃至中国公共卫生可复制的模型，鼓励中国人在其中扮演重要角色。时任中央防疫处处长的方擎是兰

---

① J. B. Grant, "Public Health in Peking", March 17, 1925, Folder 532, Box76, Rockefeller Archive Center.

② "Interview with Dr. J. B. Grant", Oral Histories, RG13, RF, Rockefeller Archive Center, pp. 194, 196. 胡鸿基（1894—?），江苏无锡人，早年接受日本医学教育，后得资助前往美国霍普金斯大学公共卫生学院学习。1927 年 7 月，任上海市政府卫生局局长。金宝善（1893—1984），浙江绍兴人，1911 年官费留学日本千叶大学医学部，毕业后任职于东京帝国大学传染病研究所，历时 9 年。后得资助前往美国霍普金斯大学进修，获公共卫生硕士学位。回国后曾任杭州市卫生局局长、中央防疫处处长、国民政府卫生部保健司司长及中央卫生实验处处长。

③ 事务所成立后，兰安生在给方擎的信中强调，日本的公共卫生模式是失败的。John B. Grant to Fang, August 8, 1925, Folder 465, Box 66, CMB, Rockefeller Archive Center.

④ 杨念群：《兰安生模式与民国初年北京生死控制空间的转换》，《社会学研究》1999 年第 4 期，第 103 页。

⑤ 兰安生计划的卫生区的规模是 1 万人，而内左二区的人口有 5 万余人。他感叹道："相对于服务的区域而言，事务所的规模太小，不能有效地控制小区，也就不能有效地工作。" "Interview with Dr. J. B. Grant", Oral Histories, RG13, RF, Rockefeller Archive Center, p. 202.

安生实现卫生区事务所计划的重要盟友。方擎在日本接受医学教育，是当时北京最有名的医生之一，在医界和政界均有相当影响。虽然不会说英语，但他非常主动，与兰安生建立起深厚私谊。对兰安生来讲，方擎所处的位置拥有难得的人脉资源，能接触并争取到实权官员的支持。作为政府任命的中央防疫处处长，方擎与北京政治集团的所有成员都有联系。更难能可贵的是，他与京师警察厅长官朱深的私谊颇深。方擎为兰安生提供了自己在官僚机构的人脉关系，使他有超乎常规的管道展开工作。当然，这也应归结于中央防疫处决定在生产生物制品之外，独立展开公共卫生工作。

1925 年 5 月 14 日，中央防疫处处长方擎向京师警察厅朱深提交开办卫生事务所的申请：①

　　有效的地方公共卫生行政对于疾病预防是最基本的。由于财政困难和缺乏合格人才，公共卫生措施不仅在北京而且在其他地方被忽视，因此对国家造成很大损失。作为中央防疫处领导人，我认为起草计划以改变目前的不幸境况是我的责任，因此，我向你请示在内左二区开办一所办事处，与区内警察署合作试办公共卫生事项。其有两方面目的，培训公共卫生人员，获得实际经验。具体的程序、成绩和花费将详细记载，提交其他区域的领导人，作为办理的范本。②

5 月 29 日，京师警察厅发布第 1442 号令，同意方擎建立公共卫生试验事务所的申请，以内左二区作为试验区域，设立公共卫生试验事务所，方擎担任所长。他负责"设计提供必要设备和固定装置的办法，向警察厅报告固定装置清单"，以及起草具体计划以及后续项目，并将其提交给警察厅，以获取同意和执行。此外，警察厅任命若干警察辅助事务所的工作。③ 此令标志着北京乃至中国的第一个基层公共卫生事务所的设立。从官方档案中，我们看到方擎主导事务所的成立，并担任领导职位，几

---

① 方擎（1884—1968），字石珊，福建侯官县人，毕业于日本千叶医药专门学校，宣统二年着赏给医科进士。民国后，先后出任军医局局长、陆军部军医司司长、首善医院院长、中央防疫处处长、内务部卫生司帮办等职。

② Ting-an Li, "The Health Station of the First Health Area, Peiping", Folder 366, Box44, RF, Rockefeller Archive Center.

③ "Department of Police of the City of Peking, Order No. 1442", Folder 465, Box66, CMB, Rockefeller Archive Center.

乎看不到兰安生的影子。但通过其他资料，可深刻体会到事务所的成立与运转都受到兰安生亲自监督和指导。① 这显示出美国人对华文化影响的政治技巧。

事实上，兰安生才是这个新部门的关键人物，"但他很小心地处于公众视线之外，同意政府部门拥有这个新机构运作的全部外在权力"。② 他在口述访谈中提到，让方擎出任事务所长官，而他则隐身幕后，其目的是"让中国人感到这是他们自己的机构"。③ 兰安生对事务所的影响力体现在人事权和财权两方面。兰安生拥有任命关键工作人员的权力，提名和任命 3 个核心部门的负责人。事务所负责人必须得到兰安生的批准，然后由协和医学院卫生系提名，再由京师警察厅任命。方擎作为兼职所长，仅仅名义上负责管理工作。④ 此外，事务所的财政大权掌握在兰安生手中，经费必须经过兰安生的批准，基金会才会拨付。事务所的职能之一是为协和医学院的学生提供公共卫生实习，医科四年级和护士二年级学生均须前往该所实习，因此协和医学院承担了该所大半经费。第一年预算总额 43692.36 元由中央防疫处、京师警察厅和协和医学院分摊，包括：中央防疫处支出 6000 元，支付所长和卫生科、医疗科科长的年薪；京师警察厅支出 12278.4 元，支付警察薪水 1824 元、房租 2400 元和垃圾及下水道经费 8054.4 元；协和支出 25413.96 元，占该所支出的 58.17%。⑤ 表面上看，似乎三方都承担一定经费。若仔细推敲，我们就会发现真正出资的只有协和一家。所长、卫生科与医疗科科长都是中央防疫处的正式工作人员，预算中支付的薪资实际并未支付，京师警察厅的状况与此相同。不过，京师警察厅将内务部街 12 号普济寺官产拨作事务所办公地点，抵作 2400 元房租。虽然协和希望市政当局能够负责城市一般卫生开支，⑥ 但财政濒临破产的北京市政当局未支付分文。为维持公

① H. S. Houghton to F. F. Russell, March 28, 1925, Folder 465, Box66, CMB, Rockefeller Archive Center.

② H. S. Houghton to F. F. Russell, July 8, 1925, Folder 465, Box66, CMB, Rockefeller Archive Center.

③ "Interview with Dr. J. B. Grant", Oral Histories, RG13, RF, Rockefeller Archive Center, p. 173.

④ H. S. Houghton to F. F. Russell, July 8, 1925, Folder 465, Box66, CMB, Rockefeller Archive Center.

⑤ Roger Greene to Margery K. Eggleston, January 22nd, 1926, Folder 465, Box 66, CMB, Rockefeller Archive Center.

⑥ J. B. Grant to Roger Greene, January 25, 1926, Folder 465, Box66, CMB, Rockefeller Archive Center.

共卫生事业，此后协和不得不一直承担着事务所区域内的基本卫生支出。①

虽然兰安生对事务所有着绝对控制权，但他仍面临着许多挑战与难题，尤其是如何处理好与警察部门之间关系。事务所仅具试验性质，名为城市卫生机构，并无实际权力，很多事务须得警察之协助。兰安生清楚认识到，要确保事务所得到足够的支持，应与三方面保持良好关系，一是京师警察厅长官，一是卫生处，一是内左二区警署。其中最重要的是内左二区警署，卫生处排在最后。② 他还意识到，警察的卫生职能从厅属卫生处放到区署，可能引起卫生处官员的怀疑和嫉妒。若再将某些称之为纸面权威让渡给事务所这样一个新的机构，必然会引起警察厅对其目的的怀疑。因此，在实际工作中，兰安生采取非常灵活的策略，除坚持关键事务必须按照他的意见办理外，有些事务则放手警察办理。这样，事务所实行的是二元管理机制：警察区署负责一般环境卫生事务，事务所则负责办理生死统计、流行病报告及其他专业事务。

他与方擎积极沟通，劝勉他与警察合作。作为中央防疫处处长，方擎有着某种优越感，将一些警官视作下级而非同级，引起警察的反感。能否得到警察的合作对该项目成功与否至关重要，接下来的几个月里，兰安生不得不一再劝勉方擎，请他收起骄傲，与警官保持良好关系。此外，为安抚警察，他为警察及其家属提供特殊的医疗服务。更有甚者，为与当局保持良好的关系，兰安生利用其拥有的人事任命和支付薪水的权力，为某些官员的子侄提供一份工作机会，但如果不能胜任的话，当然也会不顾政治关系而开除。③

兰安生在处理与警察的关系时，对权力结构与运作有着非常清醒的认识，既坚持理性原则，又保持策略灵活性，体现出良好的应对能力，使事务所得以生存下来。不过，由于政局不稳，警察厅官员时常处于变动中，兰安生面临着很大的不确定性。虽然外交部长和内务部长表达出对公共卫生的兴趣，但 1926 年至 1927 年事务所并未得到来自京师警察

① 1933 年，协和医学院仍拨给卫生区事务所津贴 52888 元和 250 美金。"Proposal for the Changes in the Relation of the College to the Health Station", August 14, 1933, Folder 467, Box 66, CMB, Rockefeller Archive Center。

② J. B. Grant to H. S. Houghton, August 10, 1925, Folder 465, Box 66, CMB, Rockefeller Archive Center.

③ "Interview with Dr. J. B. Grant", Oral Histories, RG13, RF, Rockefeller Archive Center, p. 205.

厅的合作。① 直到 1927 年，沈瑞麟担任内务部长后，对公共卫生非常重视，不仅拨发专款约 33.2 万元，并于 1928 年 3 月成立京都市公共卫生委员会。②

由于事务所与警察厅在职权上存在着分歧，即使兰安生非常谨慎地处理两者间的关系，也不得不面对棘手的问题。事务所的半年报告指出，"事务所在政府中的地位是不合适的，因为它的职责直接归于警察兼管。常规的卫生机构自然会感到怀疑和嫉妒。虽然个人能使事务所取得地方警察和城市卫生机构的一定程度的支持与合作，但不能评价过高，毕竟事务所不能拥有警察的全部权威"。③ 事务所成立后不久，所办的第一件事是检测北京自来水的水质。为改变北京作为世界上少数未对饮水进行监控的大城市的境况，事务所展开水质检测并撰写报告，方擎在报告上签字，得到中央防疫处的确认。方擎本想在报告出版之前，递交给警察厅卫生处。然而，他还未来得及这么做，第二天《晨报》就登载报告的副本。此后该报告被各大中文报纸转载，引起广泛关注，英文报纸也作了断章取义的报导。结果，京师警察厅卫生处不得不召开会议，一方面命令自来水公司按照检测报告改进，一方面讨论卫生处职权被篡夺的问题。④ 警察厅对此大为不满，兰安生不得不安慰卫生处官员，表示"事务所在警察的监督和支持下完成的任何报告、化验和工作，必须获得警察的批准才可以出版。同意合办事务所在没有警察的允许时不能发表任何新闻"。⑤ 由此可见，虽然方擎和兰安生期待通过水质检测能对北京自来水水质进行监控，但面对来自警察厅的不满，他们不得不采取妥协态度，不敢再作出越界的行为。笔者不得不感叹，即使兰安生这样一位有着崇高理想的公共卫生专家，但在真相与强权之间，也不得不选择妥协。这为兰安生公共卫生试验受制于地方卫生制度提供了一个很好的注解。

---

① 1926—1927 年，内务部长更换 9 位，外交部长更迭 8 人，笔者无法确认信中所指究竟为何人。Roger Greene to Vincent, November 18, 1927, Folder 366, Box44, CMB, Rockefeller Archive Center。

② Roger Greene to Heiser, November 27, 1927, Folder 366, Box44, CMB, Rockefeller Archive Center. 京都市公共卫生委员会暂设于京都市政公所，内务部总长任会长，京都市政督办兼任副会长，京都警察总监及市政会办兼任专员，内务部卫生司长、中央防疫处处长、京师警察厅卫生处长暨第一科科长为委员，另聘公共卫生专家 6 人担任委员。《京都市公共卫生委员会章程》，《京都市政法规汇编》，京都市政公所 1928 年编印。

③ "Health Station First-quarterly Review", Folder 465, Box66, CMB, Rockefeller Archive Center.

④ "Interview with Dr. J. B. Grant", Oral Histories, RG13, RF, Rockefeller Archive Center, p. 181.

⑤ "WSC Interviews with Dr. J. B. Grant", September 10, 1925, Folder 528, Box75, CMB, Rockefeller Archive Center.

事务所的创立在某种程度上成就了兰安生推进中国公共卫生的雄心壮志。他希望培养的公共卫生人才能在未来国家公共卫生事业中处于领导地位。他在后来的访谈中提道，"幸运的是我们走在前面，建立了卫生区事务所。如果我们不能培训公共卫生人才，当有机会成立卫生部时，就不可能有任何有经验的人才担任卫生部的职员"。① 此外，通过这个试验性的机构，人们不仅获得在当时中国社会、政治和经济条件下开展公共卫生工作的经验和知识，而且研究了可能存在的基本困难，制定出在其他大城市可供模仿的项目。在海外接受公共卫生训练的人亦因此获得实践的机会，将他们所学造福于地方社会。② 他希望按照公共卫生新思想组织卫生区，以便于该模式能在各地复制，并使之成为未来卫生部的规划之一。③ 这正好符合基金会的宗旨，通过建设示范单位，得到中国政府的推广，从而取代日本对华公共卫生影响，达到控制文化和政治的目的。

事务所名义上是隶属警察厅的社区卫生机构，由于缺乏经费，警察厅一直不愿真正接管这一机构。即使北平卫生行政从警察厅独立出来后，政府也未接管事务所工作。兰安生对此有着清醒的认识。他明白，事务所生存在非常糟糕的社会环境中："内战榨干了市政经费，大量难民涌入北京，居住在过度拥挤、不卫生的环境中，破坏了正常的社会秩序，整个城市处于失控的状态。"他还预见到在没有管理的城市内为小区域居民提供卫生服务所面临的问题：市政部门无视苍蝇和水污染，疾病的传播不止于病房，以及事务所的预防医学工作常常无效。他强调公共卫生应成为政府的职能，不能仅仅在封闭区域内试行，而应在全市范围内推行。他希望事务所开展的公共卫生活动最终被市政当局接管，诸如生死统计、饮食物供应等能在几年内接管，医疗服务可能需时较长，因为公共卫生护士和学校护士都很缺乏。兰安生非常清楚维持事务所运转需要庞大资金，例如事务所学校卫生的人均开支比政府初等教育的人均支出还高，"显然你不能希望这样的一套教育体系能够支付比教育经费还多的卫生服务"。④ 但中华医学委员会仍希望它能发挥示范作用，故而一直支付着事

① "Interview with Dr. J. B. Grant", Oral Histories, RG13, RF, Rockefeller Archive Center.
② Roger Greene, *China Medical Board Eleventh Annual Report*, New York: The Rockefeller Foundation, 1926, p. 20.
③ Mary E. Ferguson, *China Medical Board and Peking Union Medical College: A Chronicle of Fruitful Collaboration* 1914 – 1951, New York: China Medical Board of New York, 1970, p. 58.
④ "Interview with Dr. J. B. Grant", Oral Histories, RG13, RF, Rockefeller Archive Center, p. 177.

务所的运转经费。

（二）示范效应

1926 年，兰安生在访谈中总结出事务所的四项成效。首先，吸引北京的行政长官对疾病防治感兴趣，开始在辖区调查公共卫生状况。其次，在中央防疫处负责人的合作下，警察厅长官彻底改组有碍公共卫生的卫生处。① 再次，兰安生本人应邀成为内务部卫生荣誉顾问，取得参与卫生事务的机会。最后，事务所参与一些公共卫生事务，如指导其他机构开展的灭蝇运动、对农村地区新生儿破伤风的调查及预防指导、训练警官、为学校草拟卫生培训课程以及担任其他卫生项目的顾问。② 这是他作为当事人感知到的即时成果，或难免浮夸之处，然而若从中国公共卫生的发展来看，该事务所的贡献远胜于此。

该所兼具两项任务，一是发展出适合在中国推行的社区卫生办法，一是设计出既适合医学生又适合护士生实践的方案。③ 事务所试图使医学生通过实习学会中国最需要的公共卫生工作是什么，在目前条件下什么方法是可行的，什么方法是最可能成功的。④ 正是由于重视根据地方情形进行在地化试验，使该所在中国公共卫生事业发展历史中留下了深深烙印，不仅创新的组织形式，培养出公共卫生事业的各级行动者，而且试办生死统计、妇婴保健和学校卫生等各项事业。

首先，事务所在组织形式上有两个创新之处：一是建立董事会制度，邀请各界力量，尤其是权力部门，参与公共卫生事务；一是开办兼具临床医学与预防医学相结合的诊所。该所采取董事会管理制度，整合行政和医界力量合作管理公共卫生。董事会由 7 人组成，警察厅厅长为董事长，警察厅卫生科科长、中央防疫处处长、卫生所所长以及兰安生教授、知名医师为董事，负责工作规划、经费预算、财产保管以及聘请卫生事务所所长等工作。⑤ 这样的人员构成使事务所能够既得到权力部门的支援，又得到

---

① 这一看法过于乐观，兰安生不得不为之加上注解，"改革这一机构需要花费很多时间，因此仅仅取得一点点进步并不令人吃惊，关键是改变已经开始"。

② "HSH Interviews with Dr. J. B. Grant", September 23, 1926, Folder 525, Box75, CMB, Rockefeller Archive Center.

③ "Interview with Dr. J. B. Grant", Oral Histories, RG13, RF, Rockefeller Archive Center, p. 197.

④ Roger Greene, *China Medical Board*: *Twelfth Annual Report*, New York: Rockefeller Foundation 1927, p. 12.

⑤ 王琇瑛：《我的母校——协和护校》，《话说老协和》，第 224—225 页。

专家的指导。不同的意见能在董事会内部达成一致，有利于提高办事效率，医学界的参与保证了事务所坚持科学医学的原则。在这种管理模式下，事务所的筹备和建立得到各方的大力支持。协和医学院拨借开办经费、雇佣人员、征集材料和购置器械，"得以集事，一切设备亦大致渐具规模"；中央防疫处辅助合作，无分畛域，"兰安生则运筹斡旋，始终援助"；上自历任警察总监、行政卫生各处长，以迄巡官长警，上下一心，尽力维护，加之内左二区警署匡扶资助，谊如手足，"业务之推进无阻，成绩之逐渐以彰"。① 职是之故，1930 年代成立的 3 个卫生区事务所均设有董事会制度。

　　事务所是一个与警察厅派出所性质相似的基层卫生组织，不仅兼具临床医学与预防医学的职能，而且公共卫生人员直接关照个人的卫生与保健。② 兰安生认为在美国之外的落后国家区分临床医学和预防医学是非常荒谬的，力主事务所坚持临床医学与预防医学的结合。③ 这是他根据地方环境对美国公共卫生的一种革新。事务所附设卫生诊疗所，设有内科、外科、肺痨科等，其目的重在预防疫病，并非医院性质。各科医师诊察后，简易者给药施治，疑难者介绍给适当医院。除治疗外，该所还有一项重要的任务就是向病人详尽讲解病因，"以启发其防病智识"。为预防传染病，进行疫苗注射，尤其是天花和伤寒。从 1925 年 9 月至 1926 年 8 月，该所共诊治 39324 人，以妇科、儿科为最多，共计 32857 人，占总数的83.55％，其中妇科有 16261 人，小儿科 16596 人。这些就诊患者，为"防病而来者已渐达 1/3 之数，诊病者不过 2/3"。事务所对此深感满意，表示"人民卫生知识已形发达，于预防疾病，熏陶灌输亦渐能了解，斯本所惨淡经营所堪称幸者也"。④ 事务所成立后，建立流行病报告制度，来自社区的病人有不同颜色的登记卡片，公共卫生护士会追踪个案到家庭。事务所开办的诊疗所为居住在附近的居民提供便利的诊疗，使人们方便地接受治疗，并获取一定的预防医学知识。时至今日，这种形式的社区卫生中

---

① 《京师警察厅试办公共卫生事务所试办经过概况》，中国第二历史档案馆藏，京师警察厅档，档号 1036—7。

② 兰安生在给方擎的信中写道："明天世界将看到卫生区事务所的发展与警察署的发展相似，为小区的成员提供临床医学和预防医学的保护。" J. B. Grant to Fang, August 8, 1925, Folder 465, Box66, CMB, Rockefeller Archive Center.

③ "Interview with Dr. J. B. Grant", Oral Histories, RG13, RF, Rockefeller Archive Center, p. 163.

④ 《京师警察厅试办公共卫生事务所试办经过概况》，中国第二历史档案馆藏，京师警察厅档，档号 1036—7。

心仍然服务于基层社会。

其次，事务所成为中国公共卫生人才的孵化器，并形成基层公共卫生人员的培训方式。刘瑞恒曾总结道："北平试办公共卫生事务所对中国公共卫生事业的发展有着不可低估的影响。必须提到当时的顾问（已经成为副部长）和另一位高级官员，还有一位担任特别市卫生委员。三个分支机构的负责人现在已经成为上海和卫生部卫生工作的负责人。"① 卫生科科长由中央防疫处科长黄子方兼任，保健科科长由中央防疫处技师金宝善兼任，后由杨崇瑞担任科长，防疫科和统计科先由黄子方任科长，后由协和医学院借调胡鸿基为科长。② 这些科长后来都成为公共卫生专家，或担任中央、地方卫生机关的负责人，③ 将北京公共卫生的试验推行到其他地方，或成为妇幼保健的专家，或成为中国预防医学事业发展的领军人物。④ 洛克菲勒基金会官员阿兰·格雷格（Alan Gregg）博士将此种现象描述为："在卫生区事务所的年轻中国医生像候鸟一样工作，很快就会有更重要的工作交给他们去做。"⑤这些人才走向领导岗位后，直接决定了未来中国公共卫生的走向。

卫生区事务所开张的时候，没有训练有素的卫生人员，既缺乏公共卫生护士，又缺乏训练有素的卫生稽查。⑥ 格林认识到，中国公共卫生的进步必须完全依赖于训练有素的基层卫生官员，他们能够以正确的方式开始处理问题是非常重要的。他主张这种培训应当分工进行，将卫生人员分为不同类型，分别接受不同的培训，这种专业化可促使工作得到更好地完成。⑦ 在这种思想的指导下，卫生区事务所在创立之初就全力投入培养适合当地社会的基层卫生人才。

---

① J. B. Grant to Roger Greene, September 1, 1929, Folder 470, Box67, CMB, Rockefeller Archive Center.
② 《京师警察厅公共卫生事务所编制表》，中国第二历史档案馆藏，京师警察厅档，档号1036—7。
③ 黄子方先后出任北平市卫生局局长、卫生部参事、国际联盟卫生组委员以及京沪杭甬铁路局总医官等职。
④ 杨崇瑞成为中国妇幼保健事业和助产教育的先驱者，1947年被联合国国际卫生组织聘为国际妇婴卫生专家。
⑤ Dr Alan Gregg's Diary while in China, Folder 535, Box76, CMB, Rockefeller Archive Center.
⑥ "Interview with Dr. J. B. Grant", Oral Histories, RG13, RF, Rockefeller Archive Center, p. 203.
⑦ Roger Greene to J. B. Grant, August 15, 1927, Folder 465, Box66, CMB, Rockefeller Archive Center.

在兰安生看来，公共卫生护士是卫生区事务所最重要的因素。[①] 1925 年 7 月，卫生区事务所添设公共卫生护士，除卫生诊疗所任务外，还指导家庭卫生，以保育儿童为主旨。1926 年 10 月，事务所正式开始系统培训公共卫生护士。他们希望培训的护士能更多地从事公共卫生护士的工作，而不是在相关机构中担任管理职位。因为公共卫生护士需走进家庭，走入社区，这种培训非常重视传授在医院不能获得的特殊技能——家庭卫生服务的知识。为期两个月的培训试图教会学生热心地理解她照顾的病人，将之视为家庭和社会的成员，从病人的生活环境理解他们。事务所开设的公共卫生护士培训成为该所的标志性措施。1929 年，事务所是当时唯一能够培训公共卫生人员的机构，"至少，它暂时是最重要的卫生机构，能够提供为期 3 个月的公共卫生护士训练"。[②]

清洁卫生、饮食物卫生、卫生教育和检查厕所及其他卫生问题是环境卫生的重要内容，若要得到有效管理，必须依赖具有一定专业知识的卫生稽查。然而事务所的警官没有接受过专门训练，不可能有效地完成任务。事务所认识到，若要取得长久的成效，必须将培训课程作为促使警官们能够履行职务的必要措施之一。因此，环境卫生科强调指导卫生稽查，使他们能正确讲述苍蝇和肠胃性疾病的关系。[③] 由于事务所没有管辖警察的权力，卫生稽查的培训直到 1928 年北平市卫生局成立后才展开。

再次，事务所试办生死统计、妇婴保健和学校卫生这样一些新式公共卫生事务，并根据地方情况创新工作方法。生死统计对于公共卫生，"犹如簿记之于商业，无簿记则商人不克知其盈亏之原因。无统计则卫生家无由考核其卫生设施之能率，更无何评定其将来之方针"。中国卫生事业处于草创阶段，对国内医事问题缺乏确实统计，不能作适当评判，也就难定卫生行政缓急之方针，故该所对于统计调查特别注重，置医士 1 人，专门负责统计事项。[④] 但收集统计资料是非常棘手的工作，不仅有着技术上的难题，而且还要面对人们的不理解和漠视。当时中国死因多使用旧式中医

---

①　J. B. Grant to Gertrude F. Hesmer, November 12, 1925, Folder 477, Box68, CMB, Rockefeller Archive Center.

②　J. B. Grant to Roger Greene, September 1, 1929, Folder 470, Box67, CMB, Rockefeller Archive Center.

③　"Health Station First-quarterly Review", Folder 465, Box66, CMB, Rockefeller Archive Center.

④　《京师警察厅试办公共卫生事务所试办经过概况》，中国第二历史档案馆藏，京师警察厅档，档案号1036—7。

词汇表达，仍未形成专业术语，也就是说，术语未能标准化。因此，兰安生首先做的是将有关死因的中文术语标准化。他从国际通行的 200 种死因中选出 20 类疾病术语。如此一来，在生死统计中，只能说是哪类疾病，而不能说是哪个特别的疾病。这样大概能保持 90% 的准确性。更重要的是，平日里人们在面对统计员的时候，往往想到的是税收员，总认为他们不怀好意，不愿意配合。在这种情况下，兰安生想到了一个办法，就是通过与棺材业者合作，通过得到区内哪些家庭有人订购棺材的信息，来获取区内人员死亡的信息，接着派公共卫生护士前往家访。此外，若得到有人在街上倒毙的信息时，他们会立即前去走访。①

　　事务所统计科自认为建立了中国最好的生死统计系统，它所获得的计量数据是历史性的记载，是中国北部第一次精确估计死亡率和出生率。②根据调查统计结果计算，卫生区内生产率大概为 21‰，死亡率约为 20‰。统计员认为，考虑到中国人的习惯，男子多只身来城镇谋生，而妻子独留乡村，且每遇疾病时又归故乡。因此，事务所对上述生产率和死亡率进行了更正，生产率应在 35‰ 以上，死亡率不下 30‰。根据对死亡原因的统计，肺痨症、胃病、婴儿传染病位居前列。

　　事务所奠定了妇婴保健的基石。公共卫生护士教导人们如何注意孕妇、幼孩卫生。若遇有身体不适者，即劝其到所就诊，并代各户婴孩儿及病者梳发、沐浴、检查体温，以及诊察孕妇身体、预防疾病、助理接生等事。事务所保健科非常注意宣传工作，撰述和刊发保护妇婴要旨暨接生谈，按户送阅。1926 年设立保婴会，邀请该区妇女率领儿童入会。最重要的是，事务所认识到必须对旧式产婆进行改造。兰安生在访谈中讲到，在中国产婆是一种家族事业，由母亲传给女儿，没有正规教育。在警察命令或其他命令面前，中国人都是非常驯化的，因此要登记注册这些老式的和蔼女产婆没什么困难。事务所召集旧式产婆举行茶话会，教以清洁消毒各法，以期减少产褥热及婴儿破伤风等致命重症，劝告新法接生之利。此外，事务所对产婆进行了登记，禁止那些有过多产褥热或新生儿破伤风，或助产记录不良的人继续从事接生。③ 杨崇瑞于 1927年成立助产士学校，附设于事务所，招收中学毕业生，经过 6 个月培训充

① "Interview with Dr. J. B. Grant", Oral Histories, RG13, RF, Rockefeller Archive Center, pp. 199 – 200.

② "Health Station First-quarterly Review", Folder 465, Box66, CMB, Rockefeller Archive Center.

③ "Interview with Dr. J. B. Grant", Oral Histories, RG13, RF, Rockefeller Archive Center, p. 219.

当助产士。①

早在 1922 年 9 月，兰安生已为学校教员举办了教育卫生特别班，在全国招收学员 11 人，传授健康与疾病、公共卫生活动以及卫生教育知识。②事务所成立后，正式创办学校卫生，后推行至全市。兰安生认为学校卫生关系到中国的将来。他将希望寄托在年青一代的身上，他们"有很强的吸收能力，便于塑造，对医学没有老式的经验主义的观念。这为向这片土壤灌输现代卫生知识提供良机。如果在学校里开始一项系统的卫生项目，孩子们在离开学校时，将树立起对现代科学医学的正确观念和完全信心。20年后，这些孩子将成为社会上有影响的重要人物，现代医学未来的发展有一个坚实的基础"。他寄望于学校卫生工作者，不应仅仅满足于复制西方的路径，必须重视中国学生的诸如"中国人的正常发育"、"健康目录"、"体力"和"教育效率"等对国家和医学都非常重要的问题，并尝试解决它们。③

虽然仅在少数几所学校试行学校卫生，但事务所仍希望起到示范作用，让人们认识到它的价值。学校卫生的基本方法是，先从检查学生体格入手，遇有疾病畸缺，则为之设法医治或矫正。从 1925 年 9 月起，该所承京师学校医院之约，先后检查京师公立第三小学校学生 418 名，京师公立第二中学校学生 254 名，贝满女子中学校学生 120 名，其后艺文中学校学生亦次第施行检查。陆续发现的疾病畸缺均经该所医师及公共卫生护士分头设法矫治。④ 此外，该所每周派医师、护士前往缺乏校医的学校进行诊视。1926 年，有 7 个学校约 1500 名学生加入其中。⑤

事务所对北京公共卫生有重要影响，但兰安生对其局限性有着较为清醒的认识。他认为，从长远来看，社区卫生要取得成功，应当是政府的责任，而不是一项志愿者的慈善事业。正如他一生的信念所显示的那样，"社区的卫生部门不能放弃自己的责任，但是其首要的责任取决于充分的

---

① Interview Dr. J. P. Maxwell, May 24, 1927, Folder538, Box76, CMB, Rockefeller Archive Center.

② 李蒸：《就学北京协和医学校教育卫生特别班记略》，《北京高师周刊》1922 年第 170 期，第 6 版。

③ "Report of School Health Service", Folder470, Box67, CMB, Rockefeller Archive Center.

④ 《京师警察厅试办公共卫生事务所试办经过概况》，中国第二历史档案馆藏，京师警察厅档，档号 1036—7。

⑤ "Report of School Health Service", Folder470, Box67, CMB, Rockefeller Archive Center.

政府卫生权力"，① 可惜历任中国政府均无履行卫生职责之决心。此外，卫生区事务所所在的内二区很少真正的穷人，他们要不是小官僚或前官僚，就是一些商人。② 因此，事务所获得的经验有很大的局限性，它为该区特定人群提供着世界上先进的试验，但其所得到的经验却难推广，公众也不欣赏这种公共卫生服务。③

对事务所的工作人员来讲，还得面临心灵的煎熬。社区卫生成效缓慢，不像临床医学那样，或抢救病人，或手术成功，每天都能看到一些立竿见影的收获。兰安生在访谈中指出，社区卫生工作者必须忍受两点考验：一是社会进化或革命是长期的，不能指望立即取得成果，即使在革命中，社会进化也可能很慢；二是需要承受失败与挫折，当有人打你的左脸时，应当把右脸也让给他打。④

四　丙寅医学社与公共卫生观念的普及

受五卅运动影响，协和医学院的学生开始关注国家大事。他们成立学生会，参加北京市学联。1926 年，以杨济时为首的学生和青年医生发起组织丙寅医学社，主要成员有朱章庚、贾魁、诸福棠、李瑞林、胡传揆、陈志潜等。该社成员讨论决定创办一种通俗的医学读物，向人们介绍宣传科学医学知识。杨济时在发刊辞中声明该刊的目的是："既非发挥医理，亦非普及验方，但在引起同志对于科学的医学，在国内现在及将来的地位上发生一种兴趣。其次，劝告同胞在病前病后，对于科学的医学表现一种相当的了解。"⑤ 由于缺少经费，刊物未能单独出版，改以周刊形式在报纸登载。后经朱章庚亲属介绍，丙寅医学社在《世界日报》开办"医学周刊"专栏，由陈志潜任主编。因内容直接涉及人们日常生活中的医学和卫生问题，很快受到各界人士的关注。但出了几期后，因广告收入减少，该报拒绝继续合作。此后，丙寅医学社先后与新创刊的《中华日报》和天津《大

---

① "Interview with Dr. J. B. Grant", Oral Histories, RG13, RF, Rockefeller Archive Center, p. 177.

② Ibid. , p. 201.

③ Ting-an Li, "The Health Station of the First Health Area, Peiping", Folder 366, Box44, RF, Rockefeller Archive Center.

④ "Interview with Dr. J. B. Grant", Oral Histories, RG13, RF, Rockefeller Archive Center, pp. 218 – 219.

⑤ 杨济时：《发刊辞》，《医学周刊集》第 1 卷，1928 年 1 月。

公报》合作，继续以周刊的形式在报纸上发表文章。1930 年，因医学社主要成员相继毕业工作，周刊停办。从 1926—1930 年，医学周刊先后刊登 4 年，后每年刊行一期合订本，名为《医学周刊集》。① 该刊在当时起到了宣传科学医学和公共卫生的作用。正如《大公报》为该刊第四卷作序所言："每周制为鸿文，附报发刊，指导公众，强聒不舍，使科学医学之常识，由个人而家庭，由家庭而社会，其效力，其功德，视同人摇笔论政。"②

《医学周刊集》的编辑出版标志着以协和医学院学生为代表的新一代医学生走上历史舞台，从专业的角度对北京的公共卫生提出挑战，从概念到具体形式都提出了具有革命性的主张。他们运用掌握的科学医学知识，对北京公共卫生的方方面面进行深入浅出地分析，不仅批判旧的公共卫生观念，宣传新的公共卫生思想，而且抨击既有公共卫生制度，讨论如何建立起符合科学医学原则的公共卫生，为未来的发展提供了可选择的路径。笔者认为，丙寅医学社是建立在科学医学基础上的公共卫生从象牙塔向社会延展的重要媒介，实际上普及和推广了新式公共卫生观念，对兰安生创办的北京公共卫生模式起到了积极宣传作用。

首先，他们对时人描述的各种各样的公共卫生观念进行了指正。1920 年代，人们对公共卫生有着纷繁复杂的认识。有的认为，公共卫生对中国来讲是无关痛痒的。《顺天时报》登载的《驳英庚款委员团之建议》一文，将公共卫生看作贵族的饰物，物质文明的排场，租界公园式的艳福。③ 有的仅仅将一些日常市政视作公共卫生。知识界在讨论办理公共卫生事宜时，有人提议说："北京的粪车都当有盖！"贾魁认为，时人将公园式、租界式"清洁"，"粪车加盖"作为"公共卫生"的大政，把"洒扫街衢"、修理厕所、粪车加盖的事美其名曰卫生，真是侮辱了公共卫生。④ 杨济时更是直接指出，人们所讲的清洁和卫生并非公共卫生，清道、粪桶加盖和胡同口不准便溺，是市政，不是公共卫生。⑤

为何有此一说呢？1927 年 8 月，京师警察厅以"粪车经过街市，臭气四溢，妨害卫生"为由，下令粪车加盖。此举受到丙寅医学社的批评，认为这是由于智识界缺乏医学常识的缘故。文章指出，粪便的危险来自于它所含有的霍乱、伤寒、痢疾等病菌，而非来自臭味，臭味里没有致病的要

① 陈志潜：《丙寅医学社》，《话说老协和》，第 441—443 页。
② 大公报同仁：《医学周刊集第四卷序》，《医学周刊集》第 4 卷，1931 年 5 月。
③ 江东：《驳英庚款委员会之建议》（四），《顺天时报》1926 年 8 月 1 日，第 4 版。
④ 贾魁：《甚么是"公共卫生"？》，《医学周刊集》第 1 卷，1928 年 1 月，第 47 页。
⑤ 杨济时：《建设时代之公众卫生》，《医学周刊集》第 2 卷，1929 年 1 月，第 280 页。

素，其实质是由于人们对卫生的误解：

> 所以这不卫生的粪车问题，又不是规定出入城的时间所能解决的。为迎合群众不喜欢闻臭味的心理，当然粪车加盖并限制在一定的时间内出没，确是一种办法，然而这够不上"卫生"与"不卫生"的问题。智识界用"不卫生"做利器，来屡次的攻击粪车的臭味。现在警厅当局又把"臭气四溢""妨害卫生"的罪名作为粪车必须加盖的理由，都是同一的误解了卫生的真意。①

那么，到底什么叫作公共卫生呢？公共卫生与城市生活有着非常密切的联系，必须从公共的角度来预防传染病：

> 城市的生活实际上分不出你和我，喝的水，吃的东西，任你怎样想，终是别人有些间接或直接的关系。一个人得到了传染症，传染病就极快的散布开来到很多的居民了。这个你和我的关系渐渐已打破了省界，以至于国界。以前个人的疾病问题，现在是人群的问题。②

作为公共疾病问题，必须有机关对此进行管理，公共卫生就是为了解决公共健康问题。贾魁撰文总结道："简而言之，是拿科学医学所找到的原理大规模的去预防疾病的发生，积极的来提高民众的康健。"③ 李延安认为，公共卫生是一个很重要的问题，大则关系国家之强弱，小则关系个人之幸福。公共卫生不是粪车有盖、街道清洁和公园广设，而是一种独立的科学及技术，其要点有三：一、减少人民的死亡和患病率；二、减少人民的忧苦；三、增进国家的生产力。④ 杨济时则指出，公共卫生是根据科学医学的发达，社会情形的变迁，从群的目标来防止疾病。⑤

他们非常注重从社会经济的角度理解公共卫生的价值和意义。从人道主义看，公共卫生学带有慈善色彩，的确是一个社会问题，所以公共卫生是防病延寿的学术，直接减少社会的死亡率和疾病率，间接使社会经济不受损失。公共卫生是开源节流最好的理财方法，因为它能保持社会的健

① 猷先：《粪车加盖算不得卫生》《医学周刊集》第2卷，1929年1月，第253—254页。
② 杨济时：《公共卫生谈》，《医学周刊集》第2卷，1929年1月，第85页。
③ 贾魁：《甚么是"公共卫生"？》，《医学周刊集》第1卷，1928年1月，第47页。
④ 李延安：《甚么是"公共卫生"》，《医学周刊集》第1卷，1928年1月，第49—50页。
⑤ 杨济时：《建设时代之公众卫生》，《医学周刊集》第2卷，1929年1月，第281页。

康，增进人民的效率，节制经济无形的消耗。对此，贾魁作了很好的论证：

> 死的人不是一家中支持经济的柱石，也必是一家所钟爱的。这经济上直接间接的损失，和家庭中的苦痛，还可以数目计么？况且逾格的死亡，乃是多数疾病的结果。有一个死的至少还有十个在那里生病，一个病的至少还要一个无病的去服侍。这样算计起来每年全国就至少有一万万人生病，又要一万万人服侍他们。人称我国为东亚病夫，这实在当之无愧！这每年医药上的耗费，因病所减的进款，和社会中间接所受的损失，我国有没有负责的人来计算计算呢？病了就不能作工，家庭中的进款就大受损失，病了必须请大夫，买药吃，家庭中的日用就增多了。一个生利的人病死，社会不但失掉一个生利的，却还增加了无依无靠分利的孤儿寡妇！①

其次，他们对当时中国的公共卫生行政进行了反思。陈志潜指出，卫生行政同交通行政、工商行政都是对等的事业，但是交通、工商等事业只是人生的附属品，健康则是必需品，人要没有健康，就什么都没有了。中国政府对卫生行政素来不注意，"只是既然各国已经有了卫生行政的组织，所以我们采取外国政体的先辈们也不能不照本宣科把外国花样抄下来"。虽然自清末新政以来，内务部设有卫生司，警察厅下设卫生处，"但社会上从来莫发现真正的卫生事业，人民从来莫见过真正的卫生设施"。此外，卫生行政在整个行政体制中居于附属地位，不仅权限不明，做事有掣肘，而且号令不一，行动迟缓。卫生的举措受到种种限制，加之执政者大半外行，所有举动往往处于被动状态，罔论卫生行政的实施。②杨济时更对清末以来的公共卫生作了入木三分的描述：

> 过去的办卫生，如政府办其他虚设的机关一个方式，派几个毫无训练的人到日本，考察卫生三四个月，抄了一本卫生的书目。回国后就堂堂做起卫生官发起财来了。于是乎那处亦设一个卫生所，这处亦设卫生司，清道亦是卫生，禁止便溺亦是卫生。卫生竟成了一个做官

---

① 贾魁：《甚么是"公共卫生"？》，《医学周刊集》第1卷，1928年1月，第48页。
② 陈志潜：《卫生行政应特别注意之事项》，《医学周刊集》第2卷，1929年1月，第290—291页。

发财的新名目。各地的警察署有卫生科，市政所亦有卫生科，内务部亦有卫生司。就拿本城说，挂卫生照牌的机关何止数十，靠卫生吃饭做官的又何止数百，却是本城的自来水混冲了大小便至今还没有一个办法，这是办理卫生的成绩![1]

那么，应当如何办理真正的公共卫生呢？金宝善、杨济时和陈志潜提出了自己的见解。他们认为举办公共卫生首先必须任用具备一定资格的人担任卫生行政的负责人，"没有医学学士位是不行的，没有受过公共卫生专门研究是不行的，公共卫生和清道混为一谈的先生们是万万不行的"。[2]公共卫生的建立，需要受过专门训练的人才，因此必须任用合格的卫生行政领导者。金宝善认为，负责市政卫生者，必须专任，不能兼任，且须有公共卫生学位，或曾任市卫生局局长、副局长的等职务5年以上。[3]陈志潜提出，北京特别市卫生局局长应具备下列资格："1. 世界公认为甲等医学毕业者，取其根本训练的充实；2. 有公共卫生训练者，取其明白卫生行政之大概；3. 对于北平卫生行政素有研究，能发表政见，陈述计划；4. 品性端正，言辞快利，办事认真，足为领袖者。"[4]

除任命合适的人选担任公共卫生领导者之外，国家还应开展适当的卫生教育，以改变人民对科学医学的无知。中国的普通教育处在黑暗时代，目不识丁者十之七八，要在此基础上增进人民卫生智识是非常困难的。但要推行公共卫生，必须教育人民了解科学医学的基本常识，通过增强个人卫生来维持人民的健康。陈志潜指出，北京是中国教育的中心，中小学生数目在全国大城市中最多，是实施卫生教育的绝好地方。他提出应利用北京已有的高等师范和初等师范学校，训练卫生教育的教师，同时请中央政府改编学校旧有卫生教材，然后任用有训练的教师，讲授有价值的教材。如此一来，使青年学生接受卫生教育，在社会上必能引起多数人的注意，将促使公共卫生的进步。[5]

作为生活在北京城内的医学者，丙寅医学社的成员们关注北京公共卫生，就如何改善具体卫生状况提出了建议，譬如排泄物的处理、学校

[1] 杨济时：《建设时代之公众卫生》，《医学周刊集》第2卷，1929年1月，第280页。
[2] 同上。
[3] 金宝善：《市政卫生之急要》，《医学周刊集》第2卷，1929年1月，第276页。
[4] 陈志潜：《卫生行政应特别注意之事项》，《医学周刊集》第2卷，1929年1月，第291页。
[5] 同上文，第292页。

卫生、灭蝇运动以及饮食物与肠胃病关系等问题。[①] 姚寻源通过研究指出，苍蝇、冷饮和井水是北平肠胃症之重要媒介。他检验发现街市售卖的酸梅汤中，有50%含有大肠杆菌，20%含有痢疾杆菌，井水63%含有大肠杆菌，这些都是导致人们患上肠胃疾病的重要原因。针对这种状况，他提出为预防肠胃症，千万不要饮生水，在清洗各类水果蔬菜时，可采用漂白粉杀菌，"每次在一大盆水内放一撮即足以将一切毒菌杀尽，以之浸洗菜果愈十数分钟，菜果之毒菌亦尽灭绝"。[②] 胡百行对北平公共卫生面临粪、秽水、垃圾、沿街泼水、饮水以及食品等等问题分别提出了具体建议，得到了卫生局的回应。[③] 这里所提及的内容将下编予以阐释，此不赘述。

需强调的是，这批学者已认识到科学医学必须适应中国国情，指出中国要建设公共卫生，不仅需要依据必要的学理基础，更需要对中国国情深入研究，才能真正解决中国的公共卫生问题。杨济时强调中国的公共卫生问题不过是中国科学医学大问题的一部分，必须注意科学医学学理建设，这样才能发展中国自身的预防医学，不然充其量不过抄外国人的具文，不能解决中国特殊的自身问题。

> 公众卫生不是一个大帽子张三李四随便可以戴。中国公众卫生亦不是一个如几个自鸣卫生家说的那样简单"卫生卫生"一句符，把身子一幌，中国立刻就走上了公众卫生正道上去了，什么劳工卫生啦，婴孩卫生啦，学校卫生啦，居住卫生啦，卫生看护啦，都兴了。公众卫生是我们极端主张立刻就办，而且应当加工干的，因为我们不做何以对得起年年冤枉死的数百万同胞，不做，我们民族的前途经济上吃亏，体格上吃亏，国际中还不是永远做个退化的国家。中国的公众卫生问题，不比其他问题小，能建设中国公众卫生人才，引到正道上去的，非有专门的训练，远大的目光，卓绝的才能，不足胜任。[④]

---

① 此类文章有卢永春：《北平的学校卫生问题》，《医学周刊集》第4卷，1931年2月；贾猷先：《怎样处理我们的排泄物》，《医学周刊集》第2卷，1929年1月；季青：《灭蝇运动常识的测量》，《医学周刊集》第2卷，1929年1月。

② 姚寻源：《苍蝇、井水、冷饮与北平人肠胃症之关系》，《医学周刊集》第3卷，1930年4月，第55—58页。

③ 胡百行：《为北平特别市卫生局进一言》，《附北平特别市卫生局"答胡百行君"》，《医学周刊集》第3卷，1930年4月。

④ 杨济时：《建设时代之公众卫生》，《医学周刊集》第2卷，1929年1月，第282页。

　　在丙寅医学社的成员看来,科学医学已成为一门非常专门的学术,"就是智识界的领袖若没有受过相当的训练,也没有教民众怎样认识'科学的医学'的能力"。① 他们这些接受过科学医学教育的人抽出一部分精力来宣传相应的知识,将引导国民了解一般的科学知识,避免巫医、玄医、市医、庸医等引入迷途。基于此,他们认为自己宣传的科学医学已经跳出新文化运动的"科学"范畴,是独立于新文化运动的医学革命,全盘接受了近代文明国在医药卫生学上已有的成就和所用的科学方法。

　　　　数年前国内盛极一时的"新文化运动",若从它的精神和它的"拥护科学"、"重新估定一切价值"等口号看来,似乎未始不可于产生旁的效果之外,并成为我国医学革命之一有力的媒介。然而不幸,事实上并不如此,新文化运动没特别为近代的医学卫生学术做护法士,它的有些领袖们甚且自身髦鬖还未能忘情于国故医学。"中""西"医学不可同日而语之一般见识,必曾因此迟了数载。最近昂进的医学革命运动,是独立于新文化运动而起的。②

　　这是非常重要的一个观点,它表明专业技术人才接过"科学"大旗。丙寅医学社的成员,也就是协和医学院的学生和青年教师,接受的是与世界医学界接轨的专业医学教育,了解国际学术前沿信息,对科学医学有着扎实的理论基础,对其应用亦有相当的经验和研究。他们希望能将科学医学运用于中国人的日常生活中,解决中国医学以及公共卫生的具体问题。这种实用主义的科学理念,已经超越了新文化运动以来凸显科学对人生观、价值观的影响和意义的理念。可以说,自此社会公众知识分子在"医学"及"卫生"范围内的话语权受到了来自医学领域的职业专家的挑战,前者逐步退出具体事务的讨论。这种权力的跨域转化可视为近代中国公共卫生逐步专业化的标识。

小　结

　　20 世纪初,北京科学医学教育取得了一定的进展。国家创立了国立北

---

① 杨济时:《发刊辞》,《医学周刊集》第 1 卷,1928 年 1 月。
② 江绍原:《医学周刊集第三卷序》,《医学周刊集》第 3 卷,1930 年 4 月。

京医学专科学校，但仍在起步阶段。1915 年，洛克菲勒基金会接管并改造协和医学堂，凭借其资金和人才优势，成为北京科学医学教育的领头羊，亦使基于科学医学的美式公共卫生教育具备了创立和发展的基础。不过，洛克菲勒基金会所提倡的美式公共卫生是有别于临床医学的预防医学，它认为中国并不具备发展此类公共卫生模式的条件。

1921 年，毕业于约翰·霍普金斯大学公共卫生学院的兰安生被洛克菲勒基金会的国际委员会派往中国，开始尝试在中国开展公共卫生项目，创立基于生物医学的公共卫生模式。兰安生深谙基金会的理念，熟悉在华两大机构的需求。他创立的兼具实习和行政的双重职能的公共卫生事务所，以其隶属于政府获得国际卫生委员会的资助，以其可供医学生实习得到中华医学委员会的支持。兰安生在实际工作中有两大特色：一是在与基金会交涉时，凸显该体制对美国与日本在华文化竞争的价值与作用；一是在社会交往中，注重建立广泛的上层社会关系，吸引中国官员对公共卫生的兴趣。当他的倡议面临被否决的命运时，他对中国官员的宣传发挥作用，正是由于有官员表示出对公共卫生的兴趣，国际卫生委员会才决定采纳兰安生的建议。

兰安生还必须解决好在地化的问题，以取得立足之基。他进行的公共卫生试验，并未全盘照搬美国模式，而是根据地方状况有所创新。首先，兰安生并未恪守美国将临床医学与预防医学分开的观念，而是坚信在中国两者应结合在一起。他建立的事务所不仅是为医学生和护士提供实习临床医学和预防医学的场所，而且是两者相结合的行政单位。在美国，临床医学与预防医学的分离，一是因为预防医学是政府的职责，一是因为医疗从业者有着强大的势力，不能威胁他们的利益。而在中国，临床医学不发达且昂贵，通过提供一些基本医疗服务更能起到公共卫生的功效。其次，兰安生创办的公共卫生事务所在保持警察卫生行政基本职能基础上，创立预防医学所倡导的社会医疗服务职能，是将小区卫生与北京既有警察卫生相结合的产物。虽然兰安生在理念上对日本的公共卫生持否定态度，但为满足基金会必需得到政府支持的要求，他必须适应已有的权力架构，与掌控公共卫生职权的京师警察厅合作。事务所名义上归属警察厅，但实际操控在兰安生手中，但他必须处理好与各级警察部门之间的关系。因此，他注意与各级官员打交道的分寸以及调和复杂的人际关系，采取灵活策略较好地处理各方关系，使他所提议的创新体制未受到太大阻碍。

兰安生促成的创新体制对中国公共卫生具有深远影响，不但培养出一批专业人才，成为推动公共卫生发展的中坚力量，而且形成一套具有示范效应的认知范式和规范框架，以及专业行动者培训机制。从此层面来讲，这一体制达到基金会作为制度供给者的基本目的，即建立人才培养机制和建立可供复制的示范机构。若从北京公共卫生发展的历程来看，这一创新体制的贡献则在于对制度变迁的影响。若干年后，当接受公共卫生培训的人才成长为决策者，也就是政府部门的政策和程序制定者，公共卫生的新思想传播到决策场合，进而改造既有的地方制度，使其符合美式公共卫生的标准。

与此同时，协和医学学校的青年教师和学生组织的丙寅医学社，不仅积极宣传科学观念，告诉人们什么才是真正的公共卫生，而且积极研究北京的卫生状况，告诉人们如何才能实现公共卫生目标。通过在报纸上登载各类文章，丙寅医学社实际上扮演了将基于科学医学的公共卫生从象牙塔推向日常生活的中介角色，普及了新式公共卫生理念，对兰安生创办的北京公共卫生模式起到了积极辅助作用。

第三章　从警察卫生向公共卫生的转化

　　1928 年后，人们对新建立的"革命"政权是有所期待的，这种对国家建设的期待自然包含了公共卫生。此后 10 年，北平公共卫生的确呈现出新的气象，成立了专门的卫生局，并积极开展公共卫生建设。但是，更应看到的是，公共卫生不是简单的国家建设，更是一套专业性很强的制度，必须具备一些基础性条件，才能保障制度的有效性。公共卫生是西方资本主义社会形态的产物，是建立在工业社会基础之上的对人口的治理，在人员任免、制度运行、权力责任等方面都必须合于一定的要求，必须拥有具备一定专业知识的执行人，得到独立且长期稳定的财政支持，具备合乎社会整体运行所需的法律、政治逻辑，更重要的是公共卫生必须得到社会整体的认同。由于制度本身的要求与社会现实之间存在着巨大的差距，时人在两者之间权衡利弊，采取折中办法，在旧有制度基础之上嫁接新的内容，争取既符合社会实际，又能满足科学医学的要求。本章将论述 1928—1937 年之间北平的公共卫生制度转化过程，集中分析公共卫生作为一项制度的变与不变之处，进而从社会整体角度更清楚地理解其背后所隐含的那个时代的社会、政治和经济特征。

一　日臻独立的组织

（一）概况

1. 曲折的独立之路

　　1928 年 6 月，国民革命军进入北京，引发社会各界对国民革命的期盼，期待能够"铲除社会一切旧腐之事业，而从事于有组织、有计划，强国利民的建设，以提高一国文化"。丙寅医学社的成员希望国民政府能注意医学卫生事业，为此《医学周刊集》出版卫生行政特刊，其目的在于"说明卫生行政之种种设施，与医学卫生事业于社会'民生'之重要，一方面使民众能彻底了解此项建设事业，与以相当的合作；一方面引起执政当局对于医生卫生事业之注意，还用专门人才，采取最完美而切实的组织法，尽量积极的发展医学卫生事业"。国民政府是三民主义的政府，三民主义的目标是民众，而与民众关系最密切的莫过于医学卫生事业，故期待国民政府能从事卫生行政建设，"不像从前腐恶势力之下一样，决不致再'徒尚虚文，不务实事'的，更不见得再有少数人'包办'的恶习"。①这种观点反映出时人对一个"革命"政权的期待。事实证明，1928年政权更迭之后，北京的公共卫生确实出现了很多不同于北京政府时期的新气象。

国民革命军占领北京不久，南京国民政府开始统一全国和地方政治制度，北京地方政治制度发生剧变。北平特别市政府正式成立，脱离中央内务部的直接管辖，也结束了北京无市政府的历史。市政府成立后，作为城市管理机构，职能得以扩大，公共卫生从警察机构独立出来，专由卫生局负责。此后，北平公共卫生开始制度转化，从组织、人员到规章都逐步接受美式公共卫生学说指导。但受社会政治因素的限制，这种转化的过程并非一帆风顺，遇到很大阻碍，组织形态长期处于变动之中。本节将从组织形态、机构设置和主要业务几个方面对北平公共卫生进行制度性阐释。

1928年6月28日，南京国民政府下令北京改名北平，成立北平特别市政府，何其巩出任市长。7月24日，何其巩在中山公园召开记者招待会，强调公共卫生极为重要，是市政的三大要务之一。②8月，北平特别市政府组设卫生局，统一管理此前由京师警察厅和京都市政公所两机关分别负责的卫生事项。由于经费问题，卫生局未能保持常态，历经裁撤、改组，直到1934年才稳定下来。此外，该局局长人选亦未能保持稳定，几经改任，更换频繁。最初，由内城官医院院长陈祀邦代理局长。9月，由曾任试办公共卫生事务所卫生科主任黄子方担任局长。1929年6月，改由赵以宽担任局长，同年9月改任李学瀛为局长。

1930年4月，北平市政府因市款支绌，裁撤卫生局，归并公安局改设

---

① 季青：《卫生行政特刊引言》，《医学周刊集》第2卷，1929年1月，第272页。
② 其他两大要务是公安和公共交通。《市长招待新闻记者志》，《市政公报》第1期，1928年7月，第196页。

卫生科，由姜文熙①担任科长。同年10月改派杨世勋担任科长。1931年5月，卫生课改编为第五科，仍由杨世勋继任科长。1932年7月，因裁减经费，第五科缩编为卫生股，隶属第二科，以徐书田为股长。② 1933年10月，北平市政府为整理卫生行政起见，裁撤公安局卫生股，筹设卫生处。市政府派方颐积负责筹备，与公安局接洽办理，于11月1日正式成立卫生处，方颐积代理该处处长，吉世德代理副处长。③ 1934年7月1日，卫生处升为卫生局，方颐积担任局长。1936年1月，谢振平接替方颐积出任卫生局局长一职，直至七七事变爆发。

综上可知，在短短的10年时间内，北平公共卫生机构变动5次，更换了9任负责人，与风云变幻的政局一样，时常处于变动之中，难以保持稳定状态。不过，卫生局的领导者基本由具有医学教育背景的人士担任，改变了过去卫生行政中外行领导外行的状况。

北平特别市卫生局与中央的卫生部之间并无特别紧密的上下级关系，非中央与地方的直属关系。该局的设立与南京中央政府卫生行政建设计划之间亦无因果关系，也就是说它并非中央政府行政规划的结果。1928年11月，南京国民政府发布命令，设立卫生部。④ 随后，国民政府颁布《国民政府卫生部组织法》，规定卫生部管理全国卫生行政事务，对各地方最高行政长官执行该部主管事务有指示监督之责。卫生部认为，各地方最高级行政长官执行部主管事务的命令和处分有违背法令和逾越权限者，可以请行政院院长提经国务会议议决后停止或撤销。⑤ 12月1日，卫生部公布《全国卫生行政系统大纲》，要求各省设立卫生处，市县设立卫生局。这是中央政府卫生机构建置的概况，而北平卫生局已于8月设立，远早于该部的规划。因此，从设立情况来看，北平特别市卫生局并非产生于自上而下的行政命令。

① 姜文熙，光绪二十四年（1898）毕业于北洋医学堂，曾任北平特别市卫生局事务主任兼秘书。（《国内外专门以上学校毕业学生状况调查表》，《市政公报》第15期，1929年10月）
② 《北平市政府卫生处业务报告》，第1页。
③ 《卫生处成立》，《京报》1933年11月1日，第6版。
④ 设立概况如下："卫生行政之良否，不惟关系国民体质之强弱，抑且关系国家民族之盛衰。吾国对于卫生向多忽视，际兹时代健全身体、锻炼精神、消除疫疠，属要图，着即设置卫生部，以便悉心规划。除特任部长组织成立外，着内政部即将关于卫生行政一切事宜移交卫生部办理，藉专责成而重卫生。"《市政公报》第5期，1928年11月，第152页。
⑤ 《北平特别市市报》第6期，1929年1月9日，第1—4页。

　　北平的公共卫生专业人士对如何建设北平卫生局有着切实的考量。袁贻瑾①发表了讨论卫生局机构应如何设置的文章。他拟订卫生局应设四科，分掌总务、环境卫生、传染病及统计和保健事务。② 这些公共卫生事务成为北平市卫生局各科的主要业务。1928 年 8 月，黄子方发表《北平市卫生事业纲要》一文。他于次月担任北平特别市卫生局局长一职，因此该纲要可视作卫生局的规划。在他看来，公共卫生是现代政治所必需的职能之一，"关系民众健康，不独减少人民疾苦，增进社会服务能力，且足延长民命，维护种族蕃育"。依照北京的实际情况，他认为应当办理的如下 12 项卫生事务：行政总务（任用适当人员、设立卫生顾问会以备咨询及建议和厉行卫生法律）、一般卫生事务（饮料食物及药物之切实取缔、粪便秽土之清除、蝇类害物之除灭和妨碍卫生各种营业之切实禁绝）、生命统计、卫生教育、传染病预防、监督医药开业者、推行模范区公共卫生事务所、处理花柳病及肺痨、保护孕妇与孩童、学校卫生、设立公共卫生看护以及开办工厂卫生。③ 上述两位公共卫生专家所规划的卫生行政范畴基本涵盖了公共卫生学界认可的内容，成为北平卫生局组织规划的蓝图。

2. 组织演变

　　历经 10 年的演变，北平市公共卫生制度逐步成型，体现在以下几个方面。首先，卫生局组织结构日臻完善，附属机构逐渐增加，医疗服务

---

① 袁贻瑾（1899—2003），中国著名公共卫生学家，湖北咸宁人，1919—1927 年就读于协和医学院。1926 年任北平协和医学院实习医师。1927 年至 1937 年任该校卫生系助教、讲师、副教授等职。期间赴美国留学，1929 年获霍普金斯大学公共卫生学硕士学位，1931年获生物统计学博士学位。1937 年至 1942 年任北平协和医学院公共卫生学系教授兼系主任。1935 年倡议在北京第一卫生事务所创立结核病门诊所，开展结核病防治工作，这是中国第一个结核病防治机构。

② 各科具体内容如下："第一科管理总务事项，包括撰拟文牍收发文件，典守印信，及职员任免纪录、病考勤，掌管会计及庶务和掌理其他不属于各科卫生事项。第二科管理环境卫生事项，包括酒馆、饭馆、旅馆及市场之卫生，检查食物、药品，检查饮水，检查肉类，取缔粪便、改良厕所，灭蝇及其他妨碍卫生事务之取缔和教练卫生稽查。第三科管理传染病及统计，包括生产登记，死亡登记，婚嫁登记，传染病报告，传染病隔离，施行预防接种，地方医士及医院开业之登记，地方药剂员、药房开业之登记，地方产婆开业登记，地方牙医开业登记，地方护士营业登记，调查死亡原因，预备各种应用表格，办理各项统计报告和施行地方卫生化验。第四科管理保健事项，包括公共卫生看护（限定区域试办），保健检验，学校卫生，工厂卫生，教练助产妇，预防花柳病，诊疗所和卫生教育。"袁贻瑾：《特别市卫生局设计概要》，《医学周刊集》第 2 卷，1929 年 1 月，第294 页。

③ 黄子方：《北平市卫生事业纲要》，《市政公报》第 2 期，1928 年 8 月，第 302—306 页。

职能日渐增强。1928 年，卫生局成立之初，附属机构仅 8 个，1933 年增至 12 个，1936 年又增至 17 个。随着附属机构的增加，卫生局的功能逐步完善，覆盖的区域越来越大，较之初期已能较好履行公共卫生职能。

表 3 - 1　　　　1928、1933 和 1936 年北平卫生行政附属机构统计表

年份	机构名称
1928 年①	传染病医院、内城医院、外城医院、东郊医院、第一卫生区事务所、卫生试验所、娼妓检验所、接生婆讲习所
1933 年②	市立医院、内城诊疗所、东郊诊疗所、西郊诊疗所、北郊诊疗所、妓女检治所、传染病医院、精神病疗养院、第一卫生区事务所、第二卫生区事务所、保婴事务所、药学讲习所、卫生陈列所
1936 年③	市立医院、内城诊疗所、东郊诊疗所、西郊诊疗所、北郊诊疗所、妓女检治所、传染病医院、精神病疗养院、第一卫生区事务所、第二卫生区事务所、第三卫生区事务所、第四卫生区事务所、保婴事务所、药学讲习所、卫生陈列室、技术室、化验室

其次，北平市卫生局管辖范畴逐步确定。按照卫生行政组织的设计，有卫生取缔、统计、防疫、清洁、医务和防疫等科，未有太大的变化。在执行过程中，卫生当局侧重点也没有很大改变，只有一些微调。1929 年，在卫生局初设时，注重的是饮食物卫生、环境卫生、妇婴健康、预防传染病、卫生教育和监督医药、医务人员六大方面。④ 1931 年，曾任卫生科科长的姜文熙认为，公共卫生工作大致包括：卫生教育、清洁（水、下水道、垃圾等工作）、食物检查、药品管理及检查、传染病管理（报告隔离诊断，免疫注射）、妊妇产妇及婴儿之卫生、儿童卫生、卫生试验所、学校卫生（体育训练、学校清洁、卫生视察、体格矫正），等等。⑤ 1936 年，市政计划强调应侧重生命统计、传染病管理、环境卫生、医药管理、保健工作和卫生教育六大领域。⑥

再次，卫生局颁布的规则逐步完善，涵盖了公共卫生的方方面面。1928 年卫生局成立后，沿用北京政府时期卫生管理法规，先后重新颁行相

① 余协中：《北平的公共卫生》，《社会学界》1930 年第 3 卷。
② 《北平市政府卫生处业务报告》，第 1 页。
③ 《北京市志稿二·民政志》，第 221—222 页。
④ "卫生"，《市政公报》第 7 期，1929 年 8 月，第 11—16 页。
⑤ 姜文熙：《公共卫生概要》，《北平晨报》1931 年 2 月 10 日，第 9 版。
⑥ 《二十五年度平市行政计划（续）》，《华北日报》1936 年 9 月 21 日，第 6 版。

关法规。① 此后，卫生当局又颁布一系列卫生法规，填补若干空白。② 如果仅从这些法规来看的话，此时北京的公共卫生似已做到依法行政。但不幸的是，历史事实告诉我们，由于缺乏可靠的组织和社会经济基础，这些法令基本未能得到执行，仅仅停留在字面上。

　　卫生局若要履行自身的职能，需处理好与其他行政组织的关系，尤其是公安局。早期，黄子方认识到公共卫生涉及范围宽泛，必须组织卫生委员会，综合各方意见，得各方协助，才能收事半功倍之效。③ 在他的倡议下，1928 年 10 月 4 日，北平特别市政府核准成立北平特别市卫生委员会，"以发展本特别市公共卫生，征求意见，以利进行"为宗旨。该委员会委员均为名誉，卫生局局长担任主席，由市政府参事 1 人、公安局局长 1人、工务局局长 1 人、卫生局局长 1 人、商会会长、中央防疫处处长和卫生专家若干人组成。委员会每月举行一次会议，讨论促进卫生事业的设

---

①　这些法规包括以下内容：饮食物卫生，《北平特别市卫生局管理饮食店铺暂行规则》和《北平特别市卫生局管理发卖饮食物摊担暂行规则》；环境卫生，《北平特别市管理粪厂暂行规则》和《北平特别市卫生局管理公厕暂行规则》；医务人员，《北平特别市卫生局考试医师（西医）暂行规则》《北平特别市卫生局管理医师（西医）暂行规则》《北平特别市卫生局考试医士（中医）暂行规则》和《北平特别市卫生局管理医士（中医）暂行规则》；医院管理，《北平特别市卫生局管理公私立医院暂行规则》；医药管理，《北平特别市卫生局管理医药团体暂行规则》《北平特别市卫生局取缔中国成药暂行规则》和《北平特别市卫生局管理零售药商暂行规则》。"卫生"，《北平特别市市政法规汇编》，北平特别市政府 1929 年编印。
②　《北平市政府饮水井取缔规则》（1930 年 3 月 25 日）、《北平市政府卫生处户外清洁规则》（1934 年 5 月 28 日）、《北平市政府卫生处城区粪夫管理规则》（1930 年 6 月 19 日）、《北平市政府卫生处管理牙医师暂行规则》（1929 年 8 月 19 日）、《北平市政府取缔刨摸羊羔暂行规则》（1930 年 5 月 14 日）、《北平市政府卫生处管理牛乳营业暂行规则》（1929 年 12 月）、《北平市政府卫生处管理医士（中医）暂行规则》（1930 年 9 月 18 日）、《北平市政府卫生处考试医士（中医）暂行规则（1931 年 3 月 3 日）》、《北平市政府卫生处管理正骨、按摩、针灸术营业章程》（1931 年 2 月 27 日）、《北平市政府卫生处管理畜犬及取缔野犬规则》、《北平市政府卫生处助产士注册给照规则》（1934 年 5 月 19 日）、《北平市政府卫生处取缔中国古方成药暂行规则》（1931 年 7 月 25 日）、《北平市政府卫生处各区坊公所嘱托医师或医士施诊规则》（1934 年 5 月 21 日）、《北平市政府卫生处取缔售卖安眠药品办法》（1931 年 5 月 23 日）、《北平市政府卫生处管理中西药商广告暂行章程》（1933 年 11 月 18 日）、《北平市政府卫生处办理请领内政部卫生署医师证书章程》（1934 年 2 月 10 日）、《北平市政府卫生处公私立医院注册给照规则》（1934 年 5 月 19 日）、《北平市政府卫生处药师及药剂士注册给照规则》（1934 年 5 月 19 日）、《北平市政府卫生处医师注册给照规则》（1934 年 5 月 19 日）。《北平市政府卫生处业务报告》，第 1 页。
③　《呈市政府为组织卫生委员会拟具简章呈请鉴核由》，《市政公报》第 2 期，1928 年 8 月，第 302 页。

施，增加执行方法的便利及研究临时提议事项。① 该委员会在某种程度上是京都市公共卫生委员会的延续。1928 年 3 月，京都市公共卫生委员会成立，以"发展及改良京都市内公共卫生"为宗旨，由内务部总长任会长，京都市政督办兼任副会长，京师警察总监及市政会办兼任专员，由内务部卫生司司长、中央防疫处处长、京师警察厅卫生处处长暨第一科科长为委员，延聘公共卫生专家 6 人担任委员。② 北平特别市卫生委员会的成立说明卫生行政当局认识到公共卫生的复杂性，它不仅仅关系卫生，而且牵涉到经济、政治和文化等方方面面，既需要专业人士的指导，也需要公安、工务、商会等部门的合作，方可保证卫生事务的贯彻执行。

卫生行政是从京师警察厅独立出来的，但是新的制度未能解决好卫生局与公安局职权划分问题。卫生局成立后，接管了前由京师警察厅负责的卫生事务，需与公安局会商办理。卫生局虽然获得了颁布卫生法规的权力，却未获得执行卫生处罚之权。照旧例，卫生处罚的法律依据是违警罚法第 8 章，卫生局成立后，卫生违法的处罚权力仍在公安局之手，故卫生局"惟执行手续须先与公安局商定，以免分歧"。③ 此外，有学者对卫生警察是否具有自由执行处置权力进行了论证。卫生行政事权最初包括于警务范围，其最低级的行政吏是警察。"考警察法定原则，恰如字义，仅有警戒考察之责，而无自由执行处置之权。故根据法定原则，警察举手殴人，或判断人民是非曲直，即为越权违法，期手执之棍，腰系之枪，系自卫器，而非攻击用具，彰彰甚明，是故寻常警察，在立法上，诚只有警察两字范围而已。盖以最低级之行政吏员，法律之智识猷先，根据简单之警章，殊不能判断社会间之一切复杂关系，仅能就违警范围，警而察之。转达于上级行政吏员，以资判断之材料，所以警察非经一度上级吏员之判断，不得自由处置执行事件者也。"④ 可见，从当时的法律规定来讲，卫生警察并无自由处置事件的权力。

虽然街道清洁事务由警察厅转交到卫生局手中，但仍需得到公安局各区署的配合方可顺利完成，黄子方不得不请公安局分期移交各胡同清洁事项。⑤ 更关键的是，为保证自身的经济收入，公安局并未放弃管理那些能获取警捐收入的卫生事务。1930 年代，余协中在对北平公共卫生的研究中

---

① 《北平特别市卫生局办事细则》，《北平特别市市政法规汇编》，"卫生"，第 4 页。
② 《京都市公共卫生委员会章程》，《京都市政法规汇编》。
③ 《北平特别市市报》第 47 期，1929 年 2 月 19 日，第 10 页。
④ 汪企张：《卫生警察权限之疑义》，《医药评论》第 16 期，1929 年 8 月，第 1 页。
⑤ 《北平特别市市报》第 48 期，1929 年 2 月 20 日，第 9 页。

对此给出了非常到位的解释：

> 说到事权上，公安局里还有一个卫生股，我曾问过卫生行政机关的人，为什么有了卫生局以后，公安局里还有卫生股的设置。据说道理是没有的，不过事实上是不能不如此。且举两例：大马路的清扫的责任归卫生局，而小胡同里的土车，还是由警察办理，这是什么道理呢？检验牲畜市卫生局的事，公安局还是不放，这又是什么道理呢？其实这并没有什么奇怪，我们不能怪卫生局之放弃责任，也不能怪公安局之越俎代庖；其道理是因为小胡同里的土车和检验牲畜都各有一笔收入。公安局数千警察，市政府既无款维持，公安局自身自然不能不自筹办法。在警饷无类可靠之前，公安局不敢即刻放弃这两笔收入，也是事实上可以原谅的。①

3. 组织创新：卫生区事务所

南京国民政府 10 年间，北平公共卫生改变较大的部分不在市一级制度的变化，而在社区卫生的推行，依托医学院或医疗机构建立起区域性卫生服务中心，直接为市民提供预防医学服务，其实质是兰安生提倡的公共卫生事务所模式在北平市范围内的推行。通过卫生区事务所，公共卫生得到具体而微的践行，在很大程度上化解了公共卫生难以落实到市民日常生活的难题。遗憾的是，10 年时间里，卫生区事务所仅从 1 所增加到 4 所，只能为全市行政区划的 11 个区中的 4 个提供公共卫生服务。这四个区分别为内一、内二、内三和内四区，它们的总面积为 24.719 平方公里，占城区的 38.43%。据 1933 年统计资料，居住在 4 个区内的人口总数 464510，占全市总人口的 43.77%，也就是说卫生区事务所为近半的市民提供着公共卫生服务。② 我们再引用贫户调查资料了解卫生区事务所是否有偏向性。这些区域贫民户数达 14709 户，占内外城贫户总数的 64.9%。③ 此数据表明卫生区事务所的服务对象涵括了超过 6 成的贫民，有较大普适性。其中内三区和内四区贫民所占的比例非常高，将近 1/4 的人都是贫户。表 3-2 显示出各区贫户所占的比例。

---

① 余协中：《北平的公共卫生》，《社会学界》1930 年第 3 卷。
② 隽冬：《平市各区人口密度》，《市政评论》第 1 卷合订本，1934 年，第 38 页。
③ 隽冬：《试编平市贫民统计》，《市政评论》第 1 卷合订本，1934 年，第 52 页。

表 3 - 2　　　　　　　1933 年各卫生事务所区域内贫户及失业户统计表①

区别	贫户	占全市贫户总数百分比	占区内总户数百分比
内一区	1300	5.9	4.3
内二区	1862	9.1	6.3
内三区	5513	24	18.6
内四区	6034	25.9	20.0
合计	14709	64.9	16.58

　　1928 年后，京师警察厅试办公共卫生事务所划归北平特别市卫生局管辖，改名为"北平特别市卫生局第一卫生区事务所"，负责内一区公共卫生。该所资金主要来自洛克菲勒基金会，如 1933—1934 年该所预算为 52888 元和 250 美金，而该所收入预计仅为 6500 元，远远满足不了维持事务所运转的需要。② 在接下来的几年里，卫生行政当局与医学机构合作，先后成立 3 个卫生区事务所：1933 年，卫生处与国立北平医科大学在西单宏庙胡同合作开设了第二卫生区事务所，负责内二区公共卫生；1934 年底，在东城钱粮胡同设立第三卫生区事务所，负责内三区公共卫生；1935 年，在西城大乘巷胡同设立第四卫生区事务所，负责内四区公共卫生。

　　第二卫生区事务所是仿照第一卫生区事务所模式建立的。该所在成立时，主办者国立北平大学医学院就提出，"仿照第一卫生区事务所办法，由本院负责代理内二区公共卫生事宜"。它希望能将发展卫生学科和开设第二卫生区事务所结合起来，为学生提供适当的卫生试验区，便于他们实习公共卫生学说。③ 这正是第一卫生区事务所设立目标的翻版，可将之视作兰安生公共卫生事务所模式的扩展。除目标一致外，第二卫生区事务所还得到来自洛克菲勒基金会的资助。北平大学医学院设立第二卫生区事务所的计划，得到来自南京卫生署和洛克菲勒基金会的合力支持，基金会为其提供开办经费 13000 美元。④ 此数虽然与最初申请的 3 万美元有较大差距，但足以支持事务所的开办。其他两事务所的具体状况因缺乏资料，尚无法得知是否得到基金会的资助，但从组织结构和具体业务来看，均模仿

---

①　该数据来自北平市公安局所做各区贫户及失业户调查清册。隽冬：《试编平市贫民统计》，《市政评论》第 1 卷合订本，1934 年，第 52 页。

②　"Proposal for the Changes in the Relation of the College to the Health Station", August 14, 1933, Folder 467, Box66, CMB., Rockefeller Archive Center.

③　《计划书》，北京市档案馆藏，北平大学医学院档，档号 J29—3—625；《拟办第二卫生区事务所意见书》，北京市档案馆藏，北平大学医学院档，档号 J29—3—72。

④　许端庆：《北平之公共卫生一瞥》，《同济医学季刊》第 4 卷第 1 期，1934 年，第 73 页。

自第一卫生区事务所模式。

由于 4 个卫生区事务所在组织结构上的相似性，下面将在概括介绍卫生事务所组织结构的基础上，归纳总结具体业务，希望能充分说明卫生区事务所在北平公共卫生制度转化过程中的积极作用。因卫生区事务所在机构人员设置上具有高度相似性，为免烦琐，此处仅以第一卫生区事务所组织架构为例。

第一卫生区事务所隶属于北平市卫生局，办理北平市内一区公共卫生事务。该所设董事会为行政主管及监督机关。董事会遴选医学专门人才、确有卫生学识及卫生行政经验者担任所长，再由卫生局转呈市政府委任管理一切事务。该所下设 4 股，第一股掌理生死疾病统计、防检疾病、预防接种、疾病登记等事项；第二股掌理饮料食品及一切环境卫生、清洁稽查取缔事项；第三股掌理医药救济及妇婴、学校、工厂等卫生事项；第四股掌理各项卫生劝导及一切医务助理事项。另设卫生检验室，掌理饮水、食物、牛乳细菌病理诊断等检验事项。1934 年，该所共有 64 名工作人员，包括所长 1 人，办公室文牍员、庶务兼会计员 2 人，各股股长 4 人，股员 12 人，劝导员 22 人（隶属第四股，承办家庭访视、疾病护理、传染病调查并助理学校、工厂、门诊等各项卫生医务事项），卫生稽查员 7 人（隶属于第一、二股，承办出生死亡、环境卫生调查及一切外勤事务），办事员 14 人，书记 4 人。① 这样一个拥有 64 名工作人员的基层组织，在当时已颇具规模，具备管理公共卫生事务的条件和能力。

第一卫生区事务所实行董事会制度。董事会负责一切事务监督、选荐事务所所长、预算决算事项、保管基金及筹款以及其他临时发生事项。卫生局局长出任董事长，董事包括：卫生股主任、区署长、自治事务第一区分所所长、中央防疫处处长、平大医学院院长、平大医学院卫生学科主任、协和医学院卫生学科主任、北平素着声望之医师 1—3 人和事务所所长。董事会每 3 个月开会一次。董事长、董事均为名誉职，由卫生局函聘并呈报市政府备案。1934 年卫生局第一卫生区事务所聘用的董事包括：内一区署长祝瑞霖、事务所所长齐执度、市政府卫生股主任费均、北平大学医学院院长吴祥凤、协和医学院卫生学科主任袁贻瑾、北平大学医学院卫生学科主任方擎、医师郑贤祥和中央防疫处处长陈宗贤。②

---

① 《北平市卫生局第一卫生区事务所章程》和《北平市卫生局第一卫生区事务所办事细则》，北京市档案馆藏，北平市政府档，档号 J1—3—22。

② 《北平市卫生局第一卫生区事务所董事会章程》和《北平市卫生局第一卫生区事务所董事会议事细则》，北京市档案馆藏，北平市政府档，档号 J1—3—22。

作为基层卫生组织，卫生区事务所开展以下几项公共卫生工作。第一，进行生死统计。卫生事务所负责特定区域内的生死统计，便于进行调查，取得有关出生率和死亡率的准确数字。根据规定，凡区内人民死亡者，例由其家属报告警段，警段发给死亡通知单，再到卫生事务所填写死亡调查表，经统计员调查后，发给出殡执照。各事务所设有统计调查员，专职负责调查区内出生状况，但由于积习难改，常有遗漏之处，此项事务未尽如人意。

第二，传染病报告和预防。按卫生部《传染病预防条例》规定，区内各医院、各医师对于法定 9 种传染病均有按时报告的责任，但"遵行者，数极寥寥，尝一度努力接洽收集，而效果仍微"。卫生区事务所收到传染病报告后，依原有规定手续登记，并派劝导员及医师前往病家查询，填写传染病调查表，指示一切处置方法。对患者及接触者，均尽量劝导其到传染病医院医治，以免在家中隔离不周，再传给他人。对少数因经济或其他关系，不能住院医疗，只能留在家中调治者，劝导员通过家访指导其用合理方法处置病人，并由防疫股与环境卫生股组织消毒队为病家宅舍消毒。除此之外，更为重要的是，卫生区事务所成为预防接种的主要机构，通过接种疫苗预防传染病。因预防接种在中国尚属初创，社会一般积习难改，卫生知识幼稚，必须从事宣传工作，以唤醒民众。卫生区事务所采取多种宣传方式，印制浅显警惕文字传单及标语，沿户发送，在报纸刊登各种宣传稿件，组织游行宣传队在各区各街巷游走，以收宣传之效。

第三，监控区内环境卫生。事务所积极检验区内自来水和井水的水质，并采取措施杀菌，保证饮水的质量。此外，事务所还对粪溺、垃圾、秽水、道路、食物饮料、浴室以及理发馆等环境卫生进行监管，要求人们遵守有关规则，对不卫生状况随时提出整改。最重要之处在于，卫生区事务所运用化验技术，随时查验细菌的含量，进而指导人们应用技术性手段（主要是使用漂白粉消毒），改善糟糕的卫生状况。可以说，卫生区事务所在基层的工作，保证了公共卫生在日常生活中的实现。

第四，试行学校卫生。卫生区事务所与辖区内的各个学校合作，采取与它们签订学校卫生合同的方式，积极帮助各校推行学校卫生。通过这种形式，学校卫生落到了实处。医生、护士走进学校，对学生进行体检，有的放矢地帮助有缺陷的学生积极进行矫正，并教给他们健康的生活习惯。有关学校卫生的内容将在第 6 章展开论述。

第五，妇婴卫生进入千家万户。卫生区事务所将妇婴卫生视作重要工作，细分为产前、产后、助产、婴儿及学龄前儿童等各项内容。助产士负责区内孕产妇、婴儿检查门诊以及助产工作，难产则转送医院。此外，事务所培训收生婆，开办家政训练班、母亲会、儿童会，并派公共卫生护士走家串户，跟踪孕产妇和婴儿的健康状况，随时提供医疗帮助。在事务所的积极参与下，北平妇婴卫生取得长足进步。①

4. 平民诊疗所

除上述卫生组织外，北平还出现了一种社区街道医疗卫生服务的组织形式，即平民诊疗所。北平特别市筹备自治办事处在其拟订的行政计划中，提出要在各自治街延聘嘱托医士，"不仅裨益贫苦街民，于劝种牛痘，防止疾疫，维护街村民健康，尤关重要"。② 1930 年 3 月 15 日，北平特别市筹备自治办事处颁布《北平特别市街（村）公所施诊暂行规则》，其目的为保持市民健康。各街（村）公所选择经卫生局考准立案的中、西医士 1—2 人，征求其同意延聘为本街（村）嘱托医士（该医士之住居不限定于本街村内）。各街（村）公所备制诊病证，住户患病愿到本街（村）嘱托医士诊治者，先到街（村）公所报明姓名、年龄、住址、门牌号数，领取诊病证第一联及第二联，再赴嘱托医士处请诊。诊病证只限一人使用，每次请诊时，须将第一联携带，病愈之日缴回街（村）公所注销其第二联，嘱托医士遇初次就诊者，即行裁下，保存至每月上旬，由公所派人取回以便存查。领有诊病证请诊者，无论门诊、出诊均照嘱托医士定例减收半费。如系极贫之户患病，经街（村）公所证明者得完全免费，但须在诊病证上加盖"赤贫免费"四字戳记，并随盖个人私章以资取信而防冒滥。所须药资在街（村）公所未筹有的款以前，应由患病住户自备，唯极贫之户，经调查确系无力自备者，可由街（村）公所酌量补助。诊病证不准转借他人使用，如查有转借情事，嘱托医士可没收之，并报知街（村）公所该病患者应照例缴费。所领诊病证如有遗失或破毁时，可请街（村）公所补发。③

据此，内四区第六自治街设立平民诊疗所，"专为治疗贫民疾病，以保民众健康"。该所延聘中医诊治，拟筹款后，再加聘西医。所聘医士富有经验，且在平市业医多年，领有卫生局执照，均系义务性质，仅酌核情形给夫马费而已。诊疗时间暂以上午 9 点至 12 点止。凡贫寒无力之户来院诊疗，不收诊金。该所经费暂以挂号费维持，"挂号费铜元十枚，贫苦者免收，凡

---

① 事务所开展业务的内容系参考各卫生区事务所的业务报告总结而成，故此处未注明出处。
② 《北平特别市筹备自治办事处预定行政计划》，《华北日报》1930 年 3 月 9 日，第 12 版。
③ 《北平特别市筹备自治办事处令》，《华北日报》1930 年 3 月 16 日，第 12 版。

有特诊者收洋一角"。不敷开支时，由慈善家自愿捐助，如有盈余即添制药品，以为施送之用，具体收支状况每月榜示公布。① 报载，某自治区坊设立三坊沈康民西医、中医诊疗所 3 处，聘嘱托医士梁鹤亭、杨澜清。② 外二区第十五自治街临时办事处亦开设救济诊病所两处，中医救济诊病所设于大安澜营 2 号刘荣庭医寓内，西医救济诊病所设于小安澜营 5 号徐凤山医寓内，到诊病所就医者，享受减费或免费之待遇。③

表 3 - 3　　　　　内四区第六自治街平民诊疗所医士名单④

姓名	年龄	领照状况	住址
夏禹臣	48	1928 年 12 月 20 日领卫生局士字执照第 153 号	交道口南路东 119 号
金熙钧	62	1930 年 1 月换领卫生局士字第 340 号执照	内四区航空署街 9 号
钱愚如	43	1928 年 12 月 14 日领卫生局士字执照第 101 号	北新桥南石雀胡同 30 号
鞠国良	35	1929 年 1 月 29 日领卫生局士字执照第 727 号	北新桥北报恩寺胡同 15 号
刘承甫	74	1929 年 1 月 21 日领卫生局士字执照第 570 号	大杨家胡同西口
严焕章	36	1929 年 1 月 21 日领卫生局士字执照第 575 号	护国寺街西口

1935 年 4 月，北平自治区街施诊所就诊人数有 1502 人，5 月份就诊人数共 1896 人。城郊亦开设施诊所，到 1935 年 7 月共设 8 处。第五区施诊所"对赤贫民众，发给施药证，向指定药铺领药"，已通饬各区仿办。⑤ 可见，自治区（街）施诊所已有一定规模，为市民提供某些治疗便利，但尚难确证其真实状况。

（二）徘徊之因

南京国民政府的 10 年间，北平的公共卫生较之此前 20 年已取得长足进步，成为一个独立的市政部门，不再附属于警察机构，并形成一套符合现代公共卫生学说的管理体系。但作为公共卫生的专题研究来讲，仅仅认识到这点是不够的，还应探究其为何举步维艰的原因。换言之，我们在了解北平公共卫生进步的同时，更应认识到它作为一项制度的延续性，深受

① 《内四区第六自治街平民诊疗所简章》，《华北日报》1930 年 3 月 16 日，第 12 版。
② 《坊公所：设车子营 89 号皂君庙内》，《华北日报》1931 年 6 月 18 日，第 9 版。
③ 《外二区第十五自治街》，《华北日报》1930 年 2 月 16 日，第 12 版。
④ 《内四区第六自治街平民诊疗所简章》，《华北日报》1930 年 3 月 16 日，第 12 版。
⑤ 《自治事务监理处最近工作报告》，《华北日报》1935 年 7 月 25 日，"北平市市政专刊"第 79 期，第 1 页。

已有组织路径依赖的制约，实际上具有形变质未变的内涵。因此，本部分将集中讨论制约北平公共卫生的几个重要因素。幸运的是，当时的公共卫生专家对此已作了充分的讨论，有助于笔者对此问题的思考。

公共卫生是科学医学、现代公共管理和社会经济发展到一定阶段的产物，是国家必须履行的职能，其资金应来源于财政。[1] 作为一项专业性很强的行政，只有具备相当专业技术资格的人才能从事该项职业，除须遵循专业程序保证其公正合理性外，还须得到社会大众的认可才能保证其正常运作。因此，经费、人才和社会认同是公共卫生在一个社会立足的重要基础。但是，恰恰由于这几个因素的严重缺失，北平的公共卫生实际面临着巨大生存危机。

1. 经费之困

公共卫生的推行必须依赖于强有力的国家财政保证。当时，日本政府每年公共卫生的花费是 1 亿，英国每年的卫生花费是 5 亿美元，而北平的卫生经费屈指可数，难以满足需要。北平特别市政府成立之后，中央政治机构从北平迁往南京，政治地位一落千丈，从全国政治中心沦为华北政治中心。中央政府不再给北平市政当局拨付市政费用，加剧了北平的财政紧张状况。北平特别市政府自成立之初就收不抵支。市政府下设 8 个局，每局设有科长、股长多人，一时之间规模甚大，用人过多，导致每月经费欠缺无法支付。据张荫梧讲，1929 年北平市政府每月开支约为 40 万元，入款却仅有 32 万元左右，每月相差七八万元，"结果行政人员将钱分去，应办事业乃至无力举办"。[2] 卫生局成立后，经费难以保障，办公费和衙薪积欠，"以致附属各机关皆缩小预算，只求能维持固有设施"。[3] 1929 年初，卫生局曾向市府申请临时购置费 1412. 27 元，市府核准"令局照数拨发"。财政局以财政困难为由，表示一时实难筹措此项经费，酌请将来再分期拨发。[4] 在这种情况下，卫生局成为市府削减开支

---

① 有学者认为，"经济增长带来的财富增加了社会多数人获得健康'进步'的可能性。但是，这个令人高兴的结果决不是不可避免的。这必须在医学科学的帮助下设计出来，并为之进行政治斗争。只有在经济变迁、工业劳动力和城市生活带来严重健康挑战，再加上广泛运用建立在充实的社会和经济资源基础之上的预防医学手段的政治决心来保护人口的健康。" Simon Szreter, "Economic Growth, Disruption, Deprivation, Disease, and Death: On the Importance of the Politics of Public Health for Development", *Population And Development Review* 23 (4), December 1997, p. 696.

② "市府"，《市政公报》第 12 期，1929 年 9 月，第 7 页。

③ "专件"，《卫生公报》第 5 期，1929 年 5 月 1 日，第 1 页。

④ 《北平特别市市报》第 36 期，1929 年 2 月 8 日，第 7 页。

的主要对象，不仅各公立医院、医药及清道等费用 10 个月仅发两月，而且卫生局内部裁汰冗员，减少薪金，经费由 5000 元减至 2000 元。如此仍不能解决问题，北平市政府于 1930 年 4 月以市款支绌为由，裁撤卫生局，并入公安局。

除市府拨款外，卫生经费还有部分来自于卫生局征收的捐费。1935 年卫生局共收 10801.83 元，包括厕所捐 6793.95 元，部证及执照费 107.27 元，所得捐银 1883.93 元，1934 年公厕专款结余 1128.4 元，预防白喉临时费结余 441.8 元，汽油补助费结余 59.84 元和财政局预拨 1935 年度夏季服装费 386.64 元。[1] 这些费用与公安局征收的牲畜检验费相较而言，可说是微不足道。1933 年，北平市公安局征收的牲畜检验费为 386159.32 元。[2] 由于巨大的经济利益，卫生局在 1937 年 1 月试图通过建设屠宰场，取得征收牲畜检验费的权力，可惜未能实现。此问题将在饮食物卫生部分展开具体讨论。

北平市卫生经费的具体支出状况如何呢？报载，公安局卫生科时期，附属医院及卫生所等机关十余处，"经费仅一万八千余元，尚不及东西洋卫生局全体职员之薪金额"。[3] 此处将主要借助李延安的研究，1936 年他发表于《中华医学杂志》的《我国重要都市卫生经费之研究》一文，不仅弥补了相关资料的不足，而且对经费问题的专业分析将有助于深化我们对问题的认识。

表 3-4　　　　　北平市历年卫生经费支出占财政支出比率[4]

年份	总支出（元）	卫生经费支出（元）	所占百分比
1932	4604688.9	171605.83	3.73
1933[5]	5010286.66	270828.3	5.41

[1] 《北平市卫生局各项收支、执照存根移交清册》，北京市档案馆藏，北平市卫生局档，档号 J5—1—56。

[2] 《北平市政府公安局业务报告（1933 年 7 月至 1934 年 6 月止）》，"统计表"，北平市公安局 1934 年编印。

[3] 《卫生委员会》，《华北日报》1930 年 11 月 7 日，第 6 版。

[4] 1932—1934 年数字参见《北平市财政支出统计表》，《冀察调查统计丛刊》1936 年第 4 期，第 14 页。1935 年数据见李延安《我国重要都市卫生经费之研究》，《中华医学杂志》1934 年第 1 期，第 86 页。

[5] 1933 年的卫生经费支出另有一数据为 631477 元，包括经常费和临时费两项，其中经常费为 227277 元，临时费包括卫生费 44200 元，清道费 36 万元。（程远帆：《平市财政状况》，《市政评论》第 2 卷第 7 期，1934 年 7 月，第 13 页）笔者担心此数据可能存在笔误，故未予以采纳，特此说明。

续表

年份	总支出（元）	卫生经费支出（元）	所占百分比
1934	6169127.34	634246.21	10.28
1935	4951648	259322	5.2

1935 年北平市政年支出为 4951648 元，其中卫生经费 259322 元，仅占总数的 5.2%。当时公共卫生专家金楚珍和兰安生拟订的最低限度经费标准，每一居民每年最低可享卫生设施费应为 1.5 元。根据这一标准计算，北平市卫生经费最低应有 225 万元。北平实际卫生经费仅及其 11.5%，相差数达到 1990678 元，远远达不到最低标准。①

以 150 万人口计算，这些卫生经费平均到每个市民头上，每人只有可怜的 0.17 元，较之其他城市为低。当时，上海公共租界每人每年可享之卫生经费达到 2.24 元，广州每人年享 1.09 元，汕头每人年享 0.55 元，南京每人年享 0.54 元，青岛每人年享 0.46 元，上海市每人年享 0.19 元，天津每人年享 0.14 元。②

表 3-5　　　　　　**北平市卫生经费概况调查情况**③　　　　　（单位：元）

项目 城市	人口总数	每年经费总数	每人每年可享之市政设施费	经费总数中拨充之卫生经费					
				除清道费外之各项卫生经费	每一居民年享之纯粹卫生事业费	清道费	每一居民平均年享之清道费用	总计	每一居民平均年享纯粹卫生事业及清道费用
北平	1500000	4951648	3.3	116221	0.08	143101	0.09	259322	0.17

北京不仅卫生经费少，而且有限的卫生经费还存在分配不合理的问题。环境卫生所占的比例高达 55.1%，比最低标准估算的 10.6% 高出 5 倍，而防疫、保健的支出远远达不到要求。环境卫生所占的比例虽然很高，但其绝对数目还是很小的，远远不能满足需要。清道是北平公共卫生的首要事务，毕竟多数人仍然认为清道是公共卫生的全部，街道稍不清洁就会引起人们的关注，抹杀其他公共卫生的成绩。

---

① 李延安：《我国重要都市卫生经费之研究》，《中华医学杂志》1934 年第 1 期，第 86 页。
② 同上书，第 81 页。
③ 同上书，第 1 表。

表3-6　　　　　　　　　北平卫生经费分配情况①

卫生经费之分配 / 区域		北平市	以人均1.5元计算的比例
总务	数目	26316	3.7
	百分比	10.2	
环境卫生	数目	143101	10.6
	百分比	55.1	
卫生教育	数目	792	0.4
	百分比	0.3	
统计	数目	包括在总务项内	0.5
	百分比		
防疫	数目	21168	35.2
	百分比	8.1	
保健	数目	7958	27.2
	百分比	3.1	
治疗	数目	59977	20
	百分比	22.8	
卫生试验	数目	包括在防疫项内	2.4
	百分比		
其他	数目	无	
	百分比		
总计	数目	259322	100
	百分比	99.6	

　　综上所述，北平市财政紧张，没有足够的经费支持公共卫生，是造成卫生机关不断变动的重要原因。巧妇难为无米之炊，离了资金，再能干的专家也无力建设有长期经济价值却无短期经济效益的公共卫生。最后需指出的是，北平公共卫生得到来自洛克菲勒基金会的支持。该基金会除为各卫生区事务所提供直接资助外，还为卫生部门提供了其他资助。1933年12月28日，基金会执行委员会决定为卫生处提供7500墨西哥银元购置新的设备。时任卫生处处长的正是来自协和医学院卫生系的方颐积，故基金

① 李延安：《各市卫生经费分配表》，《我国重要都市卫生经费之研究》，《中华医学杂志》1934年第1期。

会认为提供资金积极支持他的工作是值得的，"因为提高市政卫生服务将直接提高协和的卫生教学，有效的卫生行政将自然为学生提供更好的卫生事务所，将有助于他们到其他城市推行。如果方目前的努力成功建立起有效的卫生行政，使市政部门有兴趣投入现代医学工作的话，未来我们就可以免除维系公共卫生的费用"。①

2. 人才之困

北平公共卫生面临着人的问题。公共卫生必须任用具有专门知识的人才，世界各国的卫生行政都须公共卫生专家且富有经验的人充任，而中国历年的卫生行政长官既非公共卫生专家，又多不是医界中人。内务部卫生司成立后，17 年更换 9 位司长，除第一任未就职的林文庆是医学博士，及第二任伍晟为日本某医校药科毕业外，其余 7 个都不是医界中人。前京师警察厅卫生处处长换过 4 人，没有一个是医界中人。② 南京国民政府时期，这种状况有所改变，4 任卫生局局长除任职两个月的赵以宽是军人外，其余 3 人均具有现代医学教育背景。③

除任用公共卫生专家担任领导外，还必须保证公共卫生的基层人员能够安心于此项工作。据统计，中国新医约 5700 余人，助产士不满 3000 人，平均约每 8 万人中仅有新医一人，每 20 万人仅有助产士 1 人。当时医师通过治病技能可获得较高报酬，且开业医生不愿为公共卫生提供帮助，甚至讥笑公共卫生为无聊。加之中国政治不稳，公共卫生工作人员虽属于技术人才，但任用毫无保证，不得不存"五日京兆之心"。因此如何保证公共卫生从业人员能够抵制住从医的诱惑是公共卫生部门必须面对的难题。林竟成研究认为，中国公共卫生事业最急切的问题，不仅在于如何在尽可能短的时间内训练更多的适合中国需要的医事建设人员（医师、助产士、公共卫生护士、技术人员等），而且在于如何让他们具有正确的社会观念，能和平民过同样的生活，同时所取的费用是一般平民所能偿付的。这需要国家制定好的卫生人员任用制度，使其专业化，并设法给予进修发展的机会。④

---

① Roger Greene, "Contribution by PUMC to Municipal Health Work of Peiping", December 29, 1933, Folder 853, Box118, CMB, Rockefeller Archive Center.
② 朱季青：《我国历年来公共卫生行政的失策》，《医学周刊集》第 2 卷，1929 年 1 月，第 287 页。
③ 李学瀛毕业于北洋军医学堂，方颐积毕业于协和医学院，谢振平毕业于北平陆军军医学校。
④ 林竟成：《中国公共卫生之症结》，《中华医学杂志》1935 年第 10 期。

此外，公共卫生人员在工作中面临着中国官场特有的官僚主义，不得不用相当大精力处理人际关系，甚至比办事所费时间还多。公共卫生行政不过是行政之一种，不仅不能离其他行政而独立，且和其他行政有极为密切的关系，必须与其他行政人员进行交往。一件很平常的事情，先要费许多时间说服长官，使他们谅解同意，接着还要奔走各关系机关，遍访各当事人请求协助。这中间，卫生官员以为重要，他们却以为不重要，卫生官员主张要急切施行，他们却认为可以暂缓。可是，需负责的当事人则多抱多一事不如少一事的态度，设法推诿，就是已经得到很爽快的口头应诺，而实际上并不过问。"我国人最重面情，面情打得通什么事情都做得通，面情打不通则障碍重重，所以一天忙着应付人，行政的效率自然要受到很大影响。"①在中国特定的社会背景下，公共卫生在执行中常遇到的问题有二，不彻底性和复杂性。公共卫生要应对各种复杂关系，并非一种单纯的行政问题，会牵扯到其他的很多问题，只能作出妥协，不能严格按照医学要求彻底推行。

3. 认同缺失

北平公共卫生除受制于经费和人才之外，还受到社会整体发展水平的限制，具体来讲，就是社会风俗和民众教育程度。学者们在分析中国公共卫生的问题时都不约而同地指出这方面的问题。有作者将迷信列为中国卫生不能改良的原因之一，指出中国人民的迷信表现在，"有疾病时，不曰未讲求卫生之所致，乃曰天灾使然。非请命于巫卜星相，即崇拜淫神木偶，因之枉死者擢发难数。对于官厅所颁一切卫生命令，或置若罔闻，或率众抗拒"。②林竟成将人们的迷信归结为社会心理因素，并作了非常到位的描述。他认为，中国民众至今仍保持着千余年来之旧思想与旧习惯，迷信命运，信任退一步想的哲学，遇事苟且，得过且过，且又崇古守旧，不谋改进生活，自私自利，存个人自扫门前雪、休管他人瓦上霜之态度，由此造成卫生观念的麻木，及对于社会卫生建设冷淡的态度，以及不合理的卫生观念和习惯，例如眼不见为净、死生有命等思想，随地吐痰、便溺等行为，所有这些都是公共卫生行政上极大的障碍。③当时中国识字者不及总人口的20%，字都不识，更罔论卫生常识和观念

---

①　林竟成：《中国公共卫生之症结》，《中华医学杂志》1935年第10期。
②　威：《怎样促进卫生事业》，《市政评论》第1卷合订本，1934年，第75页。
③　林竟成：《中国公共卫生之症结》，《中华医学杂志》1935年第10期。

了。北平社会有大量文盲①，他们"字既不识，更不必谈到卫生常识和观念了，他们卫生教育的接受力也是有限的"②，使得卫生行政当局的通告、布告、标语等宣传手段均告无用。成人中大量文盲都在"不知不觉蒙蒙昧昧中过生活，缺乏起码的卫生知识，普及卫生更无从谈起"。此外，近15万失学儿童，"既没有教养机关收容，并且每日在街头巷里作无意识的动作，长大起来，不是社会的恶徒，就是懦夫"，难以习得卫生知识。③ 在这样一个文盲充斥的社会，政府关于卫生取缔事项三令五申，但言者谆谆，听者藐藐。因为一般饮食物营业者，根本不懂什么食品腐败、毒质有无以及储藏方法，更不可能遵章执行。既使那些接受过相当教育的人们，也对卫生知识知之不多，明知故犯者比比皆是。最可惜的是，主持舆论者也往往认识不足，而发表错误、歪曲和违背现实的言论，使公共卫生行政机关失去民众的信仰。因为舆论界认识的不足，狡猾者乃避重就轻，从事表面工作，每博取多数人的同情，拙诚者着重实干反受舆论的攻击。

推行卫生教育，灌输民众以卫生常识，养成民众良好的卫生习惯，使他们学会如何享受和维护公共卫生的设施，是克服上述问题的有效办法。但却非一朝一夕所能办到，必须植根于社会的整体发展，普及教育，使人民具有充分知识，才能消灭迷信。因此，卫生教育必须与普通教育同时并进，方可解决此方面的问题。

更关键的是，如何解决贫民卫生教育问题。虽然我们知道卫生教育"以减少民众疾病死亡，提高民众工作效率为目的"，可以减少因疾病死亡造成的经济损失，也可增进因提高工作效率获得经济利益。但面对中国的贫苦大众，只能说是理想很美好，现实很残酷。社会贫穷是当时困扰北平的一大问题，"自国都南迁，把点好风水带走后，现在落得孤城兀立，除敦睦友邦的走运外，一切全不景气，市面萧条，日趋没落了"，结果导致"十余年来北京的贫民一天比一天多，穷相一天比一天显。先有旗民失了给养，变为无业的游民。继而水旱连年，兵灾遍地，生活程度日低一日"④。据1931年3月的统计，北平的贫民总数占到全市人口的12.1%，

---

① 20世纪30年代北平文盲的具体数目尚无明确的数据。据北平市政府1947年的统计，此年北平市不识字者占全市人口的41.56%（北平市政府统计室编：《北平市政统计手册》，北平市政府1947年8月编印，第16页）。以此推知，30年代北平的文盲数在50%左右。

② 林竞成：《中国公共卫生行政之症结》，《中华医学杂志》1935年第10期，第952—953页。

③ 体扬：《平市社会病态及救济》，《市政评论》第1卷合订本，1934年，第43页。

④ 李景汉：《北京的穷相》，《现代评论》第二周年纪念增刊，1927年1月，第73页。

总数达 118442 人。① 笔者以为，虽然贫民绝对数字较高，但在人口所占的比例不及 15%，不能将这种贫困状况想象太过严重。也许这么讲更为适合，按照公共卫生的标准，中国人的生活方式和环境状况非常糟糕，但可能不是贫困造成的，而是人们生活方式和生活习惯决定的，比如居住环境、生活设施，以及对公共空间的忽视等等。林竟成在描述贫民对公共卫生态度时，曾指出人们关注更多的是实际利益，而非按照卫生家的指导自己的吃穿住行：

> 他们劳苦终日，结果不得一饱，住的是破屋棚舍，根本谈不到卫生，衣服更是破旧不堪，有时连替换的衣服都很缺乏，他们最大的要求是怎样能得到吃，而不是衣食住合于卫生，他们救死不暇，哪有闲工夫来听卫生演讲，卫生家只能教人们怎样才能得到合于卫生的衣食住。当我们走进棚户区去实施卫生教育或宣传的时候，涌起于我们脑海中第一个的思潮是怎样准备建筑平民住宅，而不想向他们谈什么卫生习惯了。他们所希望于我们的不是空洞的口号宣传，而是实际的利益，但是能给些他们什么东西呢？我们能直接帮助他们解决吃饭的问题吗？②

进一步而言，北平公共卫生未能发挥应有作用的原因可能更在于糟糕的社会经济环境。经济对公共卫生进步来讲极为重要，一个人吃不饱，穿不暖，自然不能讲求衣服洁净和饮食营养。中国穷人住的房子，不是土就是砖，打扫不易，吐两口痰也显不出脏来。中下等社会的人们每天工作 12 小时以上，一年到头不得休息，怎么可能去做健康活动呢？在物质条件极度匮乏状况之下，公共卫生对于普通人来讲形同奢侈品。若无国家作为外力推动的话，可以说是几无发展空间和可能。北平市政当局，尤其是卫生

---

① 林颂河：《统计数字下的北平》，《社会科学杂志》第 2 卷第 3 期，1931 年 9 月，第 411 页。作者在说明该数据的标准时指出："每年冬天，全市警察依照向例，填报贫民户口册，以备公私慈善团体办理冬赈，究竟怎样才算贫民，只凭各警察派出所的主观见解来规定，不但每年不同，而且每人的观点也微有出入。"可见，该数据很难代表北平贫民的确切数字，但仍被当时学者作为北平贫穷的证据之一。此外，另有学者引据公安局、社会局统计资料，认为北平"全市极贫户有 25500 户，次贫户有 3993 户，失业户计 1983 户，如以 30000 户计，每户人口 5 人，共计 15 万穷民"（体扬：《平市社会病态及救济》，《市政评论》第 1 卷合订本，1934 年，第 43 页）。该数据与前项数据非常近似，有关统计标准不详，难以准确说明贫民的数目。

② 林竟成：《中国公共卫生之症结》，《中华医学杂志》1935 年第 10 期。

局的主事者，对这些客观存在的问题了然于心。他们在力所能及的范围内，有针对性地做了很多工作，具有代表性的有以下两项：国家主动开展多种形式的卫生教育，让卫生知识走入普通家庭，帮助人们养成卫生观念，以辅助卫生行政；健全公共卫生管理职能，培养合格的基层公共卫生工作人员。以下将对此两项内容分别进行论述。

二　培养基层专业卫生行政人员

北平公共卫生制度转化的一个重要面向就是培养专业卫生人员。早期公共卫生集中于清洁事务，警察多采用禁止作为的方式，对相关事务进行监管和取缔。但是，这种行政模式受到公共卫生学者的否定，认为其不过是市政而已，并非真正的公共卫生。他们在总结中国公共卫生行政面对的问题时，一再指出缺乏专业卫生人才是核心症结所在。杨敷海认为："国内既无专门学校，人才缺乏，留学返国者寥寥，当局者往往欲觅一专家而不可得，不得已以重要职务俾诸较为接近之医学人才，甚至无医学资格者亦充任之。"① 林竟成认为，不仅专家难觅，更难得的是基层公共卫生人才，包括行政人员、医师、护士、技术员、助理员及其他专家。② 在公共卫生学者的提倡下，尤其自 1933 年协和医学院卫生系方颐积担任卫生处处长之后，北平公共卫生从单一的监管走向卫生治理，兼具监管和公共服务的职能。在当时历史条件下，北平的公共卫生主要内容是环境卫生和健康保健，前者需要专职的卫生稽查，后者需要专职的公共卫生护士。在某种程度上讲，北平培养基层专业卫生行政人才，就是培养卫生稽查和公共卫生护士。

（一）公共卫生的执行者：卫生稽查与公共卫生护士

1. 卫生稽查

按照当时学界的说法，中国财力、人才极度缺乏，不能在中国建设欧美各国昂贵的卫生设施，只能采取简单经济且易普遍推行的环境卫生。环境卫生不是指一个人或一个家庭的卫生，而是都市村镇的卫生，具有大众

---

① 杨敷海：《近数年来国内卫生行政之观察暨以后施政方针》，《卫生杂志》二年全集，第 3 页。

② 林竟成：《中国公共卫生行政之症结》，《中华医学杂志》1935 年第 10 期。

化和普通化的特点，其内容包括给水、粪便和污水、垃圾、房屋卫生、食品管理、害虫防除和有关卫生各业的管理。通过办理环境卫生，不仅可以保证人民健康，而且可以扑灭流行病，特别适合于缺乏卫生知识的中国人民。在环境卫生管理中必须采用监管或取缔的方法。[①] 北京卫生行政自建立起，基本职能有限，仅有环境卫生的部分内容，基层的工作人员由巡警兼任，但"环境卫生，重在视察，此项下级工作人员，均须具有相当知识与机能，乃克尽厥职，绝非一般办理警察事务者所能胜任"。[②] 随着卫生行政的发展，出现了卫生部门的专职办事人员——卫生稽查。

北京政府时期，京师警察厅卫生处已设有专职的卫生稽查。1914 年颁布的《稽查卫生事项规则》[③]，详细规定了京师警察厅卫生处负责稽查卫生的职责范围。其内容包括监视检查道路、沟渠和厕所的清洁，监管饮食物卫生和药房、产婆营业，化验各类药品以及饮食物，注意防疫事项和管理官立私立各医院及医生执照。这些职责仅靠卫生处是难以执行的，必须依靠各区署的警察具体执行，卫生处不过监督管理各区署的巡官长警是否认真执行了卫生事务管理。1914 年《京师警察厅重订区署办事规则》第 6 章第 33 条规定，各区署警察稽查卫生各种之管理、传染病防止之方法和卫生、风俗及公安等营业之管理。[④] 我们知道，如其他行政一样，如此详细规定的卫生行政实际不过形同虚文，有名无实，无论是卫生稽查还是巡警都缺乏专门的卫生学训练，很难担负起稽查的职责。1925 年试办公共卫生事务所成立后，按照公共卫生学科的要求，在卫生科下设置卫生巡官，专司卫生稽查等职责。该所也仅能在警员专司卫生稽查的制度基础上，从事辅助工作而已。当时的措施不过是从原有的清道人员中遴选 7 人，加委事务所卫生稽查员，每日报告各处的清道状况而已。[⑤]

此后经过若干年的建设，到 1936 年北京的卫生稽查已有较大发展。卫生稽查成为卫生行政机构的主要办事人员。他们的主要职责包括：稽查取缔一切环境卫生事项，调查取缔医事人员执业，协助生命统计与传染病管理，以及协助推进其他公共卫生事项。[⑥] 其中环境卫生是卫生稽查的主

---

① 杨铭鼎：《环境卫生与环境卫生人才之训练》，《公共卫生月刊》第 3 卷第 11 期，1937年，第 847—848 页。

② 方颐积：《北平市卫生行政现在及将来》，《北平市政府卫生处业务报告》，第 161 页。

③ 《京师警察法令汇纂》，"卫生类"，第 37—41 页。

④ 《政府公告》1914 年第 941 号，第 1137 页。

⑤ 《协助京师警察厅试办公共卫生事务所事项有关文件》，中国第二历史档案馆藏，京师警察厅档，档号 1036—7。

⑥ 黄万杰：《北平市卫生稽查业务之经纬》，《公共卫生月刊》1936 年第 3 期，第 209 页。

要职责，包括街巷道路清洁、沟渠保持、垃圾的收集及运除、秽水收集与排除、任意倾倒垃圾和秽水、有关厕所、尿池、粪厂、粪夫以及任意便溺等事项、自来水及饮水井清洁、水夫工作事项、饮食店铺摊担、饮食物制造及贩卖卫生、屠宰、牛乳厂卫生以及清凉饮料卫生、住室清洁、公共娱乐场所卫生、澡堂、理发馆卫生以及公共居住场所卫生、畜犬野犬取缔、传染病、出生死亡婚嫁登记、阴阳生管理、医药人员执业、助产人员执业、制售药品，等等。在实践中，卫生稽查主要任务包括调查卫生状况、取缔不符合卫生法规行为和执行卫生检验消毒三项内容。1934 年北平市《卫生处稽查班环境卫生调查数目统计表》显示，当时卫生稽查调查内容包括水及饮食物卫生、清洁街道、粪便和妨害卫生的事项。①

卫生稽查分为三级，高级为稽查长，次为稽查员，末为稽查警。他们组成卫生稽查班，隶属于卫生局环境卫生科。1936 年，计有稽查长 1 人，稽查员 16 人，稽查警 35 人，共 52 人。卫生稽查分为两种：一种是专门视察，由专人专门视察医药、饮水或取样检送，此类稽查员有 4 名，稽查警 9 名；一种是分区视查，即派员到指定区域稽查饮水井、公厕、食物铺、清凉饮料铺、浴室、理发馆和公共娱乐场所的环境卫生。卫生区事务所设有专职卫生稽查，未设卫生区事务所的各区则组成视察组巡查。

1934 年 3 月 5 日，北平市政府颁布《北平市政府卫生处稽查班暂行规则》，规范卫生稽查员警的任用、职责和监督。稽查员警的任用有一定的标准，基本要求是：身体强健，无不良嗜好，能骑自行车，能操北平方言及熟悉本地情形。稽查员还要求：具有环境卫生学识与经验，熟悉部颁及北平各项卫生法规，能简单计算以及文字通顺。稽查警则要求：曾受警察训练，了解部颁及北平卫生法规，能书写简单报告。卫生稽查的薪资跟级别有着密切联系，稽查长月薪 60 元，稽查员月薪 20—40 元，稽查警10—16 元。在同级中分为若干级差，稽查员为 5 元，稽查警为 1 元。薪级差别由考级而定。

卫生稽查每天工作时间为 8 小时，执行职务时须穿着制服，携带稽查证，态度须和蔼认真，不得因循敷衍或强暴勒索及挟嫌捏报。工作中必须制定年计划和周计划，每日工作须填写日报。此外，卫生稽查还有详细的奖惩制度。奖励的标准包括：1. 招待认真，始终不懈，成绩卓著；2. 办事敏捷，处理得当；3. 贡献条陈，确有见地，可供施行；4. 担任区域环境卫生确有进步；5. 办理取缔案件最多；6. 热心研究对于学术有显著进

---

① 《北平市政府卫生处业务报告》，第 42 页。

步。奖励分为提升、晋级、加薪和记功四项。记功 3 次，可以加薪或晋级。对于有如下行为者，则予以惩戒：1. 执行怠忽，贻误公事；2. 违背稽查班暂行规则之各项规定；3. 因循敷衍，意图蒙蔽；4. 历经告诫，不知振作。惩罚办法包括停职、降级、罚薪和记过四项，记过 3 次，予以罚薪、降级或停职。如查有情节较重之营私舞弊，则送法院受法律之处分。对于记功与记过，准予抵销。①

北平市卫生当局在设计卫生稽查制度时，除考虑保证法律得到公正执行外，还兼顾到市民缺乏卫生知识的状况，因此该制度兼具教育和管理的双重功能。清末虽已颁布卫生法规，但由于社会卫生意识尚未普及，市民的卫生知识非常幼稚，人们对各项法规不甚了了，如何施行更是茫然无知。因此，稍有卫生学识的卫生稽查员警分赴各地进行抽查，切实执行卫生取缔事项，随时随地指导市民和商人加以改善，对普及卫生法规有着积极的作用。

为保障卫生稽查能得到切实执行，卫生局进行了三方面努力：一是采取措施避免出现流弊，二是保障卫生行政效果，三是细化调查内容，避免出现漏洞。在卫生稽查中，常常需要提取饮食物的样品进行化验，这种无价的提取容易产生卫生稽查要挟及夺取的流弊。为此，卫生局实行了收据制，要求在提取饮食物样品时，必须填写提取饮食物及其用品样品收据，由稽查人员保存存根，以备查验。北平违反卫生管理规则的事件，如浴堂、公共娱乐场所卫生，市民任意倾弃污物于户外等，大都发生于夜晚。因此，卫生局实施了夜间稽查制度，由指定的稽查人员轮流于每晚 6 时至 9 时，分区视察。

公共卫生行政侧重于指导，但在指导失效时，必须进行取缔才能起到应有的效果。但卫生稽查的职责是调查应取缔的卫生事项，并协助警察办理卫生取缔事务，本身并没有取缔的权力。为了保证卫生行政的推行，卫生局必须与公安机关进行横向合作。为此，卫生局特制定了取缔案件执行时的联系制。这种取缔案件联单分为四联。第 1 联为区署处理回复单，由区署将违犯法规事项、处理情形以及具报之稽查员等情况回复给卫生部门。第 2 联为取缔通知单，由卫生稽查员警将取缔事项通知公安局区署。第 3 联为取缔工作报告单，除记载被取缔者姓名、住址和职业，犯事地点，应取缔事项外，还有交付区段接受人盖章，由经受人于第 2 日呈报给

---

① 黄万杰：《北平市卫生稽查业务之经纬》，《公共卫生月刊》1936 年第 2 卷第 3 期，第 209 页。

第三科。第4联为取缔工作报告存根，主要记载被取缔者姓名、住址和职业，犯事地点，应取缔事项及取缔方法等项。①

　　除注意与警察合作外，卫生局还注意到如何保持卫生稽查效果。因为卫生稽查人员查出某一卫生营业或场所有不合卫生应改善的地方，多采用口头谆谆告诫，当事人虽当面唯命是从，但事后尽成过耳之风，无裨实际。为矫正此项弊端，卫生局施行了具结改善制，由当事人填写具结（格式见下），限期改善。

改善具结②

　　为出具结事，今　　　　　在　　　　巷（街）　　　门牌　　　号
有　　　情事，经卫生局派员查明是实，情愿于日内遵章改善。如有
不合愿受卫生局惩罚，具结是实。

具　　　月　　　日

　　对市民呈诉的案件，在批示或通知后，偶有不遵照办理者。为杜绝这种"政令徒具虚文"的弊端，卫生稽查采取了复查制。因此卫生稽查人员，在发现不符合卫生要求的事项时，除取具结外，还要进行复查，填写《北平市政府卫生局第三科未结案件调查报告表》，向上汇报办理状况。

　　在卫生稽查过程中，卫生当局注意细化调查的内容，制定专门的细化表格。卫生稽查人员在调查呈诉案件时，往往忽略应注意的各点，经常往返复查，浪费时间和人力，故实施调查范围指定制。这种方法就是，制定一种调查联单，由主管长官指定调查范围，稽查人员据此逐项调查。

　　北京卫生稽查员警人数少，但其负责的事务非常繁杂，再加之他们大多数未经训练，其卫生学识非常简陋。在调查案件时，对重要之处多有忽略。为节省人力，并使工作合理化，卫生局专门采取了调查记录附注答案制，使卫生稽查员警工作手续清楚，提高了工作效率。这些调查表有公厕调查表、公共水井调查表、清凉饮食物营业者调查表、公井调查表和粪厂调查表5种。这些表格经过详细拟定的，将各项答案逐项列出，以记号或数目字标明。卫生稽查员警在逐项调查时，根据环境及设备现况，选择附

---

①《北平市政府卫生处业务报告》，第39页。
② 黄万杰：《北平市卫生稽查业务之经纬》，《公共卫生月刊》1936年第2卷第3期，第214—218页。

注答案中吻合的选项即可。①

卫生稽查员警在环境卫生方面起到监管的作用。根据北平市政府卫生处的统计，从 1933 年 11 月至 1934 年 6 月的 8 个月中，该处卫生稽查共计调查 10506 件环境卫生事项，平均每月 1314 件，每天平均 44 件。② 取缔违反环境卫生规则的案件共计 2133 件，数量最多的案件是随处便溺 852 起，次为有关水及饮食物的案件 589 起，道路清洁的案件 597 起，其他妨碍卫生的案件 105 起。③

2. 公共卫生护士

除通过环境卫生监管预防疾病外，公共卫生还需办好医疗卫生事业，改善基层的医疗条件。除基本医护人员之外，需要培训具备初步医学知识的工作者，承担起向民众宣传卫生常识，切实帮助民众解决各种有碍健康的问题，改进和普及地方医事卫生设备和促使民众支持医事卫生普及等职责。④ 这种职能不同于环境卫生所采用的取缔或监管方法，而是一种服务。公共卫生护士在整个中国的卫生事业中，占有基础地位，他们除协助医生治疗及护理工作之外，还要担负重要的卫生服务职责。首先，向病人灌输医药卫生常识，不仅使患者痊愈，使他们了解疾病的来源和预防及治疗方法，而且要调查与病者有关的社会问题，并详加分析，给病人以彻底指导，使病者知道如何预防疾病。其次，协助推广各项预防注射及接种，防止各项传染病的发生及蔓延。再次，负责联络各地方的医药卫生机关及其他社会服务团体。最后，普遍宣传卫生常识，以利卫生事业的推行。

公共卫生护士始于 1925 年的京师警察厅试办公共卫生事务所，其时以保育儿童为主旨，除卫生诊疗所任务外，还担负指导家庭卫生的责任。⑤此后，北平第一卫生区事务所设立劝导股，专门办理公共卫生劝导工作，即公共卫生护士的工作，其目的有四："1. 推行个人及家庭卫生教育，以谋大众健康。2. 改善与健康有碍之家庭及社会环境。3. 辅助保健与社会事业有联络，以图共谋家庭及社会之福利。4. 劝导社会推进公共卫生之设

---

① 黄万杰：《北平市卫生稽查业务之经纬》，《公共卫生月刊》第 2 卷第 3 期，1936 年 9 月，第 219—220 页。
② 《卫生处稽查班环境卫生调查数目统计表》，《北平市政府卫生处业务报告》，第 42 页。
③ 《卫生处稽查班与清道班取缔违反环境卫生规则案件统计表》，同上书，第 43 页。
④ 金宝善：《公共卫生护士在中国现代医事卫生建设上之需要》，《公共卫生月刊》1935 年第 1 卷第 6 期，第 1 页。
⑤ 《协助京师警察厅试办公共卫生事务所事项有关文件》（1925—1927），中国第二历史档案馆藏，京师警察厅档，档号 1036—7。

备。"① 该股设有股长 1 人，监察员 3 人，劝导员 20 名，助理员 12 人，分别负责学校卫生劝导、工厂卫生劝导、诊疗室劝导、助产士劝导以及地段访视。

北京公共卫生护士较有特色的工作是家庭访视，"在北平市内一区的人民，常常看见一些穿戴布大褂白领袖，提黑色皮包的人，在街上走，或是进入居民的家庭里，长年不断，风雨无阻的工作着"。② 基于"家庭是造就国民的园地，建设国家的基础，我们要改良社会国家，非先由家庭入手不可"的观念，公共卫生护士深入家庭，设法解决部分涉及健康卫生的家庭问题。同时设法注意其他的社会、经济、道德和感情等问题。无论男女老幼，贫富贵贱，不拘文明的或守旧的，健全的或有病的，公共卫生护士都一视同仁，"抱着服务的精神，利用科学的方法替他们减除痛苦，尽力帮助解决一切关于卫生上的问题，藉以提高生活，改进社会上的一般不良的状况。"他们把医疗送往病人家中，以改变人们对现代医疗的认知。

公共卫生护士的家庭访视工作在卫生教育、护理疾病以及介绍工作等方面进行了大胆尝试。她们走进普通家庭，分别劝导主妇、家长和儿女知道怎样维护自己健康和预防疾病的发生。根据对象的不同，卫生教育分为四个时期。第一时期是产前的卫生教育，在胎儿未出生之前，指导产妇详知保健的原则与育儿方法。第二个时期是婴儿期的卫生教育，劝导一般父母如何教导训练婴儿，使其养成正当卫生习惯，同时解决与健康有关的问题。第三个时期是学龄前的卫生教育，即 2 岁至 6 岁期间，此时正值孩子们身体智力发育，学走路、学说话，也是最需要管理和教育的时候，但是"他们的母亲往往又怀孕了，或者有比他们小的弟弟妹妹，占去了母亲一大半的时间与精神"，这种年龄段儿童的管理成为家庭中一个重大的问题。有钱的人家，把他们交给老妈子，穷人家听其自生自灭，根本谈不上教育，因此劝导父母如何教育他们非常重要。第四个时期是学龄时期的卫生教育，家庭访视的护士可以介绍他们到免费学校去读书，或改正他们一切有碍卫生习惯。"每星期使他们聚集在一处，教给他们一些卫生知识，正当的习惯，游戏或唱歌"，功效虽小，但比天天荒废时间一定好得多。

当时，医院床位有限，不能收容所有的病人，加之昂贵的住院费用，

① 《北平市卫生局第一卫生区事务所第九年年报》，第 134 页。
② 《第一卫生区事务所家庭访视工作之意义》，《华北日报》1937 年 5 月 29 日，第 8 版。

大部分病人居家养病。在此背景下，公共卫生护士按病情的轻重缓急，逐日到家中访视，施行护理并教导病人家属应如何护理病人及保护他人。如此，不仅使家人与病人知道疾病来源及预防护理方法，而且因为护士的护理与劝告，家庭增加了许多卫生知识。需要护理的居家病人有三类：第一类是普通内外科病人，如慢性病与外伤之类；第二类是妇产科病人；第三类是传染病患者。虽然产妇不是病患，但因生理的改变与临产时需慎重护理，提倡产妇接受产前检查。凡住在内一区的产妇，可不分昼夜随时请第一卫生区事务所接生。北平市一年四季各种传染病不断，如天花、白喉、猩红热、伤寒、赤痢、结核病与花柳病等。不仅要护理好传染病患者，隔离接触到患者的人，而且要进行预防接种。① 第一卫生区事务所的公共卫生护士非常重视访视病人的工作，从 1932—1935 年每年家庭访视次数平均有 35848 次，以 8 名劝导员计，每人每年家庭访视 4481 次，平均每天需要走访 12 家。

表 3 - 7　　　　　　　北平市第一卫生区事务所家庭访视次数统计②

年份 项目	1932	1933	1934	1935
家庭访视人数	7401	10217	10316	9728
家庭访视次数	27901	31918	41649	41925

　　家庭访视工作并不仅仅限于健康和卫生问题，还要设法解决与健康相关的社会问题。介绍工作便是其中一项职能，分为两种，一种是医药治疗的介绍，一种是社会服务的工作介绍。前者是指设法使有病的居民得到科学的治疗，病轻的介绍到事务所治疗，病重的介绍到市立医院、协和、道济、妇婴、传染病及助产等医院治疗。后者指凡护士访视的家庭有妨害健康的社会问题，介绍到相关机构解决。如失业、贫穷、子女过多等问题，由护士介绍至协和医院社会服务部或基督教青年会职工介绍所、家庭福利协济会；关于儿童营养问题，则介绍到基督教女青年会和保婴事务所；关于寄养儿童问题，则介绍到北平怀幼会、育婴堂等合作机关。

---

① 《第一卫生区事务所家庭访视工作之意义》，《华北日报》1937 年 5 月 29 日，第 8 版。
② 1932 年、1933 年数据见《北平市卫生局第一卫生区事务所第九年年报》，第 8 页；1934、1935 年数据见《北平市卫生局第一卫生区事务所第十一年年报》，第 5 页。

　　公共卫生护士通过家庭访视走进普通市民家中，为他们提供最基本、最适用的服务，传授卫生知识，不仅帮助他们治疗、预防疾病，而且帮助解决各种问题，可以说起到了从底层改造数千年的风俗和习惯的作用。当时的卫生当局希望以此向普罗大众宣传基本的卫生知识，培养新式的卫生观，达到改变旧有生活习惯的目的。但对市民来讲，接受这种涉及生活习惯的观念非常缓慢，需要长时段才能内化于日常生活，进而养成新的生活习惯，很难一蹴而就。更重要的是，新式的健康生活方式需要较高经济水准来维持，新式卫生观需具备较高社会文化知识才能理解，对当时北京城内的大多数人来讲，这种现代的健康观与自己的日常生活格格不入。首先，受制于社会经济破败，"许多家庭往往因经济的压迫，心有余而力不足，不能实行护士所给的指导"，当穷得在严冬只能穿单衣时，岂能奢谈花钱看病讲卫生？① 公共卫生护士的工作成本昂贵，实非当时的政府所能承担，此项家庭访视并未得到全面推广，仅在有限的几个卫生区内试行，只有得到洛克菲勒基金会资助的第一卫生区事务所才能全面地推行。其次，受制于教育不普及。"有的人因为没有受过教育，不了解医药保障的益处，而且迷信日深，费尽多少口舌，仍然顽固不化。有的人则因为迷信鬼神的缘故，明知有科学的方法可以医救，但至死也不设法，也有许多家庭到病的时候，东烧香，西拜佛，今天用些成药，明天求一个仙方，把病耽误，白白的送掉性命。有的到了危险万分束手无策的时候，复送入医院中，如果侥幸治愈了，这是医院的本领，假如不幸而亡，从此更不相信科学的医院了。今天骂医院，明天骂护士，都不知道是自己耽误的缘故！"② 虽然种种社会现实状况制约了公共卫生护士家庭访视工作的成效，但这样一种工作形式不仅慢慢开始渗入到市民的日常生活，而且成为未来中国基层卫生事业的样板。

（二）基层卫生人员培训机制

1. 基本培训方式

　　公共卫生行政的推行依赖于医师、助产士、护士、助理员及其他专家。由于中国医学教育发展缓慢，此类医学人才非常缺乏。据国联的调查，中国每年由正式医校毕业者仅50名，以4亿人口计，每万人需医师1人，即需4万医师，即使每年毕业医师千名，对实际需要来讲仅是杯水车

---

① 《第一卫生区事务所家庭访视工作之意义》，《华北日报》1937年5月29日，第8版。
② 同上。

薪而已。① 助产士的情形也差不多，至于专门技术人才如卫生工程专家等更是缺乏。如此稀有的毕业医师愿意协助公共卫生建设的更是凤毛麟角，他们多以治病为营生，甚至讥笑公共卫生为无聊者。因此在当时的医学专家看来，卫生行政人员必须专业化，必须进行适当的训练，提供职业保障，而他们必须以公共卫生为终身事业。为达此目的，需要在尽可能短的时间内培训更多的适合中国需要的医师、助产士、公共卫生护士和卫生稽查等，而且他们须有正确的社会观念，能过与平民一样的生活，同时所取的费用是一般平民所能偿付的。②

除此之外，卫生行政人员的素质也是阻碍公共卫生发展的因素。中国的卫生警察多半没有卫生知识，"受过训练者实为寥寥，所以关于卫生事业，不能切实进行。例如使之取缔公共场所则何者不合卫生，无从根据，使之办理防疫，则何者属于传染媒介，何者属于传染疾患均属茫然，安能望其与民众排除危害也哉？"因此，为了保证卫生行政的推行，必须训练卫生警察，"使其先有相当之卫生知识，始可执行任务，对于卫生一切，方可得有根据也"。③

协和医科大学公共卫生系在与北京地方当局的合作中，以训练班的方式培训专业的基层卫生行政人员。此后，南京国民政府内政部卫生署（卫生部）同全国经济委员会卫生实验处合作，专门开办各种公共卫生人员训练班，培养卫生稽查、公共卫生护士、卫生工程师、公共卫生医师、妇婴卫生医师等各种人才。其中与地方卫生行政关系比较密切的是环境卫生训练班和公共卫生护士训练班，分别培训合格的卫生稽查和公共卫生护士，对提高卫生行政的水平起到积极的作用。

卫生部认识到中国缺乏财力和人才，难以建设欧美高水平的卫生设施。为在短时期内取得一定的成效，他们"深信我国的卫生建设事业应当从事于简便经济而且容易普通推行的环境卫生工作，而环境卫生人才又须集中全力大量训练，以求环境卫生工作的发展"。④ 需指出的是，当时"环境卫生人才"一词的内涵很广，包括实施工作人员（卫生工程师、乡村卫生工作助理员、卫生稽查人员和测量生）、护助工作人员（公共卫生医师、

① J. Tandler：《中国医学保障与医学教育之我见》，朱席儒译，《中华医学杂志》1934 年第 3 期。
② 林竟成：《中国公共卫生行政之症结》，《中华医学杂志》1935 年第 10 期，第 968 页。
③ 崔榆：《对于改良卫生之我见》，《医药学》第 7 卷第 1 期，1930 年，第 39—40 页。
④ 杨铭鼎：《环境卫生与环境卫生人才之训练》，《公共卫生月刊》第 2 卷第 11 期，1937 年 5 月，第 847 页。

热带病学医师及军医）和宣传工作人员（妇婴卫生医师）。环境卫生对缺
乏卫生知识的中国人民特别适合，但中国地面广大，人口众多，必须有大
量的各项环境卫生人员才能得以推广。为此，卫生部将环境卫生人员的训
练视作"将来中国环境卫生事业的基础"，希望借此保证人民健康和扑灭
流行病。① 在此思想指导下，卫生部先后举办若干训练班，在全国范围内
培训环境卫生人员，其概况如表 3 - 8 所示。

表 3 - 8　　　　　　　　卫生部环境卫生训练班次数及人数统计②

名称 数目	卫生工程师 讲习班	公共卫生稽查 训练班	医师特别 研究班	公共卫生医师 讲习班	妇婴卫生医师 讲习班	公共卫生护士 训练班	总计
次数	3	6	1	7	3	6	26
人数	14	150	15	169	21	209	578

　　环境卫生人员培训不仅讲授医药卫生常识③和工程学④，而且注意实地
实习，带领学生分别到城市和乡村实践环境卫生。卫生当局认为，环境卫
生应当采用管理或取缔的方法，因此在培训中，从给水、粪便和污水、垃
圾、房屋卫生、食品管理、害虫防除和有关卫生各业的管理方面展开专门
教育，使受训人员能从实际状况出发，解决城乡环境卫生的问题。训练班
开设给水学，传授水样采取、水质鉴定及井水消毒的方法，以减少因不清
洁的水引发的传染肠胃性传染病，如伤寒、霍乱、赤痢病等；通过设置厕
所改进及粪便管理和污水及雨水排除的课程，以兼顾卫生工程和从业者的
经济利益；设立垃圾管理课程，研究中国垃圾乱堆乱放的现象，探讨在人
民清洁习惯尚未养成的情况下如何改良垃圾处理的问题；房屋卫生的课程
教授给学员们房屋卫生的基本知识；食品管理、肉品检验和屠宰场管理的
课程讲授如何控制通过不洁食物传播的疾病；害虫防除课程讲授如何消灭
蚊蝇蚤虫之类，以避免其传播疾病，威胁人们的健康；环境卫生概论的课
程涉及各类营业场所的卫生，如公共娱乐场所、澡堂、理发店和旅馆等行

---

① 杨铭鼎：《环境卫生与环境卫生人才之训练》，《公共卫生月刊》第 2 卷第 11 期，1937 年
　5 月，第 854 页。
② 同上文，第 853 页。
③ 具体课程有生物学、生理解剖学、化学、细菌学、寄生虫、疟疾学、传染病学、医学常
　识、种痘学、生命统计学、急救学、担架学、卫生教育、卫生法规、卫生行政、检查血、
　公文程式报告及档案和社会演讲。
④ 具体包括地图查看法、绘图法、简易测量学、简易水平测量学、估计学、圬工学和水管
　工程等。

业，政府必须通过积极行政的手段，参与其中，促使商人对类似理发店的用具消毒问题、浴室的换水及毛巾消毒问题、娱乐场所的通气及光线问题和旅社里的卫生问题予以重视。①

"为使各地医界资历较深之工作人员明了我国医事建设情况，以期促进发展各省市县卫生事业起见"，南京国民政府卫生署举办了公共卫生医师特别研究班。该班对学员的资格要求较高，必须"在公立及教育部立案之私立医学院或医学专门以上学校毕业，领有中央颁发医师证书，年龄在45岁以下，并须从事医学建设5年以上，确有成绩，或卫生机关现役主要职员，经本署审查合格者，得免试入班，需服务1年以上"。该班学期共三个月，从9月15日起至12月15日，讲授和讨论课程约1个月，主要包括医学进化及医事建设原理、社会学及社会问题、环境卫生、流行病学与传染病管理、生命统计、妇婴卫生、卫生教育及学校卫生、心理卫生、卫生行政和特别护理等。完成课程后，学员还需实习约两个月，其中在南京、江宁见习约两个星期，在北平、定县、上海、江西等处考察约5个星期。该班免收学费、宿费和杂费，并视其在训练期间原机关支薪多寡，每月卫生署各发奖学金50元至80元，包括膳费、制服费在内。此外，卫生署还负责支付考察期间的火车或其他公共车辆三等票款以及轮船房舱票款。由各学员本人或其保送机关负责学员由其出发地点到南京及最后考查地点返回原处的旅费。②

除中央卫生部举办的培训外，北平市也开办类似培训班教育基层卫生行政人员。北平特别市卫生局在成立之初，开设了教练所，专门造就卫生稽查人才。该所计划在警察巡官、巡长或一等巡士中招收20名学员，要求具备初级中学毕业资格。经过三个月培训后分到卫生局充当卫生稽查，其待遇与公安局所属巡官同等。③ 教练所后因经费问题未能办成。在卫生行政归公安局第五科管理的时候，曾于1931年11月1日开设卫生训练班，"对于卫生督察队巡官长警，加以深切的卫生训练"。公安局局长亲临训词，声称"警察为人民模范，受地方之供给，即当为地方谋幸福，大家要有一种相当知识，服务社会，并应努力工作，勤奋勿懈，方对得起民众，

---

① 杨铭鼎：《环境卫生与环境卫生人才之训练》，《公共卫生月刊》第2卷第11期，1937年5月，第849—851页。

② 《北平市卫生局转发内政部卫生署颁布的〈护士暂行规则〉》，北京市档案馆藏，北平市卫生局档，档号J5—1—136。

③ 《北平特别市卫生局卫生稽查教练所章程》，《北平特别市市政法规汇编》，"卫生"，第10—11页。

对得起长官。此次训练班课程，应当注意研究"。①

1933 年 11 月，卫生处成立后，一方面厉行甄别，严加裁汰，将原有卫生稽查中"年老识陋"、"任事既无所长，训练又难就范"之人，分别革遣。另一方面，采取积极措施，招募新的卫生稽查员警队伍，加以特殊训练，造就"具有卫生常识之完备人才"，使之能"从事合乎卫生原则之适当工作"。与此同时，为弥补卫生稽查员警人数过少的缺陷，卫生处对各清道班的班长、班目授以特种卫生稽查职责，作为卫生稽查员警的补充。各清道班分别驻守在固定区域内，熟悉区内公共卫生设施和状况，能协助稽查员执行职务。他们的主要职责包括：取缔违反户外清洁规则的行为，监督公厕、水井的清洁，检查沟渠，查禁粪夫任意通行以及指导饮食物摊担清洁。②

此后，北平的卫生稽查员警训练分为不同层级，初级人才就地进行简易培训，高级人才送往南京接受正规教育。到 1936 年，北平市的卫生稽查人员中，稽查员一级均已接受南京卫生署（部）卫生稽查班的训练。卫生稽查警培训由卫生处（局）自行负责，通过考试招考高小毕业生 30 人，设立卫生警察训练班，招收初中以上毕业生 30 人，设立统计员及卫生稽查员混合训练班，施以简易训练，"均以三个月为毕业期限，实习一个月"。每日下午授课 1 小时，主要教授计算初步、绘图测量、环境卫生和卫生法规。③

在现代公共卫生学中，生命统计是非常重要的内容。由于经费拮据和专门医学人才的缺乏，北平市卫生行政部门开办两期训练专员班，专门培训生命统计调查人员。1936 年 8 月，专门对卫生局 35 名稽查警进行生命统计调查的培训，训练课程包括：生命统计概要、法定传染病概论、27 种死亡原因分类及填写表格等项。④ 该训练班将稽查警分为两组，第一组从 8 月 3 日至 15 日，第二组由 8 月 17 日至 31 日，每日上午 11 时至 12 时，在卫生局稽查班讲室内授课一小时，星期日休息。课程完毕后举行考试。训练期满后，根据各稽查警休息日期，轮流派往各卫生区事务所实地实习。课程由卫生局龙秀章及第二卫生区事务所代理所长王世霖分任讲师。⑤

① 《公安局添设卫生训练班》，《北平晨报》1931 年 11 月 2 日，第 6 版。
② 方颐积：《北平市卫生行政现在及将来》，《北平市政府卫生处业务报告》，第 161 页。
③ 《北平市政府卫生处业务报告》，第 31 页。
④ 《卫生局训练生命统计调查人员》，《华北日报》1936 年 7 月 23 日，第 6 版。
⑤ 《卫生局训练稽查警办理市民生命统计》，《华北日报》1936 年 7 月 29 日，第 6 版。

当时公共卫生护士的训练主要有两种方式：一种是普通护士学校为没有毕业的护士授以 3 至 6 个月的公共卫生课程，主要训练妇婴卫生，如上海妇孺医院护士学校；一种是正式的公共卫生护士训练班，招收已经毕业的护士，训练 6 个月到 1 年，如北平协和医学院护士学校公共卫生进修班和卫生署公共卫生护士训练班。[①] 1934 年 2 月，南京国民政府卫生署与全国经济委员会卫生实验处合作，开办公共卫生护士训练班，招收已毕业护士，"授予公共卫生之专门学识与技能，俾于最短时期，训练公共卫生护士，协助推行卫生事业"。该班每年举办 2 次，截止 1936 年，共计培训 209 名公共卫生护士。在每届招生的时候，卫生署设有奖学金额 15 名，经过入学考试且成绩优良者可以获奖。机关报送的学生毕业后仍返回原机关服务，协助推行公共卫生，自费生由卫生署介绍到各地卫生医事机关工作。参加公共卫生护士训练班的学生基本都是各类护士学校毕业生，已经接受过较为完备的训练，但仍不足以胜任公共卫生工作。他们还需要学习很多基本知识，如社会学、营业学、心理学、生物学和化学等。[②]

1925 年，京师警察厅试办公共卫生事务所成立时，设立公共卫生护士。后来，协和医学院护士学校和第一卫生区事务所不定期举办公共卫生护士训练班，在 1933—1936 年间为北平市卫生行政培养了 92 名公共卫生护士。北平只有 3 名学员参加卫生署办理的公共卫生护士训练班。如此数量的公共卫生护士仍远远不能满足社会的需要。

表 3-9　　北平市第一卫生区事务所公共卫生护士训练班人数统计[③]

年份	班别	人数	毕业去向
1932	2 年班	23	不详
	10 月班	9	
	3 月班	3	
	共计	35	

---

① 胡惇五：《公共卫生护士今后训练之方针》，《公共卫生月刊》第 1 卷第 6 期，1935 年 12 月，第 3 页。

② 《卫生署公共卫生护士训练班工作概况》，《公共卫生月刊》第 1 卷第 6 期，1935 年 12 月，第 15 页。

③ 1932 年的情况参见《北平市公安局第一卫生区事务所第八年年报》，第 117 页；1934 年的情况参见《北平市卫生局第一卫生区事务所第十年年报》，第 86 页；1935 年的情况参见《北平市卫生局第一卫生区事务所第十一年年报》，第 118 页。

续表

年份	班别	人数	毕业去向
1934	9月班	9	3人返回保送机关服务；1人至第三卫生区事务所任事；5人留所供职。
	3月班	6	为护士学校学生
	2月班	14	
	1月班	5	
	共计	34	
1935	9月班	11	2人回保送机关服务；1人到北平市精神病院任事；2人至湖南长沙医学院从事公共卫生工作；5人留所。
	短期训练	12	均为协和医学院护士学校学生
	共计	23	
总计		92	

2. 卫生稽查员的培养

卫生稽查员是如何培养的呢？此部分将依据北京市档案馆保存的相关档案，描述北平选派人员参加第三届卫生稽查训练班的过程，详细地说明卫生稽查员选拔与培训的情况。

1933年11月，内政部卫生署致函北平市政府卫生处，要求选派人员参加第三届卫生稽查训练班。卫生处于12月31日登报招考学员参加训练班。当时，北平就业率很低，工作难找，考取入学资格也就意味着获取一份不错的工作，故多人前往报考。到1934年1月6日，报考者共有64名。1月8日，卫生处举行笔试，共7门课目，包括党义、国文、英文、算学、物理和化学，及格者9名。从卫生署第五届卫生稽查训练班试题可以看到，该项考试较为重视综合素质，要求应试者有较全面的能力。（详见附录一）

9日上午，9名笔试及格者参加口试，下午举行体格检验，最后总及格者6名。按照成绩排列，录取前4名，后2名作为后备。1月10日，在卫生处门首榜示揭晓。录取比例为1∶16，录取4人年龄在20—27岁之间，均高中毕业，较报名资格要求的初中毕业强。

表 3 - 10　　　　　　　1934 年北平市录取卫生稽查学员概况①

姓名	年岁	身高	毕业学校
尹让桢	22	1.79	北平志成高级中学毕业
阎庶广	27	1.72	绥远省立中山学院肄业（文史专科）
乔增桂	20	1.78	河北省立北平高级中学肄业
郭日升	20	1.62	北平市市立第一中学肄业

　　北平市财政局拨给 4 位学员的全部费用 560 元，包括每人往返路费 50 元，学习期间每人月给津贴 15 元。1 月 12 日，在"缴呈毕业证书，出具志愿书、保证书、学历、履历书"后，4 名学员启程前往南京报到。第三届卫生稽查训练班在全国共招取学生 44 人。试读期满考试有 16 人不及格，其中 8 人因成绩太差而被勒令退学，其余 8 人再试读半月。培训期间的生活非常辛苦，在每月提交给卫生处的报告中，他们提到"训练班功课颇为紧张，无暇料理私事。除星期日外，每日约在七时起床，九时到署上课，十二时下课，下午二时上课，五时下课，晚饭后整理笔记，及温习至十二时左右就寝。每日两餐，均在一饭铺包伙"。

　　训练班从第一周至第五周，开设生物学、解剖学、生理学、防疫学、寄生虫学、急救法、生病统计和绷带学等。生物学仅 6 小时，只讲生物学之大概，以及对人生之关系；解剖生理学讲授 20 小时；防疫学讲授 20 余小时，介绍病源菌 17 种，每种讲其菌形、染色培养病状以及预防等；寄生虫学讲授约 10 余小时，分脏虫学、昆虫学及螺旋体三种，因时间关系原菌学未讲；急救法共授课约 10 余小时，讲有十余种病之急救法，如煤气中毒、溺毙、骨折等；生命统计共授课 10 余小时，讲述生命统计的意义及统计方法，做各种图表练习；绷带学授课约 10 余小时，每堂除讲述外每人须练习各种卷带之用法。

　　第二、三月开设的课程属卫生工程，"各种实习均较上月实用而有兴趣，尤以井水消毒一科为最"。其主要内容有：1. 化学大概，讲述关于水的分析及化学概要；2. 摹图法及晒图法，摹图两张，一为汤山全图，一为厕所蹲板图，每人实习一次晒图法；3. 自做比例尺一具，并利用之绘图数张，及计算等高线，掘沟填塘等工程；4. 利用比例尺测量卫生署之化粪池，并绘平面剖面图及计算该池机械房砖木之方数；5. 蒸汽灭虱消毒实习；6. 用精化钠熏

────────────

① 《内政部卫生署关于举办卫生稽查训练班的函和北平市政府卫生处保送四名稽查员参加该训练班的呈文》，北京市档案馆藏，北平市卫生局档，档号 J5—1—43。

蒸消毒实习杀灭臭虫、老鼠等小动物；7. 用漂白粉精消毒井水一次。

　　第四月主要在上海与南京两地参观卫生行政，包括：1. 上海参观牛奶公司、羊奶公司、闸北自来水厂、屠宰场、垃圾焚化炉、污水处置厂等处，上海市卫生局吴局长讲授兽医；2. 参加南京市的种痘运动；3. 用精化钠实习灭蝇；4. 由卫生事务所稽查员率领至街市有关卫生之各商店视察，并学习调查方法；5. 全班分 4 组，每组八九人进行工程实习（A. 应用路坡仪，挖沟埋下水道，并建阴井；B. 凿管井；C. 用混凝土制蹲板及阴井盖；D、砖工及粉墙；E、攒孔厕所；G 至埔口消毒车辆）；6. 中央医院医师讲疟疾临床及医治，讲授蚊之幼虫生活史，并捕集成蚊；7. 讲授食物化学大概；8. 讲授卫生法规；9. 参观南京市传染病院。

　　当局希望培养卫生稽查从事环境卫生工作，改善卫生状况，减少疾病的发生，6 个月的训练主要讲授和实习环境卫生知识。这种课程简短，将知识直接教授给学生，并提供实习的机会，让他们能在未来的工作中马上加以应用，为公共卫生事业的发展提供适用的人员，缓解地方卫生行政人员的短缺。对北平而言，经过培训的卫生稽查员被立即派往工作岗位，实践改善环境卫生。1934 年 7 月 15 日，保送的 4 名学员经考试合格，修业期满，其中"尹让桢一名成绩优良，阎庶广、乔增桂、郭日升等三名成绩尚优"。到 7 月 26 日，4 名受训卫生稽查员等，"均已到局服务，成绩均颇优良"。①

3. 公共卫生护士的培养

　　1934 年 2 月，南京国民政府卫生署与全国经济委员会卫生实验处合作，开办公共卫生护士训练班，"以已在护士学校毕业之护士，授予公共卫生之专门学识与技能，俾于最短时期，训练公共卫生护士，协助推行卫生事业"。② 下面介绍该班职员及课程状况，了解公共卫生护士是如何培养的。

　　公共卫生训练班聘请专业领域的精英人士担任负责人。训练班注重理论与实习相结合。最初 8 个星期完全上理论课，此后 12 个星期进行普通实习，实习后两个星期讨论，最后 4 个星期，根据各人兴趣或将来回原机关后工作性质派往各地特别实习。该班的理论课程共计 12 门，不仅有医学课程，而且还有社会心理等课程。这些课程均由卫生署、中央大学、中央医院及卫生事务所的专家负责讲授。

---

① 《内政部卫生署关于举办卫生稽查训练班的函和北平市政府卫生处保送四名稽查员参加该训练班的呈文》，北京市档案馆藏，北平市卫生局档，档号 J5—1—43。

② 《卫生署公共卫生护士训练班工作概况》，《公共卫生月刊》第 1 卷第 6 期，1935 年 12 月，第 15 页。

表3－11　　　　　　　　公共卫生人员训练班职员①

姓名	职务	学历
张维	训练班主任兼医师讲习班教务主任	美国哈佛大学公共卫生学硕士
戴雅	卫生工程讲习班教务主任	美国芝加哥大学工学士
胡惇五	公共卫生护士训练班教务主任	美国 Western Reserve 大学理科硕士
杨铭鼎	卫生稽查训练班教务主任	哈佛大学卫生工程硕士
徐苏恩	学校卫生讲习班教务主任	哈佛大学公共卫生学院毕业
张壬	文牍兼医师讲习班训育员	湖南群治大学法律本科
王皋声	注册员兼英文书记	东吴大学文学士
闵华英	护士训练班训育员	北平协和医院护士学校公共卫生科
杨启雄	卫生稽查班训育员	卫生署第一届卫生稽查训练班
徐之俊	办事员	武昌中华大学

表3－12　　　　　　公共卫生护士训练班课程及教员状况②

课目	教员姓名	学历
社会问题	汪明玉	燕京大学文学士
应用心理学	吴南轩	美国加州大学教育学博士
家庭营养问题	汪百熙	燕京大学文学士
公共卫生护士学 公共卫生进化史	胡惇五	燕京大学理学士　协和护士学校毕业 美国 Western Reserve 大学理科硕士
环境卫生	李肇祥	清华大学工学士
传染病管理	张炳瑞	国立上海医学院
细菌学及流行病学	曹守理	同德医科专门学校
工厂卫生	龚理平	齐鲁大学医学院
妇婴卫生	黄怀信	北平协和医学院
妇婴卫生护士学	闵华英	北平协和医院护士学校公共卫生科毕业
学校卫生	吴紫英	南京卫生署公共卫生护士训练班
城市卫生	王祖祥	美国霍普金斯大学公共卫生学硕士
乡村卫生护士学	沈元晖	北平协和医院公共卫生护士训练班毕业
医学史及卫生教育	朱章庚	美国耶鲁大学公共卫生学硕士
生命统计	唐宗旸	江苏省立医科大学
卫生化学	兰度雅	德国国立工业大学化学博士

---

① 《卫生署、全国经济委员会卫生实验处第五届公共卫生护士训练班章程》，广东省档案馆藏，档号20—7—132。
② 同上。

　　训练班的实习分为普通与特别两种，均为必修科。普通实习包括城市卫生（家庭卫生、诊所卫生及妇婴卫生，传染病预防及管理）、学校卫生及乡村卫生等。城市实习6个星期，学校及乡村各3个星期，共计12个星期。诊所卫生指各学生到诊所各科实习，如内外科、小儿科、妇产科及眼耳鼻喉科，都要注意卫生教育，借机灌输各种卫生常识，注意观察病者的社会问题。此外，学员还须参加各项特殊工作，如种痘运动、化装游行、化装表演、儿童健康比赛会、卫生展览会及婴儿出生死亡调查等。特别实习指学生根据自己兴趣或将来需要，在上列工作中，挑选一两项，特别研究，以做将来工作之基础。在特别实习时，充分给学员以发展思想及自动工作的机会，但须接受实习地职员的领导。①

　　公共卫生护士训练班注意锻炼学生身体和精神，每天早晨有早操或球戏半小时，还有丝竹管弦表演等娱乐活动。这样做，一方面是为了调剂学生生活，另一方面是为了教授给学生各项宣传卫生活动的所需技艺。公共卫生护士经常与社会接触，学生们须学会应付各种困难，能吃苦耐劳，肯牺牲奋斗。

　　实习完成之后，训练班对学员的实习情况进行评价时，较为注意实际工作能力。从公共卫生护士班学员实习简评要求中，可以看出公共卫生护士需要具备人际交往能力、教育才能和良好个人特性。（详见附录2）

三　卫生教育

　　从前述分析中，可以看到北平的公共卫生受制于社会经济文化，而社会大众对公共卫生的无知直接导致其难以真正实现。当时，公共卫生学者和行政当局都意识到仅仅依靠法律惩罚和技术手段推行卫生行政是不够的，必须针对社会现实，对市民进行多种形式宣传，灌输卫生知识，让人们明白卫生的原理，从而改变不良生活习惯，遵从卫生行政的管理。在这个过程中，政府主动采取措施，倚靠社会力量，并提供平台或场所广泛宣传卫生知识，切实起到教育作用。

　　南京国民政府10年，北平的卫生教育的主导权逐步由社会团体移交

---

① 《卫生署公共卫生护士训练班工作概况》，《公共卫生月刊》第1卷第6期，1935年12月，第18—19页。

给政府，其影响的广度和深度都得到极大拓展。我们将 1933 年卫生处的成立作为分水岭，此前是卫生行政机关组织和利用社会力量和医疗机构主导卫生教育，但由于太过专业或受众面太窄，效果不明显。1933 年之后，卫生行政机关积极动用各种政府资源，将卫生教育的受众面扩大，深入到家庭、工厂、学校等场所，在一定程度上改善了市民的卫生意识。需要指出的是，卫生运动作为一项带有时代色彩的特殊形式，贯穿 10 年始终，应对其进行特别的说明，以理解那个年代社会建设所特有的政治运动色彩。

（一）卫生教育方式的转变

北平卫生局在设立之初，就非常重视关注卫生教育。1928 年 10 月，北平特别市卫生局提出，"欲灌输市民常识，非设法宣传卫生教育，不能收事半功倍之效"。为此，卫生局主要采取两项办法，一是派专员分赴各区，讲演公共卫生及防病事项①，一是制成劝导民众种痘幻影片，请北平市青年会代为映演，广为宣传。② 1929 年 2 月，南京国民政府卫生部，以"卫生行政我国正在创始，一般民众对于卫生常识尚甚缺乏，推行之始，实赖宣传，而宣传工作贵有适宜材料及详切办法。我国幅员辽阔，各地习俗不同"为由，要求各地斟酌当地情形，聘请专家拟编各种卫生宣传资料。不久，该部制定地方卫生宣传大纲，责成地方主管卫生行政机关，"查照所列各项，参酌本地情形，次第施行，并须扩大范围，以广宣传而利推行"。③ 这些有关卫生教育的措施，因资料缺乏，其执行与否，及如何执行情况如何，无从知晓。④

随后几年，北平政局混乱，卫生行政机构一直处于变动中，当局无暇举办公共卫生，主要依靠社会团体和研究机构开展公共卫生教育。如前所述，北京的卫生教育在北京政府时期有较大发展，基督教青年会、中央防

①　《市政公报》第 4 期，1928 年 10 月，第 320 页。

②　《函青年会等检送劝导种痘幻影版请为映演以广宣传由》，《市政公报》第 6 期，1928 年 12 月，第 158 页。

③　《北平特别市市报》第 54 期，1929 年 2 月 26 日，第 10 页。地方卫生宣传大纲拟定的卫生教育的主要方式有：悬挂卫生标语、设置定期卫生布告栏、举行卫生运动会、举办卫生展览会、筹设卫生陈列所、组织学生检验队、分设卫生讲演场、推广卫生电影和发行卫生刊物。《地方卫生宣传》，《顺天时报》1929 年 3 月 7 日，第 7 版。

④　虽有资料显示卫生局担心市民不明真相而发生误会，曾函请公安局令各区署及各派出所派警妥为保护，但仍难据此了解卫生教育详情。《市政公报》第 4 期，1928 年 10 月，第 320 页。

疫处、医学校是主要参与者。这些机构在 1928 年后继续举办各种卫生教育活动，政府并未参与其中。

1916 年成立的北京女青年会一直热心于卫生教育，尤其是妇婴卫生教育。1928 年，女青年会成立家庭研究会，旨在进行家庭改良运动，主要讨论家庭经济支配、家庭布置、家庭间待遇、男女婚姻及社交问题、家庭卫生诸问题、家庭游戏等，全市共有 43 人报名参加。① 该会每到春令就举办卫生运动，举办婴儿卫生演讲会，并开办讲授简易救急法及家庭看护学。② 1930 年 2 月 25—27 日，北平市女青年会举办儿童幸福运动。该运动主要有三项内容：一是进行儿童体格、智力技能比赛，由医务人员检验参赛儿童，评判优胜劣汰；一是进行卫生知识讲演；一是举行卫生展览和演出，展览儿童衣服、玩具、书画等数百件，任人参观。卫生诊疗所护士表演了三幕戏剧《儿童卫生》，"切实而有艺味"，贝满学生演奏了音乐。③ 同年 3 月，北平市青年会举行少年运动周，提倡少年关注健康。运动周的具体内容包括：参观协和医学院，听该院教授讲少年健康的标准是什么；参观青年会大礼堂，听冯志东先生讲近代科学的势力；在青年会大礼堂举行唱歌比赛；听陈振原先生讲少年生活的修养；举行演说决赛会。④

自 1919 年成立之后，中央防疫处致力于专业的公共卫生宣讲。1931 年 2 月，该处"为普及公共卫生常识，增加民众健康起见"，决定于 2 月至 4 月，举办公共卫生演讲会，市民可自由前往听讲。演讲时间定为每周星期一、三、五下午 4 点至 5 点。⑤ 讲演的内容主要是西方公共卫生方法，约有 30 种内容，具体内容见表 3－13。这些讲演的内容太过专业复杂，主要听众是公共卫生从业人员和爱好者。可以说，如此卫生教育更类似于今日学术讲座，缺乏社会性和普及性，一般市民肯定不懂，亦无兴趣去听。⑥

---

① 《北京女青年会筹款大会特刊》，《世界日报》1928 年 5 月 1 日，第 7 版。
② 《女青年会婴儿健康大会》，《世界日报》1928 年 4 月 25 日，第 7 版。
③ 《女青年会儿童幸福运动第一日》，《华北日报》1930 年 2 月 26 日，第 5 版。
④ 《青年会少年运动周昨讲演〈少年时代与健康〉》，《华北日报》1930 年 3 月 15 日，第 6 版。
⑤ 《天坛中央防疫处公共卫生演讲会开幕》，《华北日报》1931 年 2 月 3 日，第 6 版。
⑥ 姜体仁：《卫生行政谈（上）》，《华北日报》1931 年 2 月 12 日，第 6 版。

表 3 - 13　　　　　　　　　中央防疫处公共卫生讲演内容列表①

月份	具体讲演内容及讲授者
二月	卫生行政（姜体仁）、统计学（余贺、方石珊）、传染病管理法（余贺）、海港检疫（袁睿昌）、原虫病（陶善敏）、寄生虫病（徐诵明）、昆虫与疾病之关系（陶善敏）
三月	伤寒及副型伤寒（杨澄章）、霍乱及赤痢（余贺）、白喉（余贺）、猩红热（常希曾）、肺炎、感冒及百日咳（陈宗贤）、鼠疫（方石珊）、破伤风（陈宗贤）、狂犬病（袁睿昌）、天花（袁睿昌）、麻疹、斑疹、伤寒等传染毒病（袁睿昌）、结核病（方石珊）、花柳病（方石珊）、卫生试验所（陈宗贤）
四月	血清疫苗之治疗的功效（陈宗贤）、上水道（方石珊）、下水道、垃圾（方石珊）、牛乳、肉类之检查（齐长庆）、产妇卫生（李延安）、婴儿卫生（李延安）、学校卫生（李延安）、工业卫生（李延安）

　　1933 年，北平市卫生处成立后，认为公共卫生教育目的在于使更多的市民具有相当的卫生知识，预防疾病于未然，有病及早医治，并使广大市民对卫生知识耳熟能详，自然而然地养成卫生习惯。因此，该处特别强调开展卫生教育，整个社会逐渐从上到下形成对卫生教育的重视。北平既非政治中心，又非工商业区域，市政府财力有限，多数市民卫生意识淡漠，习惯于无纪律状态，生活程度又极其低下，卫生设施仅为少数人所享用，如自来水，只有 5% 的少数市民能享用，其余的无福享受。在这种社会条件下，进行卫生建设，"必须由下而上，始能有效"。基于此种认识，该处提出，"现在北平市所切迫需要的，是多数市民共同享受的卫生，而不是少数市民独享的卫生"，按照社会实际情形及其需要，"唤起民众对于卫生兴趣，联合各业团体、各饭庄公会、旅店公会、粪业公会，关注卫生学理，使其分途推进"，同时利用公益团体所办的卫生和救济事务，使全市人民，都能参加卫生运动，"或者能有相当的结果"。② 时任北平市市长袁良提出，"竭力办理一般市民所需求的公共卫生事业之外，同时希望一百五十余万市民们，人人彻底了解公共卫生的意义和方法，进一步来协助政府办事，共登'寿而康'的境界。"③ 社会舆论亦提出，"要促进关系国运民生的卫生事业，先要普遍提倡卫生教育，使人民都能了解卫生的重要"。④

　　那么，如何举办卫生教育呢？卫生行政当局倚靠自身拥有的机构和政府行政力量，形成若干制度化的卫生教育形式，主要包括办理卫生陈列

---

① 《中央防疫处开办卫生讲演》，《北平晨报》1931 年 1 月 24 日，第 9 版。
② 孟威：《本市卫生处成立感言》，《市政评论》第 1 卷合订本，1934 年，第 77 页。
③ 袁良：《公共卫生的重要》，《北平市政府卫生处业务报告》，第 155 页。
④ 体扬：《平市社会病态及救济》，《市政评论》第 1 卷合订本，1934 年，第 43—44 页。

所、开办卫生广播和举办基层卫生教育。

作为常设卫生展览机构，卫生陈列所常年对公众开放。创立之初，卫生陈列所隶于内务部，所长由警政司职员兼任，接受内务总长指挥。[①] 京都市政公所裁撤后，该所改归京师警察厅管辖。1928 年，北平特别市卫生局成立后，又改隶卫生局直辖。1930 年 4 月，北平市政府因经费困难，裁撤卫生局，隶属公安局，该所又复归公安局管辖。1933 年 11 月，北平市政府卫生处设立后，改归其管理。

1928 年以前，该所有一定组织规模，所长以下设有员司，经费较充裕，但 1928 年后，组织规模缩小，仅有管理员 1 人，形成保管情势，又因年久失修，内部陈旧不堪。1933 年 11 月，卫生处接管后，限于经费，仅将内部陈列物品重新规划，分为衣服卫生组、卫生常识组、胎产组、花柳病组、痨病组、传染病组和医药组 7 个组。该处还采取办法，酌加经费，增加办事人员，从各处征求各项陈列品。[②]

1935 年 12 月，卫生局将卫生陈列所改为卫生陈列室，颁布相应的管理办法。卫生陈列室目的在于宣传卫生教育，陈列有关卫生物品，免费任人参观。由于卫生陈列室设在中山公园内，虽为免费，但要进入则需花 20 枚铜元购买中山公园门票，因此很多人不会花钱专门前来参观。[③] 卫生局第四科负责陈列室的设计、监督及业务管理，第一科负责主管其他事务。[④]卫生陈列所（室）主要陈列各种卫生图画、模型、标本，及有益卫生的书报，任人随时参观，增进市民的卫生观念。每天均有相当数量的市民参观卫生陈列所。据统计，从 1934 年至 1937 年，参观人数呈上升态势，1934 年有 19682 人次，1935 年有 41133 人次，1936 年有 45539 人，1937 年前 7 个月达 60083 人次。[⑤] 以上数据表明，卫生陈列所（室）受到越来越多的关注，日益成为卫生教育的重要场所，在一定范围内起到了传播卫生知识

---

① 《卫生陈列所章程》，陈明光主编：《中国卫生法规史料选编（1912—1949.9）》，上海医科大学出版社 1996 年版，第 573 页。

② 《北平市政府卫生处业务报告》，第 136 页。

③ 《北平市第三届卫生运动大会展览室规则及参展人数统计》，北京市档案馆藏，北平市卫生局档，档号 J5—1—135。

④ 《北平卫生局呈报卫生陈列所改为卫生陈列室和管理办法及市政府的令》，北京市档案馆藏，北平市政府档，档号 J1—3—67。

⑤ 1934、1935 年统计数据见《北平市卫生局拟定普通宣传卫生知识、绘印卫生挂图的办法》，北京市档案馆藏，北平市卫生局档，档号 J5—1—109；1936、1937 年统计数据见《北平市卫生局卫生陈列室参观人数统计表》，北京市档案馆藏，北平市卫生局档，档号 J5—1—244。

的作用，对一定数量的市民起到宣传作用，尤其是北平市内各学校学生。这是由于自1933年后，北平大力推行学校卫生，学生逐步被要求必须参观卫生陈列所（室），客观上大大增加了参观人数。此外，参观卫生陈列所（室）的人员性别差异较大，以男性居多，女性较少。1935年全年中参观卫生陈列所（室）的男性有32674人次，占总参观者的79.5%，女性有8459人次，占总参观者的20.5%。① 这些数据显示出女性较少接触卫生教育。

除开办卫生陈列所（室），卫生局还与北平广播电台合作，开展卫生常识广播。1935年，为"启迪民众卫生常识，及使民众明了本局工作情形及意义"，卫生局与北平广播电台商定，从8月30日开始，每周五下午4时到4时30分，由该局各科及附属各院所②轮流进行卫生常识广播讲演一次。卫生局拟订讲演日期及担任讲演轮流次序表。讲演人员由各科及附属院所遴派，要求"口齿清楚、发音正确，擅长国语"。讲演的材料要求，"以灌输普通卫生常识及切合时季或市民习惯者为宜，讲词务须通俗浅显，其词句多寡以能于三十分钟时间内讲完为限"，且须每次讲完。担任讲演的各科及附属院所，须在讲演前7日将讲演稿件缮清两份，分别注明撰稿人及讲演人员姓名，送交卫生局审定。讲演前1日将修正稿发还一份，存卷一份。同时，卫生常识讲稿将缮清一份送交《卫生月刊》编辑委员会以便审核刊发。此外，卫生运动大会、卫生局成立纪念日及时疫流行时，卫生局可函请电台延长时间或临时增加次数。③

利用广播这一新型媒体进行卫生知识普及宣传，涉及疾病防治、卫生保健、环境卫生等方面，注意配合政府卫生行政工作，宣讲有关的政策法规，以使市民理解和支持卫生部门工作。其内容可分为八类：第一类关于卫生常识，有《疾病是怎么回事》《牙齿的重要》《牙齿与人身健康的关系及保护的办法》《谈谈冻伤》《忠告吸烟者》《饮食与消化器官之卫生常识》等；第二类关于日常卫生习惯，有《为什么沐浴和沐浴应注意的几件

---

① 《北平市卫生局拟定普通宣传卫生知识、绘印卫生挂图的办法》，北京市档案馆藏，北平市卫生局档，档号J5—1—109。

② 1936年参与的单位包括：卫生局第二科、第三科、第四科、第一卫生区事务所、第二卫生区事务所、第三卫生区事务所、第四卫生区事务所、市立医院、传染病医院、精神病院、戒毒所、戒严医院、保婴事务所和妓女检治所等。《北平卫生局抄发第六届医师讲习班定期开班和讲习班章程给第三卫生区事务所的令》，北京市档案馆藏，北平市卫生局档，档号J5—1—2009。

③ 《北平市卫生局就1—5期广播卫生讲演的指令及各院所报送讲演的呈文》，北京市档案馆藏，北平市卫生局档，档号J5—1—211。

事》《什么是健康检查》《提倡家庭卫生的必要》《苍蝇与疾病》《夏季卫生》等内容；第三类涉及疾病预防，有《白喉病的由来及其预防方法》《初期肺痨病的几个重要症状》《白喉病及预防方法》《预防天花和种痘》《流行性脑膜炎及其治疗法》《伤寒及其预防方法》《耳漏与鼻塞》《预防伤寒霍乱》《流行性感冒及预防法》《夏季应该注意的几种肠胃传染病及其预防法》《伤风》《冬季几种常见的疾病及其预防治疗法》《几种传染病的预防方法》等内容；第四类是性病防治，有《扑灭花柳病的问题》《梅毒的祸害》和《淋病的毒害》等；第五类是妇婴健康，有《孕妇的卫生》《婚姻问题的检讨》《婴儿的衣服》和《婴儿的卫生》等；第六类关注精神健康，有《怎样可以预防不患精神病》《精神病的由来及疗养法》和《从研究精神病谈到精神卫生》；第七类是卫生行政，有《为什么要调查出生和死亡》《卫生局为什么要出出生报告和出生调查呢》《粪便改进工作报告》等；第八类旨在宣传毒品的危害，《吸毒的害处和戒除的方法》《吸毒与民族兴亡》《毒化中国》《鸦片与社会经济的关系》《戒毒宣传的重大意义》和《对吸毒者最后之忠告》等。①

　　这些广播内容有如下几个特点：一是涉及面广，几乎覆盖了公共卫生的所有方面；二是贴近生活，所讲的主题与人们的日常生活密切相关，能为市民提供实际帮助；三是具有时效性，针对不同季节的不同疾病提出预防不同的方法；四是浅显易懂，便于普通民众接受。讲稿均出自在公共卫生第一线的卫生行政人员或医务人员之手，他们了解市民的卫生习惯，熟悉卫生实务，故所讲内容贴近生活，语言也较生动，考虑较周全，适于卫生教育。

　　通过开办卫生陈列所（室）和举办卫生常识广播，卫生教育取得一定进展，但也应看到，无论参观卫生陈列所（室）的人数，还是具备收听广播条件的人数，都是非常有限的。只有那些具有一定经济条件者，才能有闲情逸致去中山公园参观卫生展览，才能在家中收听广播，多数人不能通过这些形式接受卫生教育。因此，更能直接发挥作用的是基层卫生机构，也就是卫生区事务所，但其数量又非常有限。到1937年，全北平仅有4所，未能覆盖全市。因此，基层卫生机构开展的卫生教育影响范围也相对有限。下面以第一卫生区事务所的卫生教育工作为例，作一简要说明。

　　1925年，试办公共卫生事务所成立后，卫生教育成为一项重要工作。

---

① 《卫生局广播卫生讲稿》，北京市档案馆藏档，北平市卫生局档，档号 J5—1—178。

方擎所长暨各主任轮流前往燕京大学、师范大学、中华平民教育会等处，讲述公共卫生问题。该所将中央防疫处刊行的《预防天花》和事务所与中央防疫处合刊的《预防痢疾》等书分别送给市民，并为学生及一般人民开办详细演讲。公共卫生事务所购买、收罗中华卫生教育会刊行的各种通俗卫生书籍、图画，或由公共卫生护士携往病家暨各学校，或在卫生诊疗所悬挂讲解，并分赠给就诊患者，并为之详尽解说，或令卫生稽查员挨户送阅。①

20世纪30年代，该所已形成了一套形式多样且行之有效的卫生教育制度，随后在其他卫生区事务所得到推广。《北平市卫生局第一卫生区事务所章程》明确规定，卫生教育是第二股的职责。通过举办有针对性的训练班、讲演会，使复杂而枯燥的卫生知识为广大市民接受，并影响到其日常生活。针对儿童卫生问题，该所先后组织了学龄前儿童卫生会、学龄儿童卫生会、母亲会等；针对家庭卫生，先后举办了家庭卫生会和家政卫生训练班；为广泛宣传卫生知识，举办了卫生讲演会、门诊卫生讲演和卫生展览会。② 同时，卫生区事务所举办形式多样的宣传活动，如播放卫生电影、印刷各种卫生宣传品以及印发卫生月刊和卫生年刊。③ 根据1932年和1933年两年的资料统计，第一卫生区范围内共有19135人参加了卫生宣传活动，卫生部门共发放57630份各种宣传品，相对于第一卫生区区域内117941人口总数而言，卫生教育工作是有成效的。

此外，第一卫生区事务所在燕京、仁立两工厂举办卫生教育，"以期工人等明了卫生意义，多予合作"。事务所分别设有工徒、工人、工头、厨夫等卫生班，灌输卫生常识及急救方法，每星期举行1至3次，1933年共计举办206次，共有4615人次出席。此外，还特制五彩卫生图画，举行扩大卫生讲演，并放映电影数次，工人参加者甚多。事务所卫生股每月召集厂方负责人，举行卫生讨论会，讨论卫生事宜。④

1934年起，第一卫生区事务所卫生教育的重点转向儿童卫生、家政卫生和其他形式。儿童卫生会有两种形式，一种是学龄前儿童卫生会，"专为6岁以下儿童而设，会内多注重游戏、卫生故事与唱歌"，一种是学龄儿童卫生会，6岁以上之儿童均可加入，"会内注重养成儿童卫生习惯与普

---

① 《协助京师警察厅试办公共卫生事务所事项有关文件》，中国第二历史档案馆藏，京师警察厅档，档号1036—7。
② 《北平市政府卫生处业务报告》，第108—109页。
③ 同上书，第109页。
④ 《北平市卫生局第一卫生区事务所第八年年报》，第98、99页。

及卫生常识，使一部分失学儿童得受相当之卫生教育"。此外，专为一般受教育的青年女子与主妇设立了家政卫生训练班，每星期上课2次，每次1小时，"藉以教导家庭卫生事务，如疾病之家庭护理方法，育婴法，与家庭环境卫生等"。事务所还采用多种方式进行卫生教育，如卫生电影、演讲、卫生陈列、卫生教学、母亲会等等。[1]

表 3-14　　　1933—1935 年第一卫生区事务所卫生教育统计[2]

类别	1933 年		1934 年		1935 年	
	次数	人数	次数	人数	次数	人数
学龄前儿童卫生会	47	50	47	1224	50	1720
学龄儿童卫生会	47	51	47	927	51	779
家政训练卫生班		74			74	233
卫生教学	31	169	31	714	169	887
卫生演讲	4	11	4	800	11	2251
卫生陈列	2	1	2	1400	1	500
卫生表演	7	5	7	2180	5	
卫生电影						2500
广卫生演讲	16		16			
母亲会	4		4	29		28
共计	158	361	158	7274	361	8898

　　综上所述，南京国民政府10年间，北平卫生教育的主导权由民间转至地方卫生机关手中。以前的基督教青年会、女青年会等社会团体因其活动范围有限，中央防疫处则因其内容过于学术化，对普及卫生知识作用有限，逐步淡出卫生教育。1933年卫生处成立之后，在方颐积的推动下，积极建设公共卫生，利用已有医疗卫生机构，联合广播电台，投入相当精力到卫生教育中。但是，这些常规的卫生教育仍不能反映出当时卫生教育的活跃，下面将专门论及被视作"最足以发人深省而引人入胜"[3]的卫生教育形式——"卫生运动大会"。

① 《北平市卫生局第一卫生区事务所第九年年报》，第 132 页。
② 《北平市卫生局第一卫生区事务所第十一年年报》，第 117 页。
③ 赵万毅：《市民对于卫生运动大会应有之认识》，《华北日报》1937 年 5 月 29 日，第 8 版。

（二）运动化的卫生教育

1. 概述

卫生运动被视作一种辅助卫生行政的社会教育，"一方面普及有关健康保障的各种知识，一方面亦可促成卫生设施的实现"。[①] 北平市政府在进行公共卫生行政建设的同时，召开卫生运动大会与清洁扫除大会，发动社会各界力量，通过游行、展览、游艺、灭蝇和儿童健康比赛等多种形式启迪民智，"希望一般市民注意到卫生上面，以便努力改善环境，矫正不良习惯"[②]，强化市民的卫生观念，从而推进卫生行政。卫生运动大会是南京国民政府10年间所采取的最有特色的卫生教育方式，展示了两方面的意蕴。首先，对国家而言，卫生运动大会类似于一种政治仪式，市政各部门通过在公共场所的游行、张贴标语、挂画、展览和演讲等形式的表演，表达出国家对公共卫生的决心和勇气。正如杨建邦在阐述第三次卫生运动大会目的时所讲的那样：

> 我们的目的，是为郑重提出一种关系全体市民生命幸福的重大问题——公共卫生。我们要介绍卫生科学的知识、先进国家卫生设施的成绩，揭示北平卫生环境的缺点，改良的需要，唤起全体市民对于公共卫生的了解和同情。我们要说明本市公共卫生的方针和计划，策动公共卫生的组织和实行，劝请各界市民的援助和协作。我们要促进全体市民祛病延年、健身强种、做事有力、生活有趣的时期的实现与完成。[③]

其次，对普通市民来讲，卫生运动大会是一台旨在吸引他们关注的演出。国家竭尽所能，采取各种可能手段，就是为了吸引人们注意，促使大家关注公共卫生。诚如市政当局所言，举办卫生运动大会的目的在于，"要给民众一个完整的卫生认识，要唤醒大家，应该怎样的去讲求卫生？应该怎样的去保护自己？换句话说，就是要使大家对于个人卫生的常识和公共卫生的设施，应当知道它是怎样的重要，俾疾病未来的时候，知所以预防之方；已病的时候，知所以处理之策；以保障各个人的健康，而谋社

---

① 朱章赓：《卫生运动》，《公共卫生月刊》第1卷第11期，1936年5月，第1页。
② 《北平市卫生局所属各院所报送的检查铺户卫生及捕蝇的统计、参观卫生展室的人数统计》，北京市档案馆藏，北平市卫生局档，档号J5—1—262。
③ 杨建邦：《卫生运动大会与全体市民的关系》，《华北日报》1936年5月24日，第8版。

会公众的幸福。"① 政府寄望于卫生运动大会能够吸引足够多的市民。第一次卫生运动大会到会市民有 27 万多人，当局希望他们"若不是只为看热闹的，都能得些卫生常识回去的，每一人假设平均有家族三人，将这些常识，再灌输于各个家族，那就是有八十余万人得着卫生运动大会给予良好影响，北平市有一百六十万人，恰好已到半数。"② 但是，亦有学者很冷静地指出光是热闹还不够，还需要切实落实对大众有益的工作：

> 大众受了宣传的力量，来注意这种卫生运动和运动的目标，必定希望有些切身利益的实施，至少也愿意看到一些具体的东西。例如听见外边打锣打鼓，大家跑出来看，一定要知道这是什么一会事，如果只看见吹打，并看不见是娶亲或送丧，大家必定失望。屡次这样做下去，结果将来再有这样的吹打，恐怕就没人赶出来看了。所以每一种运动，必定要有一种对大众有利益的实施工作，例如举行"种痘运动"，一定要有"种痘"实施，举行"灭蝇运动"，一定要有"灭蝇"的实施。所以这种实施工作，是一种运动中最重要的一环，在计划中必定要详明的规定。③

南京国民政府卫生部成立后，颁布《污物扫除条例》，规定每年分别于 5 月 15 日和 12 月 15 日，"由内政部及各省民政厅、特别市、县、市政府联合各机关、各团体及民众"各举行大扫除一次。④ 据此，北平多次举办卫生清洁运动大会。1928 年 12 月 15 日，北平特别市卫生局举行第一次清洁运动大会。次年 6 月 16 日，召开第二次卫生清洁运动大会，1931 年 5 月，北平市公安局举办卫生运动大会。

卫生运动大会极具政治集会的特色，不仅在天安门举办，主要政府机构均参与其中，而且程序极具政治色彩。到会单位及团体有：市政府、公安局、卫生局、土地局、教育局、财政局、警备司令部、宪兵司令部、工务局、公用局、河北电政局、邮务工会、中华戒烟会、青年会财专学校、汇文学校、郁文大学、清华大学，及各公私立中小学校等。⑤ 会议程序跟

---

① 《第一次卫生运动大会纪要》，《北平市政府卫生处业务报告》，第 140 页。
② 《袁市长出席第二次卫生运动大会举行开幕式训词》，《华北日报》1935 年 6 月 6 日，"北平市市政专刊"第 72 期。
③ 朱章庚：《卫生运动》，《公共卫生月刊》第 1 卷第 11 期，1936 年 5 月，第 1 页。
④ 《中国卫生法规史料选编（1912—1949.9）》，第 530 页。
⑤ 《平市昨天举行清洁运动详情》，《世界日报》1928 年 12 月 16 日，第 7 版。

其他政治活动并无太大区别，包括 1. 奏乐；2. 全体肃立；3. 向党国旗及总理遗像行三鞠躬礼；4. 主席恭读总理遗嘱；5. 静默三分钟；6. 市长致开会辞；7. 卫生局长报告筹备经过；8. 各团体代表演说；9. 奏乐；10. 摄影；11. 全体分三路出发，游行扫街，高呼口号。

最有意思的是，市长及各局局长亲自带队游行。市长、公安局长、工务局长带领一路人马，自天安门，经棋盘街，出正阳门，经前门大街，过珠市口，直达天桥；财政局长、社会局长和卫生局长带领一路，自天安门，经东长安街，东单牌楼，米市大街，至东四牌楼止；公用局长、土地局长和教育局长带领一路，自天安门经西长安街，西单牌楼、甘石桥、缸瓦市大街至西四牌楼止。①

1931 年的卫生运动大会，除游行外，还有展览、游艺会、种痘等内容。卫生展览会以中山公园中山堂图书馆为会场，内分生理、病理、花柳、饮食、卫生等组，陈列品从协和医院、军医学校、中央防疫处及卫生试验所、卫生陈列所、第一卫生区事务所和中山图书馆等机关借得。展览会举办之日，中山公园免票，人们可随意入内参观。② 中山公园社稷坛举行游艺会，由平市各医院女护士表演卫生戏剧。在中山公园董事会办公室，临时组设种痘处，传染病医院负责给市民免费种痘。此外，市内各处张贴各项标语，并备有汽车一辆散发各种印刷品。③

1933 年 11 月，北平市政府卫生处接管卫生事务后，非常重视举办卫生运动大会。它强调卫生运动大会对于卫生教育的作用在于："卫生教育，纲目百端，如通俗卫生也、学校卫生也、公共卫生也、医事卫生也，而其最足以发人深省而引人入胜者，莫卫生运动大会。诚以卫生运动大会，其于卫生事项，为一包括至多，而又至为通俗之聚会也。"④ 此后，北平的卫生运动大会常态化，每年定期举办。

在看到卫生运动大会是北平公共卫生自身发展结果的同时，还应注意到它与新生活运动之间的关系。可以说，卫生运动大会是北平新生活运动的重要形式之一。1934 年 2 月，蒋介石在江西南昌发表了题为《新生活运

① 《平市昨天举行清洁运动详情》，《世界日报》1928 年 12 月 16 日，第 7 版；《卫生运动大会》，《世界日报》1929 年 6 月 9 日，第 7 版；《全市卫生运动今晨八时在天安门举行大会》，《华北日报》1931 年 5 月 31 日，第 6 版。
② 《本市清洁运动大会》，《华北日报》1931 年 5 月 28 日，第 6 版；《卫生运动会借中山图书馆展览》，《华北日报》1931 年 5 月 30 日，第 6 版。
③ 《全市卫生运动今晨八时在天安门举行大会》，《华北日报》1931 年 5 月 31 日，第 6 版。
④ 赵万毅：《市民对于卫生运动大会应有之认识》，《华北日报》1937 年 5 月 29 日，第 8 版。

动之要义》的演讲，提倡以"礼义廉耻"为基本准则，从南昌开始，发动"新生活运动"。蒋介石认为，首先应该从日常生活的"食衣住行"入手，由小及大逐渐规范国民的生活和思想。随着 3 月 1 日南昌"新生活运动促进会"的成立，新运第一阶段第一期以"清洁、规矩"为主题的运动在南昌拉开序幕。这是一个从讲究个人卫生、环境卫生和行为规范入手，以期使国民过上"整齐、清洁、简单、朴素、实在、守时间、守秩序"的"现代城市生活"的社会改造运动。① 国民党政府将卫生作为强种强国的要策，并将卫生运动作为国民党下层工作的七项运动之一。② 诚如北平市长袁良在第二次卫生运动大会上所讲的，举办卫生运动大会目的在于"减少疾病，减少死亡，增加健康和增加生产能力，减少死亡与疾病是消极的，增加健康与生产能力是积极的"，"要想强盛国家，复兴民族，应该大家提出公共卫生，将以往不良的习惯要改善，实是必要之图"。③

2. 历次卫生运动大会

自 1934 年始，北平卫生行政当局每年于春季举办卫生运动大会。先后举办四次：1934 年 5 月 12 日至 20 日第一次卫生运动大会，1935 年 5 月 12 日至 19 日第二次卫生运动大会，1936 年 5 月 17 日至 24 日举办了第三次卫生运动大会，1937 年 5 月 15 日至 22 日举办了第四次卫生运动大会。卫生运动大会经费均由市财政拨付，如 1935 年经费为 1140 元，1936 年经费为 2000 元。④ 此外，卫生局于 1936 年 4 月 15 日举办了清洁运动扫除大会。历次卫生运动大会的内容基本相同，为便于叙述起见，下面按宣传、儿童健美比赛、卫生展览和清洁大扫除几个方面分别加以论述。

首先，卫生运动大会期间，卫生局调动各种社会力量参与卫生宣传，采取宣讲会、讲演、表演以及舆论宣传等多种形式。卫生局邀请北平市妇女协会和基督教男、女青年会负责会场的安排布置，聘请各医疗机构、医疗专家参与公开讲演卫生知识，请学校、工厂派人参与演讲、表演、舞蹈、音乐等形式的表演，并要求报纸、电台进行报道。

北平市区域广阔，人口众多，卫生宣讲会分区举办，以扩大辐射范

---

① 萧继宗主编：《革命文献》第 68 辑，台北"中央"文物供应社 1975 年版，第 32 页。
② 苍霖：《卫生运动的感想》，《新医药刊》第 20 期，1934 年 7 月。
③ 《袁市长出席第二次卫生运动大会举行开幕式训词》，《华北日报》1935 年 6 月 6 日，"北平市市政专刊"第 72 期。
④ 《第三届卫生运动大会征集卫生展览品》，《华北日报》1936 年 4 月 23 日，第 6 版。

围，增加影响力。第一次卫生运动大会在 4 个会场同时进行：东城会场在东四灯市口公理会，由妇女协会、基督教女青年会负责；西城会场在西城缸瓦市福音堂，由基督教男青年会负责；南城会场在前门外三里河织云公所，由市立医院院长李学瀛负责；北城会场设在地安门外民众教育馆。①第二、三次卫生运动大会时，由四区改为三区，北城会场取消了，分别召开东区大会、西区大会、南区大会，地址与第一次一样。②

卫生讲演聘请北平市知名医学专家担任。讲演者有市立主要医院的院长、传染病院院长、市立医院院长、北平大学医学院附属医院院长等。讲演的主要内容为最基本的卫生常识。③ 卫生表演由各区学校、工厂担任，其形式有表演、舞蹈和音乐等，内容通俗易懂，便于普通民众理解接受。从参与者来看，既有学生又有工人，学生不但包括幼稚园学生、小学生，还有中学生。第二次卫生运动大会时，仁立地毯工厂表演国乐和双簧，以及新剧《一个苦闷的家庭》，燕京地毯工厂表演音乐和新剧《迷信不能治病》。④ 他们参与的主要原因在于，这两个地毯厂的工人都在第一卫生区事务所接受卫生检查，以利于其厂里所产的地毯行销外国，与卫生部门合作取得经济效益。⑤ 表演内容涉及最基本的卫生常识。关于疾病的节目，有北师附小表演的《肚子痛》，打磨厂小学表演的《猩红热的可怕》；关于卫生习惯的节目，有燕京地毯工厂表演的新剧《迷信不能治病》，前恩寺小学表演的《卫生习惯》，吉祥胡同小学赵正我讲演的《几条重要的卫生习惯》，省党部小学表演的《吃零食之害》，小牌坊胡同幼稚园表演的《刷牙》《勤剪指甲》，东四十二条幼稚园表演的《一个脏小孩》；关于防疫的节目，有西直门小学表演的《种牛痘》；关于卫生危害的节目，有仁立地毯工厂的《一个苦闷的家庭》，梁家园小学表演的《毒祸》，北师附小表演的《可怜的小生命》。⑥ 这些在今天看来仍不失生动有趣的卫生节目，使我们看到，20 世纪 30 年代的北平从幼稚园到中学都已在学生中普及卫生知识，注重培养学生良好的生活习惯，接受健康文明的生活方式。

---

① 《第一次卫生运动大会纪要》，《北平市政府卫生处业务报告》，第 139 页。
② 《今日开幕之卫生运动大会》，《京报》1935 年 5 月 12 日，第 7 版；《平市卫生运动大会举行卫生展览》，《京报》1936 年 5 月 17 日，第 7 版。
③ 《第一次卫生运动大会纪要》，《北平市政府卫生处业务报告》，第 138 页。
④ 《今日开幕之卫生运动大会》，《京报》1935 年 5 月 12 日，第 7 版。
⑤ 宋叔容：《回忆北京第一卫生事务所》，《文史资料选编》第 30 辑，北京出版社 1986 年版，第 246—247 页。
⑥ 《今日开幕之卫生运动大会》，《京报》1935 年 5 月 12 日，第 7 版；《平市卫生运动大会举行卫生展览》，《京报》1936 年 5 月 17 日，第 7 版。

卫生当局日常的工厂卫生和学校卫生工作已取得一定成果，学生和工人不仅作为受教育者，而且作为参与者，开始积极投身卫生普及工作，成为卫生宣传的生力军。

卫生局注意利用舆论工具，宣传卫生运动大会。第二次卫生运动大会期间，卫生局派张茂林、王树芳、王子明、梁潜德、何橘泉等 12 人，分别在北平、河北两电台讲演卫生各问题。① 第三次卫生运动大会时，卫生局致函《北平晨报》《华北日报》《世界日报》《北平益世报》《全民报》《京报》《实报》《新北平》《民声》等报纸，要求"即于大会会期内在贵报重要版面，特留地位，备作登布大会专刊之用"。②

除上述方法之外，卫生局还采取挂标语、散传单的方式。大型布制标语张挂在各要衢、牌坊、门洞。传单纸张、色别不同，文字简短，种类略多，印制浅显文字及附带图画通告 20 万张，由卫生、公安两局派警挨户送达，并劝告各户应依照通告规定，将院宇及门前扫除清洁。③ 随着公共卫生的发展，标语的内容有一些变化，不再是简单的口号，而被赋予简明扼要的说明在其中。

表 3 - 15　　　　　1931 年、1936 年卫生运动大会标语比较

	1931 年④	1936 年⑤
1	不可随意吐痰	不要随地吐痰
2	不可乱倒粪土	垃圾要倒在垃圾箱里或秽土筐内
3	不可乱泼污水	不可任意倾倒秽水
4	勤开窗户，扫除屋宇	户内户外要打扫清洁
5	苍蝇是传染病的媒介物	扑灭苍蝇，免得疾病传染
6	要预防注射	怕得时疫，最好是打预防针
7	要扑杀狂犬	要有健康须讲卫生
8	勤换衣服	身体衰弱的人多半是因为不讲求清洁

---

① 《今日开幕之卫生运动大会》，《京报》1935 年 5 月 12 日，第 7 版。
② 《北平市第三届卫生运动大会展览室规则及参展人数统计》，北京市档案馆藏，北平市卫生局档，档号 J5—1—135。
③ 《北平市卫生局关于民国廿五年夏季清洁扫除运动办理过程的呈文及市政府的指令》，北京市档案馆藏，北平市卫生局档，档号 J5—1—127。
④ 《全市卫生运动今晨八时在天安门举行大会》，《华北日报》1931 年 5 月 31 日，第 6 版。
⑤ 《北平市第三届卫生运动大会展览室规则及参展人数统计》，北京市档案馆藏，北平市卫生局档，档号 J5—1—135。

续表

	1931 年	1936 年
9	不可食腐败食物	厨房是饮食物的炮制所，如不讲求清洁，足为致病之源
10	有病要早治	要避免疫疠蔓延，必须大众讲求清洁
11	身体要操练	污垢杂陈，是疾病的诱因
12	污秽百病之源	入其家，院宇不整洁，则其家运必败
13	不可食蝇集的瓜果食物	厕所是蝇蛆的大本营，要常常泼洒药水和石灰去杀菌
14	身体要常沐浴	公共清洁是要大众维持
15	清洁为卫生的初步	要解除疾病痛苦，就要注重清洁
16	清除粪秽	注重卫生可以减少死亡
17	不可饮冷水	要避免疾病，就要注重卫生
18	速种牛痘免生天花	强国必先强身，强身须讲卫生
19	不可随处大小便	不可随地便溺
20		不注重卫生是自寻死路
21		注重卫生是健康之本

其次，卫生运动大会举行婴儿健美比赛，旨在借此机会，"劝导一般做父母的注意婴儿卫生，怎样去保护婴儿，使他将来成为社会上健康的国民，这才是强国强种的根本办法"。[1] 北平政界对儿童健美比赛非常重视，第一、二次卫生运动大会的儿童健美比赛，均由军事委员会北平分会何应钦委员长夫人王文湘女士颁奖[2]，第三次卫生运动大会时，宋哲元亲自到场颁奖。[3]

北平有举行儿童健美比赛的传统，早在 20 世纪 20 年代北京女青年会就曾举办过此类比赛。该项比赛有较为成熟的赛制。年龄在"六月以上三岁以下"的儿童，都可报名参加。比赛分三组进行，6—12 月为甲组，1—2 岁为乙组，2—3 岁为丙组。初赛分区举行，每区由评判员 3 人担任评判工作。决赛集中所有预赛中选儿童在中山公园中山纪念堂举行，方擎担任总评判，另请评判员 9 人分组评判，都是北平市医界知名人士，

---

① 吴骥伯：《卫生运动的范围》，《华北日报》1936 年 5 月 24 日，第 8 版。
② 《北平市政府卫生处业务报告》，第 152 页；《今天开幕之卫生运动大会》，《京报》1935 年 5 月 12 日，第 7 版。
③ 《平市卫生运动大会举行卫生展览》，《京报》1936 年 5 月 17 日，第 7 版。

且多为小儿科专家。卫生运动大会集多数医家及小儿科专家意见，确定评比标准。比赛有两项内容。第一，体格检验，查看"有无疾病，有无缺点，及是否种痘，及其清洁状况等"，如果有下列病象者，"1. 颜色苍白；2. 皮肤污秽以及其癣痣各病；3. 咳嗽流涕及其他伤风病状；4. 软骨病等（头部太大，下胸凹进，腹部隆起等）；5. 背脊弯曲；6. 脾脏长大"，① 若有上述症状，则令其退赛治病。第二，对儿童进行测量，"量坐高、体重，以明其营养情况"，检查是否有牙，牙齿是否整洁，动作是否达到一定的标准，如甲组儿童能坐，乙组儿童能立，丙组儿童能行，性情是否活泼带笑，是否种过牛痘，指甲是否染污秽等，都是评判的标准。按照以上各项评定分数，及格者才能参加预赛，不及格者，则将原因告知家长，并指导改善办法，以事纠正。决赛时，特别注意"美"的方面，即"儿童之性情及其活泼状态等"。② 然后，参考体格检查分数，由评判员决定优胜者的人选。

第一次卫生运动大会时，全市共有 614 人报名参赛，但接受检查的只有 464 人，其中及格者 320 人，不及格者 144 人，约为 1/3。报名时的检查，注重于儿童的教育情形、有无缺点及清洁状况。报名参赛的大多是属于情形较好的儿童，不及格者竟占到了 1/3，可见当时儿童卫生的状况不甚理想。③

每年举办的儿童健康比赛，对于普及儿童卫生知识起到了一定的作用。妇女对比赛有浓厚的兴趣，据估计"会场中多为妇女，约有一千余人之多"。④ 通过参加比赛，广大妇女了解到儿童健康的几项指标，促使她们在养育孩子过程中加以注意，利于卫生养育知识的普及。但是儿童健康并未因此有所提高，第三次卫生运动大会时，共有 547 人报名参赛，检查及格者有 273 人，约占报名人数的 49.9%。⑤ 还应看到，社会上儿童卫生状况仍处于较低水平，报名参赛的儿童都有近 1/2 不达标，其他未报名的儿童状况可想而知。所以，在肯定儿童健康比赛的积极作用时，应意识到改变儿童健康状况的艰巨性。

再次，卫生运动大会举办卫生展览。除利用已有卫生陈列所（室）外，

---

① 方凤书：《儿童健美比赛》，《北平市政府卫生处业务报告》，第 150—151 页。
② 《第一次运动大会宣言》，《北平市政府卫生处业务报告》，第 150 页。
③ 方凤书：《儿童健美比赛》，《北平市政府卫生处业务报告》，第 149 页。
④ 同上文，第 152 页。
⑤ 《平市卫生运动大会举行卫生展览》，《京报》1936 年 5 月 17 日，第 7 版。

还在中山公园其他地点和鼓楼民众教育馆设立展览会场。① 主办者尽量搜罗卫生图画、模型，以及各地卫生机关工作成绩，"一方面是使大家看了，知道卫生是怎样的一回事，一方面要使大家对于卫生有一种具体的观念"。②

展品主要来自社会团体。从北平市第一次卫生运动大会展览会展品登记表，可以看到捐助展品的不但有卫生行政部门、医疗机关，而且还有商店、书局、社会团体、工厂等。可见，当时卫生普及工作不但得到行政机关的重视，也得到其他社会组织的支持。③ 捐助的展品分为标本模型类、相片图表类、医药器械类和卫生用具类四类，具体包括：卫生模型、卫生照片、卫生挂图、卫生书籍、卫生用具等有关卫生知识展品，还有儿童服饰、儿童玩具、卫生食品、家庭卫生用具等有关卫生生活的展品，反映出当时卫生的普及程度。④

卫生展览向市民灌输切要且易行的卫生常识，其内容涉及公共卫生的方方面面，包括七大主题：生理、病理知识、妇婴卫生知识、卫生习惯、环境卫生知识、营养食品、卫生画报以及卫生行政成绩。⑤ 参观者对于卫生展览提出若干建议，如不应收门票、展览应由城市扩充到乡间、"图样重复太多，篇幅太小，并欠美术化，不能惹人注意""图画应有组织系统""关于性的知识少些""还需提倡模型具体表现""设置欠雅练，灯光不足"。⑥ 这些意见从另一方面向我们展示出卫生展览的不足之处。

卫生展览吸引了大量市民参观。第一次卫生运动大会时，卫生展览虽

---

① 第一次卫生运动大会时，在鼓楼民众教育馆设立了展览会场。第二、三次卫生运动大会时，卫生展览在中山公园举行。《北平市政府卫生处业务报告》，第143页。《今日开幕之卫生运动大会》，《京报》1935年5月12日，第7版；《平市卫生运动大会举行卫生展览》，《京报》1936年5月17日，第7版。

② 《第一次运动大会宣言》，《北平市政府卫生处业务报告》，第140页。

③ 如1936年第三次卫生运动大会卫生展览品征集对象包括："协和医院、中央防疫处、中央医院、国立医学院、北平研究院生理研究所、第一助产医院、清华大学、商务印书馆、中华书局、中原公司、国货售品所、家庭福利协济会、中国卫生牙刷公司、妇女会、世界书局、大东书局、聋哑学校、中国儿童教育促进会、自来水公司、市立医院、传染病医院、妓女检治所、第一二三四卫生区事务所、保婴事务所、药学讲习所、精神病疗养院、会文书局、卫戍医院、燕京大学、静生生物调查所、定县保健学校、天然疗养院、香山慈幼院、烈性毒品戒除所、戒烟医院等37处。"（《第三届卫生运动大会征集卫生展览品》，《华北日报》1936年4月23日，第6版）

④ 《卫生局公布北平市管理人民种痘规则的布告、人员任职令以及奉发市政府办理预决算遵守事项等训令》，北京市档案馆藏，北平市卫生局档，档号J5—1—70。

⑤ 《北平市政府卫生处业务报告》，第143页。

⑥ 《北平市第三届卫生运动大会展览室规则及参展人数统计》，北京市档案馆藏，北平市卫生局档，档号J5—1—135。

准备仓促，且布置简单，但参观者非常踊跃，从 5 月 12 日至 19 日的 8 天之内，有 30 余万人参观。① 卫生展览在北平是一件很有吸引力的事，引起了众多市民的注意，促进了市民对公共卫生知识的了解。但参观者多数是出自好奇心，当时卫生知识并不普及，各种卫生常识对广大市民来讲闻所未闻，抱着好奇的态度前去参观。当好奇心消失，参观人数急剧下降。1936 年 5 月 17 日至 24 日，共有 22834 人前往参观，平均每日有 2854 名。第四次卫生运动大会，前往中山公园中山堂展览室、水榭、春明馆、碧纱舫及卫生陈列室各展览室，17 日一天"参观市民总数在两万以上"，"竟日拥挤不动"。此外，在第一、第四两个民教馆卫生展览室，"参观市民两馆均约 2000 余人"。②

最后，卫生运动大会的一项主要功能，就是集中人力、物力，对北平进行清洁大扫除，督饬市民、店铺注重清洁。为什么举行清洁大扫除呢？市政当局认为，清洁就是卫生的初步，要想保持健康，第一件就是要清洁，一个人在清洁的环境，精神容易振作起来，做事的效率也能增大。北平市举行大扫除是希望大家都能够共同努力清洁，维护各处的洁净，使大家享受一个干净的环境，最重要的是希望一般市民合作不再把污秽的东西任意倾倒在街上或是胡同。③ 卫生行政机构在日常街道卫生中感受到，民众对公共卫生的常识"尤感不足"，应当选择"浅近易行日常接触之事"，加以大力倡导灌输，使一般人能明了其重要性，"渐以谙习讲求"，最终达到全民健康的目的。④ 因此，提倡清洁扫除，"促进大家养成爱好清洁的习惯"⑤，成为历次卫生运动大会的主题之一。

北平的清洁非常糟糕，"仍然是处处显露着幼稚及退化的样子，无论走到任何一个地方，多半是秽水遍地，垃圾成堆。"⑥ 在历次卫生运动大会期间，政府机构不得不集中力量，致力于解决胡同不清洁、秽土堆积问题。第一次卫生运动大会期间，卫生处每日抽调夫役数十名，连夜加紧扫除，把北平各胡同彻底地清除了一次。⑦ 第二次运动大会时，清除街巷工作从 4 月 1 日一直延续到 6 月 30 日，主要任务是清除各街巷积存的秽土。为达此

---

① 若按此计算，每天约有 4 万人参观，远远超出接待能力，故此数字有夸大之嫌。《北平市政府卫生处业务报告》，第 143 页。

② 《卫生运动大会第二日各区展览观者拥挤》，《华北日报》1937 年 5 月 17 日，第 6 版。

③ 吴骥伯：《卫生运动的范围》，《华北日报》1936 年 5 月 24 日，第 8 版。

④ 《平市清洁扫除运动明晨举行大会》，《京报》1936 年 4 月 14 日，第 7 版。

⑤ 《第一次卫生运动大会宣言》，《北平市政府卫生处业务报告》，第 140 页。

⑥ 余晋和：《维持清洁要人人有公德心》，《北平市政府卫生处业务报告》，第 156 页。

⑦ 《第一次卫生运动大会纪要》，《北平市政府卫生处业务报告》，第 140 页。

目的,有两辆大汽车专门负责运除秽土,抽调夫役12名,6名装车,6名掘土,由卫生局特务班长警监督工作,按日汇报工作。[①] 第三届卫生运动大会,北平市清除街巷秽土工作取得积极结果,秽土运除问题终告解决。卫生局共有"秽土汽车数十辆,已足敷使本市所产之秽土八百吨,当日全数运出城外,或填市内凹坑"。[②] 在集中精力进行清洁扫除的同时,卫生当局意识到要保持清洁必须得到大众的支持,提出"1. 大家团结起来,一致清洁! 2. 维持清洁要有公德心! 3. 不要再任意倾倒秽物!"等口号。[③]

3. 清洁扫除运动大会

1936年4月,北平市专门举办清洁扫除运动大会。卫生局发布通告,刊登在主要报纸上,要求市民积极整顿环境卫生,"在大扫除的前几天,把室内、院内和户外的一切污秽的东西,彻底的扫除一次"。为此,卫生局制定了扫除应注意事项,教导市民怎样才算是清洁卫生。其具体内容包括:

> 一、凡屋内的一切器物,如桌椅箱柜床榻等最易积存尘秽,务须逐一洗涤拂拭,使之洁净;二、户内的院宇及各种房屋,都要一一打扫,尤其是厨房、厕所以及门窗的楣框等处,都是容易污秽和存土的地方,更要加意打扫;三、户外的如门槛以外的门洞、石阶等处,都要自动的加以洒扫;四、凡属商店、工厂、公共娱乐场所等处,更当把屋宇、厨房、厕所和一切器具等,分别扫拭清洁;五、各户院内如有积存秽土、秽水、秽物等,务要事前运除净尽。

除发布通告外,自4月16日起,卫生局组成住户检查班和商铺检查班,会同当地军宪警,对各住户、市内商店、工厂、娱乐场及公共处所进行清洁检查。[④] 商铺检查班分成15队,分赴全市15区,对各商铺、娱乐场、工厂公共处所挨户检查。每一分队由卫生局稽查警2人,会同其应检查区之宪兵及警察各2人组成。各队检查人员,均臂缠白布条,上有"检查员"字样,以资识别,各队员的臂章上书"北平清洁扫除运动大会"。检查发现各商清洁不合规定,立即予以纠正及指导,并在检查后,在该商

---

① 《今日开幕之运动大会》,《京报》1935年5月12日,第7版。

② 《平市清洁扫除运动明晨举行大会》,《京报》1936年4月14日,第7版。

③ 余晋和:《维持清洁要人人有公德心》,《北平市政府卫生处业务报告》,第156页。

④ 《北平市卫生局关于民国廿五年夏季清洁扫除运动办理过程的呈文及市政府的指令》,北京市档案馆藏,北平市卫生局档,档号J5—1—127。

铺门前贴一长方形的白纸条以示查验过,上书"北平清洁扫除运动大会",
中书"检讫",下书"民国二十五年四月"。①

被检查商铺包括果局、酒铺、食物铺、猪肉铺、羊肉铺等饮食店铺和
茶馆、娱乐场所、乐户、客店、饭店、浴室及理发馆等公共场所。1936
年,总共检查了2848家,按照清洁、尚洁、不洁三等评判,清洁的有
1069处,约占37.5%,尚洁的有1331处,约占46.8%,不洁的有446
处,约占15.7%。1937年共检查了2520家,清洁的有905处,占
35.9%,尚洁的有1243处,占49.3%,不洁的有372家,占14.8%。
(详见表3-16)对比两年检查结果,清洁状况无大的变化,保持较稳定
的状态。无论铺户如何应对,这样的检查都将促进商家注意公共卫生,以
维护消费者的利益。

表3-16　　　　1936、1937年北平市商铺清洁状况检查比较表②

项目 / 年份	检查数目	清洁	百分比 (%)	尚洁	百分比 (%)	不洁	百分比 (%)
1936	2848	1069	37.5	1331	46.8	448	15.7
1937	2520	905	35.9	1243	49.3	372	14.8

因人员缺乏,住户清洁状况检查仅在设有卫生区事务所的内一、二、
三、四区举办。住户检查班分成检查分队4队,由第一、第二、第三、第
四卫生区事务所分派4名女护士,会同该区警察4人组成,赴内一、内
二、内三、内四四区执行住户清洁抽查。"因上中户主经济较为宽裕,清
洁设备,亦较为完全,故多抽查贫户",各分队检查员均携带大会检查员
印章,"到达应抽查之住户时,由警察通知该住户后,即在门外守候,由
各女护士入院内及室内检查,对不合住户检查注意事项者,即行纠正,并
予指导"。③根据检查结果统计:1936年共计检查1886家,清洁有257
户,约占13.6%,尚洁有1024户,约占54.3%,不洁有605户,约占
32.1%。1937年共计检查1161家,清洁有307家,占26.4%,尚洁有
547家,占47.1%,不洁有307家,占26.4%(详情请参见下页表)。

---

① 《今日实施全市大检查》,《华北日报》1936年4月16日,第6版。
② 1936年数据参见《平市清洁大检查结果昨已公布》,《京报》1936年4月25日,第7版;
1937年数据参见《北平市卫生局所属各院所报送的检查铺户卫生及捕蝇的统计、参观卫
生展室的人数统计》,北京市档案馆藏,北平市卫生局档,档号J5—1—262。
③ 《今日实施全市大检查》,《华北日报》1936年4月16日,第6版。

表 3 - 17 1936、1937 年住户清洁状况检查比较①

项目 年份	清洁	百分比（%）	尚洁	百分比（%）	不洁	百分比（%）	共计
1936	257	13.6	1024	54.3	605	32.1	1886
1937	307	26.4	547	47.1	307	26.4	1161

从统计来看，1937 年住户清洁状况有所改善，不洁家庭下降了6%左右，清洁户上升了近13%。但相对商铺清洁状况而言，要差一些，特别是不洁者所占比重大，而清洁者比重明显较少。这可能与当时卫生部门对各行业实施卫生检查制度有关，住户卫生没有相应的管理制度，其清洁状况就差一些。检查结果为不洁的各场所、商铺、住户均接到改善指示，并会受到复查。这样，对促使人们重视清洁起到一定的督促作用。

综上所述，卫生行政部门利用卫生运动大会的形式，发动社会各界力量参与到卫生教育中，使之真正成为辅助卫生行政的社会教育运动。卫生运动大会期间，北平政军界人士参与游行，医界人士讲演，教育界参与各种比赛，集中时间开展大规模卫生宣传，通过举办健康比赛、灭蝇运动、清洁扫除，调动市民的积极性，宣传健康知识，强化市民的公共卫生意识，在一定程度上保障了卫生行政的顺利进行。

但是，卫生运动大会对于卫生教育来讲有很大的局限性。虽然声势很大，参加者众，但会期短暂，而公共卫生要建立起来的是一种生活习惯，必经长时间的建设。所以说，卫生运动大会实际上难以真正起到卫生教育的作用，正如时人指出的那样"不卫生、不清洁的劣根性，既是浸润于家庭社会，那么除了从教育方法去矫正外，喊喊口号，贴贴标语，终还嫌试表面而欠实际吧"。② 此外，虽然各界人士在卫生运动大会时参与其中，但他们自身的日常生活难言卫生健康，未能起到表率作用。

在病夫遍地的我国，提倡卫生清洁，的确是急不待缓的事情，可是中国的事情，向来以"专门提倡，例不实行"为原则。一般民众如此，要人们也何尝例外。新生活运动开始了，至少有一部贪官污吏，

① 1936 年数据参见《平市清洁大检查结果昨已公布》，《京报》1936 年 4 月 25 日，第 7 版；1937 年数据参见《北平市卫生局所属各院所报送的检查铺户卫生及捕蝇的统计、参观卫生展室的人数统计》，北京市档案馆藏，北平市卫生局档，档号 J5—1—262。

② 苍霖：《卫生运动的感想》，《新医药刊》第 20 期，1934 年 7 月。

便大做投机式的礼义廉耻的倡导者。在卫生运动的旗帜下，领导的大人先生们，他家里也少不了曾经患过花柳病的三妻四妾，藏着弱国弱种的鸦片烟枪，尽管喊着早起、早眠、卫生、清洁……言不由衷的口号。那里会引起一般民众的同情呢？[1]

最后，需要指出的是，这种卫生运动的形式与新中国成立后爱国卫生运动有某种历史的延续性。1958 年 2 月 12 日，中共中央、国务院关于除四害讲卫生运动的指示中提出："为了充分发动群众，必须把工会、青年团、妇女联合会的组织动员起来，把一切宣传力量动员起来，针对当地具体情况、当时具体要求和群众中存在的具体思想顾虑，进行生动有力的宣传。各种宣传形式，例如报刊、广播、幻灯、电影、大字报、宣传画、街道宣传、挨户宣传、参观、展览、群众大会、居民小组会等等，都应该尽量采用。关于除四害，讲卫生、防治疾病的基本常识和先进经验，报刊广播必须经常认真介绍，并且必须编印成小册子和画页，大量发行到基层去。"[2] 可见，卫生教育始终是中国建设公共卫生的必要形式。

小　结

进入南京国民政府之后，北京的公共卫生制度开始了从警察卫生向美式公共卫生转化的历程。从地位来讲，卫生局历经周折成为市政府常设的局级单位，具备了与公安局、教育局、财政局等同等的地位。从机构设置来讲，卫生局组织逐步完善，拥有基本的医疗服务机构，并以卫生区事务所的形式为基层社区提供公共卫生服务。从具体内容来讲，转化后的公共卫生制度有两大特点：一是行政手段从惩罚为主转向医疗服务为主，一是卫生教育成为国家推行公共卫生最重要的方式。这既体现了美式公共卫生的特性，也体现了卫生机构面对实际状况采取的不得已措施。因为制度的原因，卫生惩罚的权力仍归警察所有，假手警察推行卫生强制面临着很多不确定的状况。在这种情况下，卫生当局利用自身资源，通过提供医疗服务的方式来推进公共卫生，不失为一种应对之道。更为关键的是，卫生事

---

① 苍霖：《卫生运动的感想》，《新医药刊》第 20 期，1934 年 7 月。
② 邓宗禹、史光简编著：《卫生宣传教育》，人民卫生出版社 1958 年版，第 3 页。

务涉及巨大的经济利益，成为公安局和卫生局难以合作的重要原因。① 卫生局在整个市政机构中处于弱势地位，随时有裁撤归并的可能。这种境况使卫生机构的人员不能寄望于国家的重视，只能在有限资源内尽力而为，而卫生教育是投入最少又能见效的方式，因此成为此阶段公共卫生的主要形式。

此外，面对社会经济溃败和人才严重匮乏的困境，卫生当局主要在两方面进行选择性治理。首先，通过卫生教育将专业性知识通俗化，传播给普通市民。在形式上，既有日常的卫生展览室，也采纳了政治运动的方式，每年举办卫生运动大会，将公共卫生放在了较为突出的位置。其次，注意培养基层卫生行政人员扮演"街头官僚"的角色，负责卫生法规的施行，规范人们行为符合卫生规范，监督人们日常生活遵照基本卫生标准。通过这些街头官僚将公共卫生带入千家万户，促使公共卫生进入人们的日常生活。这是一种不同于传统政治的权力机制，既有科学知识所赋予的不容质疑的权威性、合法性和合理性，又有规范人们日常生活秩序的层面，以先进和落后作为判断的标准，促使人们与之保持同步，以免成为异类。从这个角度来讲，在公共卫生制度转化的过程中，国家致力于培养街头官僚，将制度层面的公共卫生融入人们的日常生活，形成内化其中的社会秩序机制。当然，这仅仅是基于制度层面的研究。对于历史学者而言，要真正揭示出公共卫生的制度实质，必须深入探究其在日常生活中是如何运作的。唯其如此，才能理解国家建构与日常生活之间的互动关系，理解制度对于社会变迁的真实价值和作用。

①　此问题将在饮食物管理一节集中讨论，此不赘述。

下　编

日常生活中的
制度运作

第四章　从清道到清洁：环境卫生

一　环境恶化及其对策

邱仲麟在对明清北京城市的研究中指出：人们习惯于随地倾倒废弃物，自明初已有管理律令，清政府亦屡次整治，但积习难改，导致废土堆积和街道积水；因卫生设施不足的缘故，北京市民有随地便溺的习惯，"北京缺乏厕屋，故居民以街巷为方便之所，每到清晨，揽衣方便者触目皆是"。这些生活习惯作为日常生活组成部分，并未被认为不卫生，人们更多从不雅角度加以评论。① 近代以来，人们开始从卫生的角度评价这些生活习惯和环境状况，给它们贴上"不洁""肮脏"的标签。无论报纸的报道还是时人的文章，时常批评人们没有卫生观念，以及国家对这种状况的不作为。那么，北京到底有哪些清洁问题呢？

首先是垃圾问题，即乱扔垃圾和垃圾堆积。内外城巡警制度建立之后，清道工作得以扩展，"京城地面，自从整修马路，大街面儿上，比从前可透着，整齐的多多了"，"晴天干道，不致那们多的尘土，下雨阴天，也不致那们大的泥泞"，并且满街站岗的巡警星罗棋布，"就连拉屎撒溺，都得罚几吊钱，天天又有水夫，按时泼水，又有土车，每日运土"，大街上居然能够这样整齐干净，宽敞明亮。② 但是，街道清洁仍存在很多问题，据报载较突出的是泼水和积土两问题。内城工巡局分设水段，派定夫役专泼大街，各胡同并不泼水。③ 但这一规定并未得到遵守，甚至出现泼脏水的情况，"西河沿一带，每天泼水数次，日久懒惰，每天只泼一次了，数

---

① 有关明清北京街道卫生状况，请参阅邱仲麟《风尘、街壤与气味：明清北京的生活环境与士人的帝都印象》，台北《清华学报》第 34 卷第 1 期，2004 年 11 月，第 181—225 页。
② 《说书》，《京话广报》光绪三十二年九月初二日，第 2 版。
③ 《工巡局近事二则》，《京话日报》第 623 号，光绪三十二年四月，第 4 版。

次也罢，一次也罢，先还都用净水，近来索性坏了，就泼一次脏水，现当干旱时候，热气熏蒸，臭不可闻"。① 此外，沿街积土问题很严重，据调查"外城积土地方共有一百十余处之多"。② 有的清道夫甚至"每日将黄土存在各铺户门口，并扒子、水桶等物，随便乱堆"。③

对此，各衙门纷纷颁布告示，要求市民讲究清洁卫生。例如，五城察院在告示中要求不准乱倒灰土、污水，"目下已交春令，不免瘟疫杂灾，街道上务必要干净，派站段巡勇认真稽查，不准各住户任意糟蹋，打扫的灰土，有官车运送城外，污水不准在街上乱倒，免得气味熏蒸"。④

民初，这种状况非但未能得到改善，反有恶化之势。时至今日，生活在北京的人对春季沙尘暴体会颇深，早在 20 世纪初，就有人指出"北京的灰土是为全世界著名的特产，到过北京的人都经验过的"。那时候的灰土不仅在春季，平时也有，"除却偶然每年一二次黄沙蔽天的情形之外，我们日常所吸的土大半都是本地货"，因为北京道路多为土路，加上堆积的垃圾，一阵风吹过，四处扬尘。再加上当时"又有许多汽车，敢死似的在马路上乱跑，把脏土都飞扬起来"，迫使人们吸进人体里。按精确的分析，这些灰土中"包含有牛马、狗及人的尿粪，肺痨病人的痰，烂脚脓、淋脓，以及各种脏水等等，各项传染病的微菌亦应有尽有"，有的被人们直接吸入肺里，有的随着吐沫咽下去。换句话说，"就是住在北京的人不管他是高贵或下贱都每日吃牛、马、狗及人的尿粪，吃肺痨病人的痰，吃淋脓等等"。这种情况，造成北京砂眼、痨病、猩红热以及各种传染病非常多。为改变灰土飞扬的状况，京师警察厅规定了泼水办法，置办了洒水汽车，"但是又罕见出门的，不知道专门只在初一十五出门的，还是要择个'黄道吉日'方才出门？也许是因为政府欠薪，把买汽油的钱都充作自己的薪水了！"⑤ 更有甚者，清道夫所用泼街的水非常污浊，"勺起水落，秽气洋溢，路人过者，触鼻作呕"。⑥

更为严重的是，北平垃圾日积月累，到 1930 年代已成为困扰市民的社会问题。这些垃圾暴露空中，不仅成为苍蝇最适宜的繁殖地，而且成为

① 《泼脏水》，《京话日报》第 647 号，光绪三十二年五月，第 3 版。
② 《市政公益会第一期交议事件》，《京话日报》第 677 号，光绪三十二年六月，第 5 版。
③ 《清道夫任意碍路》，《北京新报》第 420 号，第 4 版。
④ 《清扫街道》，《京话日报》第 183 号，光绪三十一年二月，第 2 版。
⑤ 季青：《北京的三大怪状》，《世界日报》1927 年 1 月 8 日，"医学周刊"第 22 号。
⑥ 胡百行：《为北平特别市卫生局进一言》，《医学周刊集》第 3 卷，1930 年 4 月，第 183 页。

城市恶臭之源，威胁着市容和市民的健康。北京住户多只顾自己家里的清洁，门外垃圾堆积如山丘也置若罔闻，"无论到哪一条胡同去走过一趟，就可以了然。污水仍旧是满街乱泼，肮脏的东西，也是处处堆垒，臭气粪味，时时扑鼻而来"。① 如西城囚马香胡同内小大院内住户与铺户，竟往那里倒秽土、秽水和粪，臭味一日比一日难闻，来往行人只好绕行。② 内右一区西城根一带，尘芥、秽土车辆任意倾倒，电灯公司煤灰就近堆置，积土甚多，梗及道路，有碍卫生。③

其次是污物问题，即厕所不洁、粪厂遍布、粪车满街以及随地大小便。粪作为北京城市的特产，每日产量惊人，且由专门行业粪业负责收集运往一定地点。但是，由于粪具简陋，不能严密封盖，"招摇过市，恶臭逼人，辘辘相逐，终日不绝，行人不幸而遇此，罔不侧目屏息"④，成为严重影响城市清洁的行业。清末，人们关注的是随地大小便问题。五协巡营巡警劝谕市民讲求卫生，注意厕所干净，不要随意大小便："卫生要讲究干净，第一件不干净的事就是在街上拉屎撒尿，从此奉劝大家，院里有地方盖茅厕就盖上一个，院里没地方盖茅厕的，就买一个坐桶，以后不要再到街上大便小便。"⑤

进入民国，人们开始留意污物处理问题。时人指出，北京最大的卫生问题是粪车没有任何遮盖地一天到晚自由出没于街道通衢。"在我们大中华民国的京城里，看见破筐装着一车一车的人中黄，满街的滴漏"，一天到晚时常在马路上闻着一阵一阵的粪臭，看见成行结队的粪车游行，这实在是一种未开化国家的现象！在卫生上讲，"粪是微菌的培养基，也是传染病的媒介，如此满街的洒，当然是不合宜的"。有医学人士提议，市政当局通过粪桶加盖、改良粪车和限制粪车上街时间，改变粪车横行有碍卫生的状况。⑥

北京厕所非常肮脏，报上常看到北京官厕所便是地狱的变相的说法。这话虽似太过，然而其境况确实让人难以忍受：

① 昌：《垃圾》，《世界日报》1927年11月4日，第7版。
② 《不讲卫生三则》，《益智白话报》1911年第48期，第5版。
③ 《函京师警察厅为请饬内右一区禁止西城根一带倾倒尘土及堆置煤灰由》，《市政月刊》第二三期合刊，1926年3月，第15页。
④ 胡百行：《为北平特别市卫生局进一言》，《医学周刊集》第3卷，1930年4月，第182页。
⑤ 《协巡营劝谕浅说》，《京话日报》第495号，光绪三十一年十二月，第5版。
⑥ 季青：《北京的三大怪状》，《世界日报》1927年1月22日，"医学周刊"第24号。

　　北京的厕所若就外面一看，纵然简陋不堪，可比大粪场儿好像体统些个，虽不能有益卫生，大约还不至于有碍卫生罢。那里想到，只要往那里一靠近，离着七八丈，早就闻见那一股子奇骚异臭了，赶紧到里头一看，只见粪积如山，尿流成海，若在夏天，麻蝇绿蝇大尾巴蛆咕咕扑扑，飞来爬去。那一团骚臭肮脏之气，真教人眼不敢瞧，鼻不敢闻，脚不敢迈，进去一回，心里真得恶心三天，凡稍好洁净的人，宁可急得眼蓝，八里地跑回家去，亦不肯进去解手。①

　　在北京大街上还有一种秽水车，车内装的是各种污秽不堪的泔水水，"什么洗碗水、菜水、米水、痰盂水、洗脚水、浴水、倒马子水以及尿都有"。秽水车沿街洒荡，秽水所携带有微菌即各种传染病的物质四处溅洒，"一种刺鼻的臭味自然不必说了，附带着无数的微菌及传染病媒介可是危险了"。②

　　上述关系到每个人日常生活的问题，受到官府与社会各界的关注，人们积极参与讨论，提出不同的应对之策，并随着时间推移不断变化。清末，京师各衙门采用出告示的方式，要求市民改变无视卫生的生活习惯，如随意大小便、乱倒脏水脏土、不注意自家门前的清洁等，从而维持街道清洁，"但是这类的告示，也都成了具文"③。

　　民初，人们针对具体问题提出各种解决之道。对灰土，"只要把全城的马路完全用砖石或水门汀修好，把大车路都平了，那就可以免除不少的灰土"，东交民巷及西长安街的两条马路，比别的路上少些灰土。然后"再在全城的马路上每半日洒一次水"，则"敢保没有灰土"。对于秽水的改良，自然最好完全采用下水道。但是由于经费无出，"大家饭都不够吃的时候，哪里有钱装置这些！"暂时之计就是把秽水车改为洋车式的铅桶车，装好合缝的盖，至少马路上运送时不致溅荡。此外，"秽水应该用水门汀做好直接通至阴沟，池面应当加盖，秽水池不宜离甜水井很近，不然秽水漏入井里给大家吃，更加不卫生了！"④ 对于乱倒秽土，垃圾堆积如山的状况，"独恃道德来感化社会，既然效力很小，而单靠法律来维持治安，也是力量微薄"，所以应当号召住户们注意公共道德，维护公共空间的卫生。所有这些都需要政府对卫生加以投入，但当时政府很穷，没钱办理这

---

① 友佛：《厕所》，《爱国白话报》1916年7月18日，第1版。
② 季青：《北京的三大怪状》，《世界日报》1927年1月22日，"医学周刊"第24号。
③ 《清扫街道》，《京话日报》第183号，光绪三十一年二月，第2版。
④ 季青：《北京的三大怪状》，《世界日报》1927年1月22日，"医学周刊"第24号。

些事情。这是实情，但如果"诸位慈善大家来做点真真的慈善事业，请老爷们少讨几个姨太太，请太太们少捐几个钱给尼姑和尚，请军阀们少打几次仗"，这些事都不难办到的。①

进入 1920 年代，医学界人士开始为清洁问题提供专业性建议。1927年 8 月，京师警察厅，以"粪车经过街市，臭气四溢，妨害卫生"为由，命令粪车加盖。此举受到医学界人士的批评，《粪车加盖算不得卫生》一文指出这是由于智识界缺乏医学常识的缘故：

> 粪便的组成，几乎全是微菌。霍乱、伤寒、痢疾等病的传染，全是由于病人的大便，这是已经证实的事实。不过吃屎的，才得病。闻一闻屎的臭味，固然可以令人作呕，却不至于得病，霍乱、伤寒、痢疾的毒菌，乃是在病人的粪便里，臭味里却没有致病的要素。粪车经过街市，实在是一件不卫生的事，因为它们把粪便洒满一街，难免有令人吃入口内的危险。不过这种危险，却不至于像智识界所想的那们利害，因为霍乱、痢疾等病的毒菌，都是很怕干燥的，粪便必须干燥以后，才能飞扬起来。既至干燥以后，有数的病菌，早已灭亡了。所以粪车通过街市的不卫生，并不在乎它臭气四溢，所以也不是加盖可以避免的。也不是到了夏季暑热的时候才特别的危险，在冬天的时候就没有危险。也不是白日在街上洒尿就有危险，在夜里洒尿没有危险。所以这不卫生的粪车问题，又不是规定出入城的时间所能解决的。为迎合群众不喜欢闻臭味的心理，当然粪车加盖并限制在一定的时间内出没，确是一种办法，然而这够不上"卫生"与"不卫生"的问题。智识界用"不卫生"做利器，来屡次的攻击粪车的臭味。现在警厅当局又把"臭气四溢""妨害卫生"的罪名作为粪车必须加盖的理由，都是同一的误解了卫生的真意。②

到 1930 年代，公共卫生专家开始强调环境卫生最为重要。中国公共卫生最需要同时最困难的工作是环境卫生，因为无此，"则传染病的预防就不能充分做到，而且唯有环境卫生的建设才能得到民众的信仰"。③ 此外，环境卫生成效更易让人看见，而且普通人心目中的卫生非环境卫生莫

---

① 昌：《垃圾》，《世界日报》1927 年 11 月 4 日，第 7 版。
② 猷先：《粪车加盖算不得卫生》，《医学周刊集》第 2 卷，1929 年 1 月，第 253 页。
③ 林竟成：《中国公共卫生行政之症结》，《中华医学杂志》1935 年第 10 期。

属，"所以在中国这个社会里，要打算把卫生行政办的更有成绩一点，非先从环境卫生下手努力不可"。[1]此时的公共卫生专家积极为都市环境卫生出谋划策。

杨铭鼎[2]认为环境卫生可扑灭几种厉害流行病，对保卫人民健康是最有效力、最经济的方式，对缺乏卫生知识的中国人民特别适合。他撰文指出，环境卫生决不是一个人或一个家庭的卫生，乃是全都市全村镇的卫生，换一句话说，环境卫生必须大众化和普通化。所以，在推行环境卫生的时候，常常要用管理的方法或取缔的方法，绝对不用放任的方法。中国的粪便无论在都市还是在乡村都是重要肥料，粪便收集和运送是都市一项很重要的工作，收集运送中断就会造成很严重的问题。粪便买卖，向来是都市里一门庞大的生意，但是假如管理不恰当，这些粪便就会到处为害，就是都市本身也常受他的害，受害以后，既使把售粪的全部收入来救济，也无补于万一，不合卫生，不顾农村经济的粪便处理方法，是推行不得的。都市里的粪便污水，应当如何处置，以及下水道和公共厕所应当如何建筑，都要考虑到都市和农村两方面的经济卫生等问题。中国的都市多数充斥着满地垃圾的景象，人民不知道协助保持清洁是最大的原因。这种不知道协助保持清洁的习惯，是经过若干年时间养成的，也不容易短时间内加以改变。所以在这个进步的时期，只有按着人民的习惯来研究和改良垃圾的收集办法、收集用具、清洁夫的工作程序，以及管理市民和督查夫役的方法，以经济简单为标准，采用填塘、填涯、堆积等办法。这样虽然顾不到卫生原则，但若能改良环境卫生，也是可以成功的。[3]

此外，朱皆平[4]提出按照卫生工程理念来办理公共卫生。他将狭义卫生工程称之为"粪除工程"，即用科学的方法将环境污染里有害健康的污秽物通统除掉。一般的清洁工作，不过是将这里一大堆的污秽东西搬运到那里，搬来搬去，结果你所居住的大环境内，污物并未见少，仍是污秽不堪。眼不见为净，只是心理上的安慰。实际上苍蝇、老鼠，以及被污的水源、土地、空气等，上下四方包围着你，日夜不停地搅扰着你，不管你自己家里打扫得如何干净，街道上扫除得如何整洁，在整个的不洁环境笼罩之下，要想免除疾病的痛苦，是不可能的。相比于普通的清洁扫除，粪除

---

① 子明：《如何改善平市环境卫生》，《市政评论》第1卷合订本，1934年，第94页。

② 中国环境卫生专家、卫生工程专家。

③ 杨铭鼎：《环境卫生与环境卫生人才之训练》，《公共卫生月刊》第2卷第11期，1937年6月，第846页。

④ 朱皆平：(1898—1964)，原名朱泰信，中国卫生工程专家。

工程强调，必须以整体环境为对象，施行大规模的扫除工作。既然号称工程，便须有工程的特性，那便是要有效、要经济。从"有效"的角度来讲，"粪除"工程不仅注意如何收集污物，使不致发生不良影响，并且侧重如何处置那些污物，使之化作无害于健康的东西，使环境真正清洁，促进健康的生活。①

清末以降，北京城市清洁存在的问题受到各界关注，人们基于不同的理念提出应对之道。这些对策在某种程度上反映出公共卫生观念的逐步演化：不仅关注者由官府和一般知识分子变为公共卫生学者，而且解决之道由改变人们的生活习惯和应急性处理存在的问题，变为采取科学方法处理垃圾和粪便，以达到环境的整体清洁。但是，由于理论和现实之间存在着巨大的沟壑，北京公共卫生在实际运作中所面对的问题远非学理所虑，而是极具政治性，不仅关系到国家行政机构之间的调适，而且关系到国家与社会组织之间的互动，也就是说，权力之争背后隐含着利益之争。

二 街道清洁

（一）制度沿革

城市中，人们对卫生最直接、最原始的认识就是街道清洁，常常用路面是否干净、整洁作为卫生的判断标准。清道工作为历代朝廷所重视，尤其在帝都，由专门的衙门负责。清末官制改革之前，内、外城清道工作分别由步军统领衙门和督理街道衙门负责，"凡皇帝出巡时要经过的街道，内城即督率步军修垫扫除，外城则督率步军及五营兵修垫扫除，平日则在午门以外至大清门，随时洒扫"②。步军统领衙门在内城八旗辖地各有步军校1人，步军120人负责修治街道、泼洒街道及河道管理诸事宜。③ 督理街道衙门是由工部、步军统领衙门和都察院联合组织的办事机构，主要负责外城各街巷道的平垫、修理及居民修房勘查给照等事。④

新政官制改革之后，步军统领衙门负责的清道工作逐步改归巡警厅管

---

① 朱皆平：《卫生工程之意义》，《公共卫生月刊》第2卷第11期，1937年6月，第824页。
② 《清代地方官制考》，第241页。
③ 周家楣、缪荃孙等编纂：《光绪顺天府志》一，北京古籍出版社1987年版，第234页。
④ 《清代地方官制考》，第241页。

辖。《内城巡警总厅设官治事章程》规定，内城巡警总厅卫生处下设清道股，其主要职责包括：道路清洁章程的执行；稽查路灯之安设及扫夫、水夫之勤惰；建筑官厕之配置及消毒；土车、垃圾车运载管理；禁止居民铺户倾泼秽物、污水。① 此后，清道制度日臻完善，巡警总厅制定法规，详定清道工作的人员编制、工作制度和稽查程序。宣统元年闰二月初八（1909 年 3 月 29 日），内外城巡警总厅颁布《改订清道章程》和《清道执行细则》。内城设有清道所 13 所，外城清道所 10 所，分别附属于内外城各区，专司清道。内城有 780 名清道夫，39 名夫头，即每区有 60 名清道夫，3 名夫头；外城有 700 名清道夫，35 名夫头，即每区 70 名清道夫，3.5 名夫头。清道的经费由内外城巡警总厅发给，清道夫及夫头工食半月一发，其他经费一月一发。清道夫由各区巡警负责管理，逐日派巡官或巡长一名、巡警 4 名轮往清道夫住所管理一切事务。②

　　清道夫的工作场所包括：马路及马路两旁之便道、街巷、胡同、土路、沟渠、陂塘及堤防等处。清道夫的主要职责包括：保持道路之清洁，除逐日洒扫外，凡平垫道路，疏浚沟渠、灌溉路旁树木及其他关于道路清洁之事。在炎热、大风天气时，需增加泼水次数；大风之时只准洒水不得扫除，但有污秽及妨害通行之物件虽值大风之际也必须除去；大雨时虽不能照常工作，但应酌派夫役分查区内沟渠，随时修浚坍塌堵塞之处；雨后则应铲除泥水，不得掀开沟眼使泥水流入沟内；冬天夜晚有积雪时，必须在次日上午 9 时前扫除积雪，此外应即时扫除白天积雪。清道夫日常工作中不能为的行为包括：不得以沟渠之尘芥、淤泥等撒布或留置于道路；不得以炉灰、瓦砾及其他秽土铺垫道路；不得以沟渠、陂塘之水或其他污水泼洒道路。此外，还有清道夫稽查制度，卫生处佥事除派员对各区清道事务稽查外，每月至少 3 次亲往各区稽查巡视。各区区长、区员则每月至少巡视该区清道事务 6 次，并派巡官长警逐日分段稽查，主要检查道路和沟渠卫生两项事务。③

　　进入民国后，北京沿袭清末街道清洁制度，由京师警察厅下设的清洁夫役负责打扫主要街道。1913 年 11 月 14 日，京师警察厅公布《京师警察厅改订管理清道规则》，对北京清道工作作了制度性规定，其基本内容与清末并无太大区别。各清道夫役仍照旧章分隶各区警察署执行清道职责。

---

① 《清末内城巡警总厅设官治事章程》（上），《北京档案史料》1988 年第 3 期，第 7 页。
② 《改定清道章程》，《清末北京城市管理法规》，第 3—5 页。
③ 《清道执行细则》，《清末北京城市管理法规》，第 15—25 页。

根据各区地面广狭不同，清道夫酌量分配，内城清道夫共设 800 名，夫头 40 名，外城清道夫共设 695 名，夫头 36 名。较之清末，数额有所增减，其中内城清道夫增加了 20 名，夫头减少 1 名，外城清道夫减少 5 名，夫头增加 1 名。当各区遇有紧要工程时，"应不分畛域，酌量协助"，如遇有特别事项，或夏冬两季额设夫役不敷用时，可以临时添雇夫役。清道经费由京师警察厅发给，是公共卫生各部门中经费较有保障的部门，但由于财政困难，警察经费常常拖欠，清道经费也难以按时发放。清道夫由于薪饷数月未领，于 1923 年 5 月 "曾单独罢工二日，街上尘土狼藉，非常不堪"。京师警察厅与京师总商会及南城绅董会商，决定给清道夫每人每月加薪 5 角。① 这不过是杯水车薪，且难以为继。清道夫役 "终日非常劳碌，薪饷甚微"，"每人每月六元，扣留伙食只剩元有零"，生活贫苦，欠薪更加重了他们的生活负担，甚至导致有人为此自杀。据报载，德胜门内刘海胡同内右三区警察署附属清道队有夫役吴某，"年四十余岁，素极贫苦，只恃工饷六元度生。近来工饷延期，积欠将及一年，手中尤甚拮据。现在连一件单衣不能置购，心中极为忧急"。② 在忧贫交迫之下，吴某自缢身亡。清道夫人少役重，且生活艰辛，使他们很难完整按照法规的要求执行清道工作，北京街道不洁也就不难理解了。

清道夫头、夫役的衣帽及靴由警察厅置办，但须分期在该夫役等工饷内扣还。清道夫头、夫役 "须能耐劳苦及熟悉道路情形，能写字、能珠算"，不能 "未满十六岁者；年逾六十以上者；身有恶疾及疮症易于传染者；有残疾；曾经斥革"。③ 街道洒水也是清道夫役的重要工作之一，"若街道撒水匀停，灰尘不起，则可减少病菌之传播，暨秽尘之飞扬，庶几呼吸之间，得有清洁空气，斯语也，出于卫生案言"。当时 "泰东西各国，亟亟以巩固道路，并日撒水数次"，北京除东郊民巷暨东城一带，由马拽大水车进行洒水，其余地方，"惟有以二人担桶水沿街泼撒而已"。④

京师警察厅卫生处对清道工作进行稽查，由卫生处处长派员到各区巡视，主要查看夫役人数有无缺少，工作时间有无空误及其勤惰，夫役有无违犯管理清道规则规定事项，夫役工装是否整洁，各项器具有无破坏散失及夫役有无任意毁损情事，马路、便道暨各街巷有无破坏坑坎不平之处，夫役于道路值修垫、泼洒有无不合之处，有无堆积秽土、秽物暨抛弃禽兽

① 《清道夫加薪》，《晨报》1923 年 6 月 24 日，第 6 版。
② 《清道夫因贫自缢》，《晨报》1926 年 6 月 22 日，第 6 版。
③ 《京师警察法令汇纂》，"卫生类"，第 1—13 页。
④ 华：《都市之洒水问题》，《爱国白话报》1919 年 11 月 13 日，第 1 版。

死骸，倾倒污秽水土之事等。除此之外，卫生稽查的内容还包括沟渠和厕所：检查沟渠有无淤塞情形及秽恶气味，有无倾弃秽物堵塞沟眼之事；检查官立、私立厕所有无不洁及厕外便溺情事，官立厕所内灯支是否完备，清厕夫及粪夫打扫官厕是否洁净，厕所墙垣及尿池灯有无坍塌及不整洁情事。[①]

1928 年后，北平市政当局仍沿用清末以来清道制度，雇用清道夫役专门从事此项工作。清道夫役按照警察区域分为 15 个清道班。1933 年时计有：内城 6 个班，共 380 名清道夫，外城 5 个班，共 182 名清道夫，四郊共 4 个班，共 60 名清道夫，共 622 名清道夫。[②] 较之民初 1495 名清道夫的编置大大减少，仅及其 41.6%。此外，新设特务清道班，专门负责协助运污汽车工作和调剂各班临时需人之用。清道夫的减少并未太大影响北平街道清洁。

为保证街道清扫工作的顺利进行，卫生主管部门采取措施，一方面加强对清道夫役的管理，改善工作条件，提高其工作积极性，另一方面根据北平街道的实际状况，改良工作设备，改进工作方法，促进街道清扫。卫生管理部门采取四项措施来规范清道夫役管理。首先，注意对清道夫役的资格审查。当时清道班每班有班长、班目 3—4 人，清道夫役几十人。为方便管理并使其服从管理，卫生部门较为重视挑选清道夫役。1934 年 3 月 5 日颁布的《北平市政府卫生处清道班暂行规则》，对清道夫役提出具体要求。成为清道夫役必须达到以下要求："一、年在十八岁以上四十岁以下者；二、身体强壮并无恶疾及疮症者；三、身无残疾者；四、确无不良嗜好者。"[③] 要成为清道班的班长、班目，则必须符合如下规定："一、文字通顺，能作简单报告及计算者；二、曾受警察训练者；三、身体健强并无宿疾者；四、确无不良嗜好者。"可见，市政当局对清道夫役并无文化要求，只要其身体健康，没有不良嗜好，也就是能吃苦耐劳，易于管理，不会惹是生非。班长、班目则须具有一定的文化，以便于向主管部门做报告，同时也要求有一定的管理能力，能管住手下的几十号人。

其次，明确班长与班目的职责，以保证清道班的正常运作和清道任务的完成。班长主要职责是：管理、支配班目夫役；招募夫役；保管车辆、马匹、器具；保护卫生建筑物；保管服装、工装；取缔违反户外清洁；调

---

① 《京师警察法令汇纂》，"卫生类"，第 37—41 页。
② 《北平市政府卫生处业务报告》，第 8 页。
③ 《北平市政府卫生处清道班暂行规则》，《北平市政府卫生处业务报告》，第 228—229 页。

查与清洁有关事项；训练夫役；夫役工饷发放及伙食管理；管理秽土待运场、公共厕所及粪场；其他交办事项。班目在班长指挥之下应做到：每日巡视所管路线内夫役工作情形；对于所管路线内不洁或灰尘飞扬之处，随时指挥夫役清除泼洒；取缔所管路线两旁违犯清洁定章者；随时督促夫役洗刷、整理各项家具、车辆、服装等物，妥为保管；管束夫役；其他交办事项。在未设班长的区域，班目应兼负班长的职责。各清道班除担负清道的任务外，还承担了维持区内清洁的其他任务。

再次，班长、班目及夫役的操行有严格而具体的要求。在班时不得饮酒滋事或任意喧哗，不得迟眠晏起不守定时，不准被服、衣履不事整洁，不准有赌博或其他类似赌博之行为。[①] 这些规定是清道夫役日常行为的准则。

最后，为调动清道夫役的工作积极性，分别制订奖惩措施。通过制定和执行系列措施，使清道夫役的管理有法可循，职责明确。奖惩分明，对调动清道夫的积极性起到一定的作用。在加强管理的同时，卫生管理部门从提高工资、改善衣住条件、提供免费医疗及改良炊具几个方面着手，改善清道夫的生活待遇。

1933 年 11 月，卫生处成立后，鉴于清道夫役生活过于寒苦，最低工资每月只有 4 元，实在不足养家糊口。卫生部门提高清道夫役的工资，除城区每班各设 9 元夫役 1 名外，所有清道夫役的工资一律改为每月 7 元，这样的工资标准与粪夫的收入差不多。此外，卫生部门注意改善清道夫役的生活条件。整顿清道夫役宿舍，将所有宿舍内的墙垣一律用灰刷白，睡觉床铺更换了新席，还在冬季发给草褥，并一律蒙盖被罩，以示整齐。清道夫役没有冬季服装，每到严寒时节，极为可怜。卫生主管部门添置冬服，发给清道夫役棉衣、棉裤、棉帽 1 套，用于御寒，同时也整齐了着装。此外，卫生机构注意改良饮水用具。因为没有适当的饮水器具，跟随运秽汽车的清道夫役在工作时间多随地饮用凉水，不合卫生。卫生管理部门特别制成饮水桶 10 个，内储沸水，上层放置水碗 3 个，自此清道夫役不再饮用凉水了。这些饮水桶主要发给特务班，在各秽土待运场应用。

---

① 此外，班长、班目工作时，不得"一、出勤后不照路线巡查监督；二、服装不整，举止不端；三、吸烟、饮酒或购买食物；四、漠视应行取缔事项；五、遇有事故报告迟误。"各班夫役在工作时间内不得："一、不着规定之服装；二、工作懈怠；三、与车马或路人冲撞而不避让及肆口骂言；四、故意溅湿行人衣履及车马；五、聚谈或高声唱歌；六、以污秽水土洒垫道路；七、任意将秽土倾倒于未经指定之处所；八、工作事项不遵守定章或命令"。

清道夫役患病除请假免扣工资外，还可享受由卫生管理部门提供的免费治疗。当时卫生部门为清道夫役印制了三联诊断书。清道夫役可持之赴附属医院或诊疗所，接受免费治疗。诊断书第一联为诊断证明书，第二联为请求诊治书，由患病夫役连同第一联待交施诊院所，为请求诊治之证明文件。第三联为存根。同时，必须住院治疗的，准其住院诊治，并完全免收房费和药费。1934 年 4 月 26 日，清道班第 10 班夫役李长振住院医治。先由卫生处根据清道夫役的请求，向市立医院出具请求诊治书。5 月 2 日，由卫生处第 10 清道班班长贾增玉到"市立医院领出本班就医夫役李长振病愈回班工作"。[①] 市立医院院长致函卫生处长讨要"饭费洋一元四角"，直到 6 月 4 日才由卫生处转交市立医院。

除加强清道夫管理和改善其生活条件外，卫生管理部门也很注意改进清道方法和清道工具。北平市的气候和路面状况较为特殊。从气候条件来看，风多雨少，路面干燥，尘土飞扬，"往往路甫经洒扫，而风吹一过，复污秽如故"。从道路情况来讲，清扫路面中沥青路面占全部路面的27.4%，石渣路面占 67.1%，土路路面占 5.5%，石渣与土路路面合计约占全路面积 70%，而且沥青路面多与土筑便道、石渣路和土路相连，不太容易保持清洁。这些情况决定了北平市的街道清扫方法不能完全仿效其他城市的成例。经若干次试验，卫生部门确定了清道四种步骤：每日白天每路扫除两次；每日每路泼水若干次；扫除之后，夫役手推垃圾车，分赴各指定路段清理随时遗弃的污物；清扫土路或土筑便道的夫役，兼司平垫路面的职责。[②]

表 4 - 1　　1933 年卫生处添置改良垃圾手车及修理旧有垃圾手车数目[③]

添置第一种手车辆数	添置第二种手车辆数	添置第三种手车辆数	修理旧有手车辆数
28	10	22	94

北平清道夫役根据路面材料和交通状况，使用不同的清洁工具。清扫街道时主要使用竹编扫帚，垫平道路时使用铁制刮板，清除积雪时使用木制刮板与铁苗扫帚，泼洒路面时使用柳条泼斗。卫生部门还添补改良了当

①　《北平市立医院关于王希禹自杀流血过多、伤害医治无效而死亡的呈及卫生局的指令》，北京市档案馆藏，北平市卫生局档，档号 J5—2—19。

②　《北平市政府卫生处业务报告》，第 11 页。

③　同上书，第 12 页。

时最缺乏的清道用手推车辆，并根据工作路面的区别制成了3种式样：第1种是木轮木车厢，容量460斤，适用于石渣路和土路；第2种是胶皮轮木车厢，容量320斤，轻小灵便，适用于便道；第3种是铁轮铁车厢，容量280斤，适用于沥青路面。这三种车辆均装有覆盖，以防止秽土飞扬。由于经费短缺，旧有车辆仍继续使用，稍有损坏者随时修理再使用。从表4-1可得知，1933年垃圾手车以修理数为最多，新添置的不过60辆，旧有车辆仍占多数。为了调度方便，卫生部门为各清道班安设了电话，有利于联系快捷，增进工作效率。

北京铺住户不但门前道路不肯扫除，并将秽物沿街倾倒，以致肮脏不堪。时有游人对北京街道清洁评论道："北京为我国首都，自然要把它弄得体面一点，否则在外国人面前丢丑！单就街道论，没有一条可以说是清洁的，不是这里一堆垃圾，就是那儿一块尿粪。"北京的清道夫是"专门管垃圾的，对于尿粪，却毫不注意，想也是怕脏的缘故。因此，我们走到较偏僻的马路上或胡同里，视线所接触的都是尿粪，一若在厕所里行走，那臭味真难闻呀！所以我极希望主持市政诸君，想法设立公共厕所，以便矫正此弊，而造福于民众！要不然即使在墙上写着斗大'禁止便溺，如违送捕'的字，也是无用的哪！"① 对此，警察厅所作的仅是屡出告示，劝导市民注意，并督饬各区署严行查禁。京师警察厅只能通过告示，劝谕市民注意清洁，虽依据违警罚法，对违法者予以惩处，以儆效尤，但法不责众，仅靠行政执法是不可能解决问题的，更何况警力有限，难以顾及全市。如京师警察厅于1918年6月出示布告，指出"现届夏令，天气炎热，各项垃圾存留地面，最易发生病症"，要求"住户对于积存垃圾务须随时清除倾倒，倾倒地点并应遵照指定处所，如有任意延宕或违章倾泼情事定予带区罚办，以重卫生"。②

随地便溺是北平街道清洁的顽疾，有碍观瞻，且妨碍卫生。1928年，北平市公安局、卫生局联合颁布训令，"饬即查禁市民在街巷任意便溺"，先由卫生局挨户通知市民注意，"违者按违警罚法处罚，罚金储作整理公共厕所之用"。③"到1936年，市民卫生常识日渐增高，"沿街便溺业已逐渐减少"④，但在街头儿童仍常随意便溺，甚至有年逾十四五岁者，不独有碍卫生，且与风化及观瞻有关。公安局虽有违警治罪条例之规定，但对儿

---

① 游北京者：《设立公共厕所之必要》，《晨报》1926年11月8日，第6版。
② 《取缔倾倒垃圾》，《晨钟》1918年6月28日，第6版。
③ 《北平市民不能在街上便溺了》，《世界日报》1928年10月2日，第7版。
④ 《儿童沿街便溺，家长不能辞其责》，《华北日报》1936年9月2日，第6版。

童未能严厉取缔。卫生局为整顿市容起见，决定严厉取缔，"由局方印就通告十万张，分发各住户家长，通知此后应管束子弟，不准再于街头随意便溺，违者处罚各该儿童之家长"，并饬令下属随时稽查，遇有便溺，即扭送该管警署罚办，绝不通融。①

北平市政府于 1934 年 5 月 26 日，颁布了《北平市户外清洁规则》，对房院以外地域的清洁作了详细规定，作为公安局及卫生主管机关管理户外清洁的依据。可以说，到了 1930 年代，北平的清道制度已逐步完善。但这种制度存在着致命的问题，即只能保证主要街道的清洁，不能维护胡同的清洁。北京城的街道由大街和胡同组成，国家雇佣的清道夫只负责大街的清洁，普通市民居住的胡同基本不在其管辖范围之内。政府缺乏经费将清扫街道的范围扩展到胡同，在市民缺乏卫生习惯和自治精神的背景下，仅仅靠官府颁布的告示、法规，以对违犯者进行罚款的方式，是不可能解决清洁问题的。下面将对街道清洁存在问题深入剖析，了解一直困扰市政部门的街道清洁问题背后的制度性缺陷，进而理解民初城市自治的失败之处。

（二）顽疾所在

清末，官府将大街整理得干净整齐，但由于人员短缺、财力有限，没有能力改善胡同的清洁，结果导致"倾倒的肮脏水土，如山如河，大小的胡同，叫人迈不开步，没一个人出来收拾，满街上随便拉屎撒尿，由着性儿的糟害"。在时人看来，这种状况是由于"警厅不查，巡警不管"，住户又无卫生意识的结果。② 还有人认为，这是由于中国人不懂地方自治的缘故，"专受治于人，事事依赖着官府来治"，可"作官的不教百姓，作民的仰仗官府，官府事烦，精神顾不到，两下里谁也不管谁，越弄越弄不到一处"。③ 主张地方自治的人则号召本胡同的人家组织起来，"一家也用不了多少钱，胡同修理好了也干净"，清除"胡同里存的炉灰陈土，以及各种污秽不洁之物"。④ 在旧鼓楼大街，各铺户和住户捐钱九十多两，修理街道，安装路灯，颇有点文明气象，余钱则归在月费里头。这种做法得到警厅的肯定，"出告示保护，很是夸奖"，认为"修道虽说小事，实是地方自

① 《卫生局将严厉取缔街头儿童随意便溺》，《华北日报》1936 年 8 月 27 日，第 6 版。
② 《说书》，《京话广报》光绪三十二年九月初二日，第 2 版。
③ 《办警察先得地方自治》，《京话日报》第 529 号，光绪三十二年正月，第 1 版。
④ 《快办地方自治罢》，《京话实报》光绪三十三年四月十五日，第 2 版。

治的根基，大街都由官家修马路，各小街各胡同，大家也应提倡提倡"。①
但从整个北京城来看，这种情况实属罕见。

　　进入民国，由于清道班的工作，通衢大道都知遵守禁令，不敢违犯，
偏僻地方仍有任意倾倒秽物之事。针对这种情况，1916 年 7 月京师警察厅
出示布告，要求市民保持道路清洁，"一切秽物脏水，不准再在门外倾倒，
各户都在院内置一土筐水桶，秽物由土车拉运，脏水须倒在沟内"。对土
车照顾不到的地方，各家应凑点钱，"公置一土车，预备倒土方便"，公雇
几个公益夫役，把门前街道扫除洁净。没有钱的"每日或早或晚，清闲的
时候，将自己门首打扫打扫"，家家如此，则阖街一律清洁，大家受益不
浅。警察厅严饬各段巡警认真查办不讲公益、随便倾倒秽物者，"定把你
们拘送区署，按照违警罚法，从重惩罚，到那时或罚金或拘留，或罚以打
扫街道、运除秽土"。②

　　此布告显示出，北京政府时期，北京城的街道清洁仍与清末相似，通
衢大道尚能保持清洁，而胡同巷内无人打扫、秽物沿街倾倒堆砌，污秽不
堪。据报载，北大附近东老胡同昌德公寓门前有一空场，附近公寓及住家
等，"均将所有污秽水倾倒于其处。天暖时则遍地泞泥，天寒时则冻结成
冰，所以在该处附近居住的人，若是晚上从该处经过，或是踏入泥，或是
被冰滑倒，时有所闻"。在居民向该管警察反映后，他们"竟然视之若无
睹，不加干涉"。③ 由于财政支绌，警察厅无力扩充清道夫役来解决此问
题，而地方社会缺乏自治能力，没有人组织市民集资办理清洁公益事业。
当然，也有个别绅士出资办理自家附近的公益事业，如西城护国寺街绅士
邱益臣"因见本街铺户，住户繁多，并无消除秽水"，与巡长磋商，设立
秽水木箱 4 个，以便附近铺住各户随时倾倒。④到 1927 年，有关道路清洁
的物议丛生，报纸讥评，居民指责，京师警察厅也承认自己对公共卫生的
失职，"近来各区署，对于公共卫生，均属漫不经心。虽经迭令整顿，然
言之谆谆，听之藐藐，敷衍塞责，徒托一纸公文，言不愿行，积秽总难除
脱"。于是，京师警察厅派卫生处科长、科员特赴内左二区界内大小胡同
（此为试办公共卫生事务所范围），逐段查考，从事整理，冀成模范之区，
颁布整顿清洁办法 6 条，期待推广试验模范方法来改善清洁状况。⑤

① 《这就是地方自治》，《京话实报》光绪三十二年十月二十一日，第 3 版。
② 《京师警察厅示》，"示"，《政府公报》第 199 号，1916 年 7 月 24 日，第 393 页。
③ 《警察漠视公众卫生》，《晨报》1921 年 11 月 25 日，第 7 版。
④ 《绅士倡办公益》，《晨钟》1918 年 5 月 26 日，第 6 版。
⑤ 《警厅注意街市卫生》，《晨报》1927 年 10 月 14 日，第 7 版。

南京国民政府时期，北平市政当局最关注的卫生问题仍是街道清洁，其经费占卫生支出的半数。[①] 成立之初，北平市卫生局就认识到"北平市房宇比邻，人烟稠密，清洁卫生关系重要。倘街道污秽不洁，厕所肮脏异常，必致发生传疫媒介，妨害公共卫生"，提出革除所有以前不良积习。"为唤起全市民众卫生精神，达社会清洁之目的"，卫生局责成卫生清洁队、清道水车队、卫生巡查队、沟工队按段分别工作，并派专员随时稽查。[②] 1928 年 11 月 17 日，卫生局因经费困难，许多卫生设施均未举办，"惟对于清洁一事，自应认真整理，不可一事不办"。市府要求该局切实办理"清洁道路，扫除垃圾以及取缔粪便，暨任意倾倒秽水等事务"。[③]

北平街道清洁分由两部门负责。1934 年 3 月 28 日北平市政府颁布的《北平市污物扫除暂行办法》规定，"干路的扫除及泼洒由卫生处组织清道班执行，干路以外各街巷的扫除及泼洒由各该管自治区坊坊丁执行"。[④] 结果，在通衢大道上，秽土的确绝迹了，"这不能不归功于警察干涉强迫的结果"。可在僻静的小胡同里，"不但道路崎岖不平，就是秽水秽土，也遍布道上，令人有举步维艰之感"。其原因在于，一方面住户偷懒，随手倾倒，一方面是运秽水秽土的夫役偷懒，不肯收拾。同时，警察也认为小胡同不碍观瞻，"上司的考勤，也不会跑进小胡同里去。于是因循敷衍，而不加干涉，任其狼藉"。[⑤] 不同部门负责导致北平干路和胡同清洁差别很大，其原因如下所析。

从当时的舆论来看，时人常常指摘的是胡同里的清洁，而非干路的清洁。可以说，这仍是清末清道制度问题的延续，即干路清洁，胡同肮脏。北平自治公所完全成立之前，"街坊的事如灰土之扫除，秽水之倾倒，以及禁止大车通行，处罚居民在门外便溺等等"，全由警察负责。[⑥] 后自治委员会与卫生局商妥，已修成的马路归卫生局清洁队管理，未修马路的街巷秽土都归各自治街清除。[⑦] 自治公所成立之后，接管了这些事务。由于自治公所的组织十分不健全，导致"他们负责办理'公益'，绝对不能办到好处，而且

---

① 1935 年北平市清道费约占卫生经费的 53%，见本书表 3-6。
② 《北平特别市卫生局布告》，《市政公报》第 2 期，1928 年 8 月，第 306—308 页。
③ 《市政公报》第 5 期，1928 年 11 月，第 166 页。
④ 《卫生处关于本市污物扫除暂行办法的请示及市政府批示》，北京市档案馆藏，北平市政府档，档号 J1—3—49。
⑤ 《小胡同里的卫生也应该注意》，《京报》1933 年 12 月 19 日，第 7 版。
⑥ 无逸：《论自治公所》，《北平晨报》1932 年 8 月 27 日，第 12 版。
⑦ 《除秽》，《华北日报》1930 年 11 月 26 日，第 7 版。

许多事情，离开武装的警察，很不容易作通，其结果只有百事废弛"。①

自治区公坊所成立后，聘任筹备员和助理员办理自治事务。但是因为经费欠缺，这些筹备员很多时候都要自掏腰包才能履行职务。恰如时人所述：

> 一经被聘后，那才知道骑上了老虎啦，再也下不来了。督促的公事雪片飞来，限日成立公所，限日编成，还有什么调查户口和卫生、道路、土地合作一切一切……闹个不了。筹备员赤手空拳，不接受吧，有亏职守，接受吧，一文不名，结果咬着牙东拼西凑，自掏腰包，才把坊公所组织成了，渐渐的工作起来。而筹备处仍是"再接再厉"的督促，今天说这件事办的不对，明天又嫌户口查的不清，街道卫生不洁，弄的筹备员助理员头晕眼花，伤财惹气（本人也是坊自治人员之一，所以知道这个滋味）。但是因为提倡民权和自动自决的精神，也就把痛苦二字丢在一旁，仍是鼓着勇气，往前猛进，希望总有达到目的的一天。然回头一想，永照这样的借垫，不但自己垫办不起，还替自治二字担着十二分的惶恐，恐怕又要变成了袁皇帝的自治"无疾而终"，留着这块污点，同被后人指骂，尽着这分义务，真是太不值当了。后来，幸亏有了办法，把公益捐收归市民自营，并把以前警察雇用夫役，打扫街道所剩余的钱，作了坊公所的经费。虽然有些不够，但是"慰情聊胜于无"，总不致于象从前的空中楼阁，风雨飘摇了。②

早在北京政府时期，京师警察厅因财政困难，无力办理"居民之清洁如倾倒泔水弃土炉灰等事"，由警区分别劝导居民，"随意捐助，雇用夫役，专司其事"。此外，所募公益路灯、民众小学等捐统名为公益捐，"由警区代为保管支配，亦间有警区征者，交由住户共同经管者，专办本街内上述各事，在从前殷实富户，有捐三至五元者，普通小户一分二分不等，因此款完全出自市民乐意。在昔不为政府从未过问，亦向未亲与其事也"。自1928年北平市筹备自治开始，将此项公益捐充作自治区坊经费。公益捐改归自治坊收取后，1929年8月，自治筹备处拟订《公益捐管理暂行规则》。自治筹备处印发四联单，除一联给捐户收执及存根送交区公所存查外，其余二联，每月月终以一联缴自治筹备处审核，一联由该处传在市

---

① 无逸：《论自治公所》，《北平晨报》1932年8月27日，第12版。
② Met Hsun：《我也来谈谈北平的摩登自治》，《华北日报》1931年6月18日，第9版。

府，以资对照。各坊公所在每月 10 日以前将上月所收公益捐详细数额公布。该捐由坊目到各户收取，征收非常困难，"不便催索过急，往往一户，前往 3、4 次，尚不照付，甚者数十次始给"。①

自治公所每月收入的捐钱，据时人调查，以 50 户计算，平均每户 6 毛，收入 30 元。② 外二区第十五自治街临时办事公所的经费主要来自该街公益捐和经常费，月收 43 元之谱，"不敷之款，尚有二十七八元，由筹备人员垫用"。③ 到 1932 年，北平市自治经费来源包括："每月收入计有自治公益捐 16，000 元，作为土车、秽水、街灯等项之用，另有自治附加捐，作为自治专款，计房铺捐 5%，每月 40 余万元，建筑典当等契税千分之一，每月约三千余元，合计每年共约 27 万元。"④

各坊因经济状况不同，所收的公益捐多少亦有区别。"繁盛之坊，多有收入百元上下者（第一区第十四坊月收入 200 元，但全市仅此一坊）。因繁盛之坊为富户商荟萃之区，其泔水、秽土以及其他事务，较他坊为多，故所用坊丁即各项开支必倍增。在北城及外城偏南东西便门等处，或为贫民居住之区，或为人烟稀少之地，每月公益捐收入仅数元，如最少的第十区第二十二坊，月收仅 3 元 4 角。但"其垃圾不能不为之运除，街道不能不为之洒扫，路灯不能不为之点燃，自给范围内应办各事，不能不为之举办"，对这些贫苦地方由筹委会在自治专款项下，酌予补助，"每坊至多以 30 元为限"。故南北城东西便门等处各坊公所，始克勉强成立。⑤

自治公所应办理哪些卫生事务呢？1930 年 11 月 26 日，内一区公所召开卫生特种委员会第一次会议，曾决议办理以下事务："1. 拟即筹款改善公厕；2. 致函卫生第一事务所，协办街道清洁；3. 实行报告传染病，传染病种类与报告办法，决由卫生事务所草拟印发；4. 疏通秽水沟口案，各街公所应直函请工务局办理；5. 平垫街巷道路，应由各街酌量办理；6. 应即改善南城根沟渠卫生状况。"⑥ 该决议所列事项基本表明，自治公所认为其所办卫生范围，主要是保持界内的街道清洁和沟渠卫生。

如何办理这些事务呢？创办初始，时人就给自治街如何办理卫生事宜提出建议。各街经费有限，一时难以完全办成，但应以勤劳二字战胜

---

① 《公益捐之收支实况》，《华北日报》1931 年 6 月 4 日，"自治周刊"第 26 期。
② 二木：《我所知道的自治公所》，《北平晨报》1932 年 9 月 10 日，第 12 版。
③ 《外二区第十五自治街》，《华北日报》1930 年 2 月 16 日，第 12 版。
④ 《本市自治行将完成》，《京报》1932 年 11 月 17 日，第 6 版。
⑤ 《公益捐之收支实况》，《华北日报》1931 年 6 月 4 日，"自治周刊"第 26 期。
⑥ 《内一自治区公所四种特务委员会》，《华北日报》1930 年 11 月 29 日，第 6 版。

一切。自治区公所的筹备员、助理员和事务员应轮流监督街丁，将各巷堆积的秽土秽水拉运干净，劝导住户以后不要随意倾倒，并将本街的公共厕所、垃圾场具打扫干净，收拾整齐。"遇有狂风暴起的时候，督促街丁动用净水泼洒，不使尘土飞扬，此后每月召集助理员、事务员举行清洁运动一次，但能如此办理，行之日久，收效自深。"同时，自治街应劝导各住户讲究户内卫生。政府无权过问个人居处状况，"但是现在既经举办自治，一街居民身体的健全，与居住的安适，与本街自治有很大的关系"，因此各筹备员应予以劝导。具体方法是，各自治街"将户内卫生，如空气的流通、饮食的调治、以及流行病预防法，煤毒解救法，择其最关紧要，简而易行，不论贫富都能够办到的事情，作成家庭卫生须知，或制成小册，或印成传单，按户散发，如限于经费，可由书记写成通告，按巷张贴"。各筹备员及助理员、事务员应随时亲自访问街内住户，尤其是杂居及贫困住户，他们"或限于知识，或限于经济，对于卫生应当注意的事项，往往不暇顾及"，要在可能范围内加以辅助。此种办法，行之日久，自然养成一种卫生习惯，默默中可以获得很好的成绩。[①] 从内容上看，这些建议所费无多，切实可行。可惜这些方法并未真正实行，致使北平的清洁状况每况愈下。

自治区（街）公所雇佣专人扫街倒土和倾倒秽水。如外二区第十五自治街临时办事公所，设在小安润营三条文光寺内，"共租用该寺西房三间，一间为办公室，两间为会场，每周开街务会议一次，处理本街一切事务"。该所雇有街丁二人，"专司扫街倒土"。倾倒秽水，"由秽水夫自向住户直接办理，工资亦由该夫等向住户直接取用"。[②]

自治公所负责胡同的清洁卫生之后，非但没有改善卫生状况，反而"在街上撒尿的一天多似一天，小孩拉屎的更比较随意，大车的行走也不按指定路线"。自治公所办理失败的原因在于以下几点。首先，自治公所雇佣街丁收入低。倒灰土、倒脏水，"每日二毛，每月六元，不管饭"。这样的收入非常微薄，"每日二毛，能够吃什么？玉米面没有作熟的，还十八枚一斤，能不喝粥吗？"[③] 他们的具体工作是"以每人拉运二百一十余户之垃圾、泔水，每三分钟运除一户，每日工作约 16 小时，诚世界上绝无仅有人类工作到如此地步，惨苦极矣！"[④] 故"以 6 元买一个人的整月工

---

① 李世霖：《各自治街应办的几件事情》，《华北日报》1930 年 3 月 2 日，第 12 版。

② 《外二区第十五自治街》，《华北日报》1930 年 2 月 16 日，第 12 版。

③ 二木：《我所知道的自治公所》，《北平晨报》1932 年 9 月 10 日，第 12 版。

④ 《公益捐之收支实况》，《华北日报》1931 年 6 月 4 日，"自治周刊"第 26 期。

夫，在任何方面说都不合道理，那就无怪他们常是一两天不作工，或是单在早晨工作，午后则另寻副业了"。其次，自治公所不能担负起清理地方秽土的职责。如宣武门东顺城街，煤渣堆积如山，对城墙有好多学校，葱片蒜头之臭，十分恶冲，学校卫生大受影响，学校当局同警察交涉，警察说不是他们的事，同自治公所交涉，他们又置之不理。自治公所并非完全不履行除秽的责任，在这个问题上他们是有选择的。"他们不怕学校而怕官署，在未英胡同南口的区署门前，灰土高仅数尺，上面青草葱茏，宛如野地土路，显然在最近没有增添，其余部分则全不是如此，除官署以外的人或机关同自治公所的交涉是无效的"。再次，当时自治公所缺乏公信力，市民不怕"自治公所的听差，而怕黄衣警士"，清洁事务归自治公所负责，实质上反而没有人管理了。也许，正如时人对北平自治的评论那样，"'自治'原是便民，今反为民害，他们徒知按月聚敛，不知讲求改造'市政'之方，而且多数的自治公所，全是'豪劣'一流人物把持，目的专为发财，也无怪北平街巷全成荒秽不治之区了"。①

袁良出任市长后，认为北平自治办理不善，"设施方面，一无所有，而组织方面，亦极简陋，不过区有区长，坊有坊长，大大小小，无异委了大批'自治官'"。他提出，应努力改善这种状况，"极力做到真正的民众自治"。② 1934 年 7 月 1 日，北平市政府撤销各自治坊公所，其职务分交公安、卫生两局接管。此后，北平街道清洁统一由卫生局负责，解决了职权统一、责任分明和工作合理化的问题。③ 加之政府的重视，北平的街道清洁此后得到较大改善。

综上所析，北京清道顽疾的主要原因在于，未能建立起有效率的基层组织，帮助国家承担起管理基层事务的职能。这在某种程度上反映出，民初城市基层政权建设的失败。自治坊公所既不是国家基层组织，缺乏国家强制力的支持，也不是得到普通市民合法性认可的社会组织，未能承担起基层社会组织和治理的职能，导致北平自治流于形式，使国家权力实际缺乏进入家庭和个人日常生活的桥梁。毕竟，市一级的卫生局不可能触及每个家庭，为日常生活提供具体的服务，它必须依靠最基层的组织及街头官僚才能保障日常生活中的清洁。

---

① 无逸：《论自治公所》，《北平晨报》1932 年 8 月 27 日，第 12 版。
② 《袁市长对市政之设施》，《京报》1933 年 7 月 4 日，第 7 版。
③ 《自治坊取消后的北平清洁》，《市政评论》第 2 卷第 4 期，1934 年 4 月，第 16—17 页。

三　垃圾处理

　　垃圾处理一直是都市面临的难题之一。民初，北京城内的垃圾经过若干年的积淀堆砌后，逐渐成为引人关注的社会问题。1929 年 4 月 10 日，北平市政府视察员郑家锷、稽查员朱国勋报告："朝阳门一带，马路不甚干净，因两旁便道太坏之故，路南 222、224、233、257、262、281、282 等号前之煤灰垃圾堆积甚多，自 300 号起至朝阳门止，偏路北 154、156、157、158、196 等号门前，煤灰、垃圾亦甚多"。① 袁良就任市长后，指出北平人民处于秽土包围中。"北平人口，为百四十万人，约五十余万户，平均每户出秽土十斤，每日即有秽土五百万斤。"② 他非常重视清除市内秽土，计划将之运出城外。卫生处成立后，时人在报纸载文指出，首先应办理的公共卫生事务是清除垃圾，"平市大小胡同，垃圾堆积路旁，随处可见，各地秽土，如丘如山，围绕我们住屋的四周，估计全市每日所出新垃圾，约计八九百吨，日积月累，势将不堪设想，市民既不肯自动清除，政府又无整个清除办法，大家天天在垃圾堆里生息，实较在匪窝里过日子，还要危险万分，深望卫生当局，急谋有效的处理方法"。③

　　北平垃圾主要有 6 种：炉灰渣、细灰、厨房废物、轻垃圾、重垃圾和兽尸兽粪。据第一卫生区事务所研究，1935 年 1—6 月间，内一区的垃圾中，炉灰渣和细灰占到总量的 87.2%，其余仅占 12.8%。除秽土外，其他垃圾大多被以废物回收为生的人处理了，"时常看见许多贫民，聚在垃圾中寻觅生活"，"不仅玻璃瓶、洋锡罐、破袜敝屣，有小贩沿街收售，就是路上纸片破布，也有人去收拾。因为这些废物，尚可换的几个铜元，以维持生活，贫民拥挤的平市，对于所谓废物，自然彼争此夺，而扬弃于户外者，实不多见"。④ 我们据此判断，北平垃圾问题实际上是秽土堆积的问题。

① 《北平特别市市报》第 101 期，1929 年 4 月 15 日，第 7 页。
② 《袁市长对市政之设施》，《京报》1933 年 7 月 4 日，第 7 版。
③ 孟威：《本市卫生处成立感言》，《华北日报》1933 年 11 月 5 日，第 10 版。
④ 扬：《清除秽土的新法》，《华北日报》1933 年 12 月 24 日，第 8 版。

表4-2   1935年1—6月北平市内一区垃圾成分调查分析①

	炉灰渣		细灰		厨房废物		轻垃圾		重垃圾	
	重量	%	重量	%	重量	%	重量	%	重量	%
铺商区	95.7	24.5	244	62.2	21.5	5.5	17.6	4.5	14.1	6.6
住宅区	87.4	22	256	64.3	19	4.8	15.2	3.9	29.8	5.1
工厂区	92.3	23.3	251	63.1	22.8	5.8	16	3.6	15.3	4
学校	94.5	24.6	271	65	10.8	2.8	21.1	5.4	1.8	2.9
合计	369.9	23.2	1022	64	74.1	4.6	69.9	4.4	61	3.8

　　严重的秽土堆积问题，其成因非常复杂，产生于具体的地方社会空间，需从社会生活习惯、基层社会组织等方面着手，才能找出症结所在。

　　首先，北平垃圾成分特殊且数量大。据有关学者的分析和第一卫生区事务所的调查研究可知，垃圾成分主要包括炉灰渣、细灰、厨房废物、轻垃圾（树叶、竹头、木屑、纸张等）、重垃圾（铁片、砖瓦、瓷器等）以及兽尸兽粪等。② 垃圾主要来源有三。第一个来源是由各户每日扫除的，主要包括尘垢、垃圾、菜根皮及煤灰，前几项的数量只占一小部分，最多是煤灰。③ 北平居民由于历史习惯，多用煤球做燃料。煤球用无烟煤末掺和黄土，做成球状，使煤粉得以黏结，并保护热力不致急遽发散。经燃烧后，煤球留下的黄土约占23%，煤灰约占8%。此项秽土占垃圾总量的百分之六七十以上。④ 据推算，全市的煤灰土一年的产量在21.5万吨以上，而以当时卫生处秽土车的外运量计算，须3年多的时间才可运送完毕。第二个来源是公家或私人修缮或建筑房屋、垣墙遗留下来的垃圾。⑤ 市民建筑工程完竣后，常常任意将剩余渣土填垫各街巷、胡同、土路，或任意运往卫生局指定秽土待运场堆集。⑥ 第三个来源是因天气或道路状况的扬尘堆砌，"北平地居大陆，西北方面，沙土松粗，每年冬春两季，干风大作，沙尘飞扬，由该方面吹来之秽土，其量亦绝不少"。⑦ 北平道路恶劣，"除

　① 《北平市卫生局第一卫生区事务所第十一年年报》，第50—53页。
　② 张子明：《垃圾问题研究》，《市政评论》第5卷第2期，1937年2月。《北平市卫生局第一卫生区事务所第十一年年报》，第50页。
　③ 赵万毅：《北平市秽土清除问题》，《市政评论》第1卷合订本，1934年。
　④ 《北平市政府卫生处业务报告》，第22页。
　⑤ 赵万毅：《北平市秽土清除问题》，《市政评论》第1卷合订本，1934年。
　⑥ 《三局取缔市民建筑完后任倾渣土》，《京报》1935年5月28日，第7版。
　⑦ 赵万毅：《北平市秽土清除问题》，《市政评论》第1卷合订本，1934年。

去几条柏油马路外，所有街巷胡同，大半是土路，车辆行走之后，泥土离地而起"。① 市内干道仅 27.4% 是沥青路，石渣路占 67.1%，胡同基本都是土路，正如时人所言："有限的柏油马路，似乎专为'官行'设想，有限的柏油路以外，最多且广的街巷，仍然是无片三尺土，有雨一街泥，或是坑坑坎坎以及碎石破烂状态。"②

其次，清洁部门的运输能力有限，导致秽土堆积。北平市垃圾产量，冬季每日大约在 1000 吨左右，夏季约有 600 吨之多。③ 如此大量的垃圾，仅依赖于公安局、自治会的 5 辆清秽汽车，以及 500 余辆人力土车，往返运输，每日运除的秽土至多不过 20 万斤，合 100 吨。就实际而言，由各坊街巷运至暂存地点的秽土，其数量只不过是全市每日产出秽土的 1/5，而堆积在街巷僻处、城根墙脚的垃圾，则有 4/5 之多。④ 1930 年，经工务局调查，城内陈积较大秽土堆，已达 635980.4 立方公尺。⑤ 1932 年，北平市内外城 11 区每日共出"秽土达百万斤"，冬日增加煤火，所出灰渣每日共 300 万斤。秽土清除办法是：各自治坊土车夫将各住宅或铺户的秽土运往"暂存秽土处"，再由自治筹委会或公安局用运秽土汽车载往临时容置场堆积。此时北平尚有低洼地方，容置场都在北平城内。各自治坊公所共有人力土车 500 辆，负责每日将秽土由出产地运至暂存处。自治筹委员有运秽土汽车 3 辆，各载 1.5 吨，担任内城六区将秽土自暂存处运往临时容置场的工作。公安局有运土车两辆，担任外城五区运土工作。但 5 辆汽车的运除能力非常有限，远远不能满足需要。结果导致"平市秽土到处山积，日光蒸晒，臭气四溢，狂风起处，漫天土雨，于全市清洁之卫生有重大影响"。⑥

再次，地方自治不力，导致秽土堆积。1930 年，北平市政府奉中央令推行地方自治，各区划分为若干自治坊，成立自治公所，处理各坊的公益事业。清除街道与收集垃圾，因属于公益事业，遂由公安局交给自治坊公所管理。但施行之后，多数自治坊收集垃圾不及时，收集之后则任意倾倒，实际弊端百出。市民把垃圾"由自己家门随便抛出倾倒后，弄得东一堆，西一堆，狼藉满目，到处飞扬，便算了事"。⑦ 而各"自治坊的朽腐不

① 扬：《清除秽土的新法》，《华北日报》1933 年 12 月 24 日，第 8 版。
② 《清洁的三大问题》，《华北日报》1931 年 6 月 7 日，第 6 版。
③ 《北平市政府卫生处业务报告》，第 21 页。
④ 《平市秽土日出百万余斤，每日运除仅及十分之二》，《京报》1932 年 11 月 4 日，第 7 版。
⑤ 《北平市政府卫生处业务报告》，第 21 页。
⑥ 《平市之重大污点，秽土到处山积》，《华北日报》1932 年 4 月 13 日，第 6 版。
⑦ 赵万毅：《北平市秽土清除问题》，《市政评论》第 1 卷合订本，1934 年。

堪的小土车，马马虎虎的运一半存一半的又堆积于其他一个空旷地带，既算尽责"。① 由于卫生部门对自治区坊无直辖之权，虽极力监督，但难见实效。卫生处在颁布施行《污物扫除暂行办法》后，感慨道："步骤既定，本处之着要点，即为取得自治区坊之联络合作。实际上，除与内一区各坊取得较好合作外，其他各区坊，迄无彻底之联络，以致本市垃圾之清除，未臻完善之境。此为行政系统上之缺陷，市民自治能力之薄弱，实乃无可讳言者也。"②

第四，秽土处理方式欠妥。北平传统处理秽土的方式多为填埋，用秽土垫路或填埋低洼地方。北平各自治区坊土车夫役，"运除秽土，多不向暂存秽土处所倾，任意以之垫路，以致路基日高，房基日低"，致使夏日暴雨，"污秽狼藉，有碍公共卫生，且以堵塞沟渠，妨及水道"。各处建筑工程完成后，"所余存灰土，多不遵照建筑规则第三十四条规定清除，任意堆积填道"。③ 这种填埋的方式给部分居民生活带来卫生上的威胁。例如，磁器库东口的水井被秽土堆包围，该水井是百数十户住户用水之源，"每当风起尘飞，恒在秽土之笼罩中，而无法防洁。当兹气候日暖疾疫易生之季，殊属公共卫生之一大问题。将来夏雨时行，更不知将演成如何可叹之现象？"④

这种任意填埋的方式使北平市内空地日益减少，难以消融越堆越多的秽土，只好另觅空地，有的则自行填埋。外五区指定的秽土待运场，"地势低洼，向为外一、外二、外五等三区每日所出垃圾消纳之所"。但到1936年6月，"该处坑洼业已填平，加以内城各场，存土过多，汽车运输力量不足，以致该处存土日见壅塞"，附近居民请求停倒，经查确属不宜再行填垫，才暂停使用该待运场。此外，卫生局"勘得外五区先农坛二道坛门东墙外，暨永定门城根一带，地形凹陷，处境偏僻，如以秽土填垫，核与观瞻卫生，均无妨碍"。经与管理坛庙事务所商洽，卫生局将先农坛东墙外暨永定门城根一带，定为倾倒秽土处所。⑤ 按照街巷清洁办法规定，内六区南沿河并未设暂存秽土地。但附近各自治坊秽土任意向该地倾倒，导致该处秽土堆积如山。内一区也将秽土倾倒此处，虽系非法举动，但

① 赵万毅：《北平市秽土清除问题》，《市政评论》第 1 卷合订本，1934 年。
② 《北平市政府卫生处业务报告》，第 23 页。
③ 《整顿市容办法》，《京报》1933 年 7 月 1 日，第 7 版。
④ 《北平市政分崩离析为卫生建设大障碍》，《华北日报》1932 年 4 月 19 日，第 6 版。
⑤ 《北平市卫生局关于景山东街秽土待运场增建围墙的呈文、公函及市政府的指令》，北京市档案馆藏，平市卫生局档，档号 J5—1—147。

"内六区分驻所警察，无法越界取缔，坐令第一区方面之秽土朝夕向第六区方面侵入。该段长警人数有限，更不能应付又时无刻来此倒土之无数秽土大车"。①

由于历年秽土堆积，北平地势日高，严重影响到市民的正常生活，尤其在雨天。1932 年夏季雹雨时，"除地势较高住户外，十之八九均没入雨水，雨水延久不退，于房基坚固上发生危险性极大，且日后堆积成数，更不堪设想"。② 1936 年 6 月 16 日，北平城因秽土堆积发生了严重内涝，详情如下所述：

> 下午八时以后，北平阴云四布，雷电交加，反随着降了一阵大雨。雨的经过时间，差不多在三小时以上。在此时期中，雨水奔流，街巷及各胡同，一片汪洋大水，出门游览，煞是好看。有许多许多的住户，因为流水无法宣泄，受到很大的麻烦。当时男妇老幼，奔忙于如注的大雨中，此喊"找沟眼"彼呼"开水道"，水声与人声嘈成一片。许多安闲度日的绅士太太们，此时亦需要出来工作，一时成落汤之鸡，家具什物，糟蹋的当然亦不在少数。雨过后（六月十七日）去挖阴沟，去开水道，设法以清洁积水，以打扫泥泞。据卫生局调查，全市十五区，除外一、外二、南西北三郊外，积水的地方（街巷），多至 220 处，积水的面积，统计有 258984 平方丈。积水的原因，因沟眼不通者，仅 12 处，而缘于用秽土的街巷填高者，则有 208 处。用秽土或渣土来填补街巷是北平的习俗，其原因有以下五项：一、因为自己门前低洼，用秽土或方渣土来补填，藉以便利人行或防水；二、拿着迷信的意味，特意地将自己的门口高高垫起；三、秽土存积过多，无法处理，散布于门外街心，以来自己院中清洁，做个自了汉；四、修建房屋，剩余下来的方渣土，不设法外运，推之门外，不管它；五、打井筑墙遗下的砖瓦灰泥，亦随便的堆之于街心。③

从以上描述中，可以看到北平秽土堆积严重影响到市容和人们的日常生活。应当如何解决呢？当时的卫生专家指出，"垃圾处置在于迅速的搬运和合理的最后处置。而迅速搬运需具三个条件，即充分的人力、合理的

---

① 《北平市政分崩离析为卫生建设大障碍》，《华北日报》1932 年 4 月 19 日，第 6 版。
② 《煤捐问题市府尚在考虑》，《京报》1932 年 11 月 1 日，第 7 版。
③ 《北平市卫生局在广播电台向全市人民广播的卫生讲演稿》，北京市档案馆藏，北平市卫生局档，档号 J5—1—178。

路基和人民的协助。合理的最后处置的根本方法，如投海法、燃烧法和其他利用方法，费用都非常惊人，不适用中国国情。人们只能采取填埋的方法"。① 据此对北平垃圾处置作一评价，也许会得到比较客观的认识。从制度设计来讲，北平在迅速搬运秽土方面是有保障的。《北平市污物扫除暂行办法》规定了秽土搬运的方式，"各户垃圾由各自治坊坊丁逐日挨户收集，运至秽土待运场后，由卫生处以运秽汽车或其他方法运填洼地。扫除污物的坊丁受卫生处稽查员警与公安局警察的监督"。② 但该制度却缺乏执行的充分条件，如自治坊坊丁和运秽汽车的短缺，糟糕的道路状况，人们乱倒乱扔垃圾的习惯，都使得这项制度成为具文。行政当局致力于改善秽土堆积问题时，采取督促的态度，这套制度还是能行之有效的。当然我们也应看到中国的特殊问题，即官僚特权的存在，问题解决常因人而异。如"韶九胡同积土甚多，无法消除，一旦中委柏文蔚卜居该胡同内，则市府系统下之载重汽车，立即出动，不数日间，即运除"。又如"同福夹道旧存秽土，亦如山积，无人过问，而自沈能毅局长（财政印刷局长）卜居该处后，则偌大存土堆，不知不觉间失其存在，灯市口大街之马路，亦空前的重新修好矣"。③ 从垃圾处理方式来看，北平的填埋方法并不落后，只是市内填埋的空间减少，需要拓展到城外。经此分析似可判断此后北平市政府在解决秽土堆积问题时采取的措施，具有很大的针对性，且行之有效的。

为筹集运除秽土所需的资金，政府曾试图煤斤加捐。据计算，北平市每年用煤约 80 万吨，如果每吨附加除秽金 2 角，全市全年可筹集资金 12.8 万余元，如果用此款购置载重车，每年就可增加除秽车 50 余辆，将有助于垃圾运除。1932 年 7 月 27 日，北平市政府市政会议第 168 次常会决议，"本市秽土积存过巨，日久将有埋没全城之虞，查其来源既由煤灰所致，可否于煤斤内酌加附捐，专为清除秽土之用，请讨论公决案"。④ 同年 8 月 10 日，第 170 次常会决议："征收煤斤附加捐系专为清除本市秽土之用，应由本府暨商会筹备自治委员会，公安、工务两局组织委员会管

---

① 林竟成：《中国公共卫生行政之症结》，《中华医学杂志》1935 年第 10 期，第 961—962 页。

② 《卫生处关于本市污物扫除暂行办法的请示及市政府批示》，北京市档案馆藏，北平市政府档，档号 J1—3—49。

③ 《北平市政分崩离析为卫生建设大障碍》，《华北日报》1932 年 4 月 19 日，第 6 版。

④ 北京市档案馆编：《北平历届市政府市政会议决议录》，中国档案出版社 1998 年版，第 225 页。

理，至于清除界限系自各坊暂存秽土处，运至郊外应存秽土处，所有详细办法交科妥拟，提出下次会议讨论。"① 8 月 18 日，第 171 次常会决议："关于征收煤捐，每煤块千斤征银四角，每煤末千斤征银二角五分，均于咎卖处出厂缴纳，其清除秽土办法应俟清洁委员会成立，交由该会核办，余照所拟通过，交科办理。"② 但此项措施一出，即遭到商会的反对："清除灰土之责，应由自治委员会负责，不应加煤商之负担。"③ 对此问题时人提及曰，"或谓煤斤加捐，屡提屡遭煤商反抗，即令举办，亦等空谈。须知筹款为全体市民谋福利，全体市民是竭诚欢迎的，少数煤商抵不了最大多数的认同。且煤斤加捐，每吨不过二角，煤商方面，尽可将此数转嫁于市民，市民富有的，用煤必多，贫苦的用煤自少，是对于此项捐输的负担意义，亦属最平均最合理，而不加税率原则的"。④ 由上可知，煤商反对增加捐税负担，认为应由政府负担起其项费用，并可推知当时的这一方法并未得到实施。

为运除大量的秽土，市政当局曾提出铺设铁轨运送秽土的办法。1932年 3 月 30 日，北平市政府市政会议第 155 次常会，公安局、工务局、筹备自治委员会提出铺设钢轨斗车，增加运输实力，以期彻底清除积秽，决议"关于本市积存秽土，应向各铁路当局交涉，请定期附挂车辆运出市外"。⑤ 另据当时报纸记载，市府为清除本市内外各处秽土，致函北宁铁路管理局拨借轻便铁轨及土车。北宁铁路当即复函称，"以此事关系全市公益，当饬工务处查明，尽量收集拨借。计有小土车 30 辆，轻便铁轨 1400 根，每根长约 16 英尺，惟无铁枕木及配件。如该项轨条适用，即祈转饬工务局，派员接洽，连同土车，一并运平应用等语"。⑥ 此法亦未见后续措施，似半途而废。

1933 年 7 月，北平虎烈拉症蠢蠢欲动。市长袁良指出，"以虎症发生，实缘于市内各处，秽土山积，蝇蛆滋生。而本年夏季酷热，秽土经烈日晒蒸，发生异味，此皆足以酿成时症之原因"。以此为契机，北平开始积极清除秽土。北平市政府一方面积极设法运除堆积的垃圾，另一方面改革旧有的垃圾收集处理制度，建立起有效处理体制，来解决秽土堆积的问题。

① 《北平历届市政府市政会议决议录》，第 227 页。
② 同上书，第 228 页。
③ 《清除秽土与煤斤增捐，商会指陈自治会之不当》，《京报》1932 年 11 月 6 日，第 7 卷。
④ 赵万毅：《北平市秽土清除问题》，《市政评论》第 1 卷合订本，1934 年。
⑤ 《北平历届市政府市政会议决议录》，第 213 页。
⑥ 《运除平市秽土，铁轨土车有着》，《京报》1933 年 8 月 5 日，第 7 卷。

北平市当局将清运秽土任务分为两部分，首先由工务局负责运除旧有堆积的秽土，将市府裁员每月节省的经费 3000 元，拨给工务局，"责成该局敷设轻便铁道，添置斗车，限最短期内，将市内积土运清"。所有秽土，"一概运至四郊，垫平水坑洼地"。① 工务局估算积存秽土的数量大约有 30 万立方米，每方运费平均按 1 元计算，共约需工价 30 万元。以当时工务局的运输能力而言，每日可以运 300 立方，照此计算，全部秽土至少需时 3 年。第 1 年计划先运除和平门内顺城街及朝阳门内迤南东城根两处积量最多的土堆，其余散在 4 处的较小的土堆，计划自内一区起逐区清除，先内城后外城，期于第 2、第 3 两年完全运完。② 其次，由卫生部门负责处理每日新产垃圾，将公安局减政后每月节余的公款 4200 元，"一部移当卫生经费，一部移运本市秽土"，并令该局以警备用之载重汽车，运送秽土。③

北平市卫生处因"各巷清洁向由自治区坊办理，然因实力不足或监督不严，以致污秽非常"，于 1934 年 3 月设立临时扫除班。由各班抽调夫役 40 名，分为两组，并抽拨汽车 4 辆，马力车 4 辆，手车 4 辆。自 4 月 20 日起，开始扫除内城六区。8 月，因自治坊清洁事务改归卫生局负责，"各巷秽土亦统由各清道班负责清运"，临时扫除班解散。④

表 4-2　　　　临时扫除班扫除各区街巷及运除秽土车数统计⑤

1934 年 4 月 20 日至 7 月 31 日

	清理日期	街巷数目	汽车运除秽土车数	马车运除秽土车数	手车运除秽土车数
第二班	4.20—5.5	119	574	768	981
第三班	5.21—6.9	191	396	507	673
第四班	5.6—12	142	445	636	677
第五班	7.1—31	80	483	169	841
第六班	6.10—30	224	308	582	797
总计		756	2206	2662	3969

① 《防止虎疾，着手清除秽土，袁市长注意卫生》，《京报》1933 年 7 月 21 日，第 7 版。
② 《工务局关于市政初期建设计划的意见及图表》，北京市档案馆藏，北平市政府档，档号 J1—4—51。
③ 《防止虎疾，着手清除秽土，袁市长注意卫生》，《京报》1933 年 7 月 21 日，第 7 版。
④ 《卫生局关于结束临时扫除班的呈文及卫生处关于组织街巷秽土大扫除与自治事务管理处、公安局来往信函》，北京市档案馆藏，北平卫生局档，档号 J5—1—35。
⑤ 同上。

市政当局此次采取了真正行之有效的方法，即鼓励乡村大车进城运除秽土。秽土经过相当时间的发酵，可充肥料之用，因此秋冬之季，附近乡村大车入城输送农产品时，常常载运秽土出城，这种惯习对清除秽土工作补益良多。卫生处派员分赴各处，指导乡车赴各待运场装运，各场工作的夫役帮助其装车。此办法实行后，乡车闻风而来，非常踊跃。每日运出的秽土曾达 200 余吨之多。[①] 1935 年，为鼓励乡车运除秽土出城，卫生局特别厘订奖励乡车运除秽土出城办法，给乡车载运秽土出城者每趟奖给铜元 10 枚。办法实行后，乡车进城收运者尚属踊跃。[②] 从 1934 年 12 月至 1935 年 2 月的 3 个月，共发出奖金 599.911 元。其中 1934 年 12 月 "发出联单 10052 张，共计车数 13231 套半，财政局收到联单 9155 张，共计车数 11863 套半，每套铜圆 10 枚，实发铜圆 118635 枚，折合银元 219.58 元"。1935 年 1 月 "发出联单 9401 张，共计车数 12523 套，财政局收到联单 8910 张，共计车数 11877 套，每套铜圆 10 枚，实发铜圆 118770 枚，折合银元 228.371 元"。2 月份 "发出联单 5323 张，共计车数 6920 套，财政局收到联单 5981 张，共计车数 7889 套，每套铜圆 10 枚，实发铜圆 78890 枚，折合银元 151.96 元"。[③] 在金钱的刺激下，大车运土较为积极，共计运出 31629 车。

市政当局还增加了运除秽土汽车数量。1934 年，北平市运秽车辆增至 24 辆，基本都是新购车辆，平均每日出车 17 辆。[④] 1936 年有运秽汽车 20 辆，每辆每次可运秽土 2.5 吨，每日共运秽土约达 800 余吨，每月可运除秽土约 2.4 万余吨。[⑤] 同时，四郊乡车进城取运秽土极为踊跃。据统计，自 1934 年 10 月 14 日起至 1935 年 3 月 12 日止，共清理街巷 47 巷，除去秽土达 863 车，约合重量 2000 余吨。此外，1935 年 4 月，载重汽车运除秽土共 11606 吨，5 月共运除 11952.5 吨，平均每月有 1.2 万吨秽土离开北平城。[⑥] 将堆积的秽土运出城外，是北平垃圾处理方式的大变革，从填埋市内洼地到运往城外填埋，缓解了市内秽土堆积问题。

市民建筑于工程完竣后，常常任意将剩余渣土填垫各街巷、胡同、

---

① 《北平市政府卫生处业务报告》，第 29 页。

② 《二十五年北平市卫生行政概略》，《市政评论》第 5 卷第 2 期，1937 年 2 月。

③ 《北平卫生局呈报乡车运土奖金支付预算书及市政府的令》，北京市档案馆藏，北平市政府档，档号 J1—3—63。

④ 《北平市之概略》，《北京档案史料》1993 年第 2 期，第 28 页。

⑤ 《二十五年北平市卫生行政概略》，《市政评论》第 5 卷第 2 期，1937 年 2 月。

⑥ 《卫生局长方颐积谈环境卫生之新设施》，《京报》1935 年 6 月 28 日，第 7 版。

土路，或任意运往卫生局指定秽土待运场堆集，长此以往，影响土路水平，有碍市容。1935 年，工务局会同公安、卫生两局，拟定《取缔市民建筑工程剩余渣土办法》，规定市民建筑工程完竣后，剩余砖石、渣土的处理办法。经工务局核准的建筑，在工程完竣时，所有剩余渣土，呈报人及厂商必须依照《建筑规则》第 34 条规定自行负责清除，运往工务局指定之地点倾销，倾销渣土地点，由公安、卫生、公务三局会同派员勘定之。如果渣土数量在两小人力车以下（1000 斤以内）者，请卫生局代为运除，但每车收取运费 3 角。工务局批准建筑工程后，须将呈报人与厂商及建筑地点，以三联单分别填送公安、卫生两局查照。如工程完竣后，不清除工地堆积的渣土者，由公安、卫生、工务 3 局随时取缔。①

此外，卫生局与高校合作，试验垃圾处理新法，计划未来采用，可惜时局变动未及实施。北平市垃圾处理基本采用填洼办法，但"城外洼地有限，城内垃圾无穷，一旦洼地填满，无从消纳此日产 900 余吨之垃圾"。卫生局学习印度米苏城试验的粪圾处理的新方法，将垃圾与粪便混掺，使其酽酵后，制成粉质混合肥料。清华大学及北平大学农学院承担化验事宜，在农事试验场设立实验场所，并开始修建工作。② 其第一步研究计划预定 6 个月完成。③

四　污物处理

城市污物处理一直是北平备受关注的社会问题之一。当时，北平城内除少数西式建筑外，绝大多数建筑物仍为明清所造，没有卫生、便捷的污物处理系统，无论是富贵之家，还是平民百姓，日常生活排泄物的处理都得依赖形成于明清的粪业④。粪夫每日"背上背着粪桶，手里拿把粪勺，到家去括粪坑"，收拾"街道巷尾的马粪，以及街里西人出的恭"，市政当局对之基本无管理可言。⑤ 作为行业组织的粪夫工会，松散无能，管理混

---

① 《三局取缔市民建筑完后任倾渣土》，《京报》1935 年 5 月 28 日，第 7 版。
② 《处理粪圾新办法》，《京报》1935 年 6 月 21 日，第 7 版。
③ 《平市卫生局举办混合肥料》，《京报》1935 年 6 月 24 日，第 7 版。
④ 粪业是北平污物处理的特定行业，由粪夫按照粪道范围掏取各户的污物并收取相应的报酬，将收集的污物送往各粪厂加工、晾晒，制成肥料，卖给"近郊六七十里内之农村田园"。（《北平市工商业概况》，第 662 页）
⑤ 章润若：《北京与上海》，《现代评论》第 6 卷 150 期，1927 年 10 月，第 14 页。

乱，导致问题丛生。粪夫被冠以"粪阀"之名，其勒索霸道行径给市民的日常生活带来诸多不便，双方关系恶劣。此外，简陋的粪具导致污秽淋漓、臭气四溢，严重影响到市容。为解决上述问题，卫生部门采取若干措施整顿污物处理，但效果不彰。为彻底解决问题，自 1920 年代开始，市政当局就拟将之收归市办，由于事关行业的经济利益及相当数量粪夫的生计，受到粪商及粪夫的联合抵制，计划未能实施。此后，政府改变策略，改为官商合办，历时两年 9 个月勉力完成粪道登记和粪具更换，改革初见成效。

（一）粪业概况及其问题所在

金、元时期，北京尚无完全的城墙，大街两旁是明的阴沟，居民大小便随地处理，无专门污物处理职业。明嘉靖年间（1522—1567），北京修筑了外城，把市民和郊外隔绝起来，城内人口逐渐增多，污物处理成为城市问题之一。此时，到北京谋生的山东农民到各住户义务淘粪，再把粪卖给农民维生，粪业开始形成。康熙二十一年（1684）后，战争平息，北京人口大增，此时垄断污物处理、以粪为生的多为二流子、恶霸人物，他们以斗殴手段划界取粪，善良懦弱者退避三舍，"粪道之名，由是而起"[①]，粪业逐步形成。国家法规视"户婚田工钱债事务为'薄物细故'，从来不予重视"[②]，污物处理更为其所不齿，无管理可言。这种污物处理旧制一直延续到 20 世纪 30 年代，问题丛生，不仅严重影响市容，而且给普通市民的生活带来诸多不便。

要理解污物处理问题何在，须着眼于粪业自身的状况。首先，需要了解粪业从业人员和资产形式。以有无粪道为标准，粪业从业人员分为粪商与粪夫。粪商是有粪道的人，粪夫则是为粪商打工的人。粪商分为"道户"和"厂户"两种：前者占有粪道，雇粪夫或自行收集粪便，20世纪30年代约有 1000 家；后者开设粪厂，收买并大批售卖粪便，约有400 余家。[③] 粪夫可分为两类，一类为正式粪夫，在有粪道的粪商的道上工作，一类为"跑海粪夫"，没有粪道，随处窃取粪便或捡拾街头巷尾粪便。从实际状况来看，北平市粪商多数仅有一二股或三四股，平均每户

---

① 《北京市志稿二·民政志》，第235 页。
② 梁治平：《清代习惯法：社会与国家》，中国政法大学出版社 1996 年版，第 15 页。
③ 《平市处理粪便的一个特殊组织》，《市政评论》第 4 卷第 12 期，1936 年 12 月。

拥有 1.55 股粪道。[1] 无论是粪商，还是粪夫，都是实际劳动者，即便是自己开有粪厂的厂主，也需参与实际劳动，故"这种事业只有劳方向无资方"[2]。由于粪商基本亲自从事劳动，极少雇佣粪夫，很多时候粪商即是粪夫，难以清楚划分粪商与粪夫，为行文明晰起见，除明确区分粪商和粪夫外，粪夫一词概指粪商和粪夫。20 世纪 30 年代，北平约有 4000多名粪夫。[3]

　　粪业的资产形式有粪道、粪厂和公厕三种。粪道按照不同的内容分为"旱道"、"水道"和"跟挑道"三种。[4] 其划分不以地段为界，而以门户为标准，以股为单位，门户数目和产量没有定数，有的一条胡同就是一股道，有的甲胡同几个门和乙胡同几个门合着是一股道，有的仅包括几个门，有的几十个门，有的几百个门，其价值不定。[5] 粪夫将粪道据为私产，常常作为私约债权的标底，用于交易。这种由粪夫互相约定、以民间契约

---

[1] 北平市粪道"共计一千八百六十八处，内中有一户办数道者，共计一千二百零八户"。（《一部分粪夫复聚众拟赴宋宅请愿》，《世界日报》1937 年 4 月 3 日，第 5 版）

[2] 《号称平市三阀的粪业之一斑》（一），《华北日报晚报》1933 年 9 月 26 日，第 1 版。

[3] 民国时期，对粪业从业人员的统计并未区分粪商与粪夫，均称之为粪夫。据 1929 年北平市社会局市党部统计，粪夫约有 2000 余人，再加上跑海粪夫千余人，共约 3000 余人（《平市处理粪便的一个特殊组织》，《市政评论》第 4 卷第 12 期，1936 年 12 月）。据 1932 年《中国劳动年鉴》统计，北平市有 4000 粪夫［实业部中国年鉴编纂委员会：《中国劳动年鉴》（1932 年），第 239 页］。1934 年北平市公安局、财政局、社会局三局谈论会议认为有 5000 人左右（《卫生局关于拟具污物处理事宜收归市办办法的密呈及市政府的密令》，北京市档案馆藏，北平市卫生局档，档号 J5—1—38）。根据上述数据，笔者推知粪夫约在 4000 人左右。

[4] 旱道是指"专与住户挑取厕所内或粪坑内的粪便的粪夫所工作之道也"；水道是"专与住户洗刷马桶，每月索取工资，而不取粪便的粪夫所工作的道也"，价值仅为旱道的一半，分布在外城各区；跟挑道是"跟随'水道'的粪夫，专收取住户马桶内粪便的粪夫所工做的道也"，没有洗刷马桶的工资，所收的粪便稀薄如粥汁，价值不过百元左右，主要分布在外城各区。《平市处理粪便的一个特殊的组织》，《市政评论》第 4 卷第 12 期，1936年 12 月。

[5] 粪道的价值因时而变，光绪年间"百户之'道'，可值银两七八两"，到 20 世纪 20 年代，粪价激增，"百户之'道'，随亦涨至五六百元"，后农村衰落，粪便价格下落，"前项之'道'，也骤降至二三百元"。粪道估价标准有四项，即地域繁简、户数多寡、出粪量大小和马桶有无，据此北平的粪道分为三等：一等是内城的内一、内二、内六和外城的外一、外二等区，地域繁盛，人口稠密，出产量较多，许多的住户使用马桶，粪夫们可以收取洗刷马桶费，百户之道，可值五六百元；二等是内城的内三、内四和外城的外三、外四等区，地域较一等稍差一筹，马桶收粪与洗刷，又分为二人办理，故收益不多，价值较低，百户之道，约值洋 300 元；三等是内城内五和外城外五两区，地域偏僻，贫户亦多，粪量与粪质，皆属下下，故百户之道，常不值 200 元。《平市处理粪便的一个特殊的组织》，《市政评论》第 4 卷第 12 期，1936 年 12 月。

为凭证①的就是所谓的粪道产权，但国家一直没有承认其合法性。粪道产权转移的方式有两种，一是继承，一是买卖转让，即"本来这股道是由甲负责采取，若干年后甲因病或死，乃不得不转让之于乙，而取相当之代价，又若干年后，乙又因故不能营业，就以同样的方式转让之于丙，如此辗转相传"。②由于缺乏国家的认可，粪业中人"宁可牺牲性命，也绝不牺牲粪道"③，为争粪道，彼此时常抢起粪勺，打得落花流水、头破血流。可见，粪道产权的不确定性使得粪夫之间保持着既紧张又合作的关系：为维护私人利益，他们会为争粪大打出手；为维护共同利益，他们会合力对抗外来的威胁。

粪厂是囤积、加工及出卖粪料的场所，多设在外城空旷地方以及城根的空地。其经营形式多样：有的由有粪道的粪夫独资开设，自行掏粪回厂合家生产；有的由多名有粪道的粪夫共同组织，雇人淘粪回厂工作；有的继承祖业，完全雇工操作；有的自有田园，开厂买粪供给自用，将多余的出售。④厕所亦是粪业的资产形式，粪夫设立公厕，一边将粪便卖给粪厂，一边向市民收取费用。当时北平铺、住户院内，常常不设私厕，或仅设女厕而没有男厕，再加之传统建筑的局限，"不懂得厕所、厨房在住宅里的重要性"⑤，只有用公厕来解决问题。公厕有的由官方设立，有的是自治区坊设立，有的是粪夫设立，后者设立的数目最多。粪夫设立公厕的具体数目现已难考，仅知城内公厕数目约为五六百处。⑥

粪道是粪夫斗争而来，粪业纠纷多以打架方式解决⑦，没有形成管理、调解的行业组织。直到光绪二十六年（1900），粪夫才遵警察法组织肥料行，"担任警察法的实行和集合酬金交付警察"⑧。光绪三十二年（1906），粪夫在外五区大市精忠庙创立肥业公会。1925年，北京大学学生黄福墀、谷源曾等，因北京粪业向无公会，约集内外城及四郊粪厂之人，讨论成立

① 这种凭证就是所谓的"道字"，道咸年间的字据上记有"某街某巷污物归某人拾取，他人不得擅收"。《北京市志稿二·民政志》，第235页。
② 《号称平市三阀的粪业之一斑》（二），《华北日报晚报》1933年9月27日，第1版。
③ 同上。
④ 《北平市工商业概况》，第662页。
⑤ 《北京市的粪便》，《北京档案史料》1992年第1期，第37页。
⑥ 1923年，北京城内街道共有528处公共厕所（《北京城的卫生调查》，《晨报》1923年1月21日，第7版），1934年，整个城区关厢公厕的总数为627处（《北平市政府卫生处业务报告》，第60—61页）。
⑦ 《北京市的粪便》，《北京档案史料》1992年第1期，第35页。
⑧ 《北京城的卫生调查》，《晨报》1923年1月21日，第7版。

肥业行公会，并选举正副会长，呈报警察厅及内务部备案。① 1928 年 6 月，国民革命军进入北平，国民党北平市党部指导粪夫将肥业公会改组为北平特别市粪夫工会。② 1932 年 11 月，该工会更名为北平市粪夫职业工会。粪夫职业工会虽名为工会，却非单纯的工人组织，劳资双方均加入其中。北平市社会局认为，作为资方的粪商并未组织同业公会，而是加入劳方的粪夫职业工会，"显劳资团结，深沟高垒之形势"，其目的不过"为避免营业税"③。在这种劳资不分的情况之下，该工会实际上操纵于粪商手中，如 1933 年该工会的 3 位常任理事于德顺、李逢吉和孙兴贵，"都是自有粪厂之厂主"。④

粪夫工会带有某种旧式行会组织的特点，"工人与雇主一起工作，彼此间的境况相差不远，存在着共同的利益"，谋求的是行业的利益，保障从业人员的职业和工资待遇。⑤ 但与行会不同的是，粪夫工会是在官方倡导下成立的，不仅没有得到粪夫的承认，而且对行业人员缺乏约束力。实际上，粪夫职业工会"经费支绌，主事人号召无力，小粪头不服约束"，下层工作人员，多已星散，所属各支部，除第四支部尚能稍具以前雏形外，其余都无形取消，"实为一无组织无向心力的一种散漫庞杂的职业团体"。⑥粪夫职业工会仅关注维护同业的经济利益和社会影响。1929 年，针对时常发生的为争粪道而大打出手的现象，为维护有粪道粪夫的权益，粪夫工会向粪夫颁发粪道证明书，上面注明"粪道的所在地和四至及粪户的数目，彼此各按其范围各营其业，不得有逾越界限或偷粪等"，使粪夫纠纷减少许多。⑦ 同时，该工会注意维护粪夫的社会形象，当《京报》发表社论批评粪业时，它第二天即给《京报》打电话，对其批评表示不满，"指此举影响该业甚巨"⑧。

① 《肥业行亦组织公会》，《晨报》1925 年 7 月 16 日，第 7 版。
② 刘明逵、唐玉良主编：《中国近代工人阶级和工人运动》第 8 册，中共中央党校出版社 2001 年版，第 268 页。
③ 《北平市工商业概况》，第 660 页。
④ 《号称平市三阀的粪业之一斑》（三），《华北日报晚报》1933 年 9 月 28 日，第 1 版。于德顺，"自十八岁，即来平开设粪厂"，并"有田地两倾余，雇有种地伙计二十余人"；孙兴贵则"家人在平开粪厂已四年，自十九岁即来平以开粪厂为业"，两人均为有厂之人。《北平市警察局侦缉队递交辑人犯孙兴贵、于德顺》，北京市档案馆藏，警察局档，档号 J181—21—51613。
⑤ 彭南生：《行会制度的近代命运》，人民出版社 2003 年版，第 174 页。
⑥ 《平市处理粪便的一个特殊组织》，《市政评论》第 4 卷第 12 期，1936 年 12 月。
⑦ 《号称平市三阀的粪业之一斑》（三），《华北日报晚报》1933 年 9 月 28 日，第 1 版。
⑧ 《再论如何取缔粪阀》，《京报》1933 年 12 月 11 日，第 6 版。

北平城市污物处理存在许多的问题，严重影响到市容和市民的日常生活。最突出的问题有二，一是粪夫与市民关系恶劣，经常怠工勒索市民。早期，粪夫为住户清理厕所无需工资，粪夫饮水思源，对各住户尚存感激之心，甚至常于年节以茶叶和山东家乡带来的粉条馈赠住户。到 20 世纪 20 年代，粪夫借口生活问题，逐渐向住户索取工资，开始时仅对外省新来北京居住者索取，后来无论新居或土著一概索要。报纸开始采用"粪阀"之称，"以表彰其专横垄断情态"。① 粪夫在北平成为一种特殊势力，把持垄断、强行勒索，逐步养成向各住户要钱的恶习，如要年节钱、赏月钱，遇下雨、下雪要酒钱，不给即以怠工、不好掏相要挟，最后形成一种行规，"各霸一方，划定势力范围，不相侵犯，所以你若稍微得罪他们，他们便老实不客气对你怠工，弄得你毫无办法"。粪便堆积，影响卫生至大，"既不能强其运除，又以粪道关系，他人不敢继其工作"②，因此住户"就是感到了受着他们要挟的痛苦，却也必须伏伏贴贴的去忍受"③。市民称之为"粪阀"，舆论认为"取缔粪阀，是北平市上的一个重大的问题"，认为市政府应制定出"一种厉害的条例来"，对粪夫加以限制或惩罚。④ 另一个问题是由于粪具简陋，造成街道污秽淋漓、臭气熏天，严重影响市容。粪具是污物处理的工具，包括收集、运输、料厂三部分。收集工具通常是一把勺子和一个背桶，背桶一般没有盖，遇坎坷或雨雪天跌倒时还会洒遍全身。运输工具多为单轮手车，上面放两个荆条编的长篓，没有盖，"常满载过市，污秽淋漓"⑤，遇到坎滑或微撞就会全部倒出。⑥ 这两种工具非常简陋，"任意于各通衢推行，臭气四溢"⑦，严重影响市容。1911—1912 年、1918 年、1925 年市政当局先后倡议改良粪具，均无疾而终。

（二）"收归官办"之缘起

粪便处理不当造成的生活环境恶化问题是清末以来受到社会舆论抨击最多的城市问题之一。作为国家管理机构的京师警察厅不得不采取措施解决，虽颁布有管理粪厂规则，但一直未能得到实施。1918 年，京师警察厅

---

① 《水阀粪阀之大垄断》，《顺天时报》1924 年 4 月 29 日，第 7 版。

② 《平市处理粪便的一个特殊组织》，《市政评论》第 4 卷第 12 期，1936 年 12 月。

③ 《号称平市三阀的粪业之一斑》（一），《华北日报晚报》1933 年 9 月 26 日，第 1 版。

④ 《如何取缔粪阀》，《京报》1933 年 12 月 9 日，第 6 版。

⑤ 《取缔粪车淋漓过市》，《华北日报》1931 年 3 月 7 日，第 6 版。

⑥ 《北京市的粪便》，《北京档案史料》1992 年第 1 期，第 38 页。

⑦ 《公安局防疫取缔粪车》，《京报》1933 年 8 月 13 日，第 6 版。

总监吴炳湘，一方面"以各区粪夫所存储大粪之处多与人家接近"，命令各区"饬知界内粪厂粪夫均须选择旷野地点存储以重卫生"①；一方面以"捡粪一项，若不急思改良，实于卫生有碍"，饬令各区署拟订改良管理粪夫规则三项，要求：粪厂须开设在空旷处；每天晚6点到第二日上午11点之间方准运往城外；不得经过马路及热闹地方。② 这样的措施只能起到缓解作用，难以遏制住因人口增多而导致的环境恶化。

在国家看来，环境恶化不过是问题的表象，它更关注的是粪夫采取罢工的方式所带来的治安问题。20世纪20年代，劳动界罢工潮此起彼伏，也影响到粪业人员。受此社会运动的影响，他们也以罢工的方式表达自己的诉求。1922年11月，《顺天时报》发表文章，表示担心粪夫受劳动界罢工风潮影响，"若再有奸人从中蛊惑怂恿罢工之事，则于地方安宁秩序殊堪忧虑"。该报希望市政责任者及警察厅讨论如何抵制酝酿罢工之事，以防患于未然。③

高等警官学校教员吴盛提议将粪业收归官办，以筹警饷。他于1924年5月8日呈文京师警察厅，阐述革除粪夫、收归官办的三项好处。首先，官办专重卫生，不论地域均同一办理，酌量情形，规定捐数，不能由粪夫随时勒索，市民亦愿捐助；私办则专重收入，给钱则淘厕，不给钱则否，给钱多则淘厕勤扫除净，给钱少则否。其次，官办无论给钱与否，同享清洁利益；私办有力给钱则享清洁利益，无力给钱则否。再次，官办权在国家，夫役不能来去自由，须按一定钟点打扫，以免臭气熏腾；私办权在私人，视住户出钱之多少而定出力多少，又无一定时间，臭气逼人，亦无法制止。根据他计算，粪业的收入有两种，一种来自市民缴纳的费用，即洗刷恭桶的费用和淘厕所的费用。按照当年人口1133540计算，每口每月平均取大洋2角，计可得洋226700余元。一种来自粪厂的收入，每月可得洋9万元。他认为，若收归官办，警察厅可以每月获得约32万元收入，除开支雇佣粪夫外，可拨作经费，缓解经费支绌的状况。④ 这是收归官办的最早提议，清楚表达了国家借此补贴警察经费的意图，成为悬挂在粪夫头上的一把利刃。在面对利益威胁的时候，粪夫表现出政治斗争的能力。粪夫获悉该计划后，担心警察真的收归官办，立即联合同业筹商抵制办法。当时，他们计划先组织粪业同乡会，向官厅正式缴纳营业捐，然后

① 《取缔粪夫办法》，《晨钟》1918年5月30日，第6版。
② 《取缔粪夫规则》，《晨钟》1918年6月16日，第6版。
③ 《水夫粪夫亦要捣乱罢工》，《顺天时报》1922年11月16日，第7版。
④ 《粪业急应整顿》，《顺天时报》1924年5月9日，第7版。

对市民、住户拟定清厕价目，使官厅保护其营业。若官厅不准或市民反对，则等到暑热时一致罢工要挟。① 后来的事实证明，粪夫们在应对收归官办时的确采取了此种斗争策略，使当局骑虎难下。

次年 8 月初，西郊警察署驱逐阜成门外某粪场，要求其迁地晒粪。粪业公会散发传单，称"内城官厅轻视伊等同业权利，时将各处粪场强迫驱逐，将使同业失去晒粪囤积之所"，号召同业一致罢工，以资抵抗而示权威。受此鼓动，8 月 7 日，内右二、内右一两区界粪夫罢工。面对工潮，两区警察署深恐风潮蔓延扩大，一面派出长警多名，分途劝告各粪夫，勿受奸人蛊惑致失生计，一面呈报警厅请示办法。至午后三四点钟，两区罢工粪夫遂恢复工作。京师警察厅命令各区署，迅速预备沟工队贫民，以替代罢工者，清除公私厕所积粪，并决定召集各区署长在卫生处开会讨论善后方法，"决定研究一彻底的、防治粪夫再有罢工之策，以期一劳永逸，而免奸人再逞破坏安宁之阴谋"。② 9 日，粪夫听闻警察厅"拟将清除公私厕所事业悉皆收归官办，设一公司招雇贫民，代充粪夫之役，实行夺取彼等生计"，群相哗愤，有人主张先发制人。罢工风潮忽又炽烈，东北城粪夫相继罢工，且有蔓延扩大之势。西城一带厕所，经两日罢工后，屎溺满地，污秽不堪，更兼雨后潮湿，臭气熏蒸，传播遐迩，甚至商铺、住户等厕所内，亦污秽充盈，狼藉不堪。③ 这种状况迫使警察厅不得不放弃强硬态度，不但停议收归官办之事，而且连迁移粪厂之事亦决定缓办。④ 此事大大影响到北京的治安，促使京师警察厅不得不发布布告，严令禁止罢工，要求各工人"务须各安业务，勿得轻易听人煽惑，从事罢工"。⑤

此后，北京市政当局搁置了收归官办计划，污物处理问题没有任何改善迹象：粪夫每日赴铺住各户淘粪，"或稽延时日勒索钱文，或把持粪道任意居奇，甚或有不法之行为"；卫生处虽三令五申限制粪车随便游行，粪夫至今仍阳奉阴违；北京城内仍有 67 家大粪厂，仅香厂一带小粪厂移出永定门。对上述状况，居民啧有烦言，报纸屡次指谪。1927 年，时任京师警察厅总监的陈兴亚重新提出整顿粪业。当年 12 月 6 日，京师警察厅颁布取缔粪夫规则，要求各区署调查清楚粪夫、粪厂的状况，发给粪夫水牌，以便

① 《酝酿中之粪夫风潮》，《顺天时报》1924 年 5 月 14 日，第 7 版。
② 《奸人鼓惑粪夫大罢工》，《顺天时报》1925 年 8 月 9 日，第 7 版。
③ 《粪夫罢工潮日益炽烈》，《顺天时报》1925 年 8 月 10 日，第 7 版。
④ 《粪夫之胜利》，《顺天时报》1925 年 8 月 11 日，第 7 版。
⑤ 《警厅严禁罢工及煽惑者》，《顺天时报》1925 年 8 月 13 日，第 7 版。

管理。① 此项规则计划于 1928 年 1 月 1 日起执行，但由于粪夫抵抗和时局
变化，无果而终。

　　南京国民政府时期，环境问题并未随政权更迭而消失。北平市政府不得
不开始治理明显影响公共卫生的污物处理事务。首先，它制定了污物处理相
关规则，做到有章可循。1929 年，《北平特别市卫生局管理公厕暂行规则》
颁布，后改为《北平市管理公厕规则》。对公厕内部设备和清洁状况提出了
具体要求，其内容非常详细，既考虑到了如何维护厕所的卫生，也考虑到利
用厕所宣传卫生。最重要的是，该规则设计了后来改革的路线图，即通过登
记，颁给执照，承认公厕的所有权和使用权，进而规范厕所的管理。从实际
状况来看，此规则并未收到改善卫生的实效。公厕登记直到 1937 年才完成，
公厕清洁未能得到有效改善，1934 年卫生部门检查全市 627 家公厕，只有 5
家具有完全防蝇设备，579 家竟然毫无防蝇设备。② 1930 年 6 月 19 日，《北
平市城区粪夫管理规则》公布，制定粪夫执业规范，成为政府实施污物管理
的蓝本，此后改革的目标在此规则中已有体现。一方面拟推行粪夫许可证制
度，但受到粪夫的抵制，实际并未建立起来。另一方面对粪夫提出具体的职
业规范：统一制服，要求粪夫在执业时须穿着统一的号衣，并于前后胸各缀
号布，书明某区某处某号；统一粪车管理，粪夫到警察区署申请注册编号，
领取号牌，挂于车前横挡，暂免缴纳牌费；规范粪夫的职业操守，要求其将
执业地段内公、私厕所污物逐日掏净，除正常收费外，不得借端勒索钱文；
要求粪夫将所掏的污物依照指定的路线及时间运往城外存储、晾晒，不得在
街巷停留，刷洗粪桶的秽水应在指定处所倾倒，不得任意泼洒，粪车及粪桶
容储污物便不得逾量，并加覆盖，不使污物及秽气溢出。③ 1930 年 10 月，
粪夫工会依据该规则制定《管理粪夫工友规则》，要求："凡本市每日往各
住宅倾倒马桶者，无论风雨阴晴，无故不得间断；各工友所得酬资，不得任
意增加，并不得借端勒索；各工友对待住户，须持和平态度；各工友清洁厕
所洗涤马桶，务使洁净，不得随便泼洒。"④ 两项法规都从另外一个侧面反
映出粪业存在相当严重的问题。

　　除制定法规外，市政当局具体解决了较为严重的一些问题。首先，针
对粪夫常怠工索取酒资的现象，规定卫生处接到投诉报告后，即派警察前

---

① 《警察厅打倒粪阀》，《顺天时报》1927 年 12 月 7 日，第 7 版。
② 《北平市政府卫生处业务报告》，第 42 页。
③ 《北平市管理公厕规则》，《北平市市政法规汇编》，北平市政府 1934 年 12 月编印。
④ 《粪阀淫威其稍减乎?》，《华北日报》1930 年 10 月 10 日，第 6 版。

往调查，若调查属实，"即立予罚惩，以遏恶风"①。其次，治理污物收集和运输中影响公共卫生的状况。1931 年 3 月，公安局要求各粪厂"修补粪筐，减载粪量"，并将坐落在人烟稠密地方的粪厂迅速移出。② 4 月 7 日，针对粪夫在各冲要街巷"将粪车擅行停放，而往各处掏扫，致污秽淋漓，臭气四溢"，以及"各偏僻之广场，竟私掘坑，存积粪污，其粪车任意陈列"，尤其是在"外三之南岗等处，外四之万寿回营一带，外五之天桥南新农里义和里等"居民游人繁杂之处，遍掘粪坑存粪，有碍公共卫生，要求立即迁除，且"各街头巷尾一律不得停放粪车，其有所掘之坑存粪者，限五日须尽行迁除"。③ 5 月 4 日，公安局要求管理厕所的夫役"于即日起，应将全市厕所内，每星期酒以百分之一五精化钠，或撒石灰末，均至少一次"，并要将运粪筐篓"添盖严密，不得外溢"，并在各厕所内设铁纱门窗，预防蝇纳滋生蛆虫。④ 第三，规定定粪车通行时间，注意减少粪车白天的通行时间，避免其在人流高峰时间通行，不同的地段制定不同的通行时间。⑤

由于当时北平政治局势动荡不安，市政当局没有足够的精力对污物处理进行整治。无论是制定规则，还是整治，基本都停留在表面，缺乏具体的实施手段，未能有效地改善北平市污物处理的恶劣状况，"其效果不过零星之成功，距理想之目的相差尚巨"⑥。

---

① 《北平市政府卫生处业务报告》，第 63 页。据载，前百户 14 号住户华以慎向卫生区第二事务所报告，"以慎现居母丧，亲友皆来吊唁"，但粪夫李吉祥"嗜酒任性出言不驯"，向其勒索钱财不果，"竟然五日未来，秽气充满街巷"。在卫生局的训斥下，粪夫李吉祥专门写了具结，保证"永不再犯，如再犯愿受重罚"。（《关于环境卫生、整顿理发馆指令》，北京市档案馆藏，北平市卫生局档，档号 J5—1—95）此事例反映出当时的住户可以通过向卫生局投诉，由其监督粪夫停止违法行为，来解决粪夫怠工问题，但其结果却是"平了西来东又起，和了甲家又乙家，诉苦接受忙，派员调查忙，调解具结画押呈报忙，以为忙到有个终了，但仍未有终了。诉苦的市民，仍不断的来诉苦，蛮横的粪夫，仍到处蛮横"（《平市处理的粪便的一个特殊组织》，《市政评论》第 4 卷第 12 期，1936 年 12 月）。
② 《取缔粪车淋漓过市》，《华北日报》1931 年 3 月 7 日，第 6 版。
③ 《取缔粪车粪坑》，《华北日报》1931 年 4 月 7 日，第 6 版。
④ 《清除厕所严盖粪车》，《华北日报》1931 年 5 月 4 日，第 6 版。
⑤ 这一时间表不停变化，没有定制。1931 年 7 月，公安局鲍局长在会见粪业人士时，"面允通行时间，改为上午十一时下午三时"（《粪夫通行时间及征收月捐》，《华北日报》1931 年 7 月 12 日，第 7 版）。1933 年 8 月，公安局规定"每日上午七时至八时，粪车出入城时间，逾时则行禁止"（《公安局防疫取缔粪车》，《京报》1933 年 8 月 13 日，第 6 版）。1933 年 11 月，卫生处规定每日上午 10 时以前，下午 3 时以后，准许粪车在北平市内通行；1934 年 6 月制定的新通行时间表，要求每天上午 9 时以前和下午六时以后才可通行（《北平市政府卫生处业务报告》，第 64—65 页）。
⑥ 《卫生局关于拟具污物处理事宜收归市办办法的密呈及市政府的密令》，北京市档案馆藏，北平市卫生局档，档号 J5—1—38。

（三）收归官办计划的流产

在管理污物处理过程中，北平市卫生局逐步认识到"以言整顿不如收归市办"，于是展开调查，于 1934 年 10 月拟具收归市办计划，其首要之举就是进行粪道和厕所登记，并按价收购。基于此方案，北平市长袁良敕令卫生局"将污物收归市办，价购粪道，招募夫役清除，改用铁质粪车"①，并预备在 1935 年 1 月 1 日开始实行。由于意识到可能遭到粪商、粪夫的反对，该政策一直处于秘密讨论阶段，没有公开，只是突令各粪厂登记粪道，但未明言要将粪业收归市办。政府的决策为外界窥见，当时舆论一再推测政府计划将粪道收归官办，引起粪业人士的极大关注。② 1935 年 10 月 31 日夜，"因传闻平市府拟将粪业收归市办，为维持生计起见"，粪夫职业工会召开会议商讨应对办法。第二天，粪夫"仪容端肃，均右手持粪勺背背粪桶，俨若全副武装"，到铁狮子胡同的平津卫戍司令部，请求"对收买粪道，改订粪车出入城时间，请勿变更办法"。③ 11 月 12 日，市政府宣布"为体恤粪夫艰苦计，业将前议打消"，收归市办计划流产。

市政当局收归市办计划流产的原因是多方面的，对之细加剖析，有助于我们了解污物处理改革的关键所在。计划流产的直接原因是，袁良下台后收归市办计划被搁置。袁良在政治上属于南京国民政府，体现了国民党的意志。1933 年 10 月，他追随黄郛从江西北上，担任北平市长。上任后，他积极贯彻新生活运动，推行各项改革措施，对北平市政进行大刀阔斧的整治。但由于对北平地方社会缺乏了解，难以在利益均衡的基础上提出切实可行的方案，袁良的改革措施受到地方人士的大力抵制，难见成效。1935 年黄郛离开北平后，袁良亦于 11 月离职，其推行的各项改革措

① 《北京市的粪便》，《北京档案史料》1992 年第 1 期。

② 虽未明言，但粪业人士已猜测到其收归市办的用意，致信卫生局阐明 6 条疑问，即"1. 向卫生局将粪道登记之后，该道之产权是否即为确定；2. 登记完竣之粪道，在法律上可否取得所有权；3. 粪道登记后，官府是否加以保障；4. 证明文件呈报后，是否立即发还；5. 既经卫生局验过之证明文件，在财政局及其他各局可否有免验权益；6. 呈报登记应有如何手续，及有无费用，是否发给登记证明书"。上述问题反映出粪业人士对粪道产权的关注，登记后官方能否承认其粪道产权？能否对其予以保护？《粪厂向卫生局请示登记粪道》，《京报》1935 年 1 月 14 日，第 6 版。

③ 当时上街参加请愿的粪夫的人数有几种说法，一说万余人（《平市粪夫大请愿》，《世界日报》1935 年 11 月 2 日，第 6 版），一说 1500 人（《一幕臭剧：千余粪夫荷杓负桶群赴卫戍部请愿》，《北平晨报》1935 年 11 月 2 日，第 6 版），一说二三百人（《粪夫数百人昨晨请愿》，《华北日报》1935 年 11 月 2 日，第 6 版），具体人数不可考，但可以肯定的是请愿活动的确在社会上造成了一定影响。

施亦被抛弃。

　　计划流产的根本原因则在于官方对粪夫的经济利益重视不够。官方与粪夫之间的利益争执体现以下几方面。首先，官方不承认粪道产权的存在，并拟将之收归市有，粪业人士则希望官方承认粪道产权，双方的基本立场和认识是根本对立的。当时的法律均不承认粪道产权的存在。1928 年 5 月 30 日，南京国民政府内政部公布《污物扫除条例》，其第四条明确规定"有土地房屋内集置之污物（粪溺属之）须由管理市政机关处分之"，为收归市办提供了法律依据。法院则认为，从物权法来讲，产权是双方买卖私约上的"债权标的"，而粪道属于"公共通行区域"，不能视为"产"的一种，没有"所有权"可言。从法律实践讲，"前大理寺判例以其违反公秩良俗，否认粪道、水道权利，均不受法律保护"①。根据上述各点，北平市政府认为，市民私人"擅自收取，或视收粪区域为产业，凡为违法之举"②，拒绝承认粪道产权合法性。然而，粪夫们最看重的就是粪道产权，将之视为安身立命之本，不惜拼命打架，甚至为争粪而死。其次，官方补偿金额与粪道实际价值相差甚远。官方虽不承认粪道产权，但也认识到"习惯使然，却系投资而来，故亦不得不予相当之议偿"，计划每股补偿 50 元③。粪夫工会认为"每股道的代价也须要自一二百元至六七百元的样子"④，两者相较，官方的补偿金额实在太低，难以满足粪夫要求。再次，收归市办将掠夺粪业营业收益，包括向住户收取的污物收集费和制造肥料卖给农民的收入，每年约 60 万元左右。⑤ 粪业收归市办后，该项收入将完全归市政当局所有。收归市办对粪商而言，不仅意味着失去粪道产权，而且意味着失去营业收入和租金收入，其身份也就从粪商变为粪夫，成为无产者，必然会遭致其坚决反对。最后，收归市办将影响到相当数量粪夫的生计。普通

---

①　《北平地方法院致河北高等法院函》，北京市档案馆藏，北平地方法院档，档号 J65—3—324。

②　《卫生局关于拟具污物处理事宜收归市办办法的密呈及市政府的密令》，北京市档案馆藏，北平市卫生局档，档号 J5—1—38。

③　同上。

④　《号称平市三阀的粪业之一斑》，《华北日报晚报》1933 年 9 月 27 日，第 1 版。该价值估计较为准确，详见第 220 页注⑤。

⑤　该数据是依据如下两条史料估计的：社会局认为粪业 1932 年的收入约为 54 万元（《北平市工商业概况》，第 664 页）；卫生局估算，将污物收集与处理收归市办后，"每年收入约在六十万元以上，而经常支出为四十万零一千六百八十八元，年可盈余约二十万元"。（《卫生局关于拟具污物处理事宜收归市办办法的密呈及市政府的密令》，北京市档案馆藏，北平市卫生局档，档号 J5—1—38）

粪夫的月收入约为 10 元①，与当时三等巡警警饷相当②。粪夫每月所得工资，除添置衣服及有时理发沐浴外，大都稍有蓄积，或用以典租粪道，或用以寄回老家。收归市办后计划将粪夫人数由 4000 名减至 2300 名③，势必使大批粪夫失业，影响到相当数量人的生计，势必引起恐慌。从上述分析可以看到，官方在制定收归市办计划时，基本没有顾虑到粪夫的利益，甚至有掠夺经济利益、剥夺工作权利的嫌疑，一场本为改良市政的改革演变成围绕经济利益的政治斗争，令人不得不怀疑其改革的初衷何在。

卫生局制订的收归市办计划未能得到其他市政部门的认同和配合。卫生局拟以布告形式，唤起市民的同情，同时以迅雷不及掩耳之势，"许以优厚待遇"招募粪夫。对粪夫怠工或暴动，拟由公安局调派警察往各区镇慑，依赖军警之力强行镇压反抗之举，将其首领法办，则"倡导无人，余徒先其瞻首，届时见当局已是决心官办，当不难就范也"。这些方法的可行性遭到社会局、公安局和财政局的质疑，认为使用强制力，"亦未必见效"，如果粪夫"三五人或二三人，散匿街巷，遇官方之代工粪夫，加以殴袭后，随即四散，无法拘捕"，而每个代工身后，又不可能跟随军警。此外，"财政拮据，难以应付"，不能对粪道进行合理的补偿，而粪道的价值如何判定，"官方毫无考据，悉凭粪夫乱报"。④

北平粪业极力维护自身经济利益，在粪夫工会的领导下，利用北平政治局势与市政当局展开斗争。他们知道市政府和卫戍司令部之间存在矛盾，北平的权力中心不在市政府，而在卫戍司令部，直接向最高权力机构请愿，效果会更好。他们采取游行示威的形式，向卫戍司令部请愿。在收归官办计划取消后，粪夫工会"全体同人公摊款项"，集资 3000 元左右，特制匾牌"往平津卫戍司令部致谢宋司令（宋哲元）"。⑤ 也许，该事件不

---

① 据粪夫工会介绍，"替人家佣工的，每月工资可得七八元之谱"（《号称平市三阀的粪业之一斑》（二），《华北日报晚报》1933 年 9 月 27 日，第 1 版）。据卫生局调查，为雇工性质者的粪夫，大多数每月工资约为 4 元至 7 元，但均免费供给膳宿。粪夫膳食住宿费每月约为 3 元左右，因此每个粪夫工资约 7～10 元左右（《卫生局关于拟具污物处理事宜收归市办办法的密呈及市政府的密令》，北京市档案馆藏，卫生局档案，J5—1—38）。然而，粪夫的收入不止自粪道主处所得到的净工资，还包括粪夫每月自各户所索取的零钱，大约有数角到一二元不等，以及与粪道主的按成分配，故粪夫的收入在 10 元之上。

② 根据《北平市政府公安局训官长警饷制章程》第四条规定，三等巡警警饷为 10 元（《北平市公安局业务报告（民国二十二年七月至二十三年六月止）》）。

③ 《卫生局关于拟具污物处理事宜收归市办办法的密呈及市政府的密令》，北京市档案馆藏，北平市卫生局档，档号 J5—1—38。

④ 同上。

⑤ 《北京市粪业公会指控于德顺等摧残同业、勒索会费、展开游行罢工斗争经过情形》，北京市档案馆藏档，北平市卫生局档，档号 J5—1—202。

过是上层政治斗争的棋子而已，宋哲元以顺应民意的方式打击了袁良为代表的南京势力。事隔不久，袁良离任，秦德纯继任北平市长，不久又将污物管理改革提上日程。

（四）官商合办，初见成效

北平市政当局宣布放弃将污物管理收归市办后，污物处理对市容市貌、市民生活及公共卫生的恶劣影响并未有所改善。1936 年 2 月，秦德纯命令继续筹办污物管理改革①，确定了顾虑粪夫生计、兼图改善的原则，放弃收归市办计划，转而承认粪道产权，仅以登记和改良粪具为目的。官方采取官商合办的方式，数次召集粪夫会议，与粪业中人达成两点共识：一是完成粪夫登记，确认粪道产权，建立档案，便于日后管理；二是收取登记费和改善费，改良粪具。

1936 年 7 月 1 日，卫生局成立北平市处理粪店业事务委员会，负责设计方案，委员会下设事务所，执行各项改进事宜，开始了官商合作污物管理改革的历程。早在 6 月 29 日，卫生局已召集各区粪业代表 87 人，选举各支部代表 19 人。7 月 4 日，各支部代表会同拟定委员人选，提请聘任。②粪夫工会主席于德顺被选为处理粪便事务所（以下简称"事务所"）主任③，其他成员多为粪夫工会成员④。8 月 13 日，处理粪便事务委员会（以下简称"委员会"）成立，卫生局长担任委员长，包括市政府暨关系各科股长等 19 名当然委员和粪业代表推定的 9 名选任委员。⑤ 在这一决策机构中，政府占有 2/3 以上席位，具有绝对控制权。从组织结构看，委员会是决策机构，决定所有事务，事务所仅是执行机构。两者的具体职权划分如下：委员会负责定策和决议，事务所执行的任何事务，"均系秉奉本局（卫生局）暨改进粪便事务委员会之决议及命令而行"，每月例行公务，"亦系由常务委员按日到所监督"；对外事务，事务所"尤无自行处断之权力"；粪道公厕价格的评定，"系集官商双方全体委员，开联席会议，依照

---

① 《报告粪便改进状况》，《世界日报》1936 年 10 月 3 日，第 6 版。
② 《北平市卫生局关于粪夫聚众游行的密呈及市政府处理办法的密令》，北京市档案馆藏档，北平市卫生局档，档号 J5—1—192。
③ 《处理粪便事务所职员发表后日成立》，《华北日报》1936 年 7 月 30 日，第 6 版。
④ 事务所的正副主任是领取一定的经费的准官吏，"每月领取车马费二十元，由内提出十元作为粪夫公会经费"。（《北平市警察局侦缉队送交辑人犯孙兴贵、于德顺》，北京市档案馆藏档，警察局档，档号 J181—21—51613）
⑤ 《推定官商两方负责人》，《华北日报》1936 年 7 月 4 日，第 6 版。

专章加以核定，决议后由出席各委员逐一签名"。①

为保障登记的顺利进行，委员会制定登记规则和估价标准。1936 年 7 月，卫生局公布《粪道公厕登记收费规则》，规定由委员会评定粪道及公厕的价值，登记时依所估价值 6% 缴纳登记费，对"收益过少，确系贫苦无力者"，委员会查明后，酌予核减；核准登记后，每月中旬前往各区清洁班交纳改善费，每月最高完纳价值的 5‰。不按时交纳者，将受到一定惩罚。② 8 月 6 日，委员会公布粪道、公厕评价的五项标准："（1）地段繁简（2）户数多寡（3）原收马桶费数（4）粪料产量（5）原价。"据此，粪道分为"特甲乙丙四个等级"，每一等级细分为两级，各有不同的价格：特等每户 7 元，以上另定；甲一级每户 6 元，甲二级每户 5 元，乙一级每户 4 元，乙二级每户 3 元，丙一级每户 3 元，丙二级每户 2 元，丙三级每户 1 元。③ 此种评价方式区分较细，基本符合粪业行规，与粪道的市价亦基本吻合，较之此前收归市办计划的一刀切方式更切合实际。

委员会颁布登记程序，并根据情况随时调整。粪夫领取粪道登记请求书，交事务所外勤纠查及卫生局各清洁班，由其调查后，再"附粘评价数目单，汇送委员会评价"，同时登记每月应缴的改善费数目。这些程序完后，由事务所发给登记证。④ 因涉及粪夫的经济利益，估价是件非常烦琐的工作，不易做。粪商持怀疑态度，"未明了当局举办登记之意义"⑤，加之以前的登记均无疾而终，粪商"仍复迁延不前，相率观望"⑥。故而估价进展缓慢，从 8 月 1 日到 9 月 15 日，呈报的 474 件申请仅完成 36 件，占总数的 7.6%。⑦ 粪道登记原计划在 8 月 1 日至 9 月 10 日完成。⑧ 可到 9 月

---

① 《北京市粪业公会指控于德顺等摧残同业、勒索会费、展开游行罢工斗争经过情形》，北京市档案馆藏，北平市卫生局档，档号 J5—1—202。

② 《粪道公厕登记收费规则》，《华北日报》1936 年 7 月 22 日，第 6 版。后来，改善费的收费标准有所调整，改变了原定的 6‰ 的统一缴费标准，根据不同的等级缴纳不同的费用，"特等定为千分之五，甲乙等千分之六·四，丙等为千分之三"。登记费则由原定的"粪道价值百分之六"，改为按等征收，"分为三等，其费用减为百分之四·二至百分之四·八"。《粪夫误会改进粪业办法》，《华北日报》1937 年 4 月 3 日，第 6 版。应注意到的是，此前粪业所承担的捐税只有公厕捐和粪厂捐两项，粪道是不用交纳任何费用的。

③ 《粪道及公厕评价标准原则规定》，《华北日报》1936 年 8 月 6 日，第 6 版。

④ 《全市粪道公厕登记程序公布》，《华北日报》1936 年 8 月 7 日，第 6 版。

⑤ 《讨论粪道问题》，《华北日报》1936 年 9 月 3 日，第 6 版。

⑥ 《关于粪道、公厕登记、收费的密呈》，北京市档案馆藏，北平市卫生局档，档号 J5—1—167。

⑦ 《粪道评价标准》，《华北日报》1936 年 9 月 17 日，第 6 版。

⑧ 《粪道公厕登记定八月十一日开始》，《华北日报》1936 年 7 月 23 日，第 6 版。

13 日，领取登记申请书的仅 867 家，事务所决定"展期十日，至本月二十日即行截止"。① 20 日，"各粪商仍未全数登记"，请领登记书的只有 1000 余家。② 10 月 30 日，又决延期展至 11 月 20 日。③ 一再展期后，直到 1937 年 2 月 27 日才完成登记，已比规定时间晚了 5 个多月。

领取登记证使粪道产权得到官方的认可，对此粪夫是支持的，但由于要征收登记费和改善费，势必增加他们的支出，遭到粪夫抵制。因此，污物管理改革的关键环节成为收取登记费和改善费。围绕是否交纳这两项费用，官方和粪夫展开了较量。

反对交纳登记费和改善费的部分粪商和意识到个人谋生手段受到威胁、面临失去工作的危险的部分粪夫（主要是跑海粪夫），合作罢工请愿，反对改革。为引起政府的重视，他们接连到冀察政委会请愿，以具呈的方式述说自身的苦难，冀望逼迫政府立即着手解决问题。粪夫代表曾两次具呈给冀察政委会，指控"粪便事务所主任于德顺、副主任孙兴贵蒙蔽官府剥削同业"。政委会考虑到事涉贫民生计，"令市府饬局采取有效处置，永息争端"。卫生局查明原控各节，认为"并未举出实证"，不予理睬。④ 此后，粪夫先后三次请愿。第一次在 1936 年 10 月 14 日，参与者主要是北郊和南郊的粪商集合的 300 余人 ⑤，推出代表申述粪车通行时间被限制之困难，反对登记及改善粪具，"辱骂执行公务员警，匪毁官发粪车，殴打当事公务员家属"⑥。1937 年 2 月，朱名成联合粪夫向冀察政委会请愿，希望停止改革。⑦ 4 月 2 日，粪夫 200 余人集合赴武衣库，拟揭宋哲元请愿，表示反对粪夫登记等改善办法。⑧

这些请愿并未得到多数粪夫，尤其是取得粪道登记证的粪商的支持。他们认为请愿罢工"致使商等不能安然工作"，其所有粪道，"均经遵章登记，原翼为养生之源，彼系一己私图，竟使商等不能安于其业，长此以往，不惟商等安全可危，而生活必陷于绝境"。"为求自卫计，为遏绝罢工

① 《粪道公厕登记费展期至廿日截止》，《华北日报》1936 年 9 月 13 日，第 6 版。
② 《粪道公厕登记》，《华北日报》1936 年 9 月 24 日，第 6 版。
③ 《粪夫登记又展期》，《华北日报》1936 年 10 月 30 日，第 6 版。
④ 《北京市粪业公会指控于德顺等摧残同业、勒索会费、展开游行罢工斗争经过情形》，北京市档案馆藏，北平市卫生局档，档号 J5—1—202。
⑤ 《一部分粪夫昨请愿》，《世界日报》1936 年 10 月 15 日，第 6 版。
⑥ 《北京市粪业公会指控于德顺等摧残同业、勒索会费、展开游行罢工斗争经过情形》，北京市档案馆藏，北平市卫生局档，档号 J5—1—202。
⑦ 《鼓动粪夫不履行登记手续》，《华北日报》1937 年 2 月 28 日，第 6 版。
⑧ 《粪夫误会改进粪业办法》，《华北日报》1937 年 4 月 3 日，第 6 版。

计，为辅助官方至不足计"，他们发起组织北平粪夫正义工作自卫团，提出绝对服从官方命令，安心工作；绝对不受任何蛊惑；遇有阻拦者，定即报告官方究办，如对方用武力拦阻或强扣商等粪具，遇官方不及镇压时，为自卫计，必要时施以抵抗；遵用官方改良粪具，并绝对保持整洁；如遇煽惑罢工及其他图谋反动消息，随时报告官方，以辅官方之不足。①

官方认识到，全市粪商中的绝大多数已经登记，没有登记的不足40户，仅占总数的2%强，无引起纷争之力，即使他们都不来登记，"对于本市整个改善粪便事业，既无任何阻碍，尤不致影响全局"。②据此判断罢工之举决非多数粪夫自愿，"显系有桀恶不轨分子，在暗中操纵煽惑，迭作风潮，别有希冀"。因此，官方对请愿罢工者采取强硬措施，设法侦缉主要策动分子，"以资根究"。③在4月罢工中，各区清洁班和区署先后抓获18名罢工者。事务所书面通知"参与游行滋事及煽惑同业反抗登记"的粪商，停止其所有粪道或公厕之收集权，并派人接替。部分粪夫请愿罢工，致使德胜门、安定门一带"各户存积粪料日多"，严重影响到内三、内五区住户的日常生活，每天有数百户请求卫生局派工清除。④卫生局发布公告劝谕复工，并明示"罢工者于三数日内不自动复工，即由处理粪便事务所派粪夫前往接收粪道"。⑤在政府接收粪道的威胁下，粪夫们闻讯多即陆续推车入城。当局认为入城工作粪夫"均有悔悟心理"，准其在原粪道、公厕复工。同时，派长警会同北郊警察，"严切晓谕德胜门外粪商即日恢复工作"。⑥市政当局以替工相威胁，使那些观望者为保全自己的财产和职业，恢复了工作。

市政当局一面应对请愿，一面采取措施督促粪夫交纳登记费和改善费，⑦对"普通粪商逾限不来登记或登记而不缴费者"，根据《粪道公厕登记收费规则》进行处罚，不肯认罚的，"由公安局勒限押追，追限满仍

① 《接受粪道展缓一日》，《华北日报》1937年4月8日，第6版。
② 《北京市粪业公会指控于德顺等摧残同业、勒索会费、展开游行罢工斗争经过情形》，北京市档案馆藏，北平市卫生局档，档号J5—1—202。
③ 从当局的说法看来，也许是认为中共党员的鼓动，粪夫才罢工的。目前尚无材料证实中共是否组织了粪夫的请愿罢工。
④ 《卫生局限粪夫今日复工》，《世界日报》1937年4月8日，第5版。
⑤ 《粪业委员会昨开紧急大会》，《世界日报》1937年4月7日，第5版。
⑥ 《北京市粪业公会指控于德顺等摧残同业、勒索会费、展开游行罢工斗争经过情形》，北京市档案馆藏，北平市卫生局档，档号J5—1—202。
⑦ 按照当局的说法，对收取登记费的重视主要是为了更换粪具。截止1937年4月，登记费收取了6000元，而造车及附件需款约1.1万元，为弥补差距，保证改革顺利进行，市政当局非常重视征费工作。

不遵办者，即以拘役并处罚金"。① 1936 年 11 月 6 日，委员会命令卫生局遍布全市的清道班负责清查各辖区内粪夫缴纳情况，并劝谕其缴纳，若仍不缴纳，则将其押送警察局审讯促交，并处以罚款。从审讯情况来看，抗拒未缴纳的粪夫多数有粪道数股，"系属殷实之户"，或声称"无处拟具铺保，实属不能缴纳"，"但当场有同业欲为作保，彼复拒绝"②，或"刁猾异常，不肯遵章即日缴费"③，或"传讯之时，言语异常刁横，询其何时缴费仍支吾无期"④ 等等，不一而足。在警察局审讯之后，大多被迫缴纳了登记费、印花证书费外，还缴纳了不同数量的罚金给事务所。⑤ 照此办法，从 1937 年 1 月 14 日到 2 月 16 日，卫生局第三科共处理了 50 件不缴纳登记者⑥，起到了督促作用。

　　1937 年 1 月，事务所与北平市银行签订合同及贷款办法，无力缴费粪商以登记证为抵，"向事务所贷款产价十分之一"，月息 8 厘，以缴纳登记费。⑦ 当时经社会局命令当商减息后，典当"月息为二分二厘"⑧，与之相比较，此项贷款的月息是较低的。到 3 月底，请求贷款的有 220 余户，批准了 120 余户。采取上述两种办法后，登记费缴纳状况仍不是很理想。截止 1937 年 3 月 27 日，虽登记粪道 1868 道，但实际缴纳登记费只有 652 户，仅占总数的 34.9%，其余"仍行观望"。⑨

　　通过上述方式，登记工作顺利进行，颁发登记证和更换粪具工作也逐步完成。领取了粪道登记证的粪商得到了国家对产权认可，并进而获得政府对其权利的保护。1937 年 5 月 8 日，在粪道登记完成后，卫生局发布通告，明确规定"嗣后地方司法及行政官厅，对粪商所有粪道及公厕内粪料

---

① 《北平市卫生局关于粪处理、粪商贷款的训令》，北京市档案馆藏，北平市卫生局档，档号 J5—1—165。

② 《卫生局函送抗不交登记粪夫高升远一名请查照办理卷》，北京市档案馆藏，警察局档，档号 J181—21—50762。

③ 《卫生局函送抗不交登记费之粪夫刘绩超、明代内等二名卷》，北京市档案馆藏，警察局档，档号 J181—21—50757。

④ 《卫生局函送延不交费粪夫韩永泉一名请查办卷》，北京市档案馆藏，警察局档，档号 J181—21—50766。

⑤ 在粪夫眼中，其做法就是"如不交上即派警抓去逼钱，如无钱即将人扒去衣服，拘于院内，次日多罚六元放为放出"（《北京市粪业公会指控于德顺等摧残同业、勒索会费、展开游行罢工斗争经过情形》，北京市档案馆藏，北平市卫生局档，档号 J5—1—202）。

⑥ 《北平市卫生局关于粪处理、粪商贷款的训令》，北京市档案馆藏，北平市卫生局档，档号 J5—1—165。

⑦ 《平粪便事务所规定粪商贷款办法》，《华北日报》1937 年 1 月 12 日，第 6 版。

⑧ 《当商减息》，《京报》1935 年 5 月 7 日，第 6 版。

⑨ 《粪道及公厕登记，纳登记者不踊跃》，《华北日报》1937 年 3 月 28 日，第 6 版。

收集权之确认,其权利之继承转移,完全以本局所发之登记证为凭"①。同时,卫生局致函北平地方法院,告知"嗣后对于粪夫所有粪道或公厕内粪料收集权之确认,以及继承转移完全以本局所发之登记证为凭,藉免纷争,而资保障"②。这样,地方行政机关承认了粪道、公厕的产权,粪料收集权及继承转让各权利,登记证成为粪道产权凭证。

卫生局用收取的登记费和改善费,为粪夫更换粪具。1937年7月,全市共更换新式粪箱1600余对,包括事务所定制的900对新式粪箱、铁制粪桶和粪夫自制的700余只新式粪具,只有200余人未换用新式粪具。③领取新式粪具的粪夫行走市中,不受通行时间限制,而仍用旧式粪具的粪夫"时间限制颇严",只能在每日下午5时到次日上午10时之间通行。④为保护已遵章登记的粪夫,以区别于跑海粪夫,事务所发给登记粪夫每人一件号坎。截至1937年6月,共发放300件。⑤至此污物管理改革基本完成。

须指出的是,此次改革初见成效的重要原因在于官商合作,作为粪商代表的粪夫职业工会和事务所居中起到了关键作用。从改革的具体过程来看,无论是制定具体执行规章,还是对付粪夫罢工,官方都是应对有章,这与粪商积极为官方出谋划策,提供有效意见不无关系。如粪夫职业工会和事务所的主要领导历经数次改革,对个中心态了然于心,认为拒绝登记的粪夫不过以无力缴费及官发粪具不能适用为借口,其本意纯系甘愿故步自封,并非对办法之宽严有何成见。他们一针见血地指出,即使免收登记改善各费,"仅令自动改良粪具亦已不能遵行",这样不仅前功尽弃,而且"嗣后市政一切之改革亦将难以推行"。由于熟知粪夫对待改革的态度,他们提议市政府"令饬公安局对本所此项工作人员役随时切实保护,倘该人恃强反抗即行拘押",对于需"严办之各人犯仍请转呈市政府敕令公安局

---

① 《粪道公厕产权以登记为凭》,《华北日报》1937年5月8日,第6版。
② 《北平市卫生局致北平地方法院函》,北京市档案馆藏,地方法院档,档号J65—3—672。需指出的是,关于该产权一直存在争议,"前大理院判例以其违反公秩良俗,否认粪道水道为权利,均不受法律之保护",卫生局将登记证确定为产权凭证后,地方法院仍提出质疑,"究竟粪道能否认为物权及水道在无单行法规认为权利时,应否同受法律保护?"并向高等法院提出询问。现难以找到资料说明其结果如何,但可以肯定的是,北平市卫生局的做法在法律上缺乏支持,受到法院的质疑。《北平地方法院致河北高等法院函》,北京市档案馆藏,地方法院档,档号J65—3—324。
③ 《污物事务所新式粪箱九百对昨已发完》,《华北日报》1937年7月10日,第6版。
④ 《粪夫昨竟大请愿》,《华北日报》1936年10月15日,第6版。
⑤ 《粪夫第一批号坎今日发放》,《华北日报》1937年6月15日,第6版。

对已获者严惩处，未获者劝限传案依法严办"，只有采取这两项措施，"则改善粪便事务及政令尊严均可籍维"。①

20 世纪初，北京城市的粪便处理问题成为摆在国家面前的一道难题。警察厅虽采取各种措施，但都未能触及根本，没有起到有效作用。自 1925 年，"收归官办"作为解决粪便处理问题的方案被提出，但遭到粪夫的激烈反抗，甚至发生罢工事件。直至 1934 年 10 月卫生局酝酿收归官办计划，历时 2 年零 9 个月，历经粪夫的抵制、反抗、合作，到 1937 年基本完成粪道登记和更换粪具工作。这一历史过程是复杂而有趣的，使我们认识到公共卫生在执行过程中，面临的绝非简单的卫生问题，而是涉及错综复杂利益纠葛的问题，尤其是如何与既得利益者共谋，达到双赢的局面。北京城市污物处理一直是一门私营产业，政府除收取捐税外，基本不予管理。由于缺乏管理，污物处理给市民生活和市容造成恶劣影响，无论是政府还是市民都认为必须加强管理，表明社会对于市政当局的职能有了新的认识，必须采取措施解决涉及百姓利益的公共事务。但如何进行污物管理改革呢？其过程并非一帆风顺。有人提出了收归官办计划，从理论上讲，这是最好的办法，符合现代社会管理公共事务的需要，一劳永逸地解决污物管理问题。但从实际来看，警察厅一厢情愿的收归官办将损害大多数粪夫的利益，甚至掠夺他们工作的权利，必然遭致强烈反对。此外，政策的执行者没有足够的能力推行这一彻底的改革措施，在粪夫们的抗争中放弃加强管制。吸取失败教训后，官商开始合作，顾及到多数人的利益，使得改革得以顺利进行。虽然有人反对，却因其漠视公共利益，得不到支持而归于失败。任何改革要取得成功，不在于最终的目标多么的理想，必须从实际出发，制定切合实际的政策、措施，兼顾多数人的利益，取得多数人的支持。

清末民初，北京城的清洁状况非常糟糕，受到时人的强烈关注和批评。人们从不同角度提出了应对之道，而且这种对策讨论日趋专业化。在此背景下，国家倾力解决清道、垃圾处理与粪便处理等问题，从中反映出近代城市政权建设中的若干问题。

首先，国家制度设计的缺陷是造成管理混乱的主因。近代以来，国家缺乏社会制度的整体设计，政出多门，事权无法统一，是诸多社会问题难

---

① 《北平市卫生局关于粪处理、粪商贷款的训令》，北京市档案馆藏，北平市卫生局档，档号 J5—1—165。

以解决的重要原因。在街道清洁方面，国家将城市街道分为干道和胡同，施行不同的管理制度，结果导致了干道清洁、胡同肮脏的局面。可以说，这种抓大放小的思想反映的是国家在经费不足基础上的权益之计，结果却造成一种难以克服的制度性困境。

其次，国家具备集中力量解决清洁问题的能力，关键在于是否有决心和勇气去做。虽然面临着各种困难，若国家愿意重视，愿意想办法，是可以解决各种社会问题的。在处理垃圾问题过程中，国家调动社会各方面的力量，积极投入其中，基本解决了垃圾堆积的问题。可惜的是，此时国家不愿承担起公共卫生的职责，不愿投入人力、物力解决社会问题，结果使其执政的合法性和权威性日渐损耗。

再次，近代城市中国家较为弱势，社会组织处于可与之抗衡的状态。现代市政必须建立在独立的财政基础之上，北京因未能解决好财政问题，政府缺乏可靠而充足的收入，常常处于破产边缘，甚至连基本收入的无法保证。故而国家处于弱势，只能依靠颁布法令和成立组织的形式来建构制度，却无力建立相应的制度执行机制。社会组织为维护自身利益，团结起来，使用城市政治斗争工具，如罢工、罢市等方式，与国家进行利益博弈，并常常能够抵制政府作为。从粪便处理来看，国家想通过收归官办解决卫生和经费两大问题，但由于自身处于弱势，不得不与粪业工会协商，在利益平衡基础上达成妥协。

第五章 从干净到无菌：饮水与食物卫生

与公共卫生关系最密切的日常生活事务就是如何保障和监管饮水与食物的卫生。那么，北京市政当局是如何将国家权力的触角伸向饮水、饮料和食物的呢？监管的成效如何呢？本章将分别讨论北京的饮水卫生机制和食物卫生机制的建立过程，并对其背后隐含的知识、权力和法治的若干问题展开具体讨论。

一 构建饮水卫生机制

水是人类日常生活的必需品之一，人类对水资源的利用和经营已成为历史学界研究的课题之一。目前，有关近代中国城市用水的研究已有不少成果，主要涉及部分城市自来水系统的建立①、城市水源问题②、城市供水业者和民生用水状况③。这些研究很少从公共卫生的视角研究饮用水演变

---

① Kerrie L. Macpherson, *A Wilderness of Marshes*: *The Origins of Public Health in Shangha*, *1843 - 1893*, Hong Kong: Oxford University Press, 1987; Ruth Rogaski, *Hygienic Modernity*: *Meanings of Health and Disease in Treaty-Port China*, Berkeley: University of California Press, 2004; 周武：《晚清上海市政演进与新旧冲突——以城市照明系统与供水网络为中心的分析》，载于张仲礼编《中国近代城市发展与社会经济》，上海社会科学院出版社 1999 年版，第 183—200 页；〔美〕史正明：《走向近代化的北京城——城市建设与社会变革》，北京大学出版社 1995 年版，第 163—222 页。周春燕：《清末中国城市生活的转变及其冲突——以用水、照明为对象的探讨》，台湾政治大学历史学研究所硕士论文，2001 年；朱志谋：《国家与个人关系的再组——以日领时期台湾自来水事业为中心的探讨》，台湾师范大学历史研究所硕士论文，1998 年。

② 侯仁之：《北京都市发展过程中的水源问题》，载侯仁之主编《历史地理学的理论与实践》，上海人民出版社 1979 年版，第 272—307 页；蔡蕃：《北京古运河与城市供水研究》，北京出版社 1987 年版，第 173—186 页。

③ 熊远报：《清代民国时期的北京卖水业和"水道路"》，东京《社会经济史学》第 66 卷 2 号，2000 年 7 月，第 47—67 页；邱仲麟：《水窝子——北京的供水业者与民生用水（1368—1937）》，载李孝悌编《中国的城市生活》，新星出版社 2006 年版，第 203—252 页。

过程，仅见余新忠曾论及清代江南地区用水卫生的概况①。此部分将在吸取前人研究成果基础上，讨论知识和权力对北京饮水卫生的影响。这一研究视角是在学习借鉴西方医学社会史研究成果的基础上，作出的一种尝试。西方史学界对城市饮水卫生的专题研究已经取得丰硕成果，并非简单地以水论水，而是关注卫生观念与城市供水的关系②，关注围绕饮水卫生的政治争论③，特别是注意从公共卫生与日常生活变革关系的角度，探究其所蕴含的社会历史意义。饮水卫生机制的构建实际蕴含了近代以来知识与权力对日常生活的影响，反映出当时文化和政治变迁的内在关联。

（一）从井水到自来水

自1900年起，北京饮水经历了两次改良：一次是洋井开凿技术的推广大大增加了甜水井的数量，多数市民的饮水有所改善；一次是自来水的开办，自来水作为卫生的代名词，标志着文明、科学与现代，成为进步的象征。

北京属于暖温带半湿润、半干旱季风型大陆性气候，"气候亢燥，雨泽稀少"，加之"近郊二十里，无河流灌溉"，故而"一切食用之水，胥仰给于土井"。④水井遍及全城，清末《京师坊巷志稿》⑤所载每个胡同后都注明"井一"或"井二"。在各种历史文献记载中，人们多以甜、苦区分水质。例如，清人记载："京师之水，最不适口，水有甜苦之分，若有苦不可食，即甜者亦非佳品。"⑥邓云乡在《增补燕京乡土记》中提到，北京内、外城及郊区，地质结构不同，有的地方土质好，有的地方土质差，井水有"甜水、淡水、苦水"之分。⑦1933年《华北日报》有文章记

① 余新忠：《清代江南的卫生观念与行为及其近代变迁初探——以环境和用水卫生为中心》，《清史研究》2006年第2期，第12—26页。
② Martin V. Melosi, *The Sanitary City: Urban Infrastructure in America From Colonial Times to the Present*, Baltimore: Johns Hopkins University Press, 2000; Judith Walzer Leavitt, *The Healthiest City: Milwaukee and the Politics of Health Reform*, Madison: The University of Wisconsin Press, 1982.
③ Jonas Hallstrom, "Technology, Social Space and Environmental justice in Swedish cities: Water Distribution to Suburban Norrkoping and Linkoping, 1860 – 90", *Urban History*, Vol. 32, No. 3, 2005, pp. 413 – 433.
④ 北京市档案馆、北京市自来水公司、中国人民大学档案系文献编纂学教研室编：《北京自来水公司档案史料（1908—1949年）》，北京燕山出版社1986年版，第60页。
⑤ （清）朱一新：《京师坊巷志稿》，北京古籍出版社1982年版。
⑥ （清）阙名：《燕京杂记》，北京古籍出版社1986年版，第133页。
⑦ 邓云乡：《增补燕京乡土记》（下），中华书局1998年版，第444页。

载：1900 年之前，因开凿技术的限制，北京的苦水井多，甜水井少，"仅安外之上龙井，南城姚家井及东北城之中心台，东厂胡同之西口，灯市口之老爷庙，各有一甜水井，余皆苦水井"。[①] 上述文献显示出，水的苦甜是人们辨别水质的常用标准。

1900 年，八国联军侵占北京，带来新的凿井法。[②] 日本人在东四十二条西口开凿新井，采取地下几百米处的水，"较天然之甜水井尤佳，且随处皆可开凿"。此后，洋井之风大开，凿井新法"亦流传市内，凿穴安管以及考验地底之砂层泥层诸方，无不深悉"。[③] 开凿技术的进步，使人们得以饮用到地下几百米处的水，口味甜美，饮水质量有所改善。当时美国社会学者甘博对此记载道："中国传统水井很浅，水常常有咸味，且不洁。外国人更好的凿井方法引进后，找到更多的甜美的水井，远离地面污染。有的水井深达三四百英尺。"[④] 凿井技术改进后，甜水井数量增加，据1929 年卫生局统计，北京市内的 485 眼水井中，甜水井有 268 眼，占55%。[⑤] 随着甜水井的普及，人们渐悉井水的苦甜是由深浅决定的，"要晓得地下的泉水，本来没有苦的，只因开得太浅，没有打透地底石层，所聚的都是近地的脏水，人尿马溺都有，那得不苦。若不信，把苦水井再淘一二十丈，自然也会得甜水的。机器井也无非是打得深，并没有别的奇妙"。[⑥] 这样，用外国人方法开凿的洋井，一时之间改善了大多数北京人饮用苦井水的状况，人们"都以为洋井里面的水，是极干净的，没有不拿来做一种上品的饮料水"。[⑦]

与此同时，国内外商人意识到自来水带来的商机，提出学习西方城市的供水方式，向农工商部禀请承办自来水公司。光绪三十四年三月十八日（1908 年 4 月 18 日），农工商部大臣溥颋、熙彦和杨士琦上奏朝廷，"京师自来水一事，于卫生、消防关系最要"，申请开办。[⑧] 不到 10 天，慈禧

---

① 《全市水业受水阀把持》，《华北日报》1933 年 9 月 17 日，第 6 版。

② 邱仲麟认为清末洋井传入北京的说法有二，一是由德人开凿，一是由日人开凿。《水窝子——北京的供水业者与民生用水（1368—1937）》，《中国的城市生活》，第 217 页。

③ 《北平市工商业概况》，第 379 页。

④ Sidney Gamble and John Stewart Burgess, *Peking: A Social Survey*, New York: George H. Doran Company, 1921, p. 120.

⑤ 方颐积：《北平市之井水调查》，《顺天时报》1929 年 3 月 2 日，第 7 版。

⑥ 《洋井得利》，《京话日报》1906 年第 12 号，第 2 版。

⑦ 武干侯：《水》，《通俗医事月刊》第 4 号，1920 年 1 月，第 13 页。

⑧ 《农工商部溥颋等奏请筹办京师自来水调员董理以资提倡折》（光绪三十四年三月十八日），《北京自来水公司档案史料》，第 1 页。

太后批准此奏，筹办京师自来水公司。宣统元年十二月二十二日（1910 年 2 月 1 日），自来水公司正式开始在北京城内放水。①

自来水公司创办之时，基本按照西方标准建设，注意水源问题。先后多次与陆军部就清河呢革厂污染水源进行交涉："兹闻陆军部将在清河上游建设呢革厂，如果属实，将来制造毛革，余水味劣性毒，若复归注河内，殊于卫生有碍。拟请咨商陆军部，如能将该厂移建孙河下游，固为最善，否则，应请将余水设法另归他处消纳。"② 当时，整个社会对饮水卫生的认知几乎为零，漠视工厂厂址与自来水水源的关系，因此有关水源的交涉徒劳无果，该厂仍在清河上游兴建，并未移址。该厂落成之后，农工商部以"此水为全城饮料所需，即为全城生命所系，其来源尤须加意防护"为由，上奏请求步军统领衙门和顺天府对自来水公司水源沙河和清河进行保护，"严谕居民认真防护堤岸，培植树株，以养水源，并严禁侵害作践及倾弃污秽等事。仍由该公司随时派人查察，如有损坏情形，应即知照地方官设法禁止，借保水质，而重民生"。③

作为一个近代企业，自来水公司设备精良，"所购各种机器系德国著名大厂极新式而又极坚固耐久之头等正号康邦机器"④。该公司有一套通过化验控制水质的完善制度：设有专司化验的人员，负责每天三次化验自来水厂水池滤清之水；每日化验水质，如稍有不洁，应即考究原因，立报厂长，通禀总、协理，并即时与工程师、机器师商酌，设法改良；每日不时巡视水池，预防污秽。⑤ 有了精良设备和常规检验，自来水公司对水质颇为自信，在广告中着力宣传由于设备的完善和化学检验的科学，自来水水质卫生洁净且味道甜美。如"现在本公司用化学法，化验街上水龙头放出的自来水，真正是性质纯良，十分清洁"；"所有街市龙头放出之水，用化

---

① 《自来水公司售水广告有关文件》（宣统元年十二月），《北京自来水公司档案史料》，第 60 页。

② 《自来水公司为解决清河呢革厂废水污染水源事与农工商部往来函》（光绪三十四年四月二十一日），《北京自来水公司档案史料》，第 5—6 页。

③ 《农工商部奏为京师自来水竣工请予保护折》（宣统元年六月二十一日），《北京自来水公司档案史料》，第 33 页。

④ 《自来水公司与德商瑞记洋行关于订购设备承包工程合同》（光绪三十四年五月初十日），《北京自来水公司档案史料》，第 8 页。

⑤ 《自来水公司为拟定用人办事章程事致农工商部呈文》（宣统元年九月二十日），《京师自来水有限公司用人办事章程》，《北京自来水公司档案史料》，第 48 页。需要指出的是，此时的化验为化学和物理检验，并不包括细菌化验。

学法历加考验，极为甘美，颇合卫生。"① 但是，细究这些广告的具体内容，可以看到此时自来水卫生指的是水质纯良，化学成分合理，而不是以细菌有无作为标准。正如售水广告所宣传的：

> 自来水每一百万分中间，所含的溶解物，不过二百六十四；化合的硫酸，不过七分半；化合的盐素，不过十三分半；有机物，不过三十二分半。至于阿摩尼亚以及磷、铅、铜、砒等各样杂质，却是一点儿没有的。而且硬度九度，又含有铁质十九分。于人的卫生上极为有益，大家吃着，没有不身体强健的。②

自来水的推广得到京师巡警总厅协助。宣统三年八月，农工商部为自来水公司扩充专管及官督商销事宜，咨会民政部，谈到若要达成 2 万户安管的预期，需民政部下辖的内外城巡警总厅协助，"一面劝导食户，一面整饬街市水夫"。③ 对此，京师巡警总厅只采纳了前者，一方面增加自来水宣传，在庙会之日，特聘宣讲员宣传自来水，在内外城各学区宣讲所加入自来水内容，另一方面澄清水质有问题的谣言，公开化验水质，各警区、自治区劝导居民安装水管。④

在各种广告宣传中，自来水被穿上了"卫生"圣衣。在官方宣传中，为反衬自来水的干净，井水则被戴上了"不干净"的帽子。例如，警察厅公布的《劝食自来水白话浅说》，强调井水有严重卫生问题，号召大家使用自来水：

> 京城地方，向来是用井水，有甜水井又有苦水井。苦水不能吃是不必说了，就是甜水井的水，也有含着苦咸的滋味的。这是什么缘故呢？就是水的本质不好，又没有人制造他的缘故了。因为都市地方住户是多的，人家的秽水跟街上的脏东西都是渗到地里头去的，又加上旧来的井淘得不得法，或是井口坏了，不知道修理，到了大风大雨的

---

① 《自来水公司售水广告相关文件》（宣统元年十二月），《北京自来水公司档案史料》，第59—60 页。

② 同上书，第61 页。

③ 《农工商部为自来水公司扩充专管并官督商销事致民政部咨文》（宣统三年八月初九日），中国第一历史档案馆编：《清末北京扩充自来水专管史料》，《历史档案》1992 年第 2 期，第64 页。

④ 《外城巡警厅为扩充自来水公司专管办法致民政部申文》，《清末北京扩充自来水专管史料》，《历史档案》1992 年第 2 期，第67、78 页。

时候，甚么脏土秽水一齐都流到井里去啦！你想这水能够干净吗？吃了这水能够不生病吗？[1]

当时，人们对于饮水卫生并无明确概念，有的以口味苦甜为标准，有的以化学成分为标准。其实，对普通市民来讲，识别水干净与否的方式很简单，就是闻有无异味，看是否清浊，"譬如从洋井里面提起来的水，眼见得他是很清的，既没有别的气味，又没有别的颜色，更没有别的东西在里面。这样的水，一望就知道他是干净的了！"[2]

（二）1925 年自来水卫生事件

自来水进入市民日常生活后，直到 1920 年代，饮水卫生问题才逐步显现出来。这个过程伴随着饮水卫生知识的传入，人们开始利用细菌化验来检验饮水卫生，注意饮水与疾病之间的关系。更重要的是，知识传入改变了人们对国家权力的认知，认为其应当承担起保护人民生命安全的责任和义务。在 1925 年的自来水卫生事件中，市民要求国家介入饮水卫生管理。这是一种不同于以往的以惩罚为主的诉求，它要求应用科学知识进行检验和监督，进而保障饮水卫生。以此为契机，北京饮水卫生被纳入国家管理范畴之内，形成了一套管理机制。

1920 年左右，北京市内出现了关注饮水卫生的新动向，既有学者用科学方法检验北京水质，也有市民将疾病与水质联系起来，要求警察履行监督职责。1920 年，学者伍干侯发表北京水质检验的论文。他对自来水进行细菌检测，发现"一立方生（升）的米突中，只有三十余个非病原菌，也没有做我们病原的微生物在内，所以这种自来水，可以算得是适当的饮料水了。"根据卫生学规定，"一立方生（升）的米突内，非病原菌（就是不能叫我们生病的这种微生物，譬如那枯草菌、马铃薯菌等等）一百个以上，就认为不适当"。与此标准相比较，北京的自来水完全达标。井水却完全达不到卫生标准，"在井水中一立方生（升）的米突水内，就有一千六百至三千个微生物（细菌）在内"。[3]

与此同时，市民也开始关注水质与健康的关系。1922 年 7 月，北京西城皮库胡同一带的住户多腹泻、肚胀，颇有传染之势。经住户张某调查，

---

[1] 《外城巡警厅为扩充自来水公司专管办法致民政部申文》，《北京自来水公司档案史料》，第 66 页。

[2] 伍干侯：《水》，《通俗医事月刊》第 4 号，1920 年 1 月，第 13 页。

[3] 同上文，第 15 页。

发现"住户所饮之水系水夫取之于西口外二龙坑地方之官井内的水，原来该井久未掏修，复被儿童时往井内投弃瓦砾等项秽物，以致食者患病"。究其原因则是该水夫在此官井取水既无需分文的水资，又近便省力。该事发生后，东口一带住户责令水夫换水，但该水夫借端要挟增价，仍不肯改送洁井之水。住户认为水夫给住户送饮不洁之水致人生病，有害公众卫生，要求"该管警署调查属实，应当尽卫生之责，将水夫从重惩罚，严令运送洁井之水，俾免该巷人口的健康被一个水夫所害也"。①

在开办十几年后，自来水公司与市民关系开始恶化，出现若干问题，最显著的是1921年爆发的安装水表事件。此事件中，有市民指出自来水卫生问题的紧迫性，"自来水之最要关系不在要水表不要水表，要在每星期由市民举出数人，稽查水源及储水器之洁净与否"。② 基于对水质的自信，自来水公司面对市民质疑时总是自信满满，并不以化验结果作为水质好坏的标准，而是以多年口碑为证据。如1921年，在回复市民质问时，该公司称"敝公司自来水来自孙河，味极甘美，采取西法滤淋而成，复经一次之化验，确无不良之质，始送入全城，以供市民之饮用。自开办迄今，十有余年，不惟市民毫无闲言，即东交民巷所居之文明各国人士，亦均无瑕疵之可指"。③ 1923年在回应质疑时，仍称："北京有自来水已经十五年了，水质干净，味儿甜美，于卫生有益，大概人人都知道的。"④

1925年7月，北京淫雨及旬，周边河流均涨，"以致自来水源之孙河同一涨发，间接影响饮料"⑤，"自来水管时时放出泥水，甚至杂有毛羽之类流出"，引起市民对自来水不洁的质疑。北京居民很多患泻病，有医生发现"病因系由自来水之不洁（因患者均属自来水用户）"。⑥ 此事引起市民对自来水卫生的关注，他们致信各大报社，抨击自来水公司，要求负有公共卫生职责的京师警察厅、京都市政公所及中央防疫处三机关对自来水进行化验。

当时，这些名义上具有公共卫生职能的行政机构，并未将检验自来水卫生纳入工作范畴。民国时期，京师警察厅沿袭旧制，下设卫生处负责卫

---

① 《水夫有害卫生》，《顺天时报》1922年7月7日，第7版。
② 《关于市政之一知半解》，《顺天时报》1922年11月7日，第7版。
③ 《自来水公司致市政公所呈文》（1921年2月3日），《北京自来水公司档案史料》，第106页。
④ 《自来水公司水车送水通告》（1923年），《北京自来水公司档案史料》，第127页。
⑤ 《京师传染病医院院长严智钟为自来水水质化验情况事致市政公所呈文》（1925年8月30日），《北京自来水公司档案史料》，第131页。
⑥ 《告公共卫生事务所长》，《晨报》1925年8月1日，第7版。

生事务，负责管理环境卫生的第一科，仅有检查水井的责任。① 京都市政公所成立后，于1917年8月颁布了《检验市内饮料》规则，规定京师警察厅会同市政公所的工商改进会检验京师各区所有井水、泉水和自来水。这种检查不包括水质细菌化验，仅要求"检查各项饮料水除用化学法考验成分外，并应注意井泉自来水源之周围状况，以便设法改良建筑，防止污染"②。中央防疫处亦无自来水检验规定。

上述三行政部门虽没有检验自来水的职责，但均具备了检验能力，分别派出人员进行化验，提出改善措施。京师警察厅试办公共卫生事务所派人调查，撰写了检验报告，在提交给警察厅之前被报纸披露，引起社会广泛关注。报告称，自来水厂的问题在于"设备未臻完善，水质混浊"。具体而言就是，"水源本甚混浊，总厂虽有沉淀池之设而无矾水装置，欲其完全沉淀，需时必久，该公司并无停留若干时之规定，故其沉淀池几等于虚设也"③。该报告还指出市民仅以自来水外观之不洁为忧，"孰知外观虽洁而水内含有细菌者为害更烈。细菌，如霍乱、伤寒、赤痢等传染病之病原均非眼力所能见，必依细菌学的检查方能证其有无"④。

中央防疫处对北京自来水进行化验，发现"含有微菌"，登报告诫各自来水用户，在该公司改良之前，应注意："万不可饮用冷水；不可冷水漱口；饮用时，须热至摄氏六十度，方能杀死水内所含之微菌；不可用冷水洗碗、杯、匙、筷及其他饮食器具；不可用冷水淋浴；不可用冷水洗生果。"⑤

京都市政公所命令传染病医院会同中央医院化验自来水水质，并选派传染病院药剂师李振声前往东直门外及孙河水厂实地调查。调查结果显示，自来水公司存在两个问题。一是该公司清理水质方法过于简单，"将河水抽入澄清池，经若干时期澄清后，再送入沙滤床滤过，其滤液即由总管检送用户"。对于未经污染的江河，这种方法行之有效，但北京水源孙河沿岸，"村庄错落，阡陌相连，其水源不甚清洁"，很难有效。⑥ 二是自来水公司没有专门化验人员，缺少化验设备，"即以水质污染之故，彼亦

① 《京师警察法令汇纂》，"总务类"，第10页。
② 《京都市政汇览》，第224—226页。
③ 《警厅昨始训令自来水公司改良》，《晨报》1925年8月8日，第7版。
④ 《京师警察厅试办公共卫生事务所关于改良自来水水质意见书》（1925年8月1日），《北京自来水公司档案史料》，第130页。
⑤ 《中央防疫处发表自来水确有大肠菌》，《晨报》1925年8月7日，第7版。
⑥ 李振声：《北京市民饮料问题（二）》，《晨报》1927年8月20日，第7版。

瞠目结舌，莫名症结所在。若谈及水质灭菌之法，更茫然不知所谓矣。"[1] 此外，李振声依照各国规定方法，对自来水进行了理学试验、化学试验、显微镜试验及细菌学试验，结果发现"水质内确有大肠菌之存在，非经沸煮，万不宜作为饮料"。[2]

上述三行政机构从不同的角度分析了自来水不洁的原因，最后都强调水质检查必须包括细菌检查，要以细菌的有无作为卫生与否的标准。这种专业观点引起时人的共鸣，社会舆论形成了要求政府保护饮水卫生的共识，即自来水的清洁与否事关公共卫生，市政当局应当担负起相应职责，"警厅、市政公所等，身为监督机关，亦不可不严重加以取缔也"。[3] 市政公所应"严重告戒并加以取缔也，亦为其职责之所当为。故吾人深望市政公所今后时加检验，随时公表。若确认其有不洁之点，则联络各方官宪，讲求改善之策，以督促该公司实行"。[4]

当然，仅仅依靠不健全的权力机构，难以对自来水公司实行真正的监督和强制，需要社会整体认知的进步。当时的舆论已注意到制度能否确保自来水水质改良的问题，认为"现时负有取缔监督责任之警察厅及市政公所是否能积极督促改良，实为疑问。非市民起而要求，则恐官署办事，结果不过敷衍了事而已"。[5] 事实果真如此，卫生机关仅仅给自来水公司出具意见，后者则以托字诀敷衍，大事化小，小事化了了。公共卫生事务所"调查该公司设备既有未周，有碍卫生，无怪市民啧有烦言"，拟具意见书。京师警察厅"抄录原意见书，令知该公司遵照速筹划方法，积极进行，仍将办理情形具复候核"。[6] 但自来水公司"以已派人赴沪聘请专门技师来京化验推辞"。[7] 市政公所对自来水公司提出警告及改良意见。但自来水公司并不重视，对访问者托词谓，"已请协和医院化验，数月后方能竣事"。其实，协和医院并未得到此项委托。[8] 随着雨季的过去，孙河水退，水源逐渐清澈，自来水问题得到缓解。1925 年 10 月，京师传染病院再次检验时，

---

① 《京师传染病医院院长严智钟为自来水水质化验情况事致市政公所呈文》（1925 年 8 月 30日），《北京自来水公司档案史料》，第 131 页。

② 《市政公所又警告自来水公司》，《晨报》1925 年 9 月 11 日，第 7 版。

③ 《卖毒菌之自来水公司》，《顺天时报》1925 年 8 月 8 日，第 2 版。

④ 《自来水之取缔应益加严厉》，《顺天时报》1925 年 9 月 13 日，第 2 版。

⑤ 《中央防疫处发表自来水确有大肠菌》，《晨报》1925 年 8 月 7 日，第 7 版。

⑥ 《警厅昨始训令自来水公司改良》，《晨报》1925 年 8 月 8 日，第 7 版。

⑦ 《＜大中国报＞关于自来水公司水质尚未实行改善报道》（1925 年 8 月 28 日），《北京自来水公司档案史料》，第 131 页。

⑧ 《市政公所又警告自来水公司》，《晨报》1925 年 9 月 11 日，第 7 版。

自来水"可断认为无害于卫生"①。

自来水卫生事件平息后，有关市政机关开始将对自来水进行细菌检查作为自身的职能。1926 年 10 月，公共卫生事务所调查发现自来水厂并未改良，"绝无此项检查细菌之设备，实为世界所仅有"。② 1927 年 7 月，内务部以"京师自来水，为都市群众饮料，关系公共健康，至为重要，倘水质不良，实属妨碍都市卫生，自非详加检查，不足以资改良而保清洁"，命令中央防疫处和卫生试验所，"速派专员依照细菌学暨化学方法，会同本部特派技术官刘翔，前往自来水公司查视一切"。③

1925 年自来水卫生事件将已具备的各种社会条件组合起来，形成一套饮水卫生监督机制，在北京饮水卫生历史上具有重要意义，标志着科学知识与权力开始结合起来，介入到具体事务管理中。首先，在不同历史时期，不同背景下形成的机构和组织，成为饮水卫生管理的社会组织基础，如京师警察厅试办公共卫生事务所，中央防疫处和传染病医院。这些机构不仅拥有科学化验的设备和技术，而且能派出专业人员实地调查，提出具体的指导意见。其次，市民要求其承担的责任已具有合法性的基础，警察机构颁布的若干法律法规成为这些机构履行职责的法律基础。再次，细菌理论成为饮水卫生管理的学理依据，无论是试办公共卫生事务所还是中央防疫处或传染病医院，都特别强调对自来水进行细菌化验，以有无大肠菌作为卫生与否的标准。最后，此次事件凸显了北京饮水卫生观念的改变，打破了"自来水等于卫生"的迷信，强调用细菌学知识指导水质检验。

（三）饮水卫生的权力与知识构建

1928 年 6 月 28 日，北平特别市政府成立。8 月，卫生局成立，统一管理此前由京师警察厅和京都市政公所分别承当的卫生事务。此时的卫生机构以西方科学医学为指导，接受过西式医学教育的人士担任了卫生局领导人，用细菌理论指导卫生行政，受过专业培训的人员取代了警察，具体推行公共卫生工作。随着北京公共卫生行政的逐步发展，有关饮水卫生制度建设得以完善，国家成为主动行动者，采取细菌检验和消毒的方式，改善饮水卫生状况。与此同时，医学界配合卫生行政机构，运用细菌理论研究北京饮水状况，以及如何改善的方法，形成了一系列有关饮水卫生的科学

---

① 《北京自来水检查成绩之判定》（1925 年 10 月 4 日），《北京自来水公司档案史料》第 135 页。

② 《北京自来水危险》，《晨报》1926 年 10 月 1 日，第 6 版。

③ 《内务部派人检查自来水》，《世界日报》1927 年 7 月 29 日，第 7 版。

知识。他们通过各种途径大力宣传这些知识，将之上升为指导人们日常生活的"真理"。更为甚者，这些知识成为了政府执行权力的基础，被用来规范与饮水卫生有关的人和事。

1920 年代，北京的医学教育中出现公共卫生专业，其师资和学生逐步成为领导公共卫生事业的人才。1921 年，北京协和医学院在病理学系下设了公共卫生和预防医学专业，当时美国投资人认为中国缺乏必要医学基础，只是将之视为一种临时设置。但北京的情况让他们看到了举办公共卫生的希望，1924 年正式成立了独立的公共卫生和预防医学系。[1] 1925 年 5 月 29 日，该系与京师警察厅、中央防疫处合作，创办了试办公共卫生事务所。该所在北京内左二区，从事预防、保健和医疗工作，发展公共卫生事业，解决中国的医疗卫生问题这种卫生事务所的模式极大地推动了北京公共卫生的发展，得到推广。到 1937 年，北平共计开设了 4 所类似基层公共卫生机构，即第一卫生区事务所、第二卫生区事务所、第三卫生区事务所和第四卫生区事务所。饮水卫生是卫生区事务所的主要职责："例如我们喝的水，北平的住户差不多都是用井水，井水里面常常含有各种细菌，如果不经消毒，喝下去就可以发生各种疾病，尤其是肠胃传染病最容易发生，所以凡是各区的水井在夏天时候，我们每天派人去用漂白粉就可以死灭了。"[2]

除了逐渐增多的基层卫生组织外，北平市卫生当局还设立了卫生稽查，并对他们进行卫生知识培训。1934 年，卫生处设置了稽查长 1 人，稽查员 9 人，稽查警 24 人。[3] 此后扩大了编制，1936 年共有 52 人，计：稽查长 1 人，稽查员 16 人，稽查警 35 人。按照北平市人口计算，平均每 10 万人中有稽查员 1 人，每 4 万人口才有稽查警 1 人。卫生稽查的任务主要有四项：稽查取缔一切环境卫生事项；调查取缔医事人员执业；协助管理生命统计和传染病管理；协助推进其他公共卫生事项。[4] 他们"不仅是卫生行政上的耳和目，还是卫生行政上的手足"，"不仅是看见、听见就了

---

[1] John B. Grant, "Department of Public Health and Preventive Medicine Peking Union Medical College", *Methods and Problems of Medical Education*, 14th Series, New York: The Rockefeller Foundation, 1929, p. 111.

[2] 《卫生事务所工作的范围和意义（第二卫生区事务所）》，北京市档案馆藏，北平市卫生局档，档号 J5—1—203。

[3] 《北平市政府卫生处业务报告》，第 40 页。

[4] 黄万杰：《北平市卫生稽查业务之经纬》，《公共卫生月刊》第 2 卷第 3 期，1936 年 9 月，第 209、220 页。

事，他还要依照命令，依照自己所知道的，去指导人民服从实行"。① 因此，卫生稽查必须具备良好的训练，而且要熟悉各阶层人民的状况，"这样在行使职务时，始可得到人民的同感，工作才能发生效果"。为达此效果，卫生稽查一般都要接受专门的训练，学习有关卫生知识。卫生部为此专门开设了训练班，其中有关饮水卫生的内容包括：水资源调查、水源选择、水塘管理、水样采取、水质鉴定、清水工程、饮水消毒、余氯试验、井厕距离和水井构造等。② 此外，卫生稽查还需熟悉民情、执行职务谨慎、具有多方应付的才能以及具有忠实公正的心。③

在制度和人才建设的同时，卫生机构与医学界人士一起推进饮水卫生知识的传播。现代卫生行政具有鲜明的专业性特征，工作人员兼有医学教育或医学实践的工作，面临着如何将专业术语运用于日常生活的难题。这就需要开展知识普及工作，北京各医学院的教授、学生和公共卫生事务所工作人员都投身于公共卫生知识宣传。他们创办公共卫生刊物《医学周刊集》④ 和《公众卫生》⑤，还在北京各大报纸，如《世界日报》《华北日报》《北平晨报》等，开办"医学"和"卫生"专栏，发表文章，大力宣传科学医学知识，研究北京卫生问题，并提出解决方法。饮水卫生是其中具有代表性的问题，形成如下一些共识。

首先，介绍了西方医学研究的成果，阐明了水与疾病的关系。19 世纪后半期，西方医学界相继发现水与疾病的关系。细菌理论兴起后，人类开始找到引起疾病的原因在于各种病菌，从学理上解释了饮水与疾病之间确实存在重要关系。大肠菌是饮水不合卫生的标准。更危险的是，与大肠菌混杂寄生于粪便内的霍乱（虎烈拉）、赤痢、伤寒等菌，所以含有大肠菌的水绝对不合卫生。除大肠菌外，水中常有为害较小的细菌，水里此种细菌为数愈多，腐性愈大。⑥ 大肠菌寄居在粪便中，因此，含有大肠菌的井水也就含有粪便。在北京，多数井水和自来水都含有大肠菌，意味着有严

---

① 印志杰：《卫生稽查的职责》，《大众卫生》第 1 卷第 4 期，1935 年 4 月，第 17 页。
② 杨铭鼎：《环境卫生与环境卫生人才之训练》，《公共卫生月刊》第 2 卷第 11 期，1937 年 5 月，第 851 页。
③ 悍痴：《卫生稽查应具有的几个条件》，《大众卫生》第 1 卷第 1 期，1935 年 1 月，第 12—13 页。
④ 协和医学院学生成立了丙寅医学社，从 1927 年到 1931 年在《世界日报》开办了"医学周刊"栏目，每年编辑为《医学周刊集》出版。
⑤ 由北平市第一卫生区事务所于 1935 年创办。
⑥ 陈志潜：《北京市民应强迫改良自来水》，《医学周刊集》第 1 卷，1928 年 1 月，第 208—209 页。

重的粪便污染。人们在宣传中凸显水中含有粪便，以引起人们的重视。"去夏共检查井水五十四份，其中百分之六十三，皆含有大肠杆菌，换言之，即北平水井之大半皆含人之粪便。"① 说得更明白些，"就是北平市民百分之八十所用的水，都被大便沾污了，或是说，北平的人多数的多数，乃是用冲淡的大便汤做饮料。这并不是骂人吃人中黄，这是千真万确的事实"。②

其次，宣传以细菌的有无作为饮水卫生的标准。1929 年中央防疫处发布的北平自来水通告，反映出卫生行政部门接受了以细菌理论为指导的饮水标准：

> 自来水是否适合卫生，按东西各国防疫学术的观察，皆以大肠菌之有无为标准，盖大肠菌乃寄生于大肠之菌，随粪便排泄而出，若在自来水内发现大肠菌，则其自来水必含粪便，或含粪便同类之物质，毫无疑义也。自来水内既有大肠菌，则其他寄生于粪便之菌，如霍乱、赤痢、伤寒诸菌，自能混入其中。故有大肠菌之自来水，绝对不合卫生。又水中细菌之数愈多，腐气之量愈大，其水之污染必愈甚矣。兹查本处检查各报告，均认为北京自来水细菌之数甚多，腐气之量亦大，且有大肠菌，确系不合卫生，切勿生饮。即漱口、洗生果、洗碗筷等，亦不可使用生水，以免传染为要。③

1935 年 8 月，北平市卫生局认为水质检验不必需要病原菌试验设备，"如经检验结果并无大肠菌，则可断定亦无其他病原菌"。④ 据此观点，该局与自来水公司拟定水质标准，确定物理检验、化学检验和细菌检验的各项指标，其中细菌检验须"每次 5 个 10 公升之水样于摄氏温度表 37 度做发酵试验，经过 48 小时不得有两个水样所生之腐气超过 10%"。⑤ 这就是北平饮水卫生的基本标准。

再次，具体研究了北京水质污染的原因。如前所述，自来水污染的原

① 姚寻源：《苍蝇、井水、冷饮与北平人肠胃症之关系》，《医学周刊集》第 3 卷，1930 年 4 月，第 58 页。

② 杨济时：《天字第一号的肠胃症问题》，《医学周刊集》第 3 卷，1930 年 4 月，第 39 页。

③ 《苍蝇、井水、冷饮与北平人肠胃症之关系》，《医学周刊集》第 3 卷，1930 年 4 月，第 56—57 页。

④ 《市内公用事业之整理（续）》，"北平市市政专刊"，《华北日报》1933 年 12 月 21 日。

⑤ 《北平市卫生局制定的北平市水质标准及就自来水检验情况与社会局来往公函》，北京市档案馆藏，北平市卫生局档，档号 J5—1—62。

因在于，水源污染、设备老化以及缺乏及时化验。有学者研究认为，井水被污染的原因在于：水井构造简单，"以能取到水为标准，离地面数尺的水都自由可以直贯到井内"；井的四面是土，并没有限制流入井中的方法；饮水井毗邻人民的住房，离井数步就是一个公私厕所。① 此后，北平市第一卫生区事务所在实际工作中，对水井污染作了更细致的研究，指出井水污染有以下几方面：地下污染，附近厕所或沟渠中秽水自井壁裂痕渗注入井；地面污染，井台上的秽物、废水及水夫脚下携带的秽物，由井口沿、井壁下压入井；汲取井水时的污染，水夫手上的秽物沿其所用的绳索及秽物带入井中；蓄水箱的污染，既无掩盖，又不常洗刷，储水其中，最易污染；输送时的污染，井水送达各户，几经水夫手的接触，污染在所难免。②

最后，提出改良饮水的方法。治本的办法就是，取缔旧式的水井，逐渐掩闭，同时彻底整顿自来水，供给卫生的饮水。但在当时社会经济条件之下，这两种方法均不可行。在实践中，卫生部门采用治标的办法，一方面号召市民饮用开水，一方面"利用氯气溶液施以普遍消毒"。水中含有细菌与寄生虫，水一经煮开，所有一切病菌都被杀灭，不致传播病毒。③ 清末，日本人曾观察到："因中国人概有不饮用生水之习惯，故水质虽不佳但受害较少。"④ 国人饮用开水的习惯，使胃肠传染病流行时，不至于全市的居民都感染上，大大缓解了胃肠病的传播。施用氯液消毒是保持饮水清洁最经济且最有效的方法。据第一卫生事务所试验的结果，井水被氯液消毒一次，可保持 12 小时的清洁，也就是说，水在这 12 小时以内，确保没有大肠菌的存在。因此，医学者号召人们对于消毒工作，"应十二分援助与极力的宣传，俾使我们饮用井水的百万市民得到生命安全的保障"。⑤

（四）变革

1930 年代，在医学界的积极参与下，有关北京饮水卫生的观念已逐步形成，并得到大力宣传，亦成为卫生行政管理的指导思想。在其指导之下，政府主动介入，不仅积极通过消毒制造洁净的饮水，而且通过水夫管理和整顿饮水井来达到保障饮水卫生的目的。我们将看到，在实际生活中，北京的饮水卫生并非简单的卫生问题，而是国家与相关行业围绕水的

---

① 《天字第一号的肠胃症问题》，《医学周刊集》第 3 卷，1930 年 4 月，第 37—39 页。
② 《北平市卫生局第一卫生区事务所第十年年报》，1935 年，第 96 页。
③ 魏兆麟：《饮食物管理与鉴别方法》，《大众卫生》第 3 卷第 7 期，1937 年 7 月，第 13 页。
④ 《清末北京志资料》，第 454 页。
⑤ 刘九如：《井水为什么要消毒》，《大众卫生》第 3 卷第 5 期，1937 年 5 月，第 10 页。

控制权和经济利益的政治问题。仅就卫生而言，采用专业方式制造洁净饮水是较为容易的事情。可是，当国家介入到行业整治，统一管理从业人员，严格水井标准化建设的时候，问题就复杂了。

1. 改良饮水

1930年代，北京的卫生行政机构通过水质检验和消毒的方式，致力保障城市人口的饮水卫生。依照生命政治学的观念，这是作用于人口的权力，旨在降低发病率，保护多数人的健康状况，控制生命状况。以今天的眼光来看，这些措施非常简单、粗糙，但在当时历史条件下，已是非常大的进步，意味着国家将饮水纳入治理范围，普通市民也有了饮用干净水的可能。

卫生局下设的卫生试验所和卫生区事务所负责化验自来水水质，并监督消毒。自来水公司的化验室设备简陋，且无微菌检验仪器，不能自行检查微菌数，只好委托卫生试验所代办。水质化验的目的在于，"判明水之色、味、硬、软及有无毒菌之存在，从而确定所用消毒药品的数量，以便即时消毒改良"[1]。随着卫生行政当局对饮水卫生的重视，化验次数逐渐增加。1929年，每星期检验二次。[2] 不久，改为每3天自所内取水化验1次。卫生试验所并入传染病医院后，感到这种间隔2日的化验办法不足以尽监督之责。自1934年4月1日起，改为每日化验1次，由传染病医院，第一卫生区事务所及第二卫生区事务所分别担任化验工作，水样就地采取。卫生部门直接将化验结果送达自来水公司，促令其参照改善消毒，并在《世界日报》《新北平报》等报公布。

但是，卫生试验所代办水质化验，即使发现细菌或水之色味不合，水却早已送达用户家了，又如何能消毒呢？因此，此种办法不能彻底解决自来水不洁净问题，时有细菌发现。1932年6月起，北平虎疫（霍乱）流行，每日自来水检测均发现有大肠菌。[3] 1934年9月，卫生局的自来水细菌检查报告，"不惟均含有大肠菌，且杂菌数量亦较往昔为高。"[4] 1937年3月，自来水细菌检查，"二月份发现大肠菌日数，竟超过百分之五十，三

---

① 《谭技正视察自来水公司报告书》，《北京自来水公司档案史料》，第165页。
② 《附北平特别市卫生局"答胡百行君"》，《医学周刊集》第3卷，1930年4月，第181页。
③ 《市社会局为自来水消毒事给自来水公司训令》（1932年8月13日），《北京自来水公司档案史料》，第151页。
④ 《市卫生局为自来水消毒事致自来水公司函》（1934年9月29日），《北京自来水公司档案史料》，第157页。

月份十三日中，竟致十一日有大肠菌"。[1]

　　自来水未能做到消毒清洁的原因在于：卫生行政制度的不合理和自来水公司重盈利轻卫生。根据当时卫生行政法规，卫生当局对自来水公司只有指导、监督的权力，而没有强制执行和惩罚的权力，行政过程中不能采取强制性措施，仅能用行政通知的形式进行劝导。卫生行政机构与自来水厂关于消毒事项的几次交涉显示，卫生部门化验发现有过量病菌时，不能即时消毒解决问题，对自来水厂仅仅采取知照的方式，没有特别处罚措施。北平每年都会在自来水检验中发现大肠菌等，每次都督促自来水公司改善，所列举的修改措施基本相同，即添加消毒设备、消毒人员，清洁自来水设备等，但每次基本都成为具文，难以落实。

　　自来水公司是私营股份企业，更注重的是盈利，无视维护市民健康的责任，不愿投入资金改善水质。从对自来水公司的各种调查结果来看，其问题主要在于：设备陈旧，缺乏卫生设备，"滤水炭层，多年未换，似已失严密滤过之功效，其沉淀池只有三所，容量过小，因之溷水停留时间，仅二三小时，不能充分沃激"[2]；卫生化验室过于简陋，缺乏测定水质浑浊度的仪器，且"化验员王君为某中学之化学教员，故每日仅能去该厂数小时，因之只取消毒后之水，每周化验一次"[3]；虽有氯气消毒装置，但未使用，不能测定消毒后剩余气体数量，不了解竟应加入多少消毒剂方可杀菌，"如此消毒，直如盲人瞎马，漫无标准，危害实大"[4]；未按季节调节药量，大肠菌至春夏异常活跃，不易杀死[5]。对自来水公司来讲，这都是很容易解决的问题，可就是不愿意解决，使问题长期存在。1935年，东直门水厂化验室终于安装了细菌仪器，并于6月10日开始检验水质。但卫生局派员调查却发现，"惟对于病原菌试验仪器，尚付阙如"。[6]

　　与自来水相比，卫生行政机构直接管理饮水井卫生，具有更多主动性。受制于北京具体的社会经济条件和历史传统，卫生机构知道要彻底改善饮水卫生，必须改造旧有水井。第一卫生区事务所对发现的污染源进行改良试验，制定旧有公用饮水井改良标准，但造价颇高。涂抹井壁裂痕，

①　《市卫生局通知》（1937年3月30日），《北京自来水公司档案史料》，第195页。
②　胡百行：《为平平特别市卫生局进一言》，《医学周刊集》第3卷，1930年4月，第181页。
③　《市内公用事业之整理（续）》，"北平市市政专刊"，《华北日报》1933年12月21日。
④　炎：《北平自来水概况（续）》，《华北日报》1933年11月12日，第10版。
⑤　《市卫生局通知》（1937年3月30日），《北京自来水公司档案史料》，第195页。
⑥　《北平市卫生局制定的北平市水质标准及就自来水检验情况与社会局来往公函》，北京市档案馆藏，北平市卫生局档，档号J5—1—62。

就需工料 15 元；加装抽水机汲水，约需 30 元，若水井深些，更需 70 元；井口加盖，约需六七元到十几元不等；蓄水箱约需十几元。① 这样算来，改良一口水井的造价在 70—100 元之间，对众多水井所有人来讲，实在过于昂贵。1936 年，内一区完全合乎卫生标准条件的水井仅 3 口，不足总数的 10%，"多数水井因限于经济无力改建，其经济能力较好者又取观望态度"。② 相比较而言，消毒成本很低，"所有用费平均每十口井每日仅需大洋 7 分"。因此，在不能完全改造饮水井的背景下，卫生机构"除重要之处，随时令其改善外，余则以每次检查时，注意其井上部之环境卫生，着重于免除井上沾污。夏季则从事于井之消毒，作为消极防御，而免疾病传染"。③

消毒并非解决饮水井卫生的根本办法，"此种水井消毒方法，效率既难高大，实施又多困难，以之救急则可，以之管理水井则不可"。在技术上，利用漂白粉、氯液消毒的方法存在如下缺点："井水时常流动，加之不断汲取，氯液消毒其有效时间，殊难长久，通常不能过三小时；井水污染之程度，因时因地而异，且各井之情况，又多不一致，所需氯液量，亦因而不同，水井消毒之应用，亦因而困难；井水消毒须由专人负责，且漂白粉耗量甚多，颇不经济；井水既经消毒，次经汲取及运输之接触，又被污染。"④ 但是，在当时条件下，这种方法却是实现饮水卫生最直接、最有效的方式。

1932 年夏，第一卫生区事务所开始试验漂白粉溶液消毒法。1933 年 3 月，该所卫生稽查，"每隔数日即赴各井消毒一次，自五月份至九月份则按日举行消毒"。事务所与内一区署商定，"由该区饬令各段派巡警一人来所学习井水消毒工作，学习完毕，仍回原段担任井水消毒工作，其所有药液均由本所于每星期配制，然后分发各段"。该所将各井所用药液数量制成表格贴于各井，担任消毒巡警依照表内规定药量及时间举行。从 1934 年 8 月 1 日起，内一区各井由每日消毒一次，增至每日两次，"且采取水样做细菌检验之时间，皆限于消毒后一小时至一小时半之间"。1935 年 8 月，第一卫生区事务所将每日每井消毒一次，改为每日每井消毒二次，"第一次于上午六时由本所稽查员警行之，第二次则于下午十二时半由井主自行消毒，而本所稽查员仅负指导及监督之责"。卫生局借此使井主逐

① 《北平市卫生局第一卫生区事务所第十年年报》，第 99 页。
② 《北平市卫生局第一卫生区事务所第十一年年报》，第 36 页。
③ 《北平市第一卫生区事务所第八年年报》，第 43 页。
④ 《北平市卫生局第一卫生区事务所第十年年报》，第 91 页。

步明了消毒意义，熟练掌握消毒方法。据统计，1934 年共计消毒 4810 次，1935 年共计消毒 5848 次。[1]

漂白粉溶液消毒效果有限，但北平卫生行政部门仍视作改善水质方法大力提倡，由第一卫生区事务所推及全市。1934 年 6 月 7 日至 9 月 15 日，卫生处派出 12 名卫生稽查，进行全城井水消毒。此次采取的是最基本的消毒方法：将消毒药品漂白粉先溶解于水内，使成 5% 氯混合液，装入消毒箱内，再携带量杯 1 具、量绳 1 条、剩余氯试验器具及试药全份和消毒剂用量表 1 份等物件，到水井旁进行配置消毒。[2] 1936 年 5 月中旬，卫生局派卫生稽查将消毒药剂（漂粉溶液）送达市内各旧式水井 200 余家，"由井主按量将药剂投入井内，杀灭微菌"。卫生局使用甲土必定溶液试验井水，检查井主是否投入消毒药剂。[3]

2. 管理水夫

水夫从事供水工作，与公共卫生关系密切，是政府管理饮水卫生的重要环节之一。一直以来，北京水夫与市民关系紧张，有"水阀"之称。其与市民之间的主要冲突表现为：水夫持行业特殊性，把持垄断和借端要挟。市民"愤其垄断要挟及害卫生"，强烈要求警察厅取缔水阀，"讵警察等多不知此等事与市政卫生有关，辄屏斥不管，以致一班水夫粪夫等，更觉有恃无恐垄断尤甚"。[4]1927 年 12 月，京师警察厅颁布《取缔水井营业及挑水夫规则》，旨在改变自清代以来水井营业无管理状态。该规则要求警察厅各区署调查"界内挑水夫，开具姓名、籍贯、年岁、住址，造册报厅，以凭核发许可证"。[5] 根据该规则，警察厅不承认水道的存在，认为应当废除这种陋习，"查水之为物，乃人民日常必需，水夫挑水卖钱，用户凭钱买水，何有水道之可言？此种恶习惯关系民生甚巨，亟应根本铲除"。[6] 此规则尚未触及饮水卫生问题。直到 1930 年代后，基于饮水卫生管理需要，水夫才被纳入卫生局的管辖范畴。

1935 年 3 月，北平市卫生局奉市政府令，制定《北平市政府卫生局管理售水夫规则》。但该规则颁布后，"因事务殷繁，迄未照章施行"。直到 1936 年 2 月，卫生局才正式推行水夫登记、给证制度。这是针对水阀问题

① 《北平市卫生局第一卫生区事务所第十一年年报》，第 33 页。
② 《北平市政府卫生处业务报告》，第 51 页。
③ 《卫生局定本月中旬举行井水消毒》，《华北日报》1936 年 5 月 16 日，第 6 版。
④ 《水阀粪阀之大垄断》，《顺天时报》1924 年 4 月 29 日，第 7 版。
⑤ 《警察厅打倒水阀》，《顺天时报》1927 年 12 月 14 日，第 7 版。
⑥ 《警厅通令以严厉手段取缔水阀》，《顺天时报》1927 年 12 月 16 日，第 7 版。

制定的规则，因"水之一项，尤为吾人日常生活所不可或少者，市民因水夫之凶暴，虽一再要求涨价，亦无可奈何，否则既不供给饮水，而其他水夫莫敢越俎代庖者，市民处此实属有怨无处诉"。卫生局制定《管理售水夫规则》13 条，对水夫采取许可证方式直接管理。据该规则，在北平市区域内执业的售水夫，应将姓名、年岁、籍贯、住址，及售水详细地段，填具呈报单，向卫生局呈报登记，经核准后，即予注册编号，并发给售水夫工作许可证。①

　　3 月 18 日，卫生局发布通告，"公布管理水夫规则，并限于通告日起二个月内，一律遵章来局，报请登记"，并开列市民对于饮水卫生应注意事项。卫生局按照市政府核准的呈请书式样印制 2000 份，以备水夫来局报请登记时照书填报，并印制售水夫工作许可证 2000 张，以便分发存执。此外，制备水车号牌 2000 面，以便发给水夫钉挂于水车上。② 4 月，前往登记的水夫很少，仅有 50 余起，水夫十余人。③ 究其原因，则在于对水道产权的争议。

　　水夫登记开始后，井业公会提出异议。4 月 15 日，该公会主席王子元等 4 人，赴北平市商会请愿，请协助接洽修正。北平市商会常委邸占江会同井业公会代表于下午 2 时赴卫生局请愿，卫生局第三科科长赵万毅代见。据井业公会代表陈述，支持水夫登记，但"拟请对水夫之管理，增加予以井水公会及井业之管理权，以免水夫藉词占据水道，影响水业"。赵万毅表示，"本局对水业及水夫待遇平等，水夫登记，系本局卫生行政管理上之便利，并无害于水夫，对水业均依法予以开业证书，已有保障。水夫亦决无侵害之可能"，同意井业公会开会讨论。④ 22 日，常委邸占江携带呈文赴卫生局请愿，"要求免予登记，理由为各水夫无时间登记"。卫生局允宽限登记，"如无时间来局登记者，亦可缓数日办理"。⑤

　　卫生局在收到市商会呈请修改规则后，经多方调查，并征询井业商人意见，了解到北平市水夫工作地段，"彼等向即视为私产，常有纠纷，以其并非合法产业，根本无正当证件，故法院亦不作正式产业纠纷处理。兹若个别登记工作地段，则彼等既无正当证件，兹难彻底证明所谓水道之归

①　《订定管理售水夫规则》，《京报》1935 年 4 月 4 日，第 7 版。
②　《北平市卫生局制定的售水夫管理规则的呈文及实施管理规则的通知布告》，北京市档案馆藏，北平市卫生局档，档号 J5—1—233。
③　《商会代表昨赴卫生局请愿》，《华北日报》1936 年 4 月 23 日，第 6 版。
④　《平市水夫登记问题，卫生局决继续办理》，《京报》1936 年 4 月 15 日，第 7 版。
⑤　《商会代表昨赴卫生局请愿》，《华北日报》1936 年 4 月 23 日，第 6 版。

属，且此中情形复杂，有辗转倒租者，有侵占他人者，尤以界限为错综，殊难清理。似以暂办水夫登记，不及工作地段（即水道）为宜。否则，纠纷滋多，不易处理"。对此，北平市卫生局认为，"本市水夫工作，向系私分段落，各自把持，积久沿承，遂有水道。甚且私相价售，视同私产。以致对于用户，横施挟制勒索，莫可如何，凡属久居本市之户，殆皆深尝苦痛"。所谓水道，"虽系非法取得，而积习已深，一时未易拔除"。

卫生局制定规则时，"对于所谓水道，原寓逐渐取缔之意，故于水道纠纷一节，虽知其必有，亦不难按照条文规定，由取缔而渐事击破所谓水道制度"。但考虑到"井业公会既有请求修正之举，显然不愿就范，是该会正以此举号召同业，职恐若于此时照章严厉推行，设该会同业或有消极反扰，则将益感棘手"，卫生局筹维再四，拟订变通办法，将在本市设立营业水井售水暨自行贩售饮水者，统名为售水夫，"均须开具姓名、年岁、籍贯及水源所在地址并水源所有者姓名来局报请登记，惟关于工作地段，暂不登记。其有井商雇佣之水夫，由井商具名呈报，须将所雇水夫，逐一开具姓名、年岁、籍贯，详为列呈"。此外，以铜牌取代纸质水夫许可证，每面需价洋 5 分，于工作时，均须佩戴。

自变通方法后，据各卫生区事务所稽查员报告，售水夫登记情况较佳。1937 年 1 月，第二卫生区事务所稽查员派警前往各井调查，"现本区水车铜牌均已钉齐，水夫经严加告诫后，业已佩带"。第三卫生区水夫多已领得牌证，并分别装订、佩带齐全，"除南小街六十一号尚未登记，及未入公会迄向本局呈报登记者（8 处），尚未颁下牌证，未能佩带外"。第四卫生区事务所督促管界内各井商钉挂所发井商铜牌，"除未入水业公会各井商外，其他业经遵照钉挂"。①

登记虽取得进展，但井业公会仍要求修正规则，保障井商产权。5 月 20 日，该公会具函市商会，称"管理售水夫规则，不但与井业行情不符，有碍井业产权，更影响供给民众饮料之工作"，恳请该会代表转请市政府及卫生局准予暂缓施行管理售水夫规则登记事项。井业公会强调工商同业公会法第二条之规定，即"公会以维持增进同业之公共利益为主旨"，指出修改管理售水夫规则是维护商会存在之意义，"事非达到目的不能生活，若徒拥虚名，毫无实益，则有失组织团体之意义"。在 6 月 12 日的呈文中，井业公会再次请求修正规则：

---

① 《北平市卫生局制定的售水夫管理规则的呈文及实施管理规则的通知布告》，北京市档案馆藏，北平市卫生局档，档号 J5—1—233。

查北平市内铺住各家皆仰仗饮水井者，供给饮料运送方法，乃由井商雇佣伙友，按照工作地段挨户送水，是送水人即为井商之雇用人，其本身并无水井产业。自无水可卖，若以送水工作人名之为售水夫，实系不符。再如登记伙友人数、姓名、工作地段，事非由井商开单取具，井业同业公会证明书、保人切结，呈请登记，不足以昭核实。若令伙友个人呈请登记，非但纠纷，尤难统计。谨将恳请修改管理售水夫规则，各条另纸缮清，恳请贵会参核属会本年四月二十日公函所陈各节，转请查核予以转呈市政府准予修正规则，以保井商产权。[①]

正如卫生局所指出的，该会呈请修正规则一案，不过"意在把持水道，及公会揽权"。由上可知，1936 年到 1937 年的水夫登记实际上是围绕水道产权展开的，与卫生的本意相去甚远。

3. 整顿饮水井

除管理水夫外，北平市卫生局还直接参与饮水井管理，为新井开凿颁发许可证，并开始改造旧水井。1930 年 3 月，北平市政府公安局卫生科颁布《饮水井取缔规则》，要求新凿水井必须接受卫生部门的检查。新凿水井之前，凿井者必须首先向卫生处提出申请，经其勘准后，才能依照《北平市建筑规则》向工务局请领执照。凿井完工后，凿井者必须向卫生处报告，由其覆查并化验水质，经化验认为可供饮用，发给允许凭单，再持单赴社会局呈报营业[②]。水井的建造则应遵照《北平市建筑限制暨设计准则规程》办理。

1933 年，北平市卫生处颁布《北平市饮水井取缔规则》，对新凿饮水井作了更为详尽的规定。凿井者首先要填注请求书，并附具凿井地点平面图，报请卫生处勘准，同时还须根据建筑规则向工务局请领专项执照，方准动工。卫生处注意饮水井的位置，不能妨碍交通和观瞻，同时要求避免污染，凿井地址必须离厕所、渗坑与阴沟 50 米以外，但水井或厕所构造优良，能不玷污水质者不在此列。卫生处提倡使用自来水，为了避免与自来水竞争，要求营业水井必须在自来水管干管 40 米以外。卫生处对井的构造也很注意，要求："在城区及四郊关厢须凿三十公尺以上深度之深井，

---

① 《市商会致北平市卫生局公函》，北京市档案馆藏，北平市卫生局档，档号 J5—1—233。
② 《北平市饮水井取缔规则》，《北平市市政法规汇编》。

但因地质关系不及三十公尺，而得甘泉，经本处化验合格时，得准允凿。至三十公尺，惟凿井人须将各层地质标样要加记录，并保存以资参证。在四郊乡村准凿十公尺以上之浅井。水井上端须以不透水材料加造三公尺见方以上之井台，井台上面须较四周地面高出至少半公尺，又须自中心向四周坡斜。"凿井工竣，由工务局与卫生局覆查，化验水质，认为无大肠菌存在，可供饮用时，由卫生处发给允许凭单，并收取费用 2 角和印花税 2 分。饮水井的井主或使用者，应遵照卫生处规定消毒办法，使用消毒药剂消毒。如果水井经卫生处化验，水质确系不良，并无法修改时，"得令改凿或封闭，并取消其凭单"。井主对于卫生处指示应行改凿或封闭之工程，延不遵办时，由卫生处派人代为执行，其实支之费用，仍由该井主担负之。①

　　1935 年，北平市卫生局开始按照标准水井要求改造整顿旧有水井。卫生局制定整顿原则，即"一、暂行不能淘汰及需要新设之水井，其构造方式及运水工具，必须合乎一定卫生条件；二、废弃之水井，除因环境特殊情形，各地主拟于井上建设房屋，或构造恶劣，绝对不适供作饮用者，必须予以填塞外，其余废水井，一律加盖封锁编号登记，以备万一之需"。具体方法就是，旧有营业水井，如现状构造不合，而其环境尚非过劣者，统予限定期间，督促改建标准水井，至低限度，亦须时防止地面玷污之各项设备，井台井口加盖安设吸水机，设置高架水箱等项，均须按期完成。②在第一卫生区事务所管辖范围内，各水井按照标准进行了改建，并领取了卫生饮水井的牌子，"悬于井旁，证明所改建之井、所出之水确可生饮无虞"。③据事务所对改建后公用饮水井化验结果的分析，改建公用饮水井确实起到了改善饮水卫生的作用。全部改建的饮水井较之未改建者洁净许多，"每公撮杂菌数在 100 个以上者，由改建前的 100% 降至 10.7%，大肠菌数由 100% 降至 43.7%。"④

　　饮水井的管理涉及建筑、卫生等专业事务，已有较为具体、严格的技术标准，而且形成了有章可循的制度，这些都让我们看到基于知识的权力已经深入到日常生活方方面面，规范着人们的行为，承担起保护整个城市人口健康的责任和义务。

---

① 《北平卫生局呈报饮水井、澡堂、理发馆取缔规则及市政府的令》，北京市档案馆藏，北平市政府档，档号 J1—3—45。
② 《平卫生局拟妥改善全市饮水计划》，《华北日报》1935 年 7 月 26 日，第 6 版。
③ 《北平市卫生局第一卫生区事务所第十一年年报》，第 40 页。
④ 同上书，第 38 页。

自 1900 年后，伴随着国家职能的扩展和饮水知识的扩散，北京饮水卫生从无到有，经历了漫长的过程。早期，技术改良改善了北京饮水状况。凿井技术的进步，逐步普及了深水井，很多人喝上了甜水。接着，基于现代设备和化学化验的自来水公司建立起来，自来水被宣传为是优于井水的干净饮用水。此时，现代饮水卫生的观念尚未形成。不过，人们对于饮用水的认识已有所改变，从简单地以口味苦甜区分井水的好坏，发展到有了一些关于饮水的科学知识，注重从细菌的有无来判断水质的好坏。

1925 年自来水卫生事件爆发后，北京饮水卫生进入到国家主导时期。技术进步带来的改变只是一种附带效果，而细菌理论指导的公共卫生则是官方的主动作为，是现代意义的国家治理。1920 年代，西方科学医学教育在中国取得了长足发展，人们开始应用科学细菌方法检验水质，揭示出自来水不能与卫生画等号，必须使用细菌检验，以大肠菌的有无作为洁净与否的标准。1928 年 8 月，公共卫生成为政府职责之一，设立了专门的卫生行政机构，整合了之前附设于市政机构和警察部门之下的卫生部门。该部门一方面积极建设专业公共卫生人才队伍，另一方面又大力普及科学饮水卫生知识，使之具有权威性。从北京饮水卫生演化历史，我们看到细菌理论成为卫生行政权力的基础，将传统的属于私人管理的事务纳入管辖范围，从而控制社会整体健康状况，这正是世界公共卫生发展带来的新趋势。

19 世纪末，西方医学界细菌理论取得重大突破，发现细菌是致病的根本原因，只要使用科学医学的方法控制住特定的细菌，就能避免瘟疫的发生。这就改变了世界公共卫生的状况，以前人们多是强调通过改变社会物质环境来达到卫生，通过思想意识的改造来号召人们重视卫生，现在只要用科学方法就可以改善卫生状况。卫生成为在不改变阶级、社会经济条件下，运用技术手段就可以达到的目标。西方医学的传入，带来了以细菌理论为指导的公共卫生，提供了中国社会不必发生大变动，只要利用预防医学就可改变国家卫生状况的条件和机会。在这种大的历史背景下，各种力量积极投身公共卫生事务，努力改变中国卫生状况，建立统一标准，寻找解决问题的新方法。国家权力机构应用科学的饮水知识，改变北京的日常生活。基于北京的实际社会经济状况，时人采取了治标的办法，按卫生标准改造自来水设备和饮水井，对饮水消毒和号召人们饮用开水，做到部分洁净，普通市民也能喝上无菌的水。

饮水卫生管理在利用技术方面取得了较大成绩，但在改变社会组织方面则遇到很大阻力,尤其是来自民间组织井业公会的干扰。出现这一问题的原因在于经济利益的纠葛,饮水井是北京的一大产业,关系很多人的生计。政府在干涉饮水卫生时,不得不触及传统行业的经济利益。由于自身实力所限,缺乏解决这一问题的能力,政府只有同井业公会进行妥协。这折射出近代以来中国在发展中常常面对的悖论:到底是改变旧有格局,还是顾及多数人的生计。

二 依法治理食品卫生

近年来,食品安全事件频发,注水肉、瘦肉精、三聚氰胺、塑化剂和地沟油等严重威胁着人们的身体健康。由此引起社会对食品安全的高度关注,人们反思政府管理的缺陷,希图能够从制度上改进食品卫生监管,遏制危险的发生。回顾历史,中国的食品卫生管理起始于清末,已有百余年的历史。到1937年时,北平市已有一套虽非有效但却运作着的食品卫生管理制度:进入北平城的牲畜必须经受检验,取得许可方准屠杀[1];汽水制造商营业必须首先通过卫生检查[2];饭馆、摊担不能随便使用添加剂和色素。[3]

北京实施的这套管理制度的核心是依法行政,由代表国家的行政机构按照法律对相关食品行业进行管理,以预防危害的发生。在此需强调的是,北京食品卫生管理作为一种治理方式,不仅需要厘清相关法规和执行机构演变的历史,而且要深入剖析行政机构如何具体执行法律及其遇到的各种问题,才能真正揭示出近代市政当局在治理中如何应对法律和社会之间的矛盾和冲突的。基于上述理解,此部分将首先勾勒出近代北京食品卫生管理机构和法规的演变过程,接着分别以肉类和汽水检验为例了解管理的具体实践,最后从更广阔的视角剖析北京食品卫生管理的困境。希望这种框架结构还能有助于我们认识近代中国市政管理中若干法治特征。

---

① 1926年开始有此项要求。据《京师屠宰检验所简章》规定,进城的牲畜经检验若无疾病,方能允许进城屠宰。《警厅设牲畜检验所》,《顺天时报》1926年9月4日,第7版。

② 宣统元年公布的《各种汽水营业管理规则》第二条要求,"制造各种汽水营业者于开市之前须呈请巡警厅派员检查制造厂之构造及用水"。《清末北京城市管理法规》,第135页。

③ 宣统元年公布的《管理饮食物营业规则》第6条要求"凡饮食物不得含有毒质之颜料",《清末北京城市管理法规》,第227页。

（一）管理机构与法规的演变

北京的食品卫生管理源于清末新政时警察机构的成立和法律移植。光绪三十一年（1905）九月，清政府设立巡警部，于警保司下设卫生科。① 北京城内已有的工巡局改为内城和外城巡警总厅，归巡警部管理。光绪三十二年九月二十日（1906 年 11 月 6 日），巡警部改为民政部，内外城巡警总厅改隶民政部。次年正月二十日（1907 年 3 月 4 日），民政部奏厘定内外城巡警总厅权限章程，确定卫生处专职办理卫生警察，管理清道、防疫、检查食物屠宰、考验医务和药科等事项。② 下设的防疫科具体负责检查饮食物品、检查屠宰场和检查庖厨用具及其他附属品。③ 虽设立了机构，但直到宣统元年（1909）京师警察厅才颁布了与食品卫生相关的法规。此类法规的颁布也被视作食品卫生管理创立的标志。这些法规来自于清末修律过程中对日本食品卫生法规的移植④，主要涉及饮食物、汽水和牛乳等行业，计有《管理饮食物营业规则》（宣统元年二月二十一日）、《各种汽水营业管理规则》（宣统元年四月二十五日）、《管理各种汽水营业执行细则》（宣统元年四月二十五日）和《管理牛乳营业规则》（宣统二年三月初）。

此时，违警律规定了警察对违背卫生规则的当事人采取罚款和停业的行政强制手段。清政府"急于变法，以图法治，警政为法治首要之制度，故虽一切重要法典未立，而违警律居然占先颁布"⑤。光绪三十四年二月（1908 年 3 月），民政部仿照日本法律拟定了《大清违警律草案》，由宪政编查馆核定。⑥ 其第 9 章第 39 条规定，"违背一切官定卫生规则者，处二十日以下十日以上之拘留，或十元以下五元以上之罚金"。⑦

进入民国后，随着政权的更迭，食品卫生管理机构和法规内容亦有所

---

① 《拟定巡警部暨内外城警察厅官制折》，《退耕堂政书》（一），第 139 页。

② 《厘定民政部及内外城巡警总分厅权限章程折》，《退耕堂政书》（一），第 403 页。

③ 《京师内外城巡警总厅办事规则》，《北京档案史料》1989 年第 1 期，第 9 页。

④ 已有研究表明，清末警察制度与市政管理的输入，"一般多直接取道于日本，其中包括警政、警察制度、卫生及社会治安等多项内容，使中国传统官制和行政治理都受到影响"。参见田涛、李祝环《清末翻译外国法学书籍评述》，《中外法学》2000 年第 3 期，第 367 页。

⑤ 《巡警罚法释义》，第 1 页。

⑥ "考其内容，则大半仿照日本明治十六年公布之改定刑律第四编违警罪之体制而规定。"参见钱定宇《中国违警罚法总论》，正中书局（出版年不详），第 5 页。

⑦ 邓实辑：《光绪丁未（卅三年）政艺丛书》上编（二），近代中国史料丛刊续编第 28 辑，文海出版社 1973 年影印本，第 1813—1814 页。

变化。京师警察厅直隶于内务部，下设卫生处专门负责管理卫生事务。[1]
该处第二科负责检查饮食物及其制造场所并庖厨用具，检查屠兽场、畜舍
及毙兽，第三科负责化验饮食物品及其器具。[2] 此外，京师警察厅制定了
《稽查卫生事项规则》，要求除派员稽查各区卫生事务之外，卫生处处长、
稽查警正应随时亲往各区抽查食品卫生。[3]

在 1915 年京师警察厅编印的《京师警察法令汇纂》中，与食品卫生
有关的法规包括：《京师警察厅管理饮食物营业规则》《取缔各项肉质规
则》《拟订取缔羊肚作坊规则》《拟定屠兽场规则》和《各种汽水管理规
则》。此时的法规不仅在内容上更具体详细，而且反映了北京的地方需求。
例如，京师警察厅卫生处刊发《京师警察厅管理饮食物营业规则》较之宣
统年间的《管理饮食物营业规则》，有更具体的规定。它将所有从事饮食
物营业者都囊括在内：饭庄、饭馆、酒铺及零售饮食物者；供人饮食的大
小旅店；售卖饮食物的摊棚；挑担售卖饮食物而游行无定者。此外，该规
则不仅对店铺的厨房、泔水桶、水缸、所用刀勺、锅盖、铁器、瓦器及瓷
器均提出了具体卫生要求，而且对售卖的饮食物亦有各种具体要求。[4]

再如，很多北京市民习惯食用羊肉，有不少羊肚作坊，《拟订取缔羊
肚作坊规则》就专门针对这种营业作了具体规定：新开设的羊肚作坊，只
准在空旷地方营业，不准在人烟稠密之处开设，设在通衢的旧有羊肚作
坊，则勒令其移到空旷处所；作坊每日所余血料或灌入猪浮者，"必须即
日运出城外晒晾，不得悬诸院内，致碍卫生"；不得收买羊肠、肚血等类，
色恶、臭恶及陈腐之物必须从速煮售以防朽坏；盛肠肚、血料等的铜铁器
具，须勒加拂拭，勿令生锈，并不得以铅器煮卖；专门售卖肠肚供人熟食
的店铺，"应置相当之盛储及盖护器具，不得使之沾染尘土，招集蝇蛆"；
凡晒晾生羊肚的，应一律迁出城外营业。[5]

---

[1] 《京师警察厅官制》（1914 年 8 月 29 日），《京师警察法令汇纂》，"总务类"，第 1 页。

[2] 《京师警察厅分科职掌规则》（1914 年 8 月 31 日），《京师警察法令汇纂》，"总务类"，第
9—12 页。

[3] 具体内容包括：检查饭庄、酒馆、旅店及其他售卖饮食物者，有无违反管理饮食物规则；
检查饮食物品有无掺杂伪货，妨害卫生（如面粉之掺干子土等类）；饮食物色料是否含有
毒质；有无私售货掺售骡马驴驼等肉；牛乳酪浆有无陈腐不洁；牛羊猪鸡鸭等禽兽有无
在当街宰杀及积存皮骨、毛血发生秽气；畜舍是否清洁；羊肚作坊有无违章积存秽物及
晒晾血料；剔骨肉作坊有无在歇业期内营业及违章积存秽物；制造汽水场有无违背管理
规则之事；各店铺、棚摊代售之汽水是否经厅检验批准、是否清洁。《京师警察法令汇
纂》，"卫生类"，第 37—41 页。

[4] 《京师警察厅管理饮食物营业规则》，《爱国白话报》1916 年 11 月 17 日，第 1 版。

[5] 《京师警察法令汇纂》，"卫生类"，第 157 页。

北京政府时期，除《违警罚法》有专款处罚违反卫生规则者外①，食品卫生法规中明确指出应用《违警罚法》的条款进行惩罚。如《各种汽水营业管理规则》规定，对违犯该规则第 2 条至第 9 条规定者，依违警罚法第 33 条处罚。

南京国民政府接管北京后，成立了北平特别市政府，下设卫生局职司卫生事务。根据《北平特别市卫生局组织细则》，第二科下设取缔股负责管理饮食物及其用品、牲畜及屠宰场以及其他有关于卫生营业的事项，检验股负责管理卫生试验所以及化验饮水、食料。② 1930 年 4 月，北平市政府裁撤卫生局，归并公安局设卫生科。1933 年 11 月 1 日，设立了直属于北平市政府的卫生处，由第三科负责检查饮食店铺、摊担以及检验饮料。③ 1934 年 7 月 1 日，卫生处升为卫生局，第三处负责食品卫生事宜。

中央卫生部成立后，于 1928—1929 年间颁布了一系列食品卫生法规，包括《饮食物用器具取缔规则》《饮食物及其用器取缔规则》《饮食物防腐剂取缔规则》《饮食物制造场所卫生管理规则》《屠宰场规则》《屠宰场规则施行细则》《牛乳营业取缔规则》和《清凉饮料水营业者取缔规则》。④ 对北京而言，这些法规早已有了，其要做的不过是根据北平地方的饮食状况，细化食品卫生法规的内容，使其能够适应当地社会生活，并具有可操作性。

1929 年 8 月 25 日，北平特别市卫生局长赵以宽，修正颁布《取缔饮食防疫之法》，禁止售卖六类食品：1. 非食品类的牲畜肉及已腐败的鸡鱼虾蟹；2. 过期的西瓜、腐败果品及未成熟的果类；3. 含有毒质的糖制食品，如糕点、蜜饯、汽水等；4. 隔夜菜蔬瓜茄，及腐烂不洁之青菜等；5. 各街巷不洁井水；6. 糖果等零星物品。⑤ 1935 年 4 月，北平市卫生局修正了《管理清凉饮食物营业暂行规则》，对北平市夏日的清凉饮料（汽水、果宝水、苏打水、其他含有碳酸的饮料水）和清凉食物（果制清凉食品、

---

① 《违警罚法》第 47 条规定："贩卖腐败食物者；应加覆盖之饮食物不得覆盖，陈列售卖者；掺杂有害卫生之物质于饮食物而售卖，藉牟不正当利益者"，处 10 日以下之拘留或 10 元以下之罚金。蔡鸿源主编：《民国法规集成》第 14 册，黄山书社 1999 年版，第 32 页。
② 《北平特别市卫生局办事细则》，《北平特别市市政法规汇编》，"卫生"，第 3—4 页。
③ 《北平市政府卫生处暂行组织规则》，《北平市政府卫生处业务报告》，第 220 页。
④ 《民国法规集成》第 40 册，第 237—245 页。
⑤ 《卫生局防疫取缔食品》，《顺天时报》1929 年 8 月 28 日，第 7 版。

冰淇淋、刨冰、冰棍、其他清凉食物）的卫生作了更细致的规定。①

此外，市政当局细分了饭铺和摊担两种管理规则。1929 年 5 月 1 日，北平特别市卫生局制定《北平特别市卫生局管理饮食店铺暂行规则》和《北平特别市卫生局管理发卖饮食物摊担暂行规则》。此外，卫生局还颁布《发卖饮食物店铺卫生十二要》，要求市内各饮食物店铺从厨房清洁、厨夫清洁、用水清洁、净洗食具、分用食具、覆盖食物、煮熟菜肉、食物新鲜、捕杀蝇鼠、禁止手巾、设置痰盂和改良厕所等 12 方面改善饮食物卫生条件。②

1928 年后，食品卫生不再依照《违警罚法》进行处罚了，而是在有关规则中直接确定了罚款数额和处罚方式。不过，卫生局却无执行罚款的权力，必须报请公安局代为罚款。卫生部规定的罚款有过高之嫌③，缺乏可操作性。北平市根据当地状况做了修正，将罚款减少到可承受的范围之内。如北平市卫生局颁布的《管理售卖饮食物摊担暂行规则》规定，若违背本规则，初次予以告诫，并指示改良办法，再犯时，处以 2 角以上 5 元以下之罚金，或禁止其营业。④

北京的食品卫生法规是一种管制型行政法，其行政主体与行政相对人构成的行政法律关系是命令与服从关系。其执行者亦是相关法规的制定者，执法手段单一，采取的形式是针对行政相对人的行政处罚和行政强制，主要依靠警察的强制力实施，其目的是为了保证政府机关能够更有效率、更便捷地实施社会管理和社会控制，而非为社会提供卫生健康服务。因此，食品卫生管理是满足统治者政治需要的工具和手段，首先要服从于市政当局维护社会秩序的总目标，当食品卫生的执法威胁到社会稳定的时候，就会从权考虑，放弃维护食品卫生的目标。

（二）管理的专业化趋向

食品卫生管理是一种专业性很强的管理，必须建立在现代科学医学知识体系之上，须根据化验的结果才能确定卫生与否。它要求行政机构必须具备特定的技术检验设施，执行者也应具有专门知识和技能。从北京的状

---

① 《北平市卫生局转发市政府颁布的〈北平市四郊清查户口暂行简章〉的训令》，北平市档案馆藏，北平市卫生局档，档号 J5—1—94。
② "卫生"，《市政公报》第 16 期，1929 年 10 月，第 12—14 页。
③ 根据卫生部颁发的规则，罚款数额多在 10 元以上，对于小本营业者来讲根本无力承受。具体内容参见《民国法规集成》第 40 册，第 237—240 页。
④ 《卫生局拟取缔售卖饮食品营业》，《顺天时报》1929 年 8 月 5 日，第 7 版。

况来看，虽然建立起相关机构，颁布了食品卫生法规，却无法有效检验，告知当事人如何改善，只能依靠警察强制力强迫人们注意表面清洁。直到1930年代，食品卫生管理才出现了专业化趋向，表现为：卫生当局开始培训具有一定知识的专业工作者；重视改进行政方式以弥补执行者的不足之处；重视食品检验并改进了化验室。

在近代北京的食品卫生管理逐步细化的过程中，专职卫生稽查逐步取代警察成为管理的执行者。卫生初为警察管辖事务，没有具备专业知识的行政人员，只能依靠毫无卫生知识的警察执行，成为一种摆设。清末的卫生局，"暂时专管收妓娼、烟灯捐，连妓女的卫生都不管"，名不副实。巡警虽有保护人民的职责，但"从没讲究过卫生，无非是弄几辆破土车，撮撮胡同的脏土，敷衍了事"。北京政府时期，虽然"内务部有卫生司，警察厅有卫生处，但是社会上从来莫发现过真正的卫生事业，人民从来莫见过真正的卫生设施"。[①]

1928年后，北平的卫生事务从公安局移交给新成立的卫生局，但该局并无依法取缔不卫生行为和罚款的权力，必须报请公安局代为处罚。《世界日报》的"医学周刊"登载的市民和卫生局的对话显示，卫生局并无执行卫生法律的权力，"取缔沿街叫卖之各种食品，尤须警察协助，方有成效，否则禁者自禁，卖者自卖，事权不能统一，法令即等空文"。[②] 这种状况使得当时公共卫生研究者感叹道："法令死物，必赖机关执行，若不能执行，则虽有法令亦同虚设"，并将卫生行政不能发展的最大原因归结为"法令之不能执行"。[③] 北平市卫生处处长方颐积亦认为造成这种结果的原因在于执行者非常糟糕，基层工作人员由巡警兼任，但"环境卫生，重在视察，此项下级工作人员，均须具有相当的知识与技能，乃克尽厥职，绝非一般办理警察事务者所能胜任"。[④] 此外，警察管理卫生事务还存在其他一些弊端，如业务繁重无暇顾及、公文辗转麻烦以致贻误、权限不明致生误会等等。[⑤]

1934年，卫生当局开始培养专门从事卫生行政的卫生稽查。当年3月5日，北平市政府颁布了《北平市政府卫生处稽查班暂行规则》，规

---

① 陈志潜：《卫生行政应特别注意之事项》，《医学周刊集》第2卷，1929年1月，第290页。
② 《附北平特别市卫生局"答胡百行君"》，《医学周刊集》第3卷，1930年4月，第186页。
③ 众一：《公共卫生之警权及财权》，《中华医学杂志》1927年第2期，第125页。
④ 方颐积：《北平市行政卫生现在及将来》，《北平市政府卫生处业务报告》，第161页。
⑤ 《公共卫生之警权及财权》，《中华医学杂志》1927年第2期，第126页。

范卫生稽查员警的任用、职责和监督。① 到 1936 年，卫生稽查员警成为卫生行政机构的主要办事人员，计有稽查长 1 人，稽查员 16 人，稽查警 35 人，共 52 人。他们组成卫生稽查班，隶属于卫生局环境卫生科。卫生稽查员警分为两种：一种是专人负责专门视查某项事务，如医药管理、饮水管理或取样检送；一种是派员到指定区域稽查环境卫生，如饮水井、公厕、食物铺、清凉饮料铺、浴室、理发馆和公共娱乐场所等。他们的主要工作是调查卫生状况②、取缔不符合卫生法规行为和执行卫生检验消毒。

为保障卫生稽查工作得到切实执行，卫生机关做了三方面努力，一是采取措施避免出现流弊，二是保障卫生行政效果，三是细化调查内容，避免出现漏洞。在卫生稽查中，常常需要提取饮食物的样品进行化验，这种无价的提取容易产生卫生稽查要挟及夺取的流弊。为此，卫生局实行了收据制，要求在提取饮食物样品时，必须填写提取饮食物及其用品样品收据，由稽查保存存根，以备查验。

卫生稽查的职责是调查应取缔的卫生事项，并协助警察办理卫生取缔事务，本身并没有取缔的权力。为了保证卫生行政的推行，必须与公安机关进行横向联系合作。为此，卫生局特制定了取缔案件执行时横向联系制。这种取缔案件联单分为四联。第 1 联为区署处理回复单，由区署将违犯法规事项、处理情形以及具报之稽查员等情况回复给卫生部门。第 2 联为取缔通知单，由卫生稽查员、警通将取缔事项通知公安局区署。第 3 联为取缔工作报告单，除记载被取缔者姓名、住址和职业、犯事地点、应取缔事项外，还有交付区段接受人盖章，由经受人于第 2 日呈报给第三科。第 4 联为取缔工作报告存根，主要记载被取缔者姓名、住址和职业、犯事地点、应取缔事项及取缔方法等项。③ 当然，卫生行政侧重于指导，只有在指导失效时，才进行取缔。1936 年北平市卫生局长谢振平强调，普通民众对该局各项章则或有未尽了解之处，无意触犯，在所

---

① 卫生稽查警的基本要求是身体强健，无不良嗜好，能骑自行车，能操北平方言及熟悉本地情形。稽查员还要求，具有环境卫生之学识与经验，熟悉部颁及本年各项卫生法规，能作简单计算以及文字通顺。稽查警则要求，曾受警察训练，了解部颁及本市卫生法规，能书写简单报告。黄万杰：《北平市卫生稽查业务之经纬》，《公共卫生月刊》第 2 卷第 3 期，1936 年 9 月，第 209 页。

② 1934 年北平市《卫生处稽查班环境卫生调查数目统计表》显示，卫生稽查调查的内容包括水及饮食物卫生、清洁街道、粪便和妨害卫生的事项。《北平市政府卫生处业务报告》，第 42 页。

③ 《北平市政府卫生处业务报告》，第 39 页。

难免，除故犯，或再犯者，依章处理，以杜效尤外，余则概予指示办理，以维民意，而示宽大。①

卫生当局制定了专门的调查表格。北京卫生稽查员警人数少，但负责的事务很繁杂，再加之他们大多数未经训练，卫生学识非常简陋，在调查案件时，常常忽略掉重要之处。为节省人力，并使工作合理化，卫生局专门设计了《清凉饮食物营业者调查表》，将各项答案逐项列出，以记号或数目字标明。卫生稽查员警在逐项调查时，根据环境及设备现况，选择附注答案中吻合的选项即可。②

现代专业食品卫生必须依赖于有效的检验。宣统二年四月，内外城巡警总厅在梁家园设立了卫生化验所。③ 此后，该所一直属于卫生机构建制中，但因资料缺乏，不能了解该所的具体情况。不过，有两则材料也许有助于我们了解一二。1930 年，北平市卫生局在谈到食品卫生难以管理时曾指出，由于缺乏设备精良的化验所，无法有效化验。④ 这从一个侧面反映出当时的卫生化验所无法有效检验食品。另据《北京市志稿》记载，1935 年"扩充化验室，举办食物化学检验，以饮水、饮料、酒、牛乳、羊乳、豆乳、人乳，其他食物之掺假及营养料检验，皆包其中"。⑤ 这表明 1935 年时北平市有了较为完善的食物检验设施，有专业检验食品的能力。

上述两部分描述了近代北京食品卫生管理的概况。若单单从组织和法规的角度去评价食品卫生管理状况，将有失偏颇。这些制度层面的内容不足以让我们了解食品卫生管理的实际运作状况，很难得出与历史事实相符的看法。故接下来两部分将以当时具有代表性的肉类和汽水管理为例，剖析国家是如何利用法规治理饮食物卫生的。

（三）利益攸关的牲畜检验

作为一个大都市，北京每年需有几十万头猪牛羊供应市民的日常生活消费。⑥ 由此形成了一个庞大的行业——肉业，有几百家商号从事与之

---

① 《市民不明卫生章则》，《华北日报》1936 年 1 月 11 日，第 6 版。

② 黄万杰：《北平市卫生稽查业务之经纬》，《公共卫生月刊》第 2 卷第 3 期，1936 年 9 月，第 219—220 页。

③ 参见《卫生化验所章程》，《清末北京城市管理法规》，第 83—88 页。

④ 《附北平特别市卫生局"答胡百行君"》，《医学周刊集》第 3 卷，1930 年 4 月，第 186 页。

⑤ 《北京市志稿·民政志》，第 243 页。

⑥ 据 1929 年崇文门关货物统计，当年进入北京城内的牲畜包括：猪 329310 只，羊 281407 只，牛 12736 只。《北平市工商业概况》，第 306 页。

相关的生意。① 但屠宰业卫生状况非常糟糕，存在着诸多问题。无论是宰
牛羊还是杀猪，"无适当卫生之屠宰场设备，仍然是由墨守成规的屠宰工
人，在毫无设备并且龌龊不堪的汤锅或其他场所，从事屠宰未经严密检
验的兽类"。此外，还有许多卖假肉的，如私行屠宰病死骡马骆驼等，掺
在猪牛等肉内一起出售。②

北京政府时期，因"京师屠宰向由各行自行宰杀，于卫生多不讲求"，
京师警察厅拟监督商人承办屠宰检验所。虽有不下数十起呈请承办者，但
考虑到"此项检验，非得牛猪羊三行商会之同意，则阻梗甚多，亦诚不易
办理"，或以章程未尽妥善，或以保证金不确实，均未予批准。③

1926年9月，因警察饷源无着，京师警察厅设立牲畜卫生检验所。
1928年7月，改称检验牲畜事务所。1932年，更名为公安局检验牲畜办
事处。④ 该所自成立之后一直附设于警察厅（后为公安局），其目的名为卫
生，实则为征收检验费充作警饷。该所成立之初，即声明："牲畜肉类为
每日所需，而有病之肉食，则足以传染病疫，妨害健康，甚至有危及生命
之处者。……兹本厅为慎重人民生命，预防妨害健康起见，特先设屠宰检
验所，专办检验牲畜事宜。"此外，该所简章第一条阐释其设立目的在于
"预防有病肉食，妨害人民健康起见"，专司检验进城的牲畜有无疾病，若
无疾病方能允许进城屠宰。⑤ 但是，从该处工作人员职责范围来看，只规
定了如何点数收费，并无如何检验牲畜有无疾病的内容。⑥ 北平市政府在
1929年11月27日的一则通令中，道出了其真实目的所在，"平市在各城
门设立之征收检验牲畜费，为全部警察饷源所系，至关重要"。⑦

该所成立之初，确定的缴纳检验费的标准是，"牛每头1元，猪每只4

---

① 1930年代初，北平全市从事猪肉业的商号约有200家，羊肉业商号200余家，牛肉业50
　余家，共450余家。各业店员共计约四千人左右。《北平市工商业概况》，第306页。
② 董惠钧：《本市应急筹设屠宰场》，《华北日报》1936年5月24日，第8版。
③ 《检验屠宰所将成立》，《晨报》1924年11月29日，第6版。
④ 《征收检验牲畜之缘起及历年征收概数》，《北平市政府公安局业务报告（1933年7月至
　1934年6月止）》，"财政"，第12页。
⑤ 《警厅设牲畜检验所》，《顺天时报》1926年9月4日，第7版。
⑥ 《北平市政府公安局检验牲畜办事分处办事细则》中规定了该处检验员、检验警及调用警
　等应当办理的事务包括："一、点验牲畜；二、收缴保管检验费，填列日报、旬报、月
　报；三、填发保管检验联单，放青执照及牛车证；四、管理外屠及牲畜过境养牲登记；
　五、依照检验规则办理漏及违章事项；六、其他杂项事务。"《北平市政府公安局业务
　报告（1933年7月至1934年6月止）》，"规章"，第230页。
⑦ 《警探应协助检验牲畜》，《顺天时报》1929年11月28日，第7版。

角，羊每只 3 角"。① 1928 年 3 月 4 日，京师警察厅为筹划警饷起见，将牲畜检验费由原定数目增加一倍。由此进城牲畜寥寥，造成城内肉价上涨。② 北平特别市卫生局成立后，卫生取缔事项仍归公安局负责，牲畜检验费仍由其继续征收，专门用作警饷，并将"费率较前增加一倍"。同年 11 月，北平市政府以所定费率稍嫌过重，减为牛每头 1.7 元，猪每只 7 角，羊每只 5 角。③ 随着收费标准的增加，检验费收入逐年增加，实收额从 1927 年的 239314.60 元增至 1933 年的 386159.32 元，在北平市公安局警饷所占的比重从 1932 年的 17.3% 增至 1933 年的 21.3%④，成为北平市警饷的重要来源之一。

表 5 - 1　　　北平市政府公安局检验牲畜办事处征收检验费历年统计⑤　　（单位：元）

	1926 年	1927 年	1928 年	1929 年	1930 年	1931 年	1932 年	1933 年
共计	100551.00	239314.60	367889.66	329630.16	326396.78	308526.58	326052.33	386159.32

　　牲畜检验所借食品卫生之名成立而行收费之实，因其涉及日常生活所必须的肉类，其数量众多且能摊入到市民消费中，未引起过多的关注，反而因其关系人们的生命健康得到认可。在财政无着之时，临时想到的应急之策变为成例。在卫生这面大旗之下，公安局将其作为敛财的工具，以期弥补警饷亏空。这些部门的成立正是依法行政的结果，首先由其颁布了相关法规，然后成立了机构执行法规。没有监督机构来监督法规内容是否落实，也无相应的制度保证执法过程的合法性。在这个意义上来讲，这不过是行政机构利用食品卫生法规为己谋利的手段而已。

　　在了解到政府以牲畜检验为名征收检验费后，我们再来看看北京肉类检验的实际状况怎样？屠宰场多年议而不建，肉类卫生缺乏有效监管，仅停留在书面督促。北京政府时期，无论是京师警察厅还是京都市政公所都

① 《警厅设屠宰检验所》，《顺天时报》1926 年 3 月 5 日，第 7 版。

② 报载："德胜门向为牛羊进口最多之区，自检验费实行加收后，所有牛羊一只均未进城。城内所有之牛羊猪，为数有限，故由昨日起，所有食料品之肉类均以大增其价云。"《增收牲畜检验费后肉类价格昨均飞涨》，《顺天时报》1928 年 3 月 10 日，第 7 版。

③ 《征收检验牲畜之缘起及历年征收概数》，《北平市政府公安局业务报告（1933 年 7 月至 1934 年 6 月止）》，"财政"，第 11 页。

④ 《北平市政府公安局业务报告（1933 年 7 月至 1934 年 6 月止）》，"统计表"。

⑤ 《征收检验牲畜之缘起及历年征收概数》，《北平市政府公安局业务报告（1933 年 7 月至 1934 年 6 月止）》，"财政"，第 11 页。

已认识到屠宰场的重要性①，分别计划筹设屠宰场，均无疾而终。1928 年后，北平市政府亦意识到设立屠宰场对北平市的重要性②，多次商议设立屠宰场。1929 年 1 月 5 日，北平市政府命令由工务局会同卫生局、公安局商量设立屠宰场办法。③ 2 月 6 日，三局议决屠宰场由官督商办，等将来经费充足，再收回。④ 1933 年 8 月，北平市商会召开顾问会讨论屠宰场问题，征求各顾问意见，无果。⑤ 1934 年和 1935 年，建立屠宰场被列入北平市行政计划书，但未曾实施。1936 年 3 月，北平市卫生局拟订筹设屠宰场计划纲要。1937 年 1 月，北平市卫生局召集社会局第二科科长、公安局治安股主任、财政局捐税股主任和卫生局第三科科长召开联席会议，仅通过卫生局拟订的筹设屠宰场计划大纲，其后亦不了了之。

在二十余年里，政府虽多次倡议筹建事关市民生命健康的屠宰场，却迟迟未能开办，究其原因则在于：设立屠宰场的阻力过大，不仅缺乏经费，而且行业内部和政府机构之间存在着激烈的利益之争。

屠宰场的建设经费繁多，按照卫生局的方案，拟在市内建设 3 处屠宰场，共需经费约 25.9 万元。这笔费用对于市政当局来讲根本不可能承受，只能寻求商人的帮助，采取官督商办。但在招商承办的过程中，政府意识到必须避免少数商人的把持垄断。1936 年 3 月，北平市卫生局拟将屠宰的权力授予猪肉汤锅业，结果引起了饭庄业公会、猪店业同业公会和猪肉贩卖业同业公会的反对。10 月，饭庄业公会向卫生局揭发汤锅公会猪肉掺水的问题，却被该局以"不易认识，取缔较难"为由敷衍过去，仍拟将屠宰权交给汤锅业。次年 2 月 22 日，猪店业同业公会上呈卫生局，"设由汤锅业一方专办，当然禁止他处宰杀"，势必将威胁到猪店业同行的生计，呈请免设屠宰场。同年 7 月 7 日，猪肉贩卖业同业公会举报当时已加入汤锅业的东四屠商即猪肉食品公会猪肉掺水，"此种肉类未移时已腐坏，带入

---

① 京都市政公所认识到，"东西各国以饮食问题与卫生最有关系，屠宰牲畜任人自由殊非卫生之道，是以都市地方类有屠兽场之设"，而"京都民居日增，此项屠兽者设立，盖不容缓"。该公所派员到当时设有屠兽场的天津、奉天两处调查实际状况，并参照各国成例，详细拟订规则，会商京师警察厅择地建设，"冀于民国八年得观厥成，借惠市民也。"《京都市政汇览》，第 226 页。

② 近代各国都市多设有屠宰场，"其于牲畜检验，无论生前或死体，均有专门人员担任检验。反观本市屠宰商工既甚腐败，而管理亦欠严密，一任纳税屠宰，从无检验实施"，这种未受检验的肉食最易为疫疾媒介，影响卫生至为重大。《北平市卫生局拟定的筹设屠宰场计划纲要及召集有关方面会议记录》，北京市档案馆藏，北平市卫生局档，J5—1—234。

③ 《北平特别市市报》第 7 期，1929 年 1 月 10 日，第 7 页。

④ 《北平特别市市报》第 43 期，1929 年 2 月 15 日，第 12 页。

⑤ 《顾问会主开大会，调解屠场争点》，《京报》1933 年 8 月 23 日，第 7 版。

病菌防不胜防，有害卫生，危及民命。本行隐受痛苦，莫可言状，即以每口猪最少十斤分量计之，损失已在不赀"，要求严查制止，反对将屠宰权专授。对此，卫生局不过一纸公文告诫汤锅业者，"务望尊重商业道德，维护官厅法令，不克屠宰死病之猪，以免害及食者，尤不可于肉内掺水，致其易于腐败"。① 不过，因担心各行会反对屠宰权的垄断引发更多的矛盾，屠宰场的设立一事就此搁置。行业内部的争斗揭开了肉业存在的猪肉掺水陋规，但卫生局对此无动于衷，并未采取有效措施惩治，仅仅书面劝导恐吓一番而已。难道卫生局关注的焦点不在卫生，而在其他？

其实，屠宰场的设立还关系到卫生局、财政局和公安局之间的利益分配。屠宰牲畜的税费有两种，一为屠宰税，由财政局征收；一为检验费，由公安局征收。按照卫生局的规划，屠宰场成立之后，将由卫生局负责管理。卫生局遴派专门技士担任检验员，负责办理牲畜活体与死体的检验。卫生局将接过由公安局负责的牲畜检验职能，检验费也应转给卫生局。屠宰场专司屠宰，其税收由管理屠宰场的工作人员征收，也就是卫生局派管理员征收。若真如此，公安局和财政局将被排斥在有利可图的屠宰业之外，其可观收入将转给卫生局。也许正是这种预期引起了公安局和财政局的反感，故而对卫生局主导的屠宰场规划采取敷衍态度。如此一来，事关多方利益的屠宰场之设再次不了了之。

（四）低效的汽水卫生监督

北京汽水创设于 20 世纪初②，初名荷兰水，后改称汽水。汽水一经问世，行销日盛，成为北京市民夏令生活的必需品。因事关日常生活，历届政府都对该项营业非常重视。早在宣统元年京师警察厅就颁布了《汽水管理规则》，要求在北京设厂制造各种汽水及批发处所售汽水，出售之前均须呈请京师警察厅检验，"确系制造精良，水质纯净者，方准制造贩卖"。

北京政府时期，每届夏日来临，京师警察厅就会重新刊行管理规则，四处张贴注意汽水卫生的告示，并要求各区署认真查验。1916 年 8 月，京师警察厅重新刊行了《各种汽水管理规则》，一面发交各汽水厂，要求其

① 《北平市卫生局拟定的筹设屠宰场计划纲要及召集有关方面会议记录》，北京市档案馆藏，北平市卫生局档，J5—1—234。
② 有关北京汽水起源有两种说法：一种认为起始于光绪二十九年（1903），当时临记公司在前门外华英药房制造汽水销售（《消夏品野鸡汽水将查禁》，《小小日报》1934 年 5 月 8 日，第 4 版）；另一种说法是，北京汽水厂创设于光宣之交，有国人开设的春合顺、顺通两家，及日本人开设的喜多一家。（《北平市工商业概况》，第 348 页）

遵照规定各条认真奉行，一面将"本年检验各厂所制汽水及批发处所经售汽水经本厅批准售卖者，分别种类列表刊布"。[①] 1928 年 5 月，京师警察厅卫生处，通令各区警察署将厅发管理饮食物营业规则逐处张贴，并选派干警严密调查。[②]

除发布公示外，京师警察厅还采取了其他一些措施。1918 年 5 月，该厅通令各警察区署派遣卫生巡官长警切实检查市肆所售汽水、酸梅汤等[③]，严禁小贩掺加生水及染各种颜色。[④] 1922 年入夏，该厅派人调查汽水有无不合卫生之劣货，或生水、冰渣汤，一旦查出，则予以罚办。[⑤] 1924 年 5 月，该厅令内外城各区警署，"凡市面制造汽水者，须先将汽水原料呈交卫生处化验后，方准售卖，违者重罚"。[⑥] 1926 年 5 月，针对当时汽水掺假情形，警厅要求该行各业，"除遵照厅颁布规则办理外，应将制成之汽水呈厅化验有无劣质，方准销售"，并禁止嗣后将糖精及有害卫生之物杂入其中。[⑦] 当年 8 月，京师警察厅卫生处为保护市民健康，预防疫患之责，决定监督汽水、酸梅汤制造，并予以检查，不仅命令各区署、派出所长警传饬各本管区内的汽水制造商，必须将所造汽水送厅检查，而且派员分赴各街市检查售卖的酸梅汤，若有用糖精代糖，及用冰水冲兑的情形，立即停止其营业。[⑧] 1927 年 7 月，京师警察厅令各汽水商一律呈验，并将呈准售卖的各种汽水刊印布告，张贴于各冲要地方，以便购者鉴别。但是，这些都难言成效，时人评价道："警厅对于人民的卫生，未有相当的防御，不过按着时候发表一张空言的厅令，就算是敷衍差事。"[⑨]

1930 年代后，北平市开始检验汽水细菌含量，并以此来衡量汽水合格与否。1934 年 6 月，北平市卫生处化验了各厂商汽水，并将结果在各大报刊公布。它将汽水公司分为三等，头等无大肠杆菌；二等 2/10 汽水内含有大肠杆菌；三等 4/10 汽水内含有大肠杆菌。此外，还关闭了不注重卫

① 《京师警察厅布告》，"各部院令"，《政府公报》第 227 号，1916 年 8 月 21 日，第 517—518 页。
② 《京师警察厅卫生处取缔饮食等物营业》，《顺天时报》1928 年 5 月 28 日，第 7 版。
③ 《警厅检查饮料》，《顺天时报》1918 年 5 月 22 日，第 7 版。
④ 《取缔售卖酸梅汤》，《晨钟》1918 年 6 月 11 日，第 6 版。
⑤ 《警厅注意汽水》，《顺天时报》1922 年 5 月 11 日，第 8 版。
⑥ 《警厅取缔制造汽水》，《晨报》1924 年 5 月 29 日，第 6 版。
⑦ 《警厅取缔汽水》，《顺天时报》1926 年 5 月 13 日，第 7 版。
⑧ 《警察注重饮料》，《顺天时报》1926 年 8 月 8 日，第 7 版。
⑨ 《社会镜》，《顺天时报》1927 年 3 月 12 日，第 7 版。

生且不听整改命令的前门大街克里森汽水厂。①

无论是发布通告还是检验汽水，都未能改善汽水卫生状况。按照官方的说法，"据历年卫生试验所化验的结果，却是令我们失望，若用科学的眼光来看，竟有十之八九是不足称为安全饮料的"。② 造成这种状况的原因是多方面的，其关键有两点，一是未能制止住汽水造假的现象，一是未能严格执行法规。

北京汽水业的经营方式为制假创造了机会。汽水多由街上摊贩代售，他们采购的第一批汽水，确是真汽水。此后，有人将"自己在家用糖精及最次之香料仿照汽水之做法做成假水"灌入从摊贩处收集来的空瓶，再送至摊上售卖。其价格仅为汽水公司的 1/10，而摊贩仍以汽水原价销售，获利甚厚，而顾客此时因口干舌燥，饮之凉甜，无法查其真假。③

汽水制造方法简单④，很多摊贩为牟利使用生水和糖精制作不合格的汽水，且有愈演愈烈之势。早在 1918 年，警厅就发现市肆所售之饮料如汽水、酸梅汤等类，往往加入冰水或不洁之水，人民饮之多生疾病。⑤1922 年入夏，警厅发现北京夏天市上售销的汽水及冰渣汤多采用生水。⑥1932 年，天桥一带常有低劣汽水出售，"其所用之糖质为糖精（此糖精为白色固体，非糖类，其甜味较糖有四五百倍，颜色多有毒质），所用之汽系用打汽机打入。"⑦

假货泛滥给正常经营的汽水公司带来了很大影响。1934 年 7 月，马记汽水公司不得不在报纸上登载启示，告诫市民不要购买假冒汽水：

> 本公司苦心经营数十年之久，营业日见发达，所制各种汽水质高水洁味纯，久蒙各界赞美，称为唯一卫生饮品。近有无耻奸商数家，竟敢以劣品混充本公司牌号及狮子商标。本公司营业事小，有害市民健康实大，刻正依法起诉，禁止出货，追究赔偿，为冒充商标牌号危

---

① 《饮汽水指南》，《京报》1934 年 6 月 28 日，第 6 版。
② 《清凉饮食物与卫生》，《北平晨报》1932 年 6 月 10 日，第 10 版。
③ 《消夏品野鸡汽水将查禁》，《小小日报》1934 年 5 月 8 日，第 4 版。
④ 1921 年报载顶球汽水简单制造法，即用空瓶放入糖少许，锰水一滴，苏打少许，加以冷水，将玻璃球顶上，即成汽水。《汽水宜取缔》，《顺天时报》1921 年 6 月 21 日，第 7 版。
⑤ 《警厅检查饮料》，《顺天时报》1918 年 5 月 22 日，第 7 版。另如，"惟售卖小贩贪图利钱多，多有掺加生水者，不知殊与卫生有碍"。《取缔售卖酸梅汤》，《晨钟》1918 年 6 月 11 日，第 6 版。
⑥ 《警厅注意汽水》，《顺天时报》1922 年 5 月 11 日，第 8 版。
⑦ 《北平市工商业概况》，第 352—353 页。

害社会者戒。凡各界人士饮本公司汽水者请认明瓶盖狮子商标中外马记字号，以免受其欺诈致生疾病。①

对于很多从事清凉饮料行业的商店摊贩来说，出卖汽水不过是一门营生而已，一切以赢利为目的，卫生与否不在他们考虑范围之内。② 此外，一般小贩"资本极为微薄，自量无力设备周全，若经呈报，亦难邀准，遂竟不经呈报，私行制售。只图谋利，不顾卫生，或以生水糖精混成饮料，或将制品着色藉广招徕，至于设备简陋及制品之内投入天然水等情形，尤为普遍之现象"。③ 在这种情况下，需要国家下定决心坚决打击造假势头，方可真正达到卫生管理之效。但由于现实中很多资本薄弱的小贩赖此为生，政府不得不在失业与卫生之间抉择。为体恤民生，亦为避免影响社会秩序，最后放弃遵行食品卫生的严格标准。

1935 年 8 月 17 日，北平市政府卫生局为卫生计，要求各汽水厂于次年 4 月 1 日以前一律停止制售使用带圆玻璃球盖小瓶。次年 4 月 22 日，卫生局指出仍有少数厂商公然继续发售，通令各厂一律不得制售，并限 20 日内由厂收回废弃。华北等 9 家汽水厂代表到商会声称，这种球塞小瓶仿自西洋，流行平津多年，实际上并无不合卫生之处。如果将此种价值 5 万余元的小瓶废弃，将断绝其生路。若汽水厂倒闭后，数百工人将失去工作，如何安插将成为社会难题。故他们请求商会将此种情形转呈卫生局，请其收回成命，以恤商艰。④ 卫生局在卫生与生计之间权衡利弊之后，只好放弃严格执行此项禁令。

（五）困境：法不责众

食品卫生管理旨在为市民建立起健康保护网，预防疾病的发生，从近代北京的实践来看，难言成效。1936 年报纸对此评论道："北平

---

① 《北平马记汽水公司警告各界》，《世界日报》1934 年 7 月 4 日，第 14 版。
② 如时人所言："卖凉水的商店摊贩，乘人们挥汗如雨，渴极思饮，无暇选择的当儿，大做一笔生意。他们饮料的制作，用不着顾虑病菌的传染，甚或商人还是带菌者，为衣食所驱使，而执行他的业务了。他做成的饮料，是微菌的培养基，他发售饮料是散播微菌，市上的夏令饮料多着呢，如冷奶呀，凉茶呀，雪糕呀，汽水呀，还有小贩卖给小孩的糖水呀，经过严密灭菌的，那有几家？"古鸿烈：《饮料与市民健康之关系》，《新生路月刊》1937 年第 1 期，第 36—37 页。
③ 《北平市卫生局关于取缔小瓶汽水等不洁饮料的制造和销售、制定清凉饮料业注意事项的呈文、布告及市政府的指令》，北京市档案馆藏，北平市卫生局档，J5—1—200。
④ 同上。

饮食店林立，除几家新式的之外，几乎谈不上有卫生的设备。一般饭馆烹调的厨师及执役，污秽不堪形状，苍蝇等害虫随时发现于饭菜里，掌柜伙计甚至视之为毫不足奇之程度。多数清凉食物如冰激凌等所用之冰，均系危险不堪之天然冰。卫生局虽有检查制度，而除一度将样品化验，发一执照，收费两元外，平常就很少查察。"[1] 前文对肉类和汽水管理具体过程的讨论，在某种程度上揭示出了造成这种状况的原因。下面尝试从北平市政当局对卫生执法的态度、社会经济状况以及市民文化习惯等方面对此进行整体思考，也许有助于恰当地理解法与社会的不契合之处。

近代北京食品卫生管理的对象主要是饮食物、清凉饮料及肉类等行业的商店及摊担的营业，涉及诸多社会问题，其核心在于如何执行卫生法规。卫生部门及公共卫生支持者多主张干涉，认为放任不免危害民众健康，从教育着手失之太缓，从奖励着手没有这笔经费，应当严格执法。但多数人认为法不责众，主张放任，他们所持的理由是如果严厉执行卫生法规，全中国没有几家店铺是合于标准的，摊担更不必说了，事实上不可能严格执行卫生法规。[2]

近代北京日渐百业萧条，社会经济恶化，谋生不易。加之中国社会素有保护下层民众的传统习惯，卫生当局若严厉取缔严重违反卫生法规的简陋商店或摊担，舆论上就要主张所谓公道，说卫生不能不顾贫民的生活。市政当局在卫生行政与贫民生计之间，常常是选择维护后者。对市政当局来讲，相对于棘手的社会治安和财政收入等问题，卫生只不过是一件可有可无的事。

清末以来，卫生一直附设于警察机构内，在诸多治安事务面前难免算作是细枝末节，根本不受重视。1928 年后，虽成立了卫生局，但仍处于弱势，受制于警察和市政当局。食品卫生取缔事宜必须得到警察的合作方可执行，难免会因双方观点各异而起分歧，卫生当局常感心有余而力不足。曾有办理卫生人员发现人民违犯卫生法令，带赴区署请求惩办，而区署视此办理卫生人员为原告，同留区讯问，让人感叹"同为公家服务人员，乃与违警人民同立于原被告地位受区讯问，不但办事者裹足不前，而卫生法令亦失其尊严之效力"。[3] 卫生经费由地方长官拨给，不得不俯仰听命于市

---

① 吴明哲：《北平市政上值得注意的几件事》，《世界日报》1936 年 8 月 7 日，第 10 版。

② 林竟成：《中国公共卫生行政之症结》，《中华医学杂志》1935 年第 10 期。

③ 众一：《公共卫生之警权及财权》，《中华医学杂志》1927 年第 2 期，第 125—127 页。

政当局。后者考虑最多的是维护社会稳定的问题，即如何维持其统治，维护社会秩序。在这样的背景下，当卫生事务可能引起社会矛盾时，市政当局就会从权考虑，放弃严格执法。

北平市卫生局在筹设屠宰场时，明确阐述了"无论采取何种办法，其原有商工，务须容纳，使不失业，庶免影响市面繁荣"的原则。[①] 1936 年 3 月，北平市猪肉同业公会呈请卫生局取缔露天猪肉摊贩，指出"沿街猪肉案子露天设摆，终日在尘土飞漫之下，杂菌最易传入肉，阳光容易腐烂变色，所用案板、油布、尘土集厚，不堪入目"，"实属违背公共卫生清洁之法规，不啻间接戕杀市民生命"。卫生局认为该会所请虽与市民健康关系甚切，但"兹事体大，未敢擅拟办法"，向市政府请示办法。市政府认为事关肉贩生计，且不便市民购买，"碍难照准"。最后，"为体恤小民，兼顾卫生起见"，不过命各肉摊一律增加纱罩，以防尘蝇，并严密稽查取缔，如发现病肉即予停止贩卖。[②] 可究竟谁会去查验呢？

其次，社会不具备推行食品卫生管理的条件。在一个文盲占多数的社会中，人人为生计奔波，哪里会在意什么食物传染疾病之类的知识。普通人"所吃的东西，但以适口为目的，其是好是坏，毫不注意，所以市上所卖的食物不论生熟，其中不碍卫生的，实在没有多少，买主儿既不分好坏，一律都买，卖主儿亦就不分好坏，一律都卖"，对食物引起的疾病，"但说是天灾为祸，没法子逃避，怨自己命短就是了"。[③]

随着医学知识在社会的传播，有人开始宣传食物与疾病的关系，但也不过是报纸零星发表一些与食品卫生有关的报道和科普知识，医学刊物发表几篇有关食物卫生的研究。1921 年，有人注意到，"去年天旱，牛马猪羊鸡鸭多受瘟灾"，"肉内生有微菌，人误食之，轻则染病，重则致死"，希望能引起注意，"无贪一时之口快而伤一世之生命也"。[④] 1922 年 7 月，有记者指出，虽然腐烂食物有害卫生，警察厅禁止各商贩售卖，但西单牌楼、西单市场门前的果摊竟将腐烂不堪的水果贱价售卖。[⑤] 1926 年有人建议东安市场注意卫生，"望有售卖食物摊铺，非有纱罩，严限令其制造，

---

① 《北平市卫生局拟定的筹设屠宰场计划纲要及召集有关方面会议记录》，北京市档案馆藏，北平市卫生局档，档号 J5—1—234。
② 《北平市猪肉贩卖同业公会关于改善卫生办法的呈文及卫生局的批示》，北京市档案馆藏，北平市卫生局档，档号 J5—1—214。
③ 《公共卫生论一》，《爱国白话报》1917 年 7 月 17 日，第 1 版。
④ 《卫生家注意》，《顺天时报》1921 年 5 月 11 日，第 7 版。
⑤ 《腐物有害卫生》，《顺天时报》1922 年 7 月 7 日，第 7 版。

逾期科罚"。[①] 1930 年，北平医学界人士研究指出，夏秋之际肠胃症在北平颇为盛行，其死亡率较他国有高数倍或数十倍者，而此类夏日肠胃症散布的媒介者，以苍蝇井水与冷饮为最著。[②] 如此豆腐块式的报道怎能引起政府和大众的关注呢？科普知识文章又岂能改变整个社会普遍无知的状况呢？

由于缺乏基本的食品卫生意识，加之谋生艰难，多数食品业者难以达到最基本的卫生要求，不合格的食品过多，不胜取缔。以饮料业为例，1929 年 5 月至 10 月，有学者检验了街上售卖的 50 份酸梅汤，其中 54% 含有大肠杆菌，20% 含有痢疾杆菌。[③] 卖凉水的商店摊贩，"为衣食所驱使"专注于生意，并不顾虑病菌的传染，哪管做成的饮料是微菌的培养基。[④] 1934 年曾有人指出，北平几千个售卖饮食的店铺"简直没有一个能够合乎规则的"，若雷厉风行认真施行的话，"极少数的大营业或可勉强就范，要使大多数小铺子按章施行，就令停止营业，怕也难得如所期许"。[⑤] 另如 1936 年 6 月，国际妇女友仁会北平分会主办北平市食品商店卫生清洁比赛。该会派调查委员等 8 人，分赴东西南北各城调查，结果竟无一家商店有得奖资格，多污秽不堪。[⑥] 法不责众，面对几乎每个铺子都犯法的状况，市政当局不可能严格执行食品卫生法规。

最后，笔者想强调的是，由于移植来的食品卫生法规与中国的社会生活不相容，法律与社会现实之间存在着巨大断裂。这种断裂造成了食品卫生管理的困境，即违法成了一种普遍状态，法规形同废纸，与社会生活几乎毫无关系。如此一来，清末民初正在形成的市政机构在面对民生和卫生两难抉择时，几乎毫不例外地放弃卫生，因为它知道自己没有足够的强制力保证法规在社会中照章实行，而且也无此必要。

食品卫生管理在中国的出现是由于清末以来国家治理模式的转型，其目的是为了将中国改造成为现代国家以应对西方。此时，不仅移植颁布了大量法规，而且国家权力机构经历着革命性变化，现代民族国家的官僚组

---

① 仲氏：《与东安市场王场长关于场内卫生之建言》，《顺天时报》1926 年 6 月 13 日，第 7 版。
② 姚寻源：《苍蝇、井水、冷饮与北平人肠胃症之关系》，《医学周刊集》第 3 卷，1930 年 4 月，第 57 页。
③ 同上。
④ 古鸿烈：《饮料与市民健康之关系》，《新生路月刊》1937 年第 1 期，第 36—37 页。
⑤ 子明：《如何改善平市环境卫生》，《华北日报》1934 年 3 月 4 日，第 10 版。
⑥ 《全市各食品商店竟无一家比较清洁》，《华北日报》1936 年 6 月 25 日，第 6 版。

织开始取代王朝政权机构。移植而来的法律促使国家按其内容对社会进行治理，这样一来，国家的转型就与社会变迁结合在一起。此部分讨论的近代北京的食品卫生管理反映了，在清末民初的二三十年时间里，国家运用行政法规改造社会的历史。那么，从中可以得到哪些具有启发性的认识呢？

在北京食品卫生管理的过程中，近代以来从西方移植来的对公共事务的管理在中国面临着不可克服的困难，即国家缺乏足够的强制力保证法规的执行。中国政府在西方压力下从传统帝国向现代民族国家转型，国家利用其颁布的市政法规管理公共事务，但法规的内容反映的是西方社会对公共事务的认识，与普通中国人的社会生活和风俗习惯格格不入，两者之间存在着断裂，难以受到国人认可和自觉遵守，必须依赖于国家强制力才能切实执行。新型警察机构虽在城市建立起来，并逐步分化为各种专门行政部门，但这种转型非常脆弱，国家有限的强制力，不足以强制推行法规。

食品卫生管理在市政管理中并未受到重视。如前所述，市政当局并未严格执行强制惩罚来推行卫生法规，而是采取维护民生敷衍卫生的态度。因此，卫生专业人员只能折中办理，转而强调卫生教育，希图普及传达食品卫生知识，培养人民食品卫生的观念。虽然食品卫生管理效果不佳，但确已开始引领中国社会的变迁。食品卫生法规自清末经法律移植到北京后，历经法规的本地化和卫生行政制度化的过程。国家至少在法律层面上承认了维护食品卫生、保护国民健康的责任。虽成效不佳，但移植而来的法律并未仅仅停留在法典层面，已开始慢慢浸透到社会生活，逐渐成为人们日常生活的卫生标准。

食品卫生管理虽然是依法行政，但其本质并非现代意义上的法治。这种所谓法治的实质是：由于国家缺乏对行政权力自身进行监督的法律机制，行政机构不仅拥有不受约束的颁布法律的权力，而且对行政相对人拥有不可辩驳的惩罚权。对这种集立法、司法和执法权于一机构的依法行政而言，法律不过是一种工具而已，其功能仅在于保证政府机关能够更有效、更便捷地实施社会管理和社会控制。在食品卫生管理过程中，北京市政当局利用颁布法令的权力，以卫生之名设立了牲畜检验所，以达补充警饷的目的。这为食品卫生管理作了一个很坏的注脚，反映出缺乏监督的依法行政的恶的面向。

第六章　从有治无防到防治结合：疫病防治

公共卫生是一种有组织的社会建设，其重要目标之一就是：预防传染病，组织医务机关，使一般病者，无论贫富贵贱，都能得到相当而早期的诊疗。[①] 自清末以来，北京在疾病防治方面取得了长足进步，不仅建立起了预防医疗体系，采用基于预防医学的疾病防治方式，大规模推行保健事业，而且建立起妓女检治所，应用预防医学手段尝试控制花柳病的传播。

一　预防医疗体系的建立

近代国家的公共卫生制度的重要职能是治疗和防治疾病，尤其是帮助那些无力医治的贫民。国家往往用公共财政建立一套医疗机构，直接为社会提供公共卫生服务。在传统中国社会，虽没有近代医院，但国家和社会往往在时疫来临之际，为社会提供避瘟汤药服务大众，这一传统一直未曾被放弃。在北京这样的大都市，自清末已设立近代医院，尝试为社会提供公共医疗服务。公立医院体系有官医院和传染病医院两套系统，直到1934年两套系统才整合为北平市立医院。

（一）从官医院到市立医院

清末新政，北京城市的一个显著变化就是国家设立官医院，开始提供公共医疗服务，尤其是帮助那些无力医治的贫民。随着政权的更迭，官医院亦随之变化，到1930年代演变为市立医院体系，继续履行医疗服务的

---

① 朱季青：《我国历年来公共卫生行政的失策》，《医学周刊集》第2卷，1929年1月，第287页。

职责。以往的研究较少关注到上述变化，似可就此展开深入讨论。[①] 此部分将利用相关档案、报刊资料，在重构近代北京公立医疗机构演变过程的基础上，从社会经济的角度分析其演变的具体缘由。

时人曾将北京医院分为五种：一是官立的，即内、外城官医院，其特点是挂号费轻、官气凌人、因陋就简；二是公立的，如中央医院，其经费大半取给于本地绅士大贾捐助，重慈善，取费轻微，设备不致太差，比官医院周到；三是私立医院，皆以谋利为标准；四是教会医院，往往规模简单，其目标有二，一是照料教会学校、学生和教职员及教友的病，一是施济医药，以广播教会的"福音"；五是医学校的附属医院，以研究为目的。[②] 本部分研究的是第一种官立医院。

1. 官医院的创办及其运作

光绪三十二年八月初一（1906 年 8 月 20 日），巡警部奏准设立的内城官医院，正式开院门诊。该院成立后，成效显著，"考之舆论，佥谓该监督等择方审慎，用药精良，务体人情，不染官习，是以就医愈众，全济愈多，受诊之人以辨证之明，起疴之速，且有登报致谢者"。[③] 不过，内城官医院难以惠及外城居民。光绪三十四年六月十四日（1908 年 7 月 12 日），民政部奏准开办外城官医院，一切参照内城医院章程办理。[④] 两医院属官立性质，所有来院诊治之人概不收费，住院者仅收饭费。[⑤]

内、外城官医院实行二元制管理：具体业务分受内、外城巡警总厅厅丞的指挥和监督，所有上报事项均由厅转呈；经费和药品，由上级主管衙门负责，如内城官医院最初筹建经费 792 元在巡警部公款中开销，外城官医院的筹建经费则由民政部报销。两医院每月常用经费为 400 元，均实报实销。[⑥] 该院所需中药购自直隶、山西等省，西药购自英、德、日本各国。经民政部奏准，这些药品经过各关卡时一律免税。[⑦]

---

① 目前有关官医院的研究尚不多。曹丽娟：《清末民初北京内外城官医院》，《北京中医药》2010 年第 6 期。

② 陈志潜：《医院浅说》，《医学周刊集》第 2 卷，1929 年 1 月，第 114—117 页。

③ 徐世昌：《奏为开办官医院渐著成效设法推广并将就医人数缮单具陈》，《退耕堂政书》（一），第 390 页。

④ 《民政部奏续行开办外城官医院日期折》，"折奏类"，《政治官报》第 10 卷第 261 号，光绪三十四年六月二十一日，第 325 页。

⑤ 《内外城官医院章程》（宣统元年八月十六日），《清末北京城市管理法规》，第 103 页。

⑥ 《北京卫生大事记（远古—1948）》第 1 卷，第 235 页。

⑦ 《又奏官医院药科恳请照案免税片》，"折奏类"，《政治官报》第 10 卷第 261 号，光绪三十四年六月二十一日，第 326 页。

官医院的部门设置、聘用的医生以及诊断程序遵循的是西式医院管理模式，已与现代医院管理制度基本相同。从此意义来讲，内、外城官医院是具有近代医院性质的医疗机构。内、外城官医院分别设有如下部门：办公室、管理员室、稽查员室、监督室、医官室、看护室、书记室、诊治室、手术室、敷药室、药房、发药处、接待室、守卫室、挂号处、男候诊室、女候诊室、普通养病房、特别养病房、传染病房、癫痫病房、存储所、器用库、茶房、厨房、浴室、剃发室等。[①] 官医院雇佣的医生既有毕业于日本医学校的西医，也有传统的中医士。

官医院的诊治程序遵循的是近代医院的流程：诊治者先至挂号处挂号。挂号时分男、女签，女的挂绿签，男的挂红签。取过号签后，患者分别入男、女候诊室依次入诊。医官诊视后给予药方，患者持药方至发药处取药。药房按照药方种类于每日将应用的药照方包好，以备次日按方取药。官医院还设有住院部。除病伤不能沐浴、剃发外，住院病人必须沐浴、剃发后，方能住院。住院病人不能任意出入，如有亲友来院探视，须禀明管理员或稽查员许可，方准晤谈；如馈送食物，须经医官许可，病人方可食用；一律不准馈送药品。[②]

据统计，1908 年内城官医院全年共计诊治了 122276 人次[③]，平均每日到院诊治 334 人，其中中医诊治 121 人，西医诊治 212 人。外城官医院自开办后共计诊治了 92322 人次[④]，平均每日到院诊治 376 人，其中中医诊治 130 人，西医诊治 246 人。内城官医院中医诊治人数约为西医诊治人数的 57%，外城官医院中医诊治人数约为西医诊治人数的 52.8%。由此可以判断到官医院治疗的人中，接受西医诊治的更多些。产生这种情况的原

① 《内外城官医院章程》（宣统元年八月十六日），《清末北京城市管理法规》，第 107 页。
② 同上书，第 109—110 页。
③ 1—3 月的数据见《民政部奏内城官医院春季诊治人数折并单》，"折奏类"，《政治官报》第 10 卷第 241 号，光绪三十四年六月初一日，第 37 页；4—6 月份的数据见《民政部奏内城官医院春季诊治人数折并单》，"折奏类"，《政治官报》第 12 卷第 318 号，光绪三十四年八月十九日，第 9—10 页；7—9 月份数据见《民政部奏官医院秋季诊治人数折》，《政治官报》第 15 卷第 414 号，光绪三十四年十一月二十六日，第 397 页；10—12 月份的数据见《民政部奏内外城官医院上年冬季诊治人数折》，《政治官报》第 18 卷第 493 号，宣统元年二月二十四日，第 417 页。
④ 5—6 月份的数据见《民政部奏内城官医院春季诊治人数折并单》，"折奏类"，《政治官报》第 12 卷第 318 号，光绪三十四年八月十九日，第 9—10 页；7—9 月份数据见《民政部奏官医院秋季诊治人数折》，《政治官报》第 15 卷第 414 号，光绪三十四年十一月二十六日，第 397 页；10—12 月份的数据见《民政部奏内外城官医院上年冬季诊治人数折》，《政治官报》第 18 卷第 493 号，宣统元年二月二十四日，第 417 页。

因可能在于，自1861年后北京城已成立了各种西式医院①，经过若干年的实践，西医渐得人们的认可。不过，这仅仅是官方的数据统计，也许与实际状况有所出入。

内、外城官医院的设立在北京城市史上具有开创性。它们不同于太医院，具有更多的公共性：太医院的诊治对象是皇室成员和各级官员，官医院面向全体市民服务，具有公益性质；太医院是个衙门，官医院则是官办的近代医院；太医院完全以中国传统医学为主，官医院中、西医兼有。虽然内城官医院的开办者强调该院系仿照古制，"昉自周官冰坊之开，详于唐典，皆以曲施救济、惠及穷黎"，但仍不忘指出其目的是为推行警政，讲求卫生，为有病的人进行诊治，并管理防疫等事宜。②

进入民国后，内、外城官医院保留下来，归京师警察厅管理，所有经费由内政部支出，完全官立，兼有慈善性质。1917年，内城官医院的经费达30974元，外城官医院的经费为29960元。③ 挂号的时间从上午7点到9点，看病时间从上午7点起到12点。该院的挂号金特别便宜，贫民看病的普通挂号金只需6枚铜子，特别号也不过20枚铜子。除微薄的挂号费外，官医院不收取药费和住院费，有时甚至免收诊治费。如1918年京师警察厅总监告示市民，"京城近日发现时症，内、外城官医院以及中央医院，前皆规定诊治费，现为便利病人起见，特将此项诊治费暂为免收三星期"。④ 此外，外城官医院的三等病室从来不收取房钱，也就是说住院的

---

① 北京最早的医院主要由教会创建。1861年英国医生洛克·哈特创办了施医院，一方面为英国使馆人员治病，监护英国公使的身体健康；另一方面又属于教会传教团，为中国人施医给药和传教。1875年，美国卫理公会派遣毕业于美国费城女子医学院的库姆斯创办了有35张床位的妇婴医院。1879年，美国长老会在北京开诊所，1886年办安定医院。1889年，英国圣公会在北京也开有一间诊所。1900年，天主教设立天主教医院，由数名修女和法国医生主管，为传教士、天主教神学校等学生治病，兼治一些穷人。1902年，东交民巷西口的法国医院建立，床位34张，有一个门诊部、放射科、电疗室和药房。1902年，美国长老会于安定门内二条胡同重开道济医院，1903年，美以美会于哈德门和东交民巷拐角处，开霍普金斯纪念医院。后来，此院增建结核病疗养所。1904年，天主教再开东单病院，床位60张，收容对象是贫穷的老年男女病人。1906年，英国圣公会也于北京开圣卢克医院及诊所。这些医院逐步得到北京市民的认可，有很多人前往看病。以施医院为例，1898年全年到院看病的人数为31549人，医生上门看病的有579人，另有224人接受了住院治疗。Tientsin, *Report of the Peking Hospital London Missionary Society for the Year* 1898, p. 7, 1899。
② 《民政部奏续行开办外城官医院日期折》，"折奏类"，《政治官报》第10卷第261号，光绪三十四年六月二十一日，第325页。
③ ［美］西德尼·D. 甘博：《北京的社会调查》（下），陈愉秉、袁嘉等译，中国书店2010年版，第459页。
④ 《医院暂免收费》，《爱国白话报》1918年6月6日，第3版。

话，除收取挂号金外，其余一律免费。因此，每天到该院看病的人非常多。据统计，1918 年 4 月至 9 月，内城官医院平均每天就诊人数达 236 人①，而外城官医院每日就诊人多时竟有四五百人，最少也有二三百人。对此数据，基督教青年会学生在调查报告中曾提出质疑。1913 年 6 月，该会学生调查了北京内外城官医院状况，指出"报告每天有 600 名病人的数据可能是假的。因为在上午 10 点前往内城医院，发现所有的东西都锁着，桌椅布满灰尘。很多设备上都覆盖着灰尘，显然不能用，床和床单都是脏的"。②

官医院属官办，还必须满足警厅的需要。若警察厅送病人来的时候，不在诊病时间，也要随到随看。警察厅送来的病人，多半是在街上打架，或是打破头的，或是抓破皮的。③ 不过，官医院难以满足警厅的需求，内务部不得不要求北京医学专门学校医治部分贫民。1919 年，内务部制定《京师四郊地方发现贫苦无告病人送往医学专门学校治疗办法》，规定各营汛长兵看到在街卧病的贫民，必须详询其有无亲属、住址以及患何种病症。如确无亲属住址，且病势沉重者，由该管备具公函送往后孙公园北京医学专门学校住校治疗。病人住校饮食、医药等费均由医学专门学校承担。该部将此办法函送教育部转北京医学专门学校。3 月 10 日，该校致函教育部，声明该校限于经济及囿于地盘未能将病室扩充，收容贫苦无告病人不能不有所限制，要求各区所送合格病人以 20 人为限，"庶于本校之经济地盘不致发生困难"。④

2. 官医院的衰败

到 1920 年代，由于财政困难和管理不善，内、外城官医院陷入困境。两医院因其价低吸引大量贫民前往治疗，造成巨大财政压力。这种官立慈

---

① 1918 年 4—9 月期间，内城官医院诊治人数按月分别为：12486、7331、5757、6287、5905 和 5337，共计 43103 人，平均每日 236 人。具体数据分别引自《1918 年 4 月内城官医院中西医诊治人数表》，《市政通告》第 13 期，1918 年 5 月；《1918 年 5 月内城官医院中西医诊治人数表》，《市政通告》第 14 期，1918 年 6 月；《1918 年 6 月内城官医院中西医诊治人数表》，《市政通告》第 15、16 期合刊，1918 年 7 月；《1918 年 7 月内城官医院中西医诊治人数表》，《市政通告》第 17 期，1918 年 8 月；《1918 年 8 月内城官医院中西医诊治人数表》、《1918 年 9 月内城官医院中西医诊治人数表》，《市政通告》第 20 期，1918 年 11 月。

② "Brief Report of the Investigation of Hospitals and Institutions for Defectives", June, 1913, Folder 315, Box19, RF, Rockefeller Archive Center.

③ 《北平特别市外城医院访问记（续）》，《世界日报》1928 年 9 月 14 日，第 7 版。

④ 《北京医学专门学校致教育部函》，北京市档案馆藏，北平大学医学院档，档号 J29—1—56。

善医院必须以财政拨款为基础才可生存，它的好坏与国家的财政状况密切相关。此时，北京政府财政破产，经常拖欠各部门的经费，依赖于中央财政拨款的内、外城官医院亦难幸免。附设于京师警察厅的内、外城官医院，每年预算总数有60934美元①，但其经费不在警厅经费内支出，而由财政部拨付。因此各医官的薪俸，比各区警士欠的还多。该医院所用的药料，基本都是先用后给钱，"现因积欠药钱，屡次支吾，无款可付，已有两家药房，停止交易"。1923年6月间，京师警察厅补发各区队警饷及各警官薪俸六成，但内外城医院员役的薪金却一文未给，且无补发消息。两院的中西医士联名上呈警察厅，请求薛笃弼总监设法救急。薛总监只能代其向财政部交涉，财政部敷衍回复，"暂由平市官钱局向某银行借款，专为此事之用，不日即行颁发"，可批示下来两三天后，医士的薪金仍未到手。② 在经济窘迫的情况下，外城官医院的病室"倒塌的倒塌，荒漏的荒漏。到了现在，院内的病室，一大半都要修理，才能住人"。③

此外，因管理不善，内城官医院内部问题丛生。该院西医举报"管理员杜润昭等任意侵吞，无弊不作，以公家之善款入自己之私囊"，其罪状主要有二。一是侵吞各项经费，包括：医员伙食费连同司药等伙食费每月共150元，仅与厨役100元，其余悉入私囊；侵吞厨役工资24元；以医院公账每月支付私人乘坐人力车工资6元；以添购用品之名，浮报开支，如每月用布三四匹，竟浮冒五六匹，月需煤一二千斤，浮报五六千斤。二是违背医院宗旨，放任人在院内吸食鸦片，将院内药品私自挪用到自己开设的诊所，不认真诊治病人，尤其是遇到危险重病人，一概不予留院救治。④ 1927年，京师警察厅不得不关闭内城官医院，与外城官医院归并。对此，时人评论道："在中国，官医院过于腐败，不说中等阶级人不去，只要吃得起饭的人都莫有高兴过问的。在官僚习气最深的中国，无论何种机构，早晚必带衙门习气，所以政府的医院，免不了衙门的章法。说到医治方法，政府经济缺乏，医生吃饭困难，药品久已缺乏，结果官医院的特征：一、挂号费轻；二、官气凌人；三、因陋就简；四、气盛者最好不去。"⑤

内外城官医院的合并，造成"贫苦人一有患病，必赴外城诊治，颇以

---

① 〔美〕西德尼·D. 甘博：《北京的社会调查》（上），陈愉秉、袁嘉等译，中国书店2010年版，第111页。

② 《官医院快闭门了》，《晨报》1923年6月8日，第6版。

③ 《北平特别市外城医院访问记（续）》，《世界日报》1928年9月14日，第7版。

④ 《内城官医院西医等之呈文》，《顺天时报》1922年1月7日，第7版。

⑤ 陈志潜：《医院浅说》，《医学周刊集》第2卷，1929年1月，第114页。

为苦"，市民李华国虽曾尝试呈请恢复该院，"当道每以经费困难，未见施行"。内务部长沈瑞麟接到请求后，决定由京都市政公所在内城官医院旧址上设立市立施医院，① 实际并未开办。

1928 年，北平特别市政府接收外城官医院，改为外城医院，划归卫生局管理。但接收未能改变其没有经费的困境。该院在报上登广告声明因困难重重，不得已暂行停诊 10 天。该院经费由卫生局拨付，其余收入仅有病人的挂号金，每天也不过几元钱，一月收入有限。到该院来治病的贫民因生活费日高也有所增加，医药费开支随之增大。② 该院报给卫生局的预算为每月至少需 4000 元才能维持最低开销，但"听说不能照四千元发给，大致要打一个对折拨付"。③ 不得已，该院同仁四处奔走，设法筹划开办费、经费和院内应用的一切器具。最后仍未办到，不得已私人垫付，赊购了不少的药品和应用物件，并从传染病医院等处借用不少器具。在此经费窘迫之下，外城医院仅粉饰门墙、房舍外部，而内部仍依其旧，"设备不完，病室阙如，实际仍为一诊疗所而已"。除外城医院外，北平卫生局仅有东郊医院一处，并无其他医院。该院非常简陋：租有散杂破陋房屋二十余间；药品仅够配制之需；器械不足以支持手术之用；医生不足，每月就诊者达五六千人，西医仅 2 人，平均每人每日诊察在百人以上。④

1929 年，李学瀛出任卫生局长，整顿医院，延聘章不凡为外城医院院长，并聘确有学识经验之专门人才任医员。卫生局拨给该院 850 元，置备患者被服及一切用具，筹设病床 35 架。此外，取消收费办法，规定挂号费铜元 6 枚。1930 年，卫生局被撤销，并入公安局，将裁并卫生局撙节的经费重新开办内城医院。但内城医院旧有设备无法保持，应用器械无法补充，"一任其残缺损坏，而无法收拾。患者皆裹足不前，门前冷落"。⑤

内城医院虽然破败，但其聘用的医生却很专业，尤其是西医均毕业于专门的医科大学。1931 年 12 月，该院聘用医生 6 名，其中中医 3 名，西医 3 名，其具体状况如表 6 - 1 所示。从表中可看到，内城医院聘请的医生都有相当的等级，俸给由政府发给，属于国家聘用的职员。

---

① 《市政公所将设市立施医院》，《晨报》1927 年 10 月 18 日，第 7 版。
② 《北平特别市外城医院访问记（续）》，《世界日报》1928 年 9 月 14 日，第 7 版。
③ 《北平特别市外城医院访问记》，《世界日报》1928 年 9 月 13 日，第 7 版。
④ 《市政公报》第 3 期，1928 年 9 月，第 79 页。
⑤ 《北平市政府卫生处业务报告》，第 116—117 页。

表 6 – 1　　　　　　　　　北平市公安局内城医院职员情况①
（1931 年 12 月）

职别	姓名	年龄	任职时间	出身	现在官等	现在俸给
院长	刘亦林	36	1930.4	日本东京帝大医学部	荐任五级	160 元
西医员	何桥泉	32	1930.4	河北大学医科	委任三级	80 元
	范藏书	37	1930.7	直隶省立医学专门学校	委任三级	80 元
中医员	袁其铭	51	1930.4	北京大学医学馆	委任五级	80 元
	栾绍曾	55	1931.3	前清秀才	委任五级	80 元
	侯祝三	35	1931.2	第一高级中学	委任六级	30 元

　　时任北平市公安局长鲍毓麟念及北平市面萧条，贫民增多，一遇疾病即束手无策，坐以待毙，督促卫生科整顿各医院、诊所。至 1931 年 1 月，北平官设的医院及诊所包括：钱粮胡同的内城医院，前外香厂的外城医院，东四十条的传染病医院，春外大街的东郊医院，外关厢海湖观音庵的西郊诊疗所和德外龙五厅的北郊诊疗所。这些医院和诊所主要接纳"贫苦同胞染患疾病无力医治者"，只收挂号铜元 6 枚，"所有医药费概不收取"。如果各院所办理未能如法，或药品不尽精良，或额外索要钱文，均可随时向公安局报告，"自当彻底查究，达完善目的"。②

　　除官医院外，还有其他一些医疗机构为北京市民提供具有公益性质的医疗服务。1918 年建成开业的公立医院——中央医院，由伍连德博士指导兴建，其建筑和设备经费 25 万美元，部分由政府提供，部分来自民间捐赠，是当时最好的国立医院。③ 中央医院和其他医院常常采用发放免费就诊券的方式为贫民提供免费医疗。这些医院制作免费诊疗券，送到内外城各区署，贫民有疾者可向各区署领取后，赴医院免费医治。④ 但是，这种免费券未能交到真正需要帮助的贫民手中，反而落入警局人等之手。例如，持贫民诊治免费券到东四牌楼马市大街中兴医院就诊的"衣着华丽者"，其数目多于贫民，引起该医院的不满，"特函请各区对于发给此项免

① 《北平市公安局内城医院职员进退表及薪额表》，北京市档案馆藏，北平市卫生局档，档号 J5—1—18。
② 《全市设公共诊疗所，贫民均可随便就诊》，《华北日报》1931 年 1 月 8 日，第 6 版。
③ 《北京的社会调查》（上），第 111 页。
④ 《中央医院免费》，《晨钟》1918 年 4 月 3 日，第 6 版。崇文门内根村胡同益民医院，"制就免费券若干张，送交各区署收存，以便贫民领取赴院就诊"。《益民医院免费》，《晨钟》1918 年 4 月 24 日，第 6 版。

费券函应严加限制，不得徇情给予"。①

此外，北平特别市筹备自治办事处于1930年尝试建立街公所嘱托医师制度。1930年3月，北平特别市筹备自治办事处制定《北平特别市街（村）公所施诊暂行规则》，旨在建立街（村）公所嘱托医师制度。这套制度的基本内容包括：由街（村）公所选择卫生局考准立案的中、西医士一至二人，聘为本街（村）嘱托医士。街（村）公所备制诊病证，住户到街（村）公所报明姓名、年龄、住址、门牌号数，领取诊病证第一联及第二联，再赴嘱托医士处请诊病。极贫之户经街（村）公所证明，可以完全免费，但须在诊病证上加盖"赤贫免费"四字戳记，药资经调查确系无力自备，可由街（村）公所酌量补助。②

内四区第六自治街据此成立平民诊疗所，旨在"专为治疗贫民疾病，以保民众健康"。该所聘请6名在平市行医多年且经验丰富的中医，分别是夏禹臣、金熙钧、钱愚如、鞠国良、刘承甫和严焕章。诊疗所诊疗时间定在上午9点至12点止，这些医师基本都是兼职的。诊疗所收取挂号费铜元10枚，贫苦者免收，特诊者收洋1角。若属贫寒无力之户来院诊疗，不取诊金。③

3. 市立医院体系的建立

1933年11月，北平特别市卫生处成立后，开始调整公立医疗机构，设立市立医院，扩充传染病医院，并接收精神病疗养院。卫生处裁撤内城医院、外城医院、东郊医院、西郊诊疗所、北郊诊疗所以及妓女检治事务所，重新组设市立医院。市立医院分别在内城、东、西、南、北郊及西北城开设诊疗所。此外，妓女检治所隶属该院管理。1934年时，北平市属医疗机构包括如下11处医院和诊所：市立医院、内城诊疗所、东郊诊疗所、西郊诊疗所、北郊诊疗所、传染病医院、第一卫生区事务所门诊、第二卫生区事务所门诊、西直门大街诊疗所、北城诊疗所和妓女检治所。④ 据《京报》记者统计，1934年半年间北平市属医院诊治病人数目共计14995人。⑤

北平市立医院设在前外香厂，包括下列科室：内科室、外科室、耳鼻咽喉眼科室、各科诊察室、各科治疗室、外科手术室、爱克斯光室、日光

---

① 《医院取缔免费》，《晨钟》1918年5月15日，第6版。
② 《北平特别市筹备自治办事处令》，《华北日报》1930年3月16日，第12版。
③ 《内四区第六自治街平民诊疗所简章》，《华北日报》1930年3月16日，第12版。
④ 《北平市政府卫生处业务报告》，第82页。
⑤ 《市民半年来患病统计》，《京报》1934年11月24日，第7版。

浴室、试验室、调剂室和药库。该院院长由卫生局遴员呈请市长委任，医员、司药主任、护士长、事务员由院长遴请卫生局委任，司药、护士、护生、办事员、书记由院长遴派，呈报卫生局备案。① 市立医院设有医师 6 名，内科 2 员，外科 2 员，耳鼻咽喉眼科 1 员，巡回诊疗车医员 1 名。司药主任 1 员，司药 2 人，护士 7 人，护生 9 人，练习生 6 人。每月诊治病人共计 5000 人，最大医疗能力 7000 人。该院有病床 50 张，每月需药品材料费 800 元。硫黄、火酒、羊草、硼酸、苦丁、棉纱、棉花、绷带、拌创、膏灯、药品以西洋为多，材料系国货。② 该院成立后，看诊人数日增，每日门诊患者已达 300 人，连同各诊疗所，每日在 500 人以上，远远超过此前的三五十人。每个星期天，该院亦有人员值班，以备急症、外伤入院时的疗治。③ 市立医院添购一辆巡回诊疗车，每日搭载医生、护士和药品分至各诊疗所区域巡回诊治，以免病重者再经跋涉之苦。④

　　李学瀛担任市立医院院长后，采取措施积极整顿，旨在真正发挥医院功能。首先，市立医院严格选人标准，要求志行纯洁、学术优长、服务忠实和身体强健。据此，该院共任用中西医员 14 人，中医员 3 人，"皆为知名之辈"。西医 11 人中，包括"同济医科大学 1 人，南满医科大学 1 人，陆军军医学校 3 人，北平国立医科大学 2 人，日本庆应大学 1 人，河北医科大学 1 人，广州夏葛医科大学 2 人"。其次，积极添置医疗器械，充实设备。从德国采购重要器械，包括割症之刀剪钳锯、太阳灯、血压计、血球计、血色素计、烙白金热汽装置、感传电机、眼底检查器、显微镜和助光器。各医员四处搜罗购置了手术台、洗手装置、膏药罐、棉纱罐、煮沸消毒器、干燥消毒器、蒸汽消毒器等。再次，应用医学新学理进行诊查治疗，使病人切实感受到疗效，以期确实减除市民疾苦，免蹈官医院"头痛治头、脚疼治脚、问病开方之恶习"。市立医院积极提倡采用化学试验、显微镜检查、爱克斯光检查等科学办法，推行太阳灯治疗、电气治疗、热气治疗等新式疗法。⑤

　　整顿之后，市立医院业务日渐发展。据卫生局统计，该院 1934 年 11

① 《修正北平市卫生局市立医院组织规则草案》，北京市档案馆藏，北平市政府档，档号 J1—3—80。
② 《北平市普通医院调查统计表》，北京市档案馆藏，北平市政府档，档号 J1—3—53。
③ 《北平市政府卫生处业务报告》，第 83 页。
④ 《本市卫生处将设巡回诊疗车》，《华北日报》1933 年 11 月 7 日，第 6 版。
⑤ 徐鸿年：《北平市市立医院及现在整理之概略》，《北平市政府卫生处业务报告》，第 118—119 页。

月后的半年时间里，共计治愈病人 2.7 万名之多，其中以花柳病为最多，皮肤病次之，眼科又次之，此外则为内科，平均每日有 150 名病人就诊①，大有应接不暇之势，"四乡农民，以及知识浅陋之老弱男女，昔之崇拜'香灰炉药'以及求神许愿者，亦均投院求诊。此外各处发生急诊，亦因该院无金钱与时间之限制，多乐于前往"。②

在积极建设市立医院的同时，该院积极与其他机构合作开办诊疗所，并在郊区设立四郊医院，扩大医疗服务的范围。该院与第一社会教育区民众教育馆合办北城诊疗所，旨在"专为附近民众诊治疾病、保卫健康，并办理种痘及预防注射等事宜"，市立医院负责医药事项，其他各事项由教育馆负责办理。工作人员在市立医院及教育馆职员中调用。该所就诊者每人收挂号费 1 角，贫苦无力者免收，所有医药各费一概不收。③

冀察绥靖主任宋哲元谕令派员筹备四郊医院。1936 年 3 月 16 日，北平市南郊平民医院成立，蔡克明为院长，院址设于永定门外安乐林庙内，4 月 3 日正式开幕。④ 该医院成立后，"予农民以莫大之福利"。据统计，从 7 月 11 日至 20 日的 10 天内，诊治 1850 人之多，除去两个周日，平均每日平均诊治 231 人，以外科居多。⑤ 谢振平为西郊医院院长，4 月 1 日在西郊海甸宋和坊十三号开幕；雍世勋为东郊医院院长，陈国光为北郊医院院长。四郊医院先后成立。⑥

到 1937 年，北平市公立医疗机构已渐成型，以市立医院为核心，包括东郊诊疗所、北郊诊疗所、西郊诊疗所、德胜门诊疗所、传染病医院、第一卫生区事务所门诊、第三卫生区事务所门诊、第四卫生区事务所门诊和锦什坊街诊疗所等机构，为北平市内及四郊居民提供廉价的医疗服务。⑦ 在这些机构接受门诊服务的人数逐年增加。例如，1934 年 4 月有 3854 人次，1936 年 4 月有 7178 人次，较之 1934 年同月增加了 86.24%，1937 年

① "皆系初诊者，复诊数不在内。"《市立医院近半年治愈病者二万余人》，《京报》1935 年 4 月 26 日，第 7 版。

② 《市立医院近半年治愈病者二万余人》，《京报》1935 年 4 月 26 日，第 7 版。

③ 《北平市卫生局市立医院、第一社会教育区民众教育馆合办北城诊疗所简章》，北京市档案馆藏，档号 J1—3—68。

④ 《南郊平民医院昨开始应诊》，《华北日报》1936 年 3 月 28 日，第 6 版。

⑤ 《南郊平民医院》，《华北日报》1936 年 7 月 29 日，第 6 版。

⑥ 《四郊医院次第成立》，《华北日报》1936 年 4 月 2 日，第 6 版。4 位院长均有军医背景。谢振平曾任西北军军医，蔡克明时任二十九军军医处长，雍世勋曾任东北军军医，陈国光时任冀察绥署军医处长。

⑦ 《北平市政府卫生局附属各院所门诊疾病简要分类月报》，北京市档案馆藏，北平市政府档，档号 J1—3—100。

4 月增至 8405 人次，较之 1934 年同月增加了 118%。①

北平公立医疗机构除为市民提供廉价的医疗服务外，还有一项重要职能就是承担起预防医学的责任，为市民提供预防疫苗注射。自 1934 年起，北平积极提倡预防注射，开展种痘、锡克氏反应、狄克氏反应、白喉预防注射、猩红热预防注射、白喉、猩红热混合预防注射、伤寒、霍乱及副型伤寒混合预防注射以及狂犬预防注射。在此过程中，以市立医院为核心的公立医疗机构成为该项预防注射的重要实施者。

综上所述，从清末新政北京创设官医院开始，到 1934 年以市立医院为中心的医疗体系的形成，近代北京公立医疗机构历经演变逐步成型。这标志着公共医疗正逐步成为北京公共卫生制度的重要部分，政府建立医院，雇佣医生，为市民提供廉价治疗，提供疾病预防服务。在肯定公立医疗机构成立的积极意义的同时，还应注意到以下几点历史启示。第一，公立医疗机构的建立表明近代中国政府开始将医疗视作公共服务的一部分，却由于官僚体制的局限，难逃管理混乱的厄运。第二，公立医疗机构的状况与国家的盛衰密切相关。公立医疗机构完全依赖于国家的财政支持，若国家经济出现了大问题，该机构将失去资金来源，陷于困境。第三，公立医疗机构的建立是近代国家政权建设现代化的表象。该制度源自西方现代医疗模式，与传统中国社会的医疗服务的不同之处表现为下列两点：一是它提供的是日常性服务，而非传统社会仅在时疫来临之际才提供应急式医疗服务；二是公立医疗机构以预防医学为指导，为社会普遍提供疾病治疗和预防，而非传统意义上的提供避瘟汤药。

（二）传染病防治机构的创立及其演变

清末，北京沿袭旧制，尚无专门办理疫病防治的机构。为应对各类突发传染性疾病，国家先后建立起具有不同职能的防疫机构：清末东北大鼠疫期间，应急设立防疫局；1915 年，为应对突发时疫，内务部设立临时防疫处，后改为传染病医院；山西、绥远鼠疫流行，内务部于 1919 年开办中央防疫处。这些机构经历了从临时到常设的过程，传染病医院和中央防疫处成为北京疫病防治的重要机构。

1. 京师防疫局

宣统二年底，东北爆发肺型腺鼠疫，迅速在东三省蔓延，并传至北

---

① 《北平市政府卫生局附属各院所门诊疾病简要分类月报》，北京市档案馆藏，北平市政府档，档号 J1—3—82、J1—3—100。

京。北京最早的鼠疫病例出现在协和医学院附属医院（Union Medical Hospital），该院西医"念其来势凶恶，恐续发无已"，将该院改作时疫医院。疫情渐传渐广，时疫医院人满为患，又将监理会医院改为时疫医院。① 除此两时疫医院外，民政部设立京师防疫局负责内外城防疫工作，步军统领衙门设立的卫生防疫总局负责四郊的防疫。两机构积极采取措施，有效抑制了鼠疫在北京城的蔓延。

京师鼠疫初现，民政部分别饬令内、外城巡警总厅组织卫生警察队，并在永定门外设传染病室及隔离病室。该部认识到鼠疫为患甚烈，"一切诊断检查尤须精通医学人员相助"，"非特设机关专任其事，断不能收防患未然之效"，专门设立防疫事务局，下设五科，专司检菌、捕鼠、诊断、检验、清洁、消毒、注射等事。该局由外城巡警总厅厅丞王善荃充任局长，代理内城巡警总厅厅丞、总务处金事充该局副局长，以内城官医院作为办公地点。京师防疫局专为防疫而设，普通卫生行政仍由两厅卫生处办理，防疫事竣，"即将该局裁撤"。度支部专门拨给银十万两，作为该局经费。

京师防疫局奉旨设立后，在内、外城设立总分局四所，在永定门外设立了防疫病室、隔离室和防疫出张所。该局采用西医防疫办法，颁布了防疫罚则，对防疫作了具体规定：凡京师内外城地面人民有患病者，无论病故与否，均令报告该管警区，再转报该局；由局遴派医官前往诊断检查，如有疫病嫌疑，立即将该病人送往防疫病室，原住房屋随即进行消毒、封闭，并遮断该处交通；所有同居之人均送往隔离室，并派医官逐日诊察，以免传染；寻常病故者，亦须经医官检验，确无鼠疫，由该局发给执照，准其棺殓抬埋；医官逐日检察内外城旅店、饭馆、茶楼、市场等处；每日该局办理的防疫事项及各区病故之人分别姓名、住址、年龄、病名，并注明"某医官检验"字样，列表申报民政部查核，送交政治官报局登载，并将表册送由外务部转致在京各国公使，以安外宾。此种防疫方法调动医生与警察通力合作，采取隔离的医疗方法，用药水消毒，禁绝疑似患者往来，很好地遏制了疫情的蔓延。从宣统二年十二月，外城三星客栈奉天来京旅客王桂林及测地局由津来京学生于文蔚染疫病故后，至宣统三年一月，北京因患鼠疫而亡者仅 13 人。

与此同时，步军统领衙门设立了卫生防疫总局，"遴派专员悉心营

---

① 《扑灭中国北方之瘟疫》，李广诚译，《东方杂志》第 8 卷第 8 号，宣统三年八月，第 6 页。

利"，并在四郊自治分局附设卫生防疫分局，"其十七区议董各会自治公所，亦均附设防疫所"。民政部派给医员二名配置防疫药品，两翼翼尉、南营参将每日稽查各门出城灵柩，中北左右四营负责办理消疫、防疫、清洁道路和检查店户等事项。① 为配合京师防疫局，步军统领衙门饬令检疫分局在各关厢外加意查察，如来自有疫地方之人，须先在关厢地面旅店住宿，俟检验后，始准入城。② 度支部拨给步军统领衙门银二万两办理防疫，"购买防疫卫生药品、修葺、检验、留验、各所添置家具及办公津贴"，共计动用银一万五千八百九十九两四钱七厘九毫，尚盈余银四千一百两五钱九分二厘一毫。③

经京师防疫局和卫生防疫总局的努力，"京师自正月望后已无染疫之人"。但当时其他省"疫气尚盛，深恐防检稍疏致蔓延"，故京师防疫局仍督率各医官逐日逐处检查，设法阻遏疫情进京。到三月份，该局报告确无疑似疫症之人，疫气确已消灭净尽，故此裁撤京师防疫局，所有临时聘用医员于月底全部遣退，由官医院各医官接办。④ 步军统领衙门亦因"稽覆各门出城灵柩与往年数目比较尚不悬殊，四郊病故人民亦未增剧"，陆续裁减各局官员兵丁。⑤ 宣统三年三月十二日（1911 年 4 月 10 日），京师防疫局和卫生防疫局正式撤销⑥，北京仍无常设疫病防治机构。

2. 临时防疫处

此后直到 1915 年，为应对时疫北京才设立新的防疫机构——临时防疫处。1914 年冬季，北京城内出现了瘟疹（即猩红热）、白喉以及痧疹等病症，"因斑、疹、痘、白喉等四种传染病故者共 62 家"。⑦ 内务部派委技正伍晟，技士刘翔云、孙润余、傅汝勤酌带消毒药品、器具，会同京师警察厅卫生处长，在内外城官医院设立临时防疫处，"妥筹防遏办法，并施行

---

① 《步军统领衙门奏遵筹防疫办法并请拨部款折》，"折奏类"，《政治官报》第 42 卷第 1188 号，宣统三年正月二十四日，第 276—277 页。

② 《民政部奏胪陈办理防疫情形折》，"折奏类"，《政治官报》第 43 卷第 1204 号，宣统三年二月初十日，第 180 页。

③ 《又奏缴回盈余银两片》，《政治官报》第 44 卷第 1248 号，宣统三年三月二十五日，第 446 页。

④ 《民政部奏疫患殄平拟撤京师防疫局折》，《政治官报》第 44 卷第 1252 号，宣统三年三月二十九日，第 509 页。

⑤ 《步军统领衙门奏疫气已消请将防疫检疫局所裁撤折》，《政治官报》第 44 卷第 1248 号，宣统三年三月二十五日，第 445—446 页。

⑥ 《防疫局之裁撤期》，《北京新报》第 777 号，第 3 版。

⑦ 《警厅详内务部为临时防疫处未成立以前所有因时疫病故各户补行消毒列表报明文》，"公牍"，《市政通告》第 10 期，1915 年 2 月 20 日，第 16 页。

一切消毒事宜"。① 1915 年 2 月 10 日，该处正式开办，其经费开销暂由京师警察厅筹措。成立之初，该处颁布《临时防疫处办事规则》和《临时防疫处防疫规则》，详细规定了组织结构和办事程序。临时防疫处很快遏制住时疫的蔓延，但它仅办理消毒、诊断和清洁等事项，远非常规的疫病防治机构。

临时防疫处设在京师警察厅卫生处内，内、外城各设防疫分处一所，内城防疫分处附设于钱粮胡同的内城官医院，外城防疫分处附设于梁家园的外城官医院。临时防疫处下设职员 69 人，计有：总监 1 人；办事员 22人，由部厅派员兼充②，禀承总监分办总分处检疫、诊断、消毒及文牍、庶务、会计各事；看护 4 人，内外城官医院各派 2 人，必要时得加派，襄助办理事员办理检疫、诊断、消毒及看护患者各事；书记由卫生处两医院书记兼任，专司缮写文牍、表册各事；卫生巡警两分处各 10 名，由保安警察一二两队派充，办理关于防疫及公共卫生上警察事宜；卫生夫役分两处各 10 人，由本厅临时夫役拨充，执行清洁消毒各事。

按照规章制度的要求，有关检疫、清洁及一切公共卫生事务由内外城各区警察署署长执行。临时防疫处的主要职能是诊断是否传染病、限制有关传染病患的物品和对传染病患之家进行清洁和消毒。当各区遇有患传染病者或死者时，警察署在接到报告或查出时应速通知临时防疫处或分处，并将详细情形遵照规定表式报告。临时防疫总分处接到电话后，立即派员前往查验，并施行消毒，尸体尤应严行消毒，迅速抬埋。办事员等出外执行诊断、消毒事毕后，所用器具、衣物等应严行消毒，方可再用。在各区贫户聚居之处，如杂院、小店等，经办事员或该管区署查有传染之虞时，应立即报告以便施行清洁消毒或诊断健康。办事员在执行检疫、诊断、消毒等事后，将办理情形按照规定表纸详细填列报告。两分处每日所办事件应按日报告总处，以备考核。总分处办事员除出外执行职务外，每日必须 9 时到处办事，并须轮流值宿。③

为实施防疫，京师警察厅还采取多项措施加以辅助：颁发防疫浅说，

① 《内务部饬警厅派员会同该厅卫生处长先行在内外城官医院设立防疫机关文》（1915 年 2月 6 日），"公牍"，《市政通告》第 10 期，1915 年 2 月 20 日，第 15 页。
② "临时防疫处拟派丁永铸等七员，内城临时防疫分处拟派傅汝勤等七员，外城临时防疫分处拟派伍晟等七员，统名为办事员，随时会商。"见《内务部批警厅详报临时防疫总分处开办日期并防疫及办事规则应准备案文》，"公牍"，《市政通告》第 10 期，1915 年 2 月20 日，第 22 页。
③ 《临时防疫处办事规则》，"法规"，《市政通告》第 10 期，1915 年 2 月 20 日。

劝谕居民力求清洁；令饬各区随时运除各街巷秽土、尘芥，逐日在沟渠、厕所泼洒石灰；要求各医院及医生遇有住铺各户发现传染病，立即向警署报告，再由该管区署电知就近防疫分处，即时派员前往实行诊断、消毒，以期传染各病早日消除。①

临时防疫处成立后，各办事员遵照制定的办法，按日分别前往"情形较重之李张氏等 27 家"消毒。② 此后，该处办事员共诊断 12 人，消毒者 21 人。③ 临时防疫处很快遏制住传染病的蔓延，起到了预防的作用。但是，它仅仅办理消毒、诊断和清洁事宜，远非长久之计。为切实预防传染病，内务部筹设了京师传染病医院，"一面为疫症之治疗，一面为预防之研究"，专门负责传染病的治疗与研究。

3. 传染病医院

北京虽已有内、外城官医院，但专为治普通病而设，当发现传染病时，虽也可医治，"究竟不如专门传染病医院设备的完全、讲究的周到"。④ 为弥补此种缺陷，内务部开始筹设京师传染病医院，专门负责传染病的治疗与研究。1915 年 4 月，传染病医院在东四牌楼十条胡同开张。内务部"选派究新医学、富有经验之员充任该院总办"，办理诊断、预防、检查、消毒诸事，并负责专营种痘苗、制造血清，以便"将来研究有成，行销各省于全国。"⑤ 该院的开办费用由京都市政公所在工巡捐款项下设法腾挪银 2 万元，日常经费由内务部列入四年度预算，每年约银 4 万元。⑥ 由于中央经费支绌，1916 年 8 月该院划归京都市政公所管理，每月支出约 3000 多元。⑦ 与官医院一样，传染病医院属于政府开办的具有公共服务性质的医院，主要诊治传染性疾病，兼为市民提供廉价的医疗服务。其下设普通诊疗所一处，

---

① 《内务部批警厅详报临时防疫总分处开办日期并防疫及办事规则应准备案文》，"公牍"，《市政通告》第 10 期，1915 年 2 月，第 23 页。

② 《警厅详内务部为临时防疫处未成立以前所有因时疫病故各户补行消毒列表报明文》，"公牍"，《市政通告》第 10 期，1915 年 2 月，第 16 页。

③ 《警厅详内务部本月 20 日起至 24 日止临时防疫情形列表报文》，"公牍"，《市政通告》第 11 期，1915 年 2 月，第 11—12 页。

④ 《改良市政经过之事实与进行之准备（七续）》，《市政通告》第 17 期，1915 年 4 月，第 2 页。

⑤ 《内务部呈筹设传染病医院以防疫症而重卫生文并批令》，《市政通告》第 16 期，1915 年 4 月，第 12 页。

⑥ 《内务部呈筹设传染病医院以防疫症而重卫生缮具章程请鉴核文并批令》，"呈"，《政府公报》第 1052 号，1915 年 4 月，第 479 页。

⑦ 据载 1926 年 1 月京师传染病医院经费并煤火费 3602 元，2 月为 3602 元，8 月为 3420 元，9 月为 3420 元（见《市政公所收支报告》，《市政月刊》第二三期合刊，1926 年 3 月）。

每日门诊以 50 名为限，施诊只收号金铜元 6 枚，急诊收号金铜元 20 枚，其余费用一律免收，住院病人的医药和伙食概出该院供给。此外，还备有一辆专门接运病人的特别马车。①

1928 年南京国民政府接管北京后，传染病医院几经改制，职能逐步完善，开始兼具治疗与预防的双重职能。1928 年，京师传染病医院被北平市卫生局接收，经费减为每月 2740 元，且"因经费困难，积欠甚多，迄未发给"②。1930 年，卫生局归并公安局，每月经费减为 600 余元。经费艰难，百举俱废，该院设备及信用均濒临破产边缘。③ 1933 年 11 月，卫生处接收传染病医院，并进行改组，经费每月增为 1746 元，其中职员薪俸月支 1082 元，夫役工资月支 114 元，办公费月支 208 元，医疗器械、药品、病人注射血清费 230 元，极贫病人饮食费 60 元，以及冬季煤火月需存储 60 元。改组后的传染病医院"专司市内各种法定传染病之治疗、检验、消毒及研究预防方法等事宜"④，不仅为市民免费注射白喉、猩红热血清，而且为贫困的住院病人免费提供药品和血清。更为重要的是，此时卫生试验所并入传染病医院，充实了该院的检验和治疗实力。例如，病人到该院就诊，类似法定传染病者可即时采取样本，送往检验室做显微镜检查及培养试验，以便早日诊断病情。病人痊愈时也可即时进行细菌检查，以免传染。⑤

除传染病医院外，内务部筹设的中央防疫处也成为北京重要的疫病防治机构。本书第一章第一部分已介绍过中央防疫处概况，此不赘述，仅介绍其在 1930 年代的状况。该处研制的制品添补了国内生物制品的空白，为疫病防治提供了有力的药物保障。据统计，1930 年 7 月到 12 月间，该处每月可制造价值 3000 元的疫苗、血清和抗生素制品，其销售的各类疫苗、血清及抗毒素类和诊断材料共计 28938 瓶，"诚为国内最大制药机关"⑥。如此一来，中央防疫处研制的药品为推行疫苗注射提供了坚实的物质基础。

此外，中央防疫处与市政当局合作，通过宣传、免费注射疫苗等方式

① 《京师传染医院广告》，《市政通告》第 20 期，1918 年 12 月。
② 《北平市政府卫生处业务报告》，第 123 页。
③ 同上书，第 123—126 页。
④ 左吉：《北平市传染病医院过去及现在》，《北平市政府卫生处业务报告》，第 203 页。
⑤ 同上书，第 123—126 页。
⑥ 《中央防疫处制品每月平均售价约 3 千元》，《华北日报》1931 年 2 月 7 日，第 6 版。

积极参与北京的疫病防治，时人有"尤于北京一地更着功绩"之感。①
1932 年 4 月。该处与北平大学医学院合作，在西单背阴胡同医学院附属医
院内开办预防接种处，旨在预防各种传染病，使一般民众享受到近世免疫
学及预防医学的进步。预防接种处的药品材料由中央防疫处供给，具体工
作由医学院教授担任，为市民免费提供下列各种预防注射：（1）种痘；
（2）阳光氏反应注射（检验体内是否受白喉传染）；（3）白喉预防注射；
（4）伤寒预防注射；（5）狂犬预防注射；（6）狄克氏反应注射（检验体
内是否受猩红热传染）；（7）猩红热预防注射；（8）其他免疫注射。②

综上所述，在应对各类疫病的挑战时，国家设立的防治机构经历了从
临时到常设的转变。这表明国家已经将疫病防治视作自身的责任和义务，
并得到国家财政的支持和保障。从另一个角度来看，这些机构的生存状态
与国家财政状况密切相关。由于政治经济形势的急剧恶化，国家财政濒临
破产，使这些机构时常处于崩溃的边缘。在这样的背景下，传染病医院和
中央防疫处的发展非常缓慢。同时应看到，作为以现代预防医学为基本理
念的机构，它们在北京疫病防治机制演变中扮演了重要角色，不仅成为疫
病防治机制的核心组织，而且是新式疫病防治所需物资的生产者和供
应者。

二 疫病防治方式的演变

自清末以来，北京的疫病防治经历了从有治无防到防治结合的转变，
不仅着力于治疗、控制传染性疾病，而且通过疫苗注射预防传染性疾病。
清末，北京地方行政机构仍沿袭传统办法，在春瘟、冬瘟发生之际，通过
施诊发药应对各种疫病。需要指出的是，当时官府已开始推行免费种痘预
防天花的流行。随着公共卫生学的普及，免疫学和制作疫苗技术的发展，
尤其是中央防疫处成立后，致力于研制疫苗，北京开始极力推行注射疫苗
预防传染病，其范围不再仅限于种痘。南京国民政府成立后，市政当局采
用新式医学知识和技术预防传染病。公共卫生专家极力宣传传染病预防的
新方法，如金宝善所指出的那样，防治疫病是中国公共卫生事务中"比较

①　《中央防疫处》，《顺天时报》1927 年 11 月 8 日，第 7 版。
②　《市民须加紧防疫》，《华北日报》1932 年 4 月 7 日，第 6 版。

简略，而极易收效"。① 自 1934 年起，北平卫生行政机构开始以运动的形式，大规模推行预防疫苗注射，开启了预防医学在北京公共卫生事业的新历程。

（一）基本方式

在社会日益要求国家承担起疫病防治责任的舆论氛围中，北京在疫病防治制度化和专业化两方面取得一定进展，形成了一套应对突发疫病的防治机制。下面对北京疫病防治的几种基本方式分别进行阐述。

清代，北京城爆发过若干次时疫，官府采取了诸如设立施药局、发给贫民药剂以及注意掩埋死尸的措施。同治元年（1862），京师爆发时疫，"除御药房药丸照旧祇领外，著由广储司发给实银二千五百两，分交五城祇领，选择良方修和药剂，于五城内外坊地面分段设局施放，广为救治，遴选妥实可靠之司坊等官经理。各该城御史仍不时前往认真稽查"。② 除施药外，官府还注意死尸的处置。光绪二十一年（1895），疫疠流行，城南南下洼一带及城外"薄棺浅葬，席卷丛埋，狸食犬争"，"新尸露积，秽恶填塞"，顺天府尹与五城御史共同商酌，筹措专款，派员重新掩埋死尸。③ 这些措施体现了应对疫病的传统方式。④ 自警察机构成立之后，开始出现新的疫病防治方式。

光绪三十一年（1905），内、外城巡警厅成立后，开始以告示的形式提醒人们注意时疫，以达防治疫病之效。当时疫流行时，警厅撰就告示，遍贴各衢巷，并"请总劝学所转告内外城各宣讲所，将卫生防疫之法详细讲解"，以便家喻户晓。⑤ 例如，宣统二年（1910）冬，京师猩红热流行，警厅立即张贴告示，晓谕病状和预防办法，告诫众人注意。⑥

在疫病防治机构建立后，市政当局逐渐形成了疫病防治的三种基本方

① 金宝善：《市政卫生之切要》，《医学周刊集》第 2 卷，1929 年 1 月，第 276 页。
② 《咸丰同治两朝上谕档》十二，广西师范大学出版社 1998 年版，第 332 页。
③ 《奏为痘疫流行露尸积秽秧可虑，请筹款派员深埋细检生人死魄两安事》，光绪朝军机处录副奏折，中国第一历史档案馆藏，档号 03—7225—029。
④ 已有研究对此已作了精到阐释。例如，梁其姿在《明清时期的医药组织：长江中下游地区的官立和私立医药组织》一文中阐释了明清以来国家在疾病防治中所扮演的角色。参见《面对疾病：传统中国社会的医疗观念与组织》，中国人民大学出版社 2012 年版，第 155—178 页。余新忠在《清代江南的瘟疫与社会：一项医疗社会史的研究》一书第 6 章讨论了官府、民间如何应对瘟疫。参见氏著，中国人民大学出版社 2003 年版，第 186—288 页。
⑤ 《通饬宣传卫生法》，《大公报》光绪三十三年六月初八日。
⑥ 《厅示照录》，《大公报》宣统二年十一月十三日。

式。第一种方式是建立传染病报告及预防制度。京师警察厅备有避瘟救急药料，当出现瘟症迹象时，各区署可到厅随时取用，"以清灾患"。① 若巡警遇到有传染嫌疑的病人，应立即由该段长警报告区署，转呈到警察厅，再电知传染病医院派员检查。此外，警察厅派内、外城官医院医员到各区署报告的病家诊治，"若是贫寒之户，无力服药的，并可赴本厅指定各药铺取药，药费由本厅筹给"。② 若遇有因时疫死亡者，区署立即电知传染病医院，由其前往依法消毒，以防传染。③ 到1930年代，北平的法定传染病有如下9种：伤寒、斑疹伤寒、赤痢、天花、鼠疫、霍乱、白喉、脑膜炎和猩红热。此时，预防传染病的制度更加成熟，形成四种传染病报告形式：1. 卫生局属各院所及各医院报告；2. 由各开业医师报告；3. 各区调查死亡时报告；4. 报载或警署报告。④

第二种方式是发布防疫布告，宣传疾病防治知识。北京最容易发生天花、白喉等症，考虑到"住铺户人等，不知这几种病的烈害，往有因循自误的。各医生又扭于习惯，不研究妥善的治法，往往误用温补各药，以致因时症身故日见增多"，警察厅特别告示各医家"须知现在流行各症，宜用清解的药品，忌用表散的药品"，并向各医生公示诊治论说、治疗有效方案，以及宜用、忌用药品。⑤ 例如，1926年8月，为预防霍乱，京师警察厅公布院宇清洁法、厕所清洁法、沟渠清洁法和宿舍空气流动法，要求铺、居住户严行自卫。⑥

第三种方式是改善环境清洁。例如，1925年7月，外右一区警署专司卫生防疫巡官潘某，"决定先由清洁街道入手办理"，督率长警、清道夫等从事卫生防疫颇为严厉。⑦ 1931年，卫生事务归公安局管理，预防时疫时仍将改善环境卫生作为重要内容。⑧

1929年11月冬疫预防采取的措施具体展示了上述三种基本方式：首先，函请公安局转令各区署，劝告全市人民注意清洁卫生，若有患冬疫时症者，应速赴就近各医院诊治，不要耽延贻误，免酿传染疫症；其次，将

① 《备药预防瘟疹》，《爱国白话报》1917年4月2日，第3版。
② 《京师警察厅慎重时症之诰诫》，《爱国白话报》1916年2月22日，第1版。
③ 《警厅注重时症》，《爱国白话报》1918年12月15日，第3版。
④ 《北平市最近五年内法定传染病发生状况报告（民国廿四年至廿八年）》，北京市档案馆藏，北平市卫生局档，档号J5—1—126。
⑤ 《京师警察厅慎重时症之诰诫》，《爱国白话报》1916年2月22日，第1版。
⑥ 《警察厅之清洁防疫布告》，《顺天时报》1926年8月5日，第7版。
⑦ 《警厅严防时疫》，《顺天时报》1925年7月21日，第7版。
⑧ 《公安局预防冬瘟传染》，《北平晨报》1931年11月2日，第6版。

劝告防疫清洁卫生法则粘贴通衢，促使市民注意预防；再次，要求内外城各医院及各医生慎重诊治冬疫时症。①

早期，因为没有专门的调查统计，人们对北京的流行病症及预防方法缺乏了解。1919 年中央防疫处的设立，孕育了疫病防治的新方式。由此开始，北京的疫病状况得到专门研究。1921 年 3 月，中央防疫处发布预防春季时疫通告，指出北京春季流行时疫种类及预防方法："1. 痘疫，即天花。最好就是种痘。2. 斑疹伤寒，除虱为最要。3. 猩红热，勿接触病人及病人动用衣服等项。凡病人住所均应由医生消毒，附身衣物焚去。4. 白喉，不可接触病人，病人用物、住处应随请医生严重消毒。有患此病者宜速请医用白喉血清诊治，可保性命。病势重者，须另用手术。"②这个通告反映出中央防疫处成立后，已经对北京流行时疫做了专门调查。不过，当时的办法只是提醒大众各自留意，远离污秽不洁及人多麇集之处，患者应速请医生诊治消毒，与常人隔离以免传染。

随着卫生行政的发展，北京疫病统计越来越专业，体现为病名的科学化和死亡率统计的日常化。在卫生局的统计中，开始统一使用科学化的病名。例如，1930 年 3 月 1—15 日北平市的传染病统计中，采用了与今日一样的病名。③ 此外，疫病的死亡率有了具体统计数字。例如，1935—1939 年，北平市天花的死亡率最高，达 80.99%；其次是脑膜炎，死亡率为 64.06%；再次为伤寒，死亡率为 51.31%，猩红热第四，死亡率为 44.26%。④

在疫病得到专业研究的基础上，预防医学在北京开始被大规模推广。近代医学进步，发明人工免疫法，即用少量活病菌，或大量已死病菌，或病菌毒素，注射入人体内，使被注射者体内产生一种免疫力，从而免得该病症。该方法是科学医学对人类的重要贡献，成为各国控制传染病的重要手段，大大减少了因传染病死亡的人数。⑤ 在世界性疫病防治技术发展潮流的影响下，中央防疫处自成立起，就致力于研制各类疫苗制品，推行疫苗注射来预防疫病。尤其是自 1934 年起，北平市卫生机构开始普及疫苗

---

① 《卫生局预防冬疫》，《顺天时报》1929 年 11 月 27 日，第 7 版。

② 《中央防疫处预防春季时疫通告》，《顺天时报》1921 年 3 月 12 日，第 7 版。

③ "染疫者 24499 人，其中肺炎 305 人，猩红热 21942 人，白喉 282 人，脑膜炎 338 人，天花 143 人，伤寒 1489 人。"《平市最近传染疫症统计》，《顺天时报》1930 年 3 月 17 日，第 7 版。

④ 《北平市最近五年内法定传染病发生状况报告（民国廿四年至廿八年）》，北京市档案馆藏，北平市卫生局档，档号 J5—1—126。

⑤ 查良钟：《防疫要义》，《北平市政府卫生处业务报告》，第 177 页。

预防注射，每年以运动的形式开展是项活动，有针对性地预防天花、霍乱、伤寒、白喉和猩红热等地方性疫病。预防疫苗注射的推广显示出北平疫病防治方式已开始发生革命性转变，跟上了世界医学发展的潮流。

经过近30年的发展，1937年的北平已形成一套疫病防疫的基本机制，既包括以传染病医院为核心的应对突发性传染病的制度，也包括以疫苗注射为主的预防制度。要说明该机制的演变，除对组织机构和基本方式进行概括性阐释外，还应深入讨论北京究竟是如何防治各类地方性疫病的。从当时社会的角度剖析疫病防治过程的复杂性，方能更好地理解疫病防治机制的真实内涵。

（二）具体疫病防治

1. 天花防治

天花是最易控制的传染病，"如市民每人皆行种痘，则天花一症自可灭绝"①。自清末起，官府已在北京推行免费施种牛痘。到1930年代，种痘成为政府的日常性事务，种痘法规、种痘机构和施种方式都已成型。

首先，国家对种痘的管制逐步细化，种痘成为市民的义务。国家相继颁布若干种痘规则。宣统二年二月二十二日（1910年4月1日），内、外城巡警总厅颁布《管理种痘规则》。1918年，因种痘医生施种牛痘多用传浆引种，儿童种痘后皮肤溃烂，毙命者不少，警察厅开始严格管制种痘医生所用痘浆。② 1929年南京国民政府卫生部公布《种痘条例》。1932年3月，北平市教育局卫生教育委员会决定，自当月14日起全市各小学校学生一律施行种痘。③

不过，上述规则并未得到有效实施，市政当局感叹道：北平市虽设立种痘处所多处，并时常举办免费种痘，"而人民不知善为利用，宣传者虽尽力宣传，而不种者仍自不种"，受种者多为学校中的儿童，其他成年人、婴儿为数极少。虽劝导天花患者的接触者种痘，却每遭拒绝。卫生当局倍感管理之难，决定强制种痘。④ 1935年2月25日，北平市卫生局颁布

---

① 《北平市政府卫生局管理人民种痘暂行规则草案》，北京市档案馆藏，北京市政府档，档号J1—3—76。

② 《警厅注重痘浆》，《顺天时报》1918年3月22日，第7版。

③ 《天花暴厉不减倭寇，卫生教委会拟定种痘条例》，《北平晨报》1932年3月9日，第7版。

④ 《北平市政府卫生局管理人民种痘暂行规则草案》，北京市档案馆藏，北京市政府档，档号J1—3—76。

《北平市政府卫生局管理人民种痘暂行规则》，要求儿童必须种痘，"婴儿于出生后六个月内均须种痘一次"，"儿童于六岁至七岁时，须举行第二次种痘"。此外，天花患者家属及其接触者均须立即种痘，卫生局可强制种痘。《北平市卫生局管理种痘人员暂行规则》则对从事种痘者领取卫生局颁布的种痘证书作了详尽规定。① 1935年3月8日，内政部颁布《1935年推行普遍春季种痘办法》，要求各地方机关实施。北平市卫生局认为该市种痘办理基本完善，无须再开办种痘员培训班。② 1936年春，卫生局重新刊发《管理人民种痘暂行规则》，再次强调北平儿童必须强制种痘。③ 此外，卫生机构还对痘苗的质量进行监控。例如，1934年12月，内政部告知北平市政府，禁止售卖麒麟、中西、三角、福寿四种牌号的牛痘苗，并认真检查市售痘苗。④

其次，种痘机构逐步正规化。清末，内、外城巡警总厅通过内、外城官医院进行免费施种牛痘，以减少天花死亡率。进入民国后，在依靠官医院免费施种牛痘的同时，中央防疫处成为种痘的重要机构。1923年3月1日，中央防疫处在天坛设立施种牛痘处，除星期日外，用该处自制最新牛痘浆，每日施种，不收号金。⑤ 1927年3月，官医院医生报告，入春后北京得天花病的约有5万人之多，尤以小孩子为最，虽是种过牛痘的，也还有再患的可虑，因为种痘过久，往往就失去了效力。⑥ 针对这种状况，中央防疫处在北京城内各处设立施种牛痘处，均不收费用，"以便贫民得些实惠"。⑦ 1928年北平卫生局成立后，因其无力在全市普遍施种牛痘，不得不委托各公立、私立医院协助办理。直到1936年，随着市立医疗机构的完善，才完全由公立机构办理免费种痘。⑧

再次，定期开展种痘运动，大力推行免费种痘。1934年起，北平每年举办春季种痘运动和秋季种痘运动，经费由市政府直接拨付。1936年9月

① 《北平卫生局抄发第六届医师讲习班定期开班和讲习班章程给第三卫生区事务所的令》，北京市档案馆藏，北平市卫生局档，档号J5—1—2009。
② 《内政部公函第003969号》，北京市档案馆藏，北平市政府档，档号J1—3—75。
③ 《卫生局指定免费种痘地点》，《华北日报》1936年3月26日，第6版。
④ 《卫生局举办免费预防白喉猩红热运动令》，北京市档案馆藏，北平市卫生局档，档号J5—1—28。
⑤ 《内务部中央防疫处施种牛痘广告》，《顺天时报》1923年1月28日，第7版。
⑥ 《北京人出天花的有五万人》，《世界日报》1927年2月20日，第7版。
⑦ 《在四城设立施种牛痘处》，《世界日报》1927年3月22日，第7版。
⑧ 《卫生局指定免费种痘地点》，《华北日报》1936年3月26日，第6版；《秋季种痘运动明日举行一月》，《华北日报》1936年9月9日，第6版。

10 日至 10 月 9 日举办秋季种痘运动，市府拨发 445 元作为经费，预计施种需 225 元，车资、杂费及雇佣种痘生 1 人需 220 元。① 为引起市民的注意，种痘运动非常注意宣传，不仅在报纸刊发种痘新闻，进行专题广播讲演，而且在冲要通衢张贴种痘标语、图画，并逐户散发通告。各附属院所在此期间一律为市民免费施种牛痘。设有卫生区事务所的各区，由事务所人员负责施种外，其他各区均商请自治监理处，由各自治区分所分别派员会同卫生局种痘人员前往各区挨户种痘。政府积极推行的种痘运动取得不错的成效。运动期间，接受种痘人数逐年增加，1934 年有 108667 人次，1936 年增至 119695 人次。② 1937 年的春季扩大种痘运动，预计施种人数 7 万人，结果实际达 105248 人。③

此外，卫生局注意改善郊区种痘状况。1936 年的春季种痘运动特别注意郊区种痘，卫生局与自治监理处议定，由各郊区分所派二三人来局训练种痘，学习两星期后，回郊区施行种痘。④ 除广设施种牛痘点外，南郊还于 4 月 28 日和 5 月 1 日举行了化妆表演游行，宣传种痘。⑤

2. 霍乱防治

霍乱是北京夏季多发病症，因其危害严重被称之为"虎疫"，时常引发社会各界的关注。例如，1920 年夏，北京霍乱患者渐多，"且以劳动者为最，死亡者日有所闻"。报纸要求有管理卫生责任的内务部、京师警察厅暨京兆尹公署立即讲求防疫之法。⑥ 1922 年 8 月，日华同仁医院院长加茂博士经细菌检验发现虎列拉症患者，遂即报告京师警察厅并日本警察署，请为严防。⑦ 在社会各界的关注下，北京市政当局极为关注霍乱防治，逐步形成了三种应对方式：一是开展灭蝇运动；二是严防外地霍乱传入北京；三是注射疫苗。

首先，社会团体和卫生机关先后开展灭蝇运动，旨在防止霍乱的发生。1920 年代，人们大力宣扬苍蝇的危害。报刊上有文章指出苍蝇是"极

---

① 《秋季种痘运动明日举行一月》，《华北日报》1936 年 9 月 9 日，第 6 版。
② 《北平市最近五年内法定传染病发生状况报告（民国廿四年至廿八年）》，北京市档案馆藏，北平市卫生局档，档号 J5—1—126。
③ 《北平市卫生局举办春季种痘运动给市政府的呈文及给所属院所的指令》，北京市档案馆藏，北平市卫生局档，档号 J5—1—195。
④ 《卫生局按照去年成案举行春季种痘》，《华北日报》1936 年 3 月 13 日，第 6 版。
⑤ 《卫生局扩大种痘运动举办四郊化妆表演》，《华北日报》1936 年 4 月 23 日，第 6 版。
⑥ 《京师发见虎疫》，《顺天时报》1920 年 8 月 18 日，第 7 版。
⑦ 《北京确已发现虎列拉症》，《顺天时报》1922 年 8 月 17 日，第 7 版。

污秽的东西，是人人都知道危害最大，就是无法去防范他"。① 最早开展灭蝇运动的是基督教青年会北京地方服务团。1921 年 5 月 24 日，西北城地方服务团在缸瓦市大街福音堂，请协和医院体育教员陈冠杰先生演讲苍蝇之害，用幻灯显示真相，并赠送卫生灭蝇小丛书。② 1926 年 5 月 11 日至 20 日，西城缸瓦市地方服务团举办了小学生捕蝇比赛会。③ 该活动得到中央防疫处和京师警察厅试办公共卫生事务所的支持，于次年合办了灭蝇大会。每天下午 2—6 点，各学校将所捕的苍蝇送交卫生事务所收存登记，汇集焚烧。④

时人曾指出地方服务团举行的灭蝇运动虽可防止传染病发生，但"仅捕杀生蝇，犹非根治办法，其最要者应同时铲除蝇之制造"。⑤ 此种担忧并未阻止灭蝇运动成为市政当局防治霍乱的重要手段。1928 年后，北平卫生当局开始举行灭蝇运动，侧重消灭成蝇。1929 年 6 月 2 日，北平市举办灭蝇运动，共有 23 所学校参加，灭蝇 590100 只。⑥ 1936 年 5 月 30 日被定为北平市第三届卫生运动大会灭蝇运动日，办理学校、住铺户和公共场所灭蝇。⑦ 参加学校有 211 所，学生 2780 余人，捕蝇总数为 1719665 只。⑧ 1937 年 5 月 30 日被第四届卫生运动大会定为灭蝇日，动员全市学校、商号、住户一致灭蝇。参加学校有 41 所民众学校和 220 余所市私立小学，学生 3 万余人，捕蝇约 200 万只以上。⑨

其次，卫生机关严防霍乱传染。1922 年 8 月，北京发现霍乱患者后，警察厅派防疫专员分赴各区实地调查，每日派防疫员分乘汽车梭巡各街市，救治患疫商民。为根本防范起见，各区巡官长警清除街道上的秽物，注意公众卫生，并严禁各商贩售卖腐败不洁食物。⑩ 传染病医院也很重视预防真性霍乱，布告周知市民注意水、食物与苍蝇。如果不幸发现患有此病，"务望赶紧送到东四牌楼十条胡同传染病医院去治"，因其有好医生诊

---

① 《北京的污秽》，《顺天时报》1924 年 4 月 4 日，第 7 版。

② 《灭蝇讲演大会》，《顺天时报》1921 年 5 月 24 日，第 7 版。

③ 《地方服务团提倡公共卫生》，《顺天时报》1926 年 5 月 9 日，第 7 版。

④ 《青年会灭蝇运动开幕》，《世界日报》1928 年 5 月 20 日，第 7 版。

⑤ 《地方服务团鉴》，《顺天时报》1923 年 4 月 28 日，第 7 版。

⑥ 《轰动满城之灭蝇运动》，《顺天时报》1929 年 6 月 7 日，第 7 版。

⑦ 《卫生运动大会拟 23 日举行灭蝇运动》，《华北日报》1936 年 5 月 3 日，第 6 版。

⑧ 《灭蝇运动昨举行成绩评判》，《华北日报》1936 年 6 月 2 日，第 6 版。

⑨ 《卫生运动大会学校捕蝇成绩》，《华北日报》1937 年 6 月 1 日，第 6 版。

⑩ 《严防虎疫蔓延》，《顺天时报》1922 年 9 月 9 日，第 7 版。

治，有好看护伺候，且完全免费。① 1927 年，天津发现虎疫，中央防疫处在北京散发传单，宣传预防霍乱的方法。② 1932 年初夏，天津虎疫流行，北平采取了如下防疫措施：在火车东站设检疫所，凡来平旅客一律接受查验；举办大规模防疫宣传运动，散发防疫说明书及传单，并收买苍蝇；令全市开业医生及时报告发现的疫病患者；召集全市中西医开防疫会议，商讨防治办法；检查售卖汽水、冷食的商贩，禁用生水制作梅汤等饮料，禁止将汽水杂入生水及冰块。③

再次，注射霍乱疫苗。1922 年 8 月，北京东郊地方发现真性霍乱，京师警察厅"以巡警执行防疫事务身当在冲，稍一不慎，最易罹祸"，决定为各巡官长警注射真性霍乱预防液，以免虎疫毒菌蔓延，危害社会。④ 京师警察厅认为"此项病症，惟有接种预防液，方克以保康健"，与中央防疫处商议为市民提供免费预防接种。中央防疫处与京师警察厅合作，于 23 日发出布告，决定由内外城官医院每周一至周六日下午 1 时到 6 时为市民免费施种，劝导人民接种预防液，以避危险。⑤

据报载，1927 年时中央防疫处已制造出霍乱、伤寒等病症疫苗血清，定价低廉，并得到各医院和医士的信任。⑥ 价廉物美的药品降低了防疫成本，使预防注射可能得到推广，有益于霍乱防治。不过，霍乱疫苗注射较为复杂，一次难以见效。协和医院副院长方积大夫谈及霍乱预防时指出，预防霍乱共需注射三针，每针需时一星期，6 个星期后方可发挥效果。如果注射后不讲卫生，仍与未注射无异。⑦ 实际上，人们很难坚持完成三次霍乱疫苗的注射。据统计，在预防接种处完整接受霍乱、伤寒预防注射的人数占第一次接受注射人数的百分比如下：1934 年为 34.89%，1935 年为 62.93%，1936 年为 29.12%，1937 年为 59.50%。⑧ 这表明仅有部分人的注射是有效的。

自 1934 年起，北平市卫生局逐年举办预防霍乱、伤寒运动。事先，该局在新闻、广播讲演布告周知，逐户散发小传单，以期家喻户晓。卫

---

① 《京师传染病医院布告（续昨）》，《爱国白话报》1919 年 8 月 10 日，第 4 版。
② 《疫症流行中中央防疫处之进行》，《顺天时报》1927 年 9 月 18 日，第 7 版。
③ 《虎疫尚未来到北平》，《北平晨报》1932 年 6 月 13 日，第 6 版。
④ 《注射杀毒防液》，《顺天时报》1922 年 8 月 23 日，第 7 版。
⑤ 《警厅预防霍乱病》，《晨报》1922 年 8 月 24 日，第 7 版。
⑥ 《中央防疫处请各界注意时疫》，《世界日报》1927 年 7 月 1 日，第 7 版。
⑦ 《恶疫方张——市民应急起防"虎"》，《北平晨报》1933 年 6 月 17 日，第 6 版。
⑧ 《北平市最近五年内法定传染病发生状况报告（民国廿四年至廿八年）》，北京市档案馆藏，北平市卫生局档，档号 J5—1—126。

生局各附属院、所在运动期间为市民免费注射预防霍乱、伤寒混合疫苗。此外，该局雇用临时护士 2 人协助办理注射工作，分别派往各学校、团体机关实施注射。[①] 在卫生局的推广下，市民注射预防霍乱疫苗的人数大大增加，从 1934 年的 3530 人次增至 1936 年的 17642 人次，增长了 5 倍之多。

3. 猩红热和白喉防治

猩红热、白喉是北京冬季流行的病症，"传染极为猛烈"[②]，且患者死亡率颇高，猩红热死亡率几达 44.26%—60%[③]，白喉死亡率为 29.45%[④]。该病引起人们的高度关注。早在 1915 年，日本北京民团卫生委员会已观察到，北京每年冬季流行猩红热，以 10 月、11 月为病毒最盛之期。[⑤] 1929年，北平市政府令卫生、公安两局从中、西医院暨各医生入手调查报载猩红热疫情是否属实，令如遇有患猩红热者，应立即驰报。[⑥]

1930—1932 年，北平爆发了较为严重的猩红热疫情。1930 年 12 月，北平猩红热初起，与瘟疫病症相同，患者口渴、身热、肠肿、目赤，医者用清解表散药物治疗无效。北平传染病医院院长呈报公安局卫生科，此项疫症传染极为猛烈，非注射清血药剂不可，请其立即通令各区署注意预防。[⑦]

但猩红热疫情并未引起市政当局足够重视。直到次年 6 月，公安局长鲍毓麟才颁布防疫注意八项规则，通令各区及各医院遵照办理，并晓谕市民。[⑧] 11 月，猩红热疫情再起，仅 3 个月时间，死者数千。北平虽有传染病医院，但"年来缺乏资金，颇有不支之势"。1932 年 1 月 13

---

① 《北平市最近五年内法定传染病发生状况报告（民国廿四年至廿八年）》，北京市档案馆藏，北平市卫生局档，档号 J5—1—126。

② 《猩红热流行可畏》，《华北日报》1930 年 12 月 24 日，第 6 版。

③ 据日本北京民团卫生委员会 1915 年估计，"每百人必死 60 人"。《猩红热传染病》，《顺天时报》1915 年 1 月 29 日，第 7 版。据北平市卫生局统计，1935 年至 1937 年间猩红热患者的死亡率为 44.26%。《北平市最近五年内法定传染病发生状况报告（民国廿四年至廿八年）》，北京市档案馆藏，北平市卫生局档，档号 J5—1—126。

④ 据北平市卫生局统计，1935 年至 1937 年间白喉患者死亡率为 29.45%。《北平市最近五年内法定传染病发生状况报告（民国廿四年至廿八年）》，北京市档案馆藏，北平市卫生局档，档号 J5—1—126。

⑤ 《猩红热传染病》，《顺天时报》1915 年 1 月 29 日，第 7 版。

⑥ 《市政府注意猩红热》，《顺天时报》1929 年 11 月 28 日，第 7 版。

⑦ 《猩红热流行可畏》，《华北日报》1930 年 12 月 24 日，第 6 版。

⑧ 《处理传病办法，公安局颁布规则八项》，《华北日报》1931 年 6 月 7 日，第 6 版。

日，北平市长周大文令李百揆①组织天坛隔离疗养院。该院治疗完全免费，入院费、伙食费完全官给，不取分文，但药品须自费购买。家属可在旁伺候，自备伙食。隔三五日，该院就将就诊者名单在《北平晨报》公布。② 患者日多，天坛隔离疗养院已不能容纳。3月29日，院长李百揆在宣外达智桥六号开办李百揆传染病医院，专门收容猩红热患者。凡来诊治者，不住院者收挂号费5角，住院者，每日收三元及四元两种，一切饭费均在内，挂号费免收。③

李锡安提请市长将天坛的临时隔离疗养院改为永久隔离及防疫机关，被以"恐与传染病医院职务重复，及市款拮据，财力不逮"为由所拒。1932年4月，疫疠更炽，他提议，如公安局防匪徒横行一般，市府应设卫生局以防疾病之传染。④ 5月，北平市政府筹设北平市猩红热防治会议，并筹备市立隔离疗养院。⑤ 随着疫情的消散，这一提议亦不了了之。

此次疫情客观上推动了疫苗注射的推广。白喉与猩红热为危险传染病，"因传染病报告收集困难，管理方法如隔离、消毒等，无从着手"。因此卫生界人士提出，"推广预防注射，增进个人免疫力，以免传染，实为保健上之要举"，但普通市民及智识阶层虽知该病猖獗，却"俗习苟安，不愿接种"。学校儿童聚集，"一童患之，他童难免"。据统计，小学校为猩红热传播最普遍的途径，每日住院中平均有50%为小学生，每日看诊者平均55%为小学生。⑥ 因此，卫生当局在各小学力推白喉、猩红热预防接种。此举得到各校协助，得以顺利进行。需要注意的是，注射疫苗的预防效果并非百分百有效。据预防接种处1936年试验，完成3次注射者，若注射猩红热、白喉类毒素混合素，有47.4%获得猩红热免疫，若单独注射猩红热类毒素者，有60%获得免疫。⑦

自1934年起，卫生局开始为市民免费注射预防猩红热疫苗。1934年

---

① "李为东北名医，东京帝大医科毕业，归国后研究医学，服务社会，饶有声誉，而于防治猩红热症，尤有心得。"《猩红热之救星隔离疗养院明日开幕》，《北平晨报》1932年1月11日，第6版。

② 《本报记者一度访问天坛隔离疗养院》，《北平晨报》1932年1月22日，第6版。

③ 《市民须加紧防疫》，《华北日报》1932年4月7日，第6版。

④ 《预防传染病，须使卫生行政独立》，《华北日报》1932年4月11日，第6版。

⑤ 《中西医诊病时遇猩红热即时报告》，《北平晨报》1932年5月15日，第6版。

⑥ 李伯揆：《人类公敌猩红热传播愈甚》，《北平晨报》1932年3月7日，第6版。

⑦ 《中央防疫处、平大医学院合办预防接种处报告书（1936年）》，北京市档案馆藏，北平大学医学院档，档号J29—3—894。

12 月至 1935 年 3 月，免费为市民注射预防针两个月，注射者达 6 万余人。① 猩红热的注射需要 3 次注射方可见效，很多人未能完成。从预防接种处的统计数据来看，1935 年有 38.68% 完成了 3 次注射，1936 年有 55.42% 完成了 3 次注射。② 1936 年 10 月 15 日至 12 月 31 日，卫生局将免费注射升级为预防白喉、猩红热运动，为市民免费检查及预防注射。③ 这些措施在很大程度上推进了猩红热的防治。

　　从专业角度衡量，1937 年时北平的疫病防治机制缺乏系统性，未能形成一套完整的体系，也未得到足够的重视，仍处在起步阶段。不过，在防治机构经历了从临时到常设的转变后，北平的疫病防治机制兼具了应急和预防的双重功能，开始为市民提供现代疫病防治服务。国家已承担起疫病防治的职能，从这个角度来讲，此时的政府管理已超越传统王朝统治的范畴，而应归入现代民族国家治理的范畴，成为中国融入现代世界发展潮流的表征之一。

　　国家设立的疫病防治机构顺应世界预防医学发展的潮流，积极研制疫苗，并逐步推广预防注射方式来防治疫病，推动了疫病防治机制的转变。卫生当局积极利用当时医学技术发展，以最小成本获取最大效益。可以说，世界性科学医学的发展为中国疫病防治提供了机遇。正是由于当时预防医学的发展，疫苗技术的进步，为经费奇缺的中国提供了开展大规模疫病防治的机会。中央防疫处积极与国际预防医学界合作，制造出了大量能够满足社会需要的疫苗。例如，该处用的标准抗毒素，是由美国华盛顿卫生试验所、英国国立医学研究所和国际联盟卫生部按期寄赠供给。防疫的检定标准亦随时送国际联盟卫生部，以供参考。其制品有血清、疫苗、痘苗等，每年制备疫苗一项可供应数百万人之用，霍乱、伤寒等各种疫苗与血清抗毒素均供不应求。④

　　近代疾病防治机制的演变是国家与社会双重作用的结果，社会着力于观念层面的宣传，国家致力于实践层面的落实，两者合力推动了疫病防治机制的形成。虽然这种服务覆盖面有限，尚未惠及全体市民，但不可否认的是国家已承担起疫病防治的责任。

---

①　《预防猩红热》，《京报》1935 年 2 月 21 日，第 7 版。

②　《中央防疫处、平大医学院合办预防接种处报告书（1935 年）》，北京市档案馆藏，北平大学医学院档，档号 J29—3—894。

③　《卫生局提前举办预防猩红热运动》，《华北日报》1936 年 10 月 18 日，第 6 版。

④　《中央防疫处之努力》，《华北日报》1930 年 12 月 27 日，第 6 版。

三　保健事业的起步

民初，北京的保健事业由社会团体始倡，其后逐步受到国家的重视，并在妇婴保健和学校卫生两个领域取得很大进展，不仅建立起相应的常规制度，而且在一定范围内积极推行。

为何要提倡保健事业呢？从当时的言论来看，主要基于两点考量，一是对国家民族未来的关注，一是从公共卫生发展的实际考虑。其关键在于民族危机面前的民族主义思潮的影响。进入 1930 年代，国际形势日趋严峻，人们反复强调公共卫生对于民族复兴的作用，必须发展保健事业，保障民众健康，方可救国兴邦。"九·一八事变"之前，时人常引用欧美人言论来论证公共卫生与民族前途重要性的关联，指出其关系民族复兴之大计，为民族盛衰兴亡所系。英相鲁意乔治曰："不能以三等体格之国民，造成第一等之国家。"英国政治家格兰斯顿曰："国民健康，为国家强盛之基础。"[①]学者们重视学校卫生教育，将之提升到关系国家民族未来的高度。因为学校卫生关系到国家能否征到合格的兵源，关系到能否获得体格和精神健全的国民。时论有云：

> 国家设立政府之第一义务，为保存民族，保存民族之方法非仅保其生存而已，同时亦须谋民族之发达。不问男女，悉使成为健全有为之人，是乃国家对于人民应尽之义务也。夫社会上一切重大事业，并有健全之精神与体力，不足以胜任。此健全精神与体力，端赖幼年养成，尤其在小学时代，正值身体发育之期，如养成不卫生习惯与孱弱之体格，至成年之时，始思改善，诚属难事，非但不能接受健全教育而已，且为社会国家之累，其关系之重大，证诸各国已往事实，即可洞悉。[②]

"九·一八事变"之后，公共卫生时常与民族国家的命运联系在一起。人们认识到抗击暴日，必须提倡预防医学，降低婴儿死亡率，提高人口健康水平。疾病被视作与日本一样的敌人，认为其"取渐进的方式，侵入我们的肺腑，摧残我们的生命，减低我们的工作力，斩断我们的经济来源。

---

① 伯：《市政与卫生》，《北平晨报》1931 年 7 月 10 日，第 6 版。
② 黄济：《小学卫生教育之方法》（一），《北平晨报》1931 年 3 月 10 日，第 6 版。

这种不用装备、不用大炮、不用毒瓦斯的袭击，其关系于我们民族的存亡，更计百倍于暴日！"除积极抗日外，更须提倡预防医学，抵抗和消灭疾病，从而增加国民寿命、增进国民健康、减少死亡率、减少疾病以及减少婴儿死亡率，以达到增加战斗力的目的。预防医学与社会进化、国家前途和民族生存关系密切，"预防医学是救国医学"。预防医学是社会进化的基本要件，唯此方可坚持抗日工作。战争状态下，人口生产尤为重要，但是中国医学不发达，对妊娠妇、产妇及婴儿缺乏起码的卫生设施，死亡率较日本高很多。日本的产妇死亡率为 0.4‰，中国为 17‰—20‰，日本的婴儿死亡率为 0.189‰，中国为 200‰—250‰。①

在国民经济建设运动中，有学者注意到国人因无视公共卫生，造成巨大经济损失。大量人口因病夭折或丧失劳动能力，每年患肺痨的人口在 200 万左右，且多半为青年。如此，不仅消耗大量资源，而且造成生产损失和经济消耗，"现在中国最大最关系民族前途之经济损失，厥为由于缺乏公共卫生之无形健康损失"。学者将人民的健康与生产力发展联系起来，认为"人民强，生产力增加，而后民富，人民健康，而后生产力增加"。有鉴于此，学者提出国民经济建设运动应注意公共卫生工程，请各大学、医学院及工学院造就公共卫生与公共卫生工程暨卫生工程人才。②

其次，在财政奇绌、专门人才缺乏的境况下，公共卫生只能择其最重要、最有效的工作先事举办。当时的公共卫生学者认为，最经济的方法就是开展卫生教育，而保健事业的推行，向妇女和儿童灌输卫生常识，则是最佳的卫生教育方式。其原因在于：

> 其年稍长之智识界，根于先入为主之观念，其脑中已充实玄妙之旧医，而欲其一旦牺牲成见，信仰新医采用新式设备，必如顽石点头，颇为不易也。其毫无智识之愚民，复因笃信鬼神，执迷不悟，欲向是辈灌输医学常识更属困难。唯幼年学生脑质柔嫩尚无迂旧之成见，故对于各项新学识之灌输，颇易吸收。苟能从事于灌输学生之卫生常识，其效果必当较灌输任何类民众之医学卫生常识为佳且速。③

什么是保健事业呢？当时卫生专家认为，保健工作就是要保障人的一

---

①　陶济安：《长期抗日与预防医学》，《北平晨报》1932 年 4 月 10 日，第 10 版。
②　李书田：《公共卫生工程及卫生工程人才与国民经济建设运动》，《公共卫生月刊》第 2 卷第 11 期，1937 年 5 月。
③　朱季青：《我国之学校卫生》，《医学周刊集》第 4 卷，1931 年 2 月，第 2 页。

生健康的安全，始于怀胎，止于衰老病死。这种定义包括如下内容：妇女在受孕及生产前后，应有妇婴卫生设施；儿童稍长，应有学龄前儿童卫生设施；乃至进入学校或工厂，应有学校或工厂卫生的设施。① 受制于当时的社会经济状况，北平公共卫生保健工作的主要任务是儿童卫生。公共卫生机关设立产前、产后检查处、保婴处等，设法保护母亲和婴儿的康健；设立学校卫生机关，检查及矫治儿童缺点，同时施行儿童教育，促使其养成种种卫生习惯。② 本部分将介绍北平的妇婴保健和学校卫生概况，以了解北平公共卫生在保健领域所取得的成果。

（一）妇婴保健

1920 年代，北京地方社会已非常注重妇婴保健，展开一系列活动。不同社会组织举办慈善性质的妇婴保健知识讲习会，宣传相关知识。1926 年9 月，北京师范大学儿童研究会有感于"旧式家庭，多将亲生子女，置之奶母，亲母毫不经心保育，而奶母又多系无知无识之佣妇，对于儿童前途，影响颇大"，故开办佣妇讲习会，获得熊希龄及其夫人朱其慧的资助。③ 1928 年4 月28 日，基督教女青年会在东四北马大人胡同举办婴儿健康大会，介绍胚胎时期的卫生，宣传"婴儿直接为家庭中快乐分子，人类的萌芽，间接和国家及世界都有极大关系，这种健康的关系，很为重要！"④ 1930 年2 月25—27 日，北平市基督教女青年会举行儿童幸福运动3 日。为儿童举行体格检查，智力技能比赛。李延安讲演《儿童健康十要点》⑤，曾秀香讲演《儿童心理与教导之方法》，朱霖女士讲演《婴儿教保院之原则》，吴宪女士讲演《儿童食物之配置》。卫生诊疗所护士表演《儿童卫生》三幕剧，切实而有意味。该会举办儿童衣服、玩具、书画等展览，共数百件，任人参观。⑥

国家介入妇婴保健始于1925 年试办公共卫生事务所，主要包括产前、助产、婴儿及学龄前儿童及各项卫生措施，被视作卫生机关最重要的工

---

① 吴骥伯：《公共卫生的定义及其重要的工作》，《北平市政府卫生处业务报告》，第 172 页。

② 疏病：《十万人口之城市卫生行政应有之设施》，《北平市政府卫生处业务报告》，第184—185 页。

③ 《师大儿童研究会筹办佣妇讲习会》，《晨报》1926 年9 月16 日，第6 版。

④ 《女青年会婴儿健康大会》，《世界日报》1928 年4 月25 日，第7 版。

⑤ 主要内容包括：注意清洁；起床后饭后睡前，均须刷牙；饭后便后，均须洗手；打喷嚏时，须用手巾掩口；勿使用公共茶杯、手巾；大便有时；须有充足之睡眠；每日须有一小时以上之运动；正食与水果外，不食零食；精神上之修养。

⑥ 《女青年会儿童幸福运动第一日》，《华北日报》1930 年2 月26 日，第5 版。

作。为推进妇婴保健，市政当局不仅创办保婴事务所主管此事，而且由各卫生区事务所重点推行此项工作。

1. 保婴事务所办理的妇婴保健

民初，对于北平产婆状况及产科贫乏的原因，曾有论云："生产婴孩，向恃毫无学识之旧式产婆任意处置，手术既属不良，消毒又欠完善，以致草菅生命，遗留残疾者，层见叠出，危险万分。若聘专门产科医士接生，则需费颇昂，延聘无力，限于经济，徒于奈何。"① 北京产婆的历史悠久，多数为自由营业，官厅不予管理。产婆接生多偏重经验，但亦须具有医学知识。产婆一般未进产科学校，投师练习，由师授以极浅近之医学知识，时常随师为人接生。积日既久，经师傅认为可以单独接生，方能自行营业。产婆授徒，一般传媳不传女，"传之于媳，延递不绝，子孙不愁糊口无资，倘传之于女，则婿未外姓，并且从此又多一分利之人，未免失计"。产婆的业务不仅包括接生，而且包括产前诊断和产后调养。当产妇怀孕足日时，必请产婆至家看视一遍，诊断生产在何时，预判其为男胎或为女胎，并认清宅门，等到产妇生产，临时一呼即至，产后多为产妇诊治。在官方整理之前，产婆门前悬挂着"快马惊车"四字木牌，为产婆之标识。"快马惊车"四字形容为人接生，一请就到，决不耽延片刻，其快速程度达快马惊车之程度。到1936年，因各医院附设产科，专门产科医院开设，产婆营业日渐衰退，这种木牌已难得一见。②这一现象正是国家权力日益介入妇婴保健事务的结果。

北京政府时期，除试办公共卫生事务所创办妇婴保健外，国家并未在全市范围内推行妇婴保健，仅仅调查统计了产婆人数。1918年，京师警察厅通过各区署对内城产婆数目做了调查统计，共有产婆117人。③ 直至1928年，南京国民政府颁布《管理接生婆规则》，指出"旧日接生婆学识浅薄，技术恶劣，贻害社会实非浅鲜"，要求各地官署于1931年12月31日开始停止核发接生婆执照。但如何培养助产士接替接生婆的工作，实无确切之筹画，仅仅发文要求各地妥拟办法。④ 奉此令，北平于1928年11月成立产科教育筹备委员会暨接生婆讲习所，并遵内政部颁布《助产士条例》《接生婆规则》，拟订《产科教育筹备委员会章程》和《接生婆讲习

① 《外城医院添设产科》，《华北日报》1931年1月29日，第6版。
② 《平市之收生婆》，《华北日报》1936年3月24日，第6版。
③ 《内城产婆数目》，《晨钟》1918年5月5日，第6版。
④ 《市政公报》第3期，1928年9月，第97页。

所简章》。到 1929 年 8 月，已办理讲习班 5 次。①

产科筹备委员会并无专款，地方官厅亦未指拨经费，其开办维持经费均向外界招募，或由热心公益之慈善家认捐，具体数额如表 6-2 所示。

表 6-2   **北平产科筹备委员会收支对照情况**②   （单位：元）

1928 年 11 月—1930 年 6 月

收入		支出	
机关捐款	1492.5	房屋修补费	399.84
私人捐款	741.25	车马费	718
接生筐售款	313.73	接生筐置费	497.9
存款利息	27.14	购置器具	129.5
共计	2574.62	共计	2078.14
结存	496.48		

1930 年 5 月，保婴事务所成立，经办的 6 项妇婴事务包括：1. 接生婆及助产士之监察；2. 孕妇、婴儿之检查；3. 保婴问题之研究；4. 保婴事业之宣传；5. 婴儿生死之统计；6. 母职之训练。此后，事务所业务日渐细化，到 1934 年，保婴事务所聘请专门医师、助产士担任孕妇、婴儿健康检查事宜。具体包括：孕妇产前、产后卫生健康检查；随时外出接生；婴儿卫生健康检查；施种牛痘；预防注射；治疗妇婴各种疾病。门诊挂号、诊察及外出接生均为免费，药品及敷料照原价收费，贫寒者酌予减免。请保婴事务所接生，免收手术费，仅需缴纳药品及敷料的费用；或由产妇家自备，贫寒者酌予减免。保婴事务所非常重视产前检查，对亲往诊查的孕妇，告知以生理的常识，如胎位、骨盆大小、产期远近及孕妇一切应注意事项，还有产后调养方法及婴儿保健等事。③

保婴事务所编制很小，1930 年只有 9 人，多为兼任，1934 年增加至 13 人，基本都是专职。这些职员多接受过助产专门训练，具体状况如表 6-3 所示。

---

① "卫生"，《市政公报》第 10 期，1929 年 9 月，第 6 页。
② 《北平市政府卫生处业务报告》，第 133 页。
③ 《北平市卫生局保婴事务所妇婴检查办法》，北京市档案馆藏，北平市卫生局档，档号 J5—1—44。

表6-3　　1934年北平市政府卫生局保婴事务所成员任务编配情况①

职别	姓名	年岁	出身经历	任务	俸给
所长	沈骥英	33	协和医学院	一切事务	150元
医员	汤润德	31	协和医学院	妇婴卫生健康检查事宜	100元
事务员	惠星岩	36	北平财政商业专门学校	文牍、会计、庶务事宜	20元
监视员	张淑惠	25	国立第一助产学校本科	接生婆训练监察等事宜	50元
监视员	左凤兰	25	国立第一助产学校本科	助产士监察事宜	40元
助产士	张惠婉	27	国立第一助产学校本科	赴东郊诊疗所管理接生	40元
助产士	刘俊英	27	国立第一助产学校训练班	掌理门诊挂号、接生事宜	35元
助产士	彭贵英	28	国立第一助产学校本科	赴市立医院管理接生	35元
助产士	王淑林	23	国立第一助产学校训练班	掌理接生拜访等事宜	30元
助产士	焦秀云	24	本所附设助产士研究班	掌理接生拜访等事宜	15元
助产士	潘芝荃	23	本所附设助产士研究班	掌理接生拜访等事宜	15元
助产士	安宝珍	26	本所附设助产士研究班	掌理接生拜访等事宜	10元
助产士	孙绍荣	20	本所附设助产士研究班	掌理接生拜访等事宜	10元

保婴事务所成立之后，在以下几方面采取措施促进妇婴保健的发展。首先，注重培训产婆和助产士。1930年5月，保婴事务所开始训练产婆，到1934年先后毕业10班，共计268人。全市产婆注册有163名。除派员监察外，每月召集已受训练的产婆分别到钱粮胡同第一卫生区事务所及西城第二卫生区事务所两次，呈缴收生报告。保婴事务所派人随时赴各产婆家中，检查接生筐和各项接生用品，颁发病人健康检查单；遇有孕妇就介绍其赴卫生机关进行产前健康检查；遇到私自执业的产婆，立即上报卫生局予以取缔。②

1930年代，保婴事务所要求产婆注意如下事项：1. 产婆在认门的时候要劝孕妇到各市立医疗机构进行产前检查③，接生时必须注意阴道检查和消毒，产后需注意胎盘是否产出；2. 对婴儿要注意落生后脐带、眼睛和

① 《北平市政府保婴事务所成员任务编配表》，北京市档案馆藏，北平市卫生局档，档号J5—1—102。
② 《北平市卫生局保婴事务所施政辑要》，北京市档案馆藏，北平市卫生局档，档号J5—1—13。
③ 检查机构包括：北城第一助产学校附设产院、保婴事务所、第一卫生区事务所、东郊诊疗所、第三卫生区事务所、第二卫生区事务所、国立医学院产妇科、求知学校和香厂路市立医院。

哺乳等问题；3. 遇到流血、难产等问题必须报告保婴事务所；4. 产婆必备的接生筐，应包括消毒药品、洗手铜盆、接生时所穿的洁净白色布制护袖及大襟，凡接生时不携带接生筐，或借带筐额外索取接生费的均为犯规。①

1931 年 9 月起，该所开设助产士研究班，招收在北平开业的助产士入班研究实习，事务所随时派员监察。② 1935 年，北平市保婴事务所发起组织了北平市助产士研究会，以专门研究助产学术、发展助产业务为宗旨。该会会员包括在北平市注册、执行助产业务的助产士。研究会为期两个月，培训产妇 94 小时。③

为向平市妇女灌输家庭卫生及家政常识，保婴事务所设立母职训练班，先后开设 8 个班，招收学员 117 人，卒业者 65 人。按其设想，这些接受母职训练的人能各自就地递相招集训练班，授以此种常识，每人训练 50人，则 200 人每年可辗转训练 1 万人。如此一来，北平接受家政、育婴技术的产育时期的妇女人数将日众。④

其次，保婴事务所对产婆进行监视和管理。由于人员不敷使用，1935年 2 月 22 日，保婴事务所向北平市卫生局呈请，将产婆监视、管理、取缔及调查等工作划归第一、二、三卫生区事务所就近协助管理。对此，第一卫生区事务所表示，该所妇婴卫生工作人员缺乏，愿意协助管理区内产婆调查、报告等事项，但对于产婆电请初诊，尚难照办。第二卫生区事务所表示，愿勉力协助管理，但是产婆姓氏、人数与该所调查有出入。⑤

开始时，产婆登记由公安局负责，后成为保婴事务所的职责。1931 年2 月，北平市公安局曾对产婆存在的问题进行整治，发现"本市产婆多无正当学问及技术，鱼目混珠，关系人命，近且尚有冒名顶替，二人合用一张执照情形"，要求各产婆携带旧照到公安局换领新照。⑥ 保婴事务所对私

---

① 《北平市卫生局的一般人事任免令及第三卫生区事务所职员录》，北京市档案馆藏，北平市卫生局档，档号 J5—1—60。
② 《北平市政府卫生处业务报告》，第 131 页。
③ 94 小时培训内容包括 24 小时课程，20 小时实习接生，20 小时产前实习门诊和 30 小时产后拜访产妇。课程有：助产士职务、孕妇诊查法、接生用品敷料说明、接生消毒法、初生婴儿的照料、产妇的照料、各种生理、一般病理原理、女生殖器解剖及生理、产科概论、婴儿与幼童疾病及其预防和助产士如何应付与预防一般不正常生产。《北平市助产士研究会章程（1935 年）》，北京市档案馆藏，档号 J1—3—68。
④ 《北平市政府卫生处业务报告》，第 134 页。
⑤ 《北平市卫生局保婴事务所施政辑要》，北京市档案馆藏，北平市卫生局档，档号 J5—1—13。
⑥ 《查验产婆》，《华北日报》1931 年 1 月 29 日，第 6 版。

自接生或出现接生事故的产婆严行取缔。例如，1935年1月，外一区曾受训练产婆陈氏为某户接生，遇到难产，手术不良致婴儿头骨折断而亡。经该户人家告知保婴事务所，立即派员前往，将产妇送往协和医院，所幸无恙。该所以陈氏虽受训练，却擅敢贻误妇婴性命，予以从严惩办，撤销了其产婆资格。表6-4是1935年2月保婴事务所取消的5名私行执业产婆的具体情状，显示出国家已开始规范产婆行为。①

表6-4 取缔私行执业产婆清册

姓名	籍贯	住址	取缔理由
窦氏	北平	阜成门外北营房	私行出外接生
李氏	山东	马市大街19号	产妇失血过多，甚险，后送医院
全氏	北平	大羊毛胡同9号	私行外出接生
王氏	北平	西直门内大帽儿胡同	因手术不良，胎死于腹中，送助产医院
金氏	北平	菊儿胡同	难产，因手术不良，婴儿夭亡

再次，保婴事务所开设妇婴门诊，除接生外，还为妇婴检查体格，指导健康，定期施种牛痘及各种预防注射。1930年9月，该所开设门诊。对贫苦平民遇生产而无力延请姥姥者，派员免费接生。该所成为北平新式接生的主要机构。据统计，自1933年11月至1934年6月的8个月里该所接生238人，占当时医院接生总人数的49.38%。②该所医师、助产士常于深夜赴城外接生，尤其是遇有产妇难产急不容缓出城时必须有门证，公安局专门为其办理了门证。③

因妇婴健康与民族强弱攸关，间接与国家盛衰关系至为密切，北平市卫生当局积极办理妇婴健康检查。1934年2月17日，北平市卫生处命令市立医院在保婴事务所、市立医院和东郊诊疗所，为孕妇、产妇、婴儿筹设免费健康检查，并颁布《孕妇产妇婴儿幼童健康检查办法》。20日，市立医院布告周知孕妇、产妇和婴儿幼童健康检查的时间为，市立医院每周二、六上午10—12时，东郊诊所每星期一、四上午10—12时。④不过，

---

① 《北平市卫生局保婴事务所施政辑要》，北京市档案馆藏，北平市卫生局档，档号J5—1—13。

② 《北平市政府卫生处业务报告》，第133页。

③ 《北平市卫生局保婴事务所施政辑要》，北京市档案馆藏，北平市卫生局档，档号J5—1—13。

④ 《北平市卫生处举行妇婴健康检查》，《北平市政府卫生处业务报告》，第208—209页。

市立医院虽计划附设妇婴检查，却由于医生、助产士工作异常忙碌，不敷分配，又无经费增添技术人员，实际上并未真正实施。据统计，3月份，市立医院共检查妇婴17人，东郊诊疗所检查妇婴21人，共计38人。①

2. 卫生区事务所办理的妇婴保健

北平市卫生区事务所在办理妇婴保健过程中起到重要作用，他们深入基层，进入千家万户，直接为市民提供便利的服务。第一卫生区事务所逐步形成了妇婴卫生的一套模式，而且留下了非常宝贵的统计资料，便于展开计量分析，因此本部分以第一卫生区事务所为例展开论述。

第一卫生区事务所的妇婴卫生工作分为甲、乙两区，采取不同方法。甲区由医师及劝导员负责，乙区由医师指导，助产士办理。在1935年的工作报告中，表示"均甚圆满"。该所负责妇婴卫生工作的工作人员，有医师2人，兼任劝导监察员1人，兼任劝导员8人，专任劝导员1人，以助理医师担任出外收生各项事务，专任助产士2人，担任乙区妇婴卫生各项工作。这项工作所需费用非常大，根据卫生区第九年、第十年工作报告数据计算，1933年甲种收生平均每次需15.69元，乙种需银9.65元，1934年甲种收生每次平均需银13.5元，乙种需银6.73元。平均费用降低的同时，收生人数增加，1933年该所接生470人，1934年为679人。但收支远远不能平衡，1933年两区共计支出5653.1元，收入仅818.44元，收入仅占支出的14.48%，1934年支出6568.35元，收入仅1057.23元，收入仅占支出的16.09%。作为非营利性质的公共卫生机构，这种费用的缺口由洛克菲勒基金会填补，才能维持基本运作。②

第一卫生区事务所的妇婴卫生工作主要包括访视工作、门诊、卫生教育和收生四个方面。访视工作包括产前检查、产后检查、新生婴儿、婴儿卫生监察和学龄前儿童卫生监察等内容；门诊包括产前、产后和小儿科；收生包括在家收生和在医院收生两项；卫生教育包括母亲会、学龄前儿童卫生会。在10年的时间里，第一卫生区事务所的妇婴保健发展非常迅速。访视工作从1925年的768次增至1934年的29750次，增加约39倍，门诊从1925年的313次增至1934年的5819次，增加约19倍，收生从1926年的97次增至1934年的679次，增加了7倍，卫生教育从313次增至1933年的5692次，增加了约18倍。具体状况请参照表6-5。

---

① 《北平市卫生局要求市立医院办理妇婴健康检查》，北京市档案馆藏，北平市卫生局档，档号J5—1—23。

② 《北平市卫生局第一卫生区事务所第九年年报》，第54页；《北平市卫生局第一卫生区事务所第十年年报》，第37页。

表 6-5　　　　　第一卫生区事务所历年妇婴卫生工作统计情况① 　　（单位：次）

类别＼年份	1925	1926	1927	1928	1929	1930	1931	1932	1933	1934
访视工作	768	9661	1985	15618	17878	22129	26261	18446	25340	29750
门诊	313	993	1851	2093	2133	2603	2919	2752	3953	5819
收生	不详	97	170	206	227	236	313	405	470	679
卫生教育	313	2064	3156	3604	4023	4867	7878	4255	5692	不详

　　在卫生区事务所的积极推动下，一般产妇在分娩时已开始注意如下问题：延请的收生人员是否经过相当的训练？经验是否丰富？收生的手术是否合乎科学方法？该所设有专门接生人员，可出外收生，对贫苦居民有免收医药、手术各费的办法。新式接生虽取得很大发展，但仍未达到理想效果。从表 6-6 可以看到，从 1926 年到 1935 年，北平市第一卫生区事务所管辖范围内，由该所的医生和助产士接生的婴儿从 7.4% 上升到 22%，加上其他医师和助产士接生的 22.4%，接受新式接生的比例从 1926 年的 17% 左右增加至 1935 年的 44.4%，超过旧式接生婆的比例，但仍未达到半数。也就是说，在北平妇幼保健最发达的第一卫生区内，接受新式接生的尚不及总数的一半。与此同时，产婆仍是接生的主力军，其接生的婴儿从 54.3% 降至 36.2%。需指出的是，这些产婆多数已接受过训练，未接受训练的仅占 5.3%。

表 6-6　　　　第一卫生区事务所各类婴儿接生人员所占百分比②

类别＼年份	本所医师	本所助产士	其他医师	其他助产士	已受训练旧式产婆	未受训练旧式产婆	其他	未详	总计
1926	0		17.1		54.3		25.8	2.8	100
1927	7.4		10		56.6		24.9	1.1	100
1928	13.7		8.2		55.5		22.5	0.1	100
1929	10.9		13.5		50.0		25.6	0	100
1930	13.0		17		40.9		29.1	0	100
1931	13.9		24.5		41.3		20.1	0.2	100

① 《北平市卫生局第一卫生区事务所第十年年报》，第 38 页。
② 《北平市卫生局第一卫生区事务所第十一年年报》，第 11 页。

续表

年份＼类别	本所医师	本所助产士	其他医师	其他助产士	已受训练旧式产婆	未受训练旧式产婆	其他	未详	总计
1932	8.3	6.4	11.3	7.4	28.4	14.1	24.1	0	100
1933	8.8	6.3	9.4	9.0	37.4	6.8	22.3	0	100
1934	12.1	10.3	11.8	9.1	33.4	5.1	18.2	0	100
1935	10.1	11.9	12.3	10.1	30.9	5.3	19.4	0	100

该所提倡产前检查，免去孕期及产时种种病症及危险，保障母儿的生命安全。自怀孕时期起，前6个月每月检查一次，第7个月与第8个月要每星期检查一次，第9个月每个星期检查一次。第一卫生区事务所专门设立了产前检查门诊，专为检查区内孕妇，指导孕期卫生一切方法。在工作人员的努力下，第一卫生区事务所妇婴工作最大的成就在于产前检查的普及，1935年所有的孕妇都接受了产前检查。但是，在家生产的孕妇仍占绝大多数，且曾逐年上升趋势，从1926年的83.5%增至1935年的95.47%。这与事务所有限的接生能力有很大关系。

表6-7　　　　　　　1925—1935年第一卫生区事务所接生状况①

年度	在家接生数目（次）	在医院接生数目（次）	总计（次）	经过产前检查 数目（次）	经过产前检查 百分比（％）
1925	未详	未详	31	未详	未详
1926	81	16	97	未详	未详
1927	132	38	170	89	52.4
1928	162	44	206	114	55.3
1929	198	29	227	163	71.8
1930	217	19	236	98	41.5
1931	258	55	313	246	78.6
1932	367	38	405	242	59.8
1933	431	39	470	375	80.9
1934	640	39	679	546	80.4
1935	632	30	662	662	100.0

① 《北平市卫生局第一卫生区事务所第十一年年报》，第60页。

卫生区事务所非常重视家庭访视。除产前访视外，该所还设有产后检查科。凡经其收生，产后 10 天内将派员前往访视检查，并指导产后保养及育婴等方法。到 6 个星期时，请大夫检查一次，同时注意婴儿的营养问题。从数量上来看，家庭访视从 1925 年的 3432 次增至 1935 年的 32070次，增长了约 10 倍，客观上反映出这种访视的普遍性。

表 6 - 8 　　　　第一卫生区事务所历年妇婴卫生家庭访视次数比较① 　（单位：次）

年度	产前	产后	新生儿	婴儿卫生监察	学龄前儿童卫生监察	总计
1925	358	410	2664			3432
1926	1014	4062	3828	757		9661
1927	897	5715	5950	658		13220
1928	1927	4428	3034	5559	670	15618
1929	1962	4879	4609	5012	1416	17878
1930	2926	4772	4808	6107	3516	22129
1931	3581	5971	4670	12039		26261
1932	2737	5249	4191	6814	3420	22411
1933	3015	6504	5266	5585	4970	25340
1934	3757	5896	4437	8921	6739	29750
1935	3546	4611	3209	10655	10049	32070

卫生区事务所开设专门的卫生会，提供相关的卫生常识辅导。为保护婴儿的健康，健全国民的基础，该所设立保婴会。中国婴儿多因其父母不善抚育，致营养不良、身体瘦弱，保婴会教授做父母的关于儿童体重、发育和营养的知识。还设立儿童卫生会，服务于 2 岁以上 6 岁以下的未入学儿童。每星期六下午 2 时召集儿童，灌输很浅近的卫生常识，以养成卫生习惯。此外，设立母亲会，指导母亲如何养育婴儿，怎样保证婴儿健康。母亲不仅保育婴儿长大成人，而且要保持其永远健康，成一个良善国民，所以对婴儿的饮食、起居、睡眠，甚至于拉屎、撒尿，母亲都必须养成一种好习惯。② 不过，这些卫生会断断续续举办活动，且参加者不是特别踊跃，影响力有限。

---

① 《北平市卫生局第一卫生区事务所第十一年年报》，第 61 页。
② 《第一卫生区事务所几件重要卫生工作》，《北平市政府卫生处业务报告》，第 205 页。

表6-9　　　　　　第一卫生区事务所卫生教育统计情况①　　　　（单位：次）

年份	1925	1926	1927	1928	1929	1930	1931	1932	1933
保婴会	未详	787	1092	1164	1127	1420	1350	0	0
儿童卫生会	0	0	0	0	527	487	938	1503	1729
母亲会	未详	284	23	347	236	357	2671	0	0

　　妇婴工作取得一定的成效，从婴儿死亡率来看，从1926年的183.2‰下降至1935年的116.4‰。婴儿死亡的主要原因是，初生虚弱、早产、抽风、呼吸器官疾病、腹泻和肠炎等。

表6-10　　　　　第一位卫生区事务所婴儿死亡率统计情况②　　　　（单位:‰）

年份	1926	1927	1928	1929	1930	1931	1932	1933	1934	1935
婴儿死亡率	183.2	176.4	197.2	172.7	142.2	190.3	179.3	134.0	120.2	116.4

　　其他卫生区事务所的工作大体与上述各项相似，但由于缺乏第一卫生区事务所那样雄厚的资金支持，只好相机而动。例如，第二卫生区事务所针对实际状况，在妇婴保健方面采取如下措施：管理稳婆，从严调查取缔；提倡产前检查，广事宣传，稳婆"认门"后，须劝送产妇来所检查；施行免费科学助产，以达区内出生半数为目的；转送难产产妇到产科医院；提倡儿童卫生，举行儿童健康检查、健美比赛；研究教育及宣传方法，使产前检查得以普及。③

　　除保婴事务所和卫生区事务所之外，卫生机构还采取其他措施办理妇婴保健。1929年5月，为办理胎育卫生，时任北平市卫生局长黄子方在东城本司胡同卫生诊疗所、西城区阜成门外大街中央医院、府前街首善医院内开设孕妇卫生诊疗所各一处，聘专门妇科女医士等专为孕妇检查胚胎位置，测量盆骨大小，以免临产及产后诸般病症，并指示一切胎育卫生办法。此外，卫生局还印制了诊查免费券，居民可临时赴各诊疗所领取免费券，按规定时间前往以上各诊疗所诊查，概不收取分文。④ 1931年2月15

---

① 《北平市卫生局第一卫生区事务所第九年年报》，第50页。
② 《北平市卫生局第一卫生区事务所第十年年报》，第17页。
③ 严镜清：《北平市第二卫生区事务所工作概况及将来计划》，《北平市政府卫生处工作报告》，第194—195页。
④ 《卫生局注重胎育教育设诊疗所检查胚胎》，《顺天时报》1929年5月25日，第7版。各诊疗所具体检查时间如下：东城本司胡同卫生诊疗所，周二或周五下午1时到3时；中央医院，周日下午1时到3时；首善医院，周六下午2时到4时。

日，北平市公安局外城医院开设产科，添设备产室，开始实行孕妇预查，昼夜免费接生。①

1936 年 9 月，北平市卫生局委托西郊平民医院在西郊开办接生婆训练班，旨在"增进接生婆与产妇以卫生常识，不致经常发生危险情事"，从而"补公家接生之不足，并辅助私人接生事业之发展"。② 该班共招收学员 16 人，要求年龄在 30—60 岁之间，居住西郊的确有接生技术的妇女，取具保长、甲长联名保结，均可报名参加培训。培训两个月后，经平民医院派员监视接生 5 次后毕业，并发给证书。③

总体而言，经过十余年的发展，北平的妇婴保健工作走在全国前列。1936 年，全国儿童年实施委员会提请教育部通令全国各省市教育厅饬所属小学幼稚园注意儿童身心健康的五点内容，即保证儿童有充分之睡眠、不得禁止低年级儿童上课时因疲倦入睡、休息及运动时应有老师保护儿童、严禁在学校附近售卖零食、各学校应注意儿童饮料及厕所清洁问题。④ 而这些内容早已在北京得到推广。

（二）学校卫生

学校卫生自 1920 年代提倡之后，发展迅速，成为北平公共卫生发展较为突出的领域之一。人们非常重视学校卫生，因其关系到国家民族的未来，"今日之学生将来社会之领袖，苟能养成其健康习惯，引导其卫生智识，授以社会观念，将来卫生事业，自可借资促进"。⑤

学校卫生的内涵发生了较大的变化，从强调普及卫生常识发展到推广预防医学知识。1920 年 12 月，《顺天时报》曾载文强调学校重视卫生的必要性，但其更多的是强调教授学生一些卫生常识：

> 学校卫生为科学中至要之一门。今各地学校学生患病者甚多，戕生自杀之外，其屡患头昏、癣疾各症者殆为常情。教师不以此为意，家长更不知其起因，长此迷途，学子受害实非浅鲜。而今而后学校建筑固当急须讲究，而卫生一门亦急宜取。《葆身安语》、《天然生活

---

① 《外城医院添设产科》，《华北日报》1931 年 1 月 29 日，第 6 版。
② 《西郊平民医院举办接生婆训练班》，《京报》1936 年 11 月 5 日，第 7 版。
③ 《卫生局训练郊区接生婆》，《华北日报》1936 年 9 月 9 日，第 6 版。
④ 《教育部通令儿童健康办法五项》，《华北日报》1936 年 9 月 6 日，第 8 版。
⑤ 严镜清：《北平市第二卫生区事务所工作概况及将来计划》，《北平市政府卫生处业务报告》，第 194 页。

法》、《少年进德录》、《致今世少年书》诸书之理论，及书报所载之药物疗法与自然疗法，使学生浏览，以资省身之掌，或作为课中必修之课，或作为课外随意之课。教者不惮烦劳而为之讲解，则学生之身体、心灵两受其益，亡羊补牢尚不为晚。①

到 1932 年，《北平晨报》的文章反映出人们对学校卫生的认识已发生很大的改变，形成了一套专业而系统的认识：

> 学校卫生为现代医学一种新发明，乃公共卫生科学中一种专门之学术，关系重要，若不研究有术，亦不知若何办理。非仅嘱托一个医院，或聘任一个兼任医师，于校内设置一个治疗室，每两三天规定一点时间为治疗疾病如是而已。夫学校卫生工作，其最要者，乃在防患于未然，即矫正学生身体生理之缺点，防范一切传染疾病之危机，补救学生脑力及生理之亏损，晓以生理卫生要旨，教以日常卫生习惯，除去学生学业进步障碍，俾他日得养成一健全人材，而服务于国家社会是也。②

国家介入学校卫生始于 1926 年京师警察厅试办公共卫生区事务所，该所在管区界内选择 4 校首先试办，1929 年推广至 7 校。此后，北平的学校卫生得到发展，但由于市政机构时常变动，导致政出多头，未能形成统一领导。1929 年春，南京国民政府卫生和教育两部颁布《学校卫生实施方案》。北平特别市教育局会同卫生局组织学校卫生委员会。是年冬，该会开始工作，办理健康检查、缺点矫治、疾病诊治、环境卫生改善和预防接种等工作，并举办学校卫生讲习会。后因卫生局奉令裁撤归并于公安局内，学校卫生委员会停止运作。1931 年 5 月，教育局联合第一卫生区事务所组织北平市教育局卫生教育委员会，聘请卫生及教育专家为委员，于 9 月间开始工作，厘订章则。1932 年 7 月，教育局奉令裁撤归并于社会局内，同时内政部卫生署派卫生教育专员抵平主持学校卫生工作，与社会局接洽，将教育局卫生教育委员会更名为北平市社会局卫生教育委员会，设于社会局内，由社会局局长为主席，并聘卫生及教育专家 11 人为委员。

---

① 左铭：《学校注重卫生之必要》，《顺天时报》1920 年 12 月 5 日，第 7 版。
② 骥伯：《北平市第一卫生区事务所学校卫生工作研究》，《北平晨报》1932 年 5 月 10 日，第 10 版。

同年 9 月，社会局卫生教育委员会成立，设主任医师 1 人，医师 1 人和护士 3 人。1934 年 7 月，卫生处改组为卫生局，在第四科下添设卫生教育股，除办理一般卫生教育外，特别注重学校卫生。北平市政府下令将社会局卫生教育委员会改由卫生局主办，仍聘社会局长、卫生局局长、主办教育与卫生有关主要人员以及教育和卫生专家等 17 人为委员，指定卫生局局长为主席，呈明市政府更名为北平市学校卫生委员会。该会订定组织章程、办事细则及工作计划等，其经费由卫生局拨付。学校卫生委员会于每学期开学时举行常会一次，具体业务由卫生局第四科卫生教育股遵照每年度工作计划及常会议决各案，负责执行，逐步实施。[①] 自 1936 年 2 月中旬起，学校卫生委员会在各校举行白喉、猩红热预防注射。[②]

　　1934 年起，北平市的学校卫生得到政府大力推广，到 1937 年已具一定规模。办理学校卫生的专职工作人员有 9 人，其中主任医师 1 人，医师 2 人，助理员 4 人和护士 2 人。1935 年，实施学校卫生的学校有市立中等学校 2 所，学生 850 名；市立小学校 65 所，学生 19305 人；幼稚园 5 处，学生 392 人，总计学生 20547 人。1936 年，学校卫生共计市立小学 66 所，学生 19002 人；幼稚园 5 所，学生 511 人，共计 19513 人。1937 年，全市办理学校卫生的共有 68 所市立小学，学生 19307 人；5 所幼稚园，学生 521 人，共计 19828 人。此时学校卫生的主要内容包括：健康教育，具体有学校卫生会议、公开演讲、卫生队训练班、卫生谈话、卫生队活动、卫生表演、刷牙行动和家长谈话等形式；健康检查及缺点复查；家庭访问；预防接种；环境卫生；矫治缺点，包括沙眼、牙齿、皮肤、耳病、鼻病以及其他耳病等。学校卫生开设有疾病诊治，1935 年各校门诊疾病共计 10449 人次。[③] 我们还应看到，北平社会贫困，"儿童能得一饱者，已属甚好；能入学者，更不易矣"，失学儿童占全市儿童的 66%。[④] 在这样的社会里，学校卫生虽得到切实推进，但对于更多的失学儿童来讲，则是徒有虚名而已。公共卫生强调普适性，要求按照人口普及保健卫生，在中国这样一个贫富悬殊、分化严重的社会中，国家若不能起到平衡的作用，势必将导致更大的不平等。

----

① 《北平市卫生局学校卫生委员会工作报告》，北京市档案馆藏，北平市卫生局档，档号 J5—1—131。

② 《社会卫生两局合组学校卫生委员会》，《华北日报》1936 年 3 月 8 日，第 6 版。

③ 《北平市学校工作卫生委员会学生工作月报》，北京市档案馆藏，北平市政府档，档号 J1—3—95。

④ 友孟：《小学卫生教育之改进》，《华北日报》1933 年 11 月 12 日，第 10 版。

北平市政府在推行学校卫生过程中，采取逐步办理的方式。办理卫生应当首先关注人群聚集处所，学校乃是人口最多之处，小学生体力幼稚、抵抗力薄弱，应特别注意保护，故首先办理小学卫生。① 1930 年，社会局开办学校卫生，包括健康教育、保健工作和学校视察等。健康教育是学校卫生最重要的工作，因环境关系，卫生设备异常简陋，学生又缺乏卫生常识，故特别注意向学生灌输卫生常识，训练学生养成个人生活习惯。社会局先后举办两次卫生教育训练班。7 月，召集四郊市立小学教职员 22 人，借协和医学院卫生科教室，讲演及探讨卫生各项问题。经考试及格，获得证书者 15 人。10 月，在市立第四十小学校内又举办一次，计 51 人参加，经口试授以证书者仅 12 人。此外，该年还举办卫生演讲 14 次，听讲者 4625 人；检查学生 8570 人，沙眼检查 10746 人，预防种痘 7358 人。②

同年 2 月 24 日至 3 月 22 日，为加强学校卫生，北平市教育局与卫生局合办小学校教师学校卫生讲习会，于绒线胡同第七小学授课，为期 4 周，每周教授课程如下：第一周，公共卫生概要、学校卫生概要、健康检查及缺点矫正、健康检查表演；第二周，学校卫生设备、免疫学之意义、传染病概要及校内预防手续、各种传染病预防注射之意义、各种传染病预防接种方法；第三周参观各学校清洁及传染病检查，讲授营养要义、体育与卫生、救急法及学生救护队之组织、救急表演；第四周开展小学卫生教育方法、沙眼预防及治疗、沙眼治疗表演、牙齿卫生与性的教育。③

1935 年，北平市政府为了解市内小学学生身体健康状况，令卫生局派员分赴各校检查。统计结果显示，北平市立小学一至四年级学生有缺点者达 15578 人，无缺点者仅 827 人，其中患鼻病者 33 人，扁腺者 2272 人，牙齿者 2171 人，淋巴腺者 494 人，心病者 17 人，肺病者 55 人，包茎者 1398 人，疝气者 24 人，耳病者 59 人，沙眼者 2402 人，听力不佳者 630 人，视力不佳者 413 人，皮肤及头皮者 3743 人，营养不足者 967 人，其他眼病者 900 人。④

卫生机构率先办理市立小学及幼稚园的学校卫生。直到 1935 年 9 月，卫生局才开始办理市立中等学校卫生，取消各校校医，将中等学校的卫生

① 《小学教师卫生讲习会昨举行开学式》，《华北日报》1930 年 2 月 25 日，第 5 版。
② 《社会局上年度之学校卫生工作》，《华北日报》1930 年 11 月 29 日，第 6 版。
③ 《教卫两局合办之小学教师学校卫生讲习所》，《华北日报》1930 年 2 月 15 日，第 5 版。
④ 《市立小学学生健康检查结果》，《华北日报》1935 年 6 月 29 日，第 6 版。

事务分派给各卫生区事务所办理。各市立中等学校的学校卫生，因限于经费，未即时举办。中学设有校医，仅治疗学生疾病，并未办理学校卫生事项。①

表6-11　　　　1936年5月市立中等学校卫生机关分配情况②

学校名称	校址	办理学校卫生机关
体育专科学校	永内先农坛	第一卫生区事务所
师范学校	西城祖家街	第四卫生区事务所
第一中学	朗家胡同	第三卫生区事务所
第二中学	史家胡同	第一卫生区事务所
第三中学	祖家街	第四卫生区事务所
第四中学	西什库	第四卫生区事务所
第五中学	方家胡同	第三卫生区事务所
第一女子中学	西华门南花园	第二卫生区事务所
第二女子中学	宣内党部街	第二卫生区事务所
高等职业学校	东四什锦花园	第三卫生区事务所
高等商科职业学校	宣内未英胡同	第二卫生区事务所

卫生区事务所在办理中学校卫生过程中发挥了关键作用，很多的事务都是由它们具体执行的，1937年2月，卫生局颁布《北平市市立中等学校卫生实施办法》。根据该办法，北平市立中学的卫生工作由市学校卫生委员会按照市立学校卫生实施方案办理，具体由卫生局所属各卫生区事务所分区办理，未成立卫生区事务所的各区，由附近卫生事务所办理。各校按照中等学校卫生设施暂行标准及市立学校卫生实施方案之规定逐项施行，成立卫生课或卫生室，有高中的学校成立高中学生卫生队。③

中学校卫生办理的具体方法是，由各卫生区事务所分别与相关学校签订合办学校卫生的合同。下面以第二卫生区事务所与国立北平艺术专科学校和私立培华女子中学校签订的两份学校卫生合同为例，说明学校卫生的概况。首先，办理学校卫生的经费由学校负责。艺专每月付给事

① 《北平市卫生局就中等学校卫生实施办法的公函及训令》，北京市档案馆藏，北平市卫生局档，档号J5—1—194。
② 同上。
③ 《北平市卫生局拟定市立中等学校卫生实施办法、为此与社会局来往公函及市政府的指令》，北京市档案馆藏，北平市卫生局档，档号J5—1—255。

务所卫生费 40 元，培华女中付给事务所的卫生费按全体学生人数计算，每人每年 1.5 元。其次，事务所派医师、护士到学校办理治疗门诊，处理轻微疾病。再次，每年定期由事务所到学校进行预防注射，举行健康体检，每 3 年检查一次，每年复查缺点一次。第四，由事务所为各校举行各种卫生教育活动。[①] 由于学校卫生必须由学校承担经费，很多学校并未办理学校卫生。在第二卫生区事务所辖区内共有 73 所学校，学生约 2.5 万人，只有 7 所学校办理了学校卫生，覆盖学生两千余人，不及总数的 10%。[②]

因各校人数不同，学校卫生时有变动，下面以 1932 年第一卫生区事务所为例说明学校卫生的具体内容。学校卫生工作归该所第三股即保健股管理。工作人员包括医师 7 人，主任医师 1 人，由毕业于正式学校且对学校卫生有相当研究者充任，规划一切；专任医师 3 人，兼任医师 3 人，分别管理各项卫生工作。此外，每校设公共卫生教员 1 人或 2 人，助理一切治疗、卫生教育、家庭访视和环境卫生视查等各种事务。

当年，该所承办了育英、贝满、培元、博民幼稚园，求知、二中、六小和第一助产 8 所学校，合办者有师大、师大附中、师大附小、师大附幼稚园等校，学生总计 5390 人。其重要工作包括卫生教育、环境卫生视察、预防疾病和治疗疾病等。

卫生区事务所非常重视学校卫生教育。教育方法多为演讲，包括公开讲演、分班讲演和个人谈话等。卫生区事务所提供各项教材，教员或公共卫生管理员及医师分别担任演讲员。小学校多重卫生习惯实行，中学校则注重人体生理及保健方法。除利用各种方法讲演灌输卫生知识外，还有卫生讨论会、卫生图画比赛会、学生卫生自治会、学生卫生稽查队、卫生游艺会以发行文字宣传等多重辅助形式。1931 年，举办了卫生图画比赛会，参加者有育英中学、市立第二中学、市立第六中学、培元小学和博民幼稚园五校学生，共 200 余人，比赛图画共 200 余张。此种方式有利于发展儿童卫生观念，促进儿童思想发展，且引起其对于公共卫生的兴趣。

在学校开学之始，卫生区事务所同各校负责人员，对校舍及校内设备卫生大检查一次，发现有碍卫生或不合卫生之处，均予以指出，要求各校

---

① 《北平市卫生局第二卫生区事务所、国立北平艺术专科学校合办学校卫生合同》，北京市档案馆藏，北平市卫生局档，档号 J5—1—145。

② 严镜清：《北平市第二卫生区事务所工作概况及将来计划》，《北平市政府卫生处业务报告》，第 194 页。

设法改良。教员及公共卫生管理员每周举行环境卫生检查一次，包括宿舍、课堂、厨房、浴室、厕所、游戏场、公共用具、垃圾处理、光线、空气和饮水等内容。可惜的是，"各校均因经费关系，多不能按照标准尽量改善"。

预防疾病在学校卫生工作中颇为重要，包括体格检查、预防注射、按期量体重、晨间疾病检查和传染病管理五项内容。所有小学、中学3、6年级及新生每年均须举行体格检查一次，每生平均每3年举行一次体格检查。如果发现学生身体有暗疾或生理上有缺点，随时设法矫治。据每年检查的结果，学生患牙病者最多，1931年度约占52%，次者为沙眼，占20%，其他为扁桃腺、淋巴腺、痨病等症。在学生中进行白喉、猩红热、伤寒、天花及其他预防注射及接种，1931年度各校预防注射学生约3187人，1932年为14707人次，1933年为19651人次。

治疗疾病在学校卫生工作中并非重要内容，但为学生矫治缺点及患有疾病者早日得到治疗起见，各校均规定事务所派医师及管理员前往治疗。1931年，诊治26492人次，1932年诊治56350人次，1933年诊治50109人次。①

到1937年，第一卫生区事务所办理学校卫生人员，有主管医师1人，护士4人，助理员4人。这样有限的人力不仅要负责区内12所学校、六千余名学生的卫生，而且还要负责内三区各短期小学卫生工作，实在是困难重重。它以体育专科学校地点不在第一卫生区事务所辖境为由，拒绝管理该校学校卫生。②

举办学生卫生的成效之一就是将身体检查作为入学的必要手续。学校开始将身体健壮无传染病作为入校资格的第一条，将身体检查作为第一次考试。在学校方面，此举有两个目的，一是要选择健全的学生，不致入学后中途废学，枉废学校培植人才的心力，获卒业后，不能任坚耐苦，致所学于无用。二是选择无病的学生，保全学堂原有学生之健康，免受传染之害。每年夏季，学生必须接受身体检查，才能办理入学手续。③

相对于城内学校卫生办理较好的区域，市郊的学校卫生非常糟糕，市立朝外中街小学在给北平市社会局的报告中对此做了详尽描述，引述

① 1931年数据参见骥伯《北平市第一卫生区事务所学校卫生工作研究》(《北平晨报》1932年5月10日，第10版)，1932年、1933年数据引自《北平市政府卫生处业务报告》第106页。
② 《北平市卫生局就中等学校卫生实施办法的公函及训令》，北京市档案馆藏，北平市卫生局档，档号J5—1—194。
③ 卢永春：《北平的学校卫生问题》，《医学周刊集》第4卷，1931年2月，第17页。

如下：

> 属校偏居城郊，地近农村，学生家庭状况大多贫困，家庭教育、家庭卫生殊乏讲求，是以学生患皮肤病者有之，身体贫血者有之，营养不良者有之。虽经教职员百般教诲、矫正、治疗，然收实效过少，且属校公费仅20元，除每月在生活必需开销外，用于医药费为数不多，实不过九牛一毫，又何望能尽美尽善？农村子弟患砂眼者十之七八，患传染病者十之五六，治疗时不独手续频繁，且职等对于医学又无深刻认识，此中奥妙，难以洞悉，无怪费事多，而收获少。有时令学生赴医院诊治，恒多以距离过远为藉口，又每以无钱治疗为托词，以致有病而不知治，患病而不知防危险，状不可言喻。①

城内各小学办理学校卫生，医生已十分忙碌，实在不能顾及郊区的学校卫生。北平市社会局只能每年派员于春、秋两季前往各校进行健康检查、举办种痘及按时前往施行防疫注射。四郊平民医院先后成立后，各院奉令优先诊治郊区市小学生前往疗病者。此外，学校卫生委员会通知各郊区市立小学，若遇学生患病，可填写证书，赴各该区平民医院优先诊治。

为此，北平市卫生局致函四郊平民医院，要求该院优先诊治前往求医的郊区小学生，若遇有危急疾病或路途过远不便的学生，请该院接到学校通知后，派员前往诊治。此外，卫生局将注射液送交该院，由其负责学生健康检查、种痘及防疫注射等事务。北郊平民医院表示，派巡回治疗队分赴各乡小学校施行种痘，对来院就诊的学生随到随诊，优先治疗，此外还办理了健康检查和防疫注射等事。②

由于人才的缺乏，卫生局不得不举办各种训练班，专门培养负责学校卫生的人员，以办理简单事务。第三卫生区事务所开办了"学校医药常识训练班"，旨在教授普通医药常识、简单疾病治疗与救急技术。该所召集办理学校卫生各校的卫生负责人员，及本区内负责学校卫生事务的工作人员一起学习一星期。该班不收报名费及学费，一切讲义均由该所发给。课程包括：学校卫生实施纲要、健康教育、绷带学、救急法、病原学、轻微

---

① 《北平市卫生局关于郊区小学生治病预防工作和社会局等单位的来往公函》，北京市档案馆藏，北平市卫生局档，档号J5—1—131。
② 同上。

疾病诊疗法、传染病的预防等。① 1937 年，北平市继续举办小学教员暑期讲习会，推进学校卫生工作。该会卫生教育组讲习时间为两个星期，学校卫生 12 小时，健康教育 12 小时，个人卫生 6 小时，医药常识 6 小时，救护学 8 小时，精神讲话 4 小时。②

从本部分的论述我们看到，北京的保健卫生事业取得了长足进展，这是建立在民族兴衰与预防医学关系密切的认识基础之上的。为了民族复兴，国家开始主动采取措施进行卫生建设，保健卫生受到特别重视。在组织层面，国家设立专门的保婴事务所负责妇婴保健，各区卫生事务所也成为妇婴保健事务的重要参与者。此外，教育部门与卫生机构合作举办学校卫生，通过身体健康检查帮助学生矫正身体缺陷，通过疫苗注射预防疫病，达到提高学生身体健康的目的。但我们也看到，保健卫生事业进展缓慢，仍未惠及整个北京社会，仅仅是那些在设有卫生区事务所区域内的学生和妇婴才能享受到这种服务。

四　花柳病防治

1927 年 2 月 11 日，京师警察厅总监陈兴亚以"八埠一带的妓女最容易传染花柳"为由，强调警厅有保护人民生命、身体健康之责，"对于花柳毒病，贻害人命之患，不能漠然视而不顾"，令卫生处开设检验妓女事务所。③ 此决定传达出两个信息，一是妓女检治制度源于"妓女最易传染花柳病"的观念，一是政府将花柳病防治视作自身的职责，并采取妓女检治作为花柳病防治的方式。本部分将从国家治理的角度探究民初北京妓女检治制度产生的前因后果，从更广阔的社会历史揭示出在"妓女最易感染花柳病"的社会观念影响下，代表国家的行政机构建立的妓女检治制度，实际上是一项旨在管理花柳病的公共卫生措施，是基于北京实际状况的选择性治理，实非花柳病防治的必然、有效的方式。希望能在以下几方面拓

---

① 《北平市卫生局第三卫生区事务所办理学校医药常识训练班章程》，北京市档案馆藏，北平市卫生局档，档号 J5—1—105。
② 《北平市社会局小学教员暑期讲习会简章》，北京市档案馆藏，北平市卫生局档，档号 J5—1—244。
③ 《设所检验妓女》，《世界日报》1927 年 2 月 12 日，第 7 版；《警厅将实行检验娼妓》，《顺天时报》1927 年 2 月 12 日，第 7 版。

展已积淀一定学术成果的近代中国性病史研究[1]：一是从国家治理角度剖析北京妓女检治制度产生的前因后果，弥补以往研究对政府的忽视；二是采用多角度分析方法，既从社会思潮分析制度产生的背景，理解社会思潮与国家治理之间的关联，也从医学的角度分析制度的成效，理解科学与国家治理之间的关系；三是在研究对象上以北京的个案丰富既往集中于上海的研究，进而理解近代中国社会的复杂性和发展的多样性。

（一）西方妓女检治制度的源起

传统中国医学虽认识到妓院是性病的主要传染场所[2]，妓女是主要患者，但并没有采取有针对性治疗措施。在社会认知中，性病被视作"暗病"，属于隐私范畴，人们多是私下进行药物治疗，且耻于谈论。正如伍连德所指出的，中国社会"人们羞于到公共和私人诊所治疗性病，这会增加不道德的感觉"。[3] 不过，中国并未如西方那样，将妓女作为花柳病的替罪羊。

直到 1940 年盘尼西林问世，人类才开始有效征服花柳病。在此之前，人类在与花柳病的斗争中，采取各种措施，妓女检治制度诞生于这些努力之中。西方社会在面对主要疾病问题时，常常试图寻找特定的社会群体作为替罪羊。在花柳病防治中，妓女充当了这样的角色。妓女检治制度诞生于欧美民族国家形成过程中，是政府为保护国民免受花柳病危害采取的一

---

① 近代中国的妓女检治，尤其是上海的妓女检治，一直为中外学界所关注。法国学者安克强（Christian Henriot）不仅分析了近代中国的西方医学如何阐释花柳病及其与妓女的关系，而且讨论了上海租界妓女与性病防治的关系。美国学者贺萧（Gail B. Hershatter）在《危险的愉悦》一书中，专章讨论了妓女的性病问题。这些研究集中关注上海，且较少论及中国政府的态度，加之所用材料多是学术性很强的英文医学刊物 The China Medical Journal（CMJ）和 National Medical Journal of China（NMJ），阐述的是西医学者的看法，制约了讨论的广度和深度。〔法〕安克强：《上海妓女：19—20 世纪中国的卖淫与性》，袁燮铭、夏俊霞译，上海古籍出版社 2004 年版；"Medicine, VD and Prostitution in Pre-Revolutionary China", Social History of Medicine, 1992, No. 1, pp. 95–120；《公共卫生政策与殖民主义放任政策的对立——上海租界的性病与卖淫》，马昌林编：《租界里的上海》，上海社会科学院出版社 2003 年版，第 155—166 页；〔美〕贺萧：《危险的愉悦》，"第九章性病"，韩敏中译，江苏人民出版社 2003 年版，第 238—253 页。

② 1632 年陈司成所著《毒疮秘录》中，作者指出梅毒是因不洁性交而传染的性病，妓院是主要的传染场所，"一狎有毒之妓……初不知觉，或传妻妾或于娇童……或问其疮传染不已何也？余惜昔人染此症，亲戚不同居，饮食不同器，置身静室以候愈，故传染亦少"。转引自张志礼、杨建葆主编《中医性病学》，江西科学技术出版社 1991 年版，第 5 页。

③ Wu Lien Tie, "The Prevention of Infectious Diseases in China", The China Medical Journal, Vol. XLIII, 1929, 348.

项制度，其发展与医学发展和殖民扩张的实际需要有关。19 世纪，医学的发展使人们改变了将花柳病视作上帝对人们放纵行为惩罚的观念。法国性病医学研究居于领先地位，医学家里科尔在临床医学实践中，记载了梅毒、淋病和软下疳的病理和临床征象。他在 1838 年出版的《论花柳病的处理》一书中，用梅毒一词取代了通常使用的"花柳病"一词。有关花柳病社会危害的研究受到法国政府的重视，由医学会主导的公共卫生机构创立妓女管理制度，对妓女进行性病检验和隔离。

伴随着人类对花柳病的认识逐步深入，西方各国在世界各地大肆殖民扩张。大量军队、商人和牧师在海外殖民地的长期生活，面临着性病的侵扰。为了避免或减少本国人感染性病，殖民当局对妓女采取检验和隔离治疗的措施。如安克强在其著作中所论述的上海妓女卫生检查的起源就是租界当局为了减少外国人感染性病的机会。1869 年，法国医生亨德森就提出了设立专门医院检查妓女。1877 年，性病医院成立，其目的主要是为了防止在沪外国人感染性病。① 需要指出的是，这一时期采取的妓女检治措施，无论是在欧洲大陆还是在殖民地，只是将得病的妓女隔离开来，并无有效的检验和治疗方法。因此，妓女检治制度一直受到时人的质疑。1877 年万国禁娼会曾指出，"检验娼妓对于预防花柳病是毫无价值的，不过给那被检验的女子一个虚伪欺人的保证。不但对于防病是毫无价值，却使被诱的人数加多，因为给人们一个虚伪的保障，男性就失去他们自制的意志，社会也就似乎默认冶游是无害的"。②

19 世纪末期，细菌学的发展促使花柳病研究取得突破性进展，妓女检治内容发生变化。1889 年，比萨及罗马的皮肤学教授杜克雷从软下疳的脓内发现了以他的名字命名的杆菌，性病三联症——梅毒、淋病、软下疳的病原学从此确立。进入 20 世纪，西方医学在性病学取得进步。1905 年，两位德国实验人员福瑞兹·绍丁和艾瑞克·霍夫曼共同发现梅毒的病原体——梅毒螺旋体。1906—1907 年间乏色曼、博尔代和根古在血清学方面的乏色曼氏试验，支持了开业医师对梅毒的诊断和病情程度的估计。③ 人类不仅获取有关性病的科学知识，而且探索新的治疗方法。科学医学取得的进步，使整个西方社会看到根除花柳病的前景。在医学发展基础上，社

① 《上海妓女：19—20 世纪中国的卖淫与性》，第十一章"疾病预防与道德规范（1860—1914）"。

② 扬：《检验娼妓的探讨》，《市政评论》第 1 卷合订本，1934 年，第 107 页。

③ 〔意〕卡斯蒂廖尼：《医学史》，程之范译，广西师范大学出版社 2003 年版，第 659、796、952—953 页。

会打破对隐私病的隐晦和忌讳态度，花柳病开始被视作医学问题，被无拘束地加以讨论。

美国几乎所有的医生和社会改革者都将花柳病与城市的妓女联系起来。他们认为一个人如果丧失了道德就会走向妓女，而后者是花柳病病菌最大的来源。无论是性病对家庭的破坏的医学认识，还是根除罪恶的新方法，都将攻击焦点集中在城市妓女身上。① 第一次世界大战时期，大批军人远离家庭，为满足性需要，性病患者大量增加，为保证军队战斗力，军人健康成为重大问题，花柳病防治因此成为公共政策讨论的中心。美国社会健康联合会将性病与不道德、卖淫和妓女等同。② 这种将妓女、卖淫与性病流行联系起来的观念被人们广泛接受。政府采取流行病控制手段，对妓女进行强制性检查，加强军队纪律的约束，有效地降低了军队花柳病的患病率。美国在海外推行妓女检治对北京妓女检治制度的形成有着直接影响。正是在第一次世界大战期间，即 1917 年，美国使馆武官"以洋妓健康与否，与美兵关系很大"，呈请京师警察厅设立检验娼妓机关。限于经费，警察厅总监吴炳湘在内城官医院设立检验娼妓所。检验娼妓的大夫完全由内城官医院的医员担任。虽然该所检验的"只限于东单牌楼一带的洋妓而已"，但确实开启了北京妓女检治制度。③

（二）思想渊源

北京妓女检治制度基于"妓女最易传染花柳病"的观念，而当时社会对此有着不同的关注。此部分试图通过描述 1920 年代社会各界对妓女与花柳病的多种阐释，分析他们改造社会的意图，比较其与政府推行妓女检治制度的异同之处，进而理解社会思潮与国家治理的不同价值取向。

花柳病是民国时期医学界对性传播疾病的统称。传统中医界常使用疮、淋、疽等词汇来描述此类疾病。④ 中医认为，此类疾病与性交、嫖妓

---

① Allan M. Brandt, *No Magic Bullet: A Social History of Venereal Disease in the United States Since 1880*, New York, Oxford: Oxford University Press, 1987, pp. 31 – 32.

② Elizabeth Fee, "Sin Versus Science: Venereal Disease in Twentieth-Century Baltimore", Elizabeth Fee and Daniel M. Fox edit, *AIDS: The Burden of History*, Berkeley: University of California Press 1988, p. 123.

③ 石玫：《平市"妓女检治事务所"调查记》，《市政评论》第 3 卷第 10 期，1935 年 10 月，第 12 页。

④ 吴谦《医宗金鉴》一书记载，梅毒的名称包括广疮、时疮、梅花疮、翻花杨梅、天疱疮、杨梅痘、杨梅疹、杨梅斑和杨梅圈。淋病的名称分类更多，如砂淋、膏淋、湿淋、暑淋、白淋、赤淋、冷淋、热淋、急淋、虚淋、疾淋、老人淋等。上述淋病并非今天性病之淋病，而是泌尿系统感染的总称。

有关①，俗称花柳病，带有浓郁的道德批判色彩。进入 20 世纪，西方科学医学在中国生根，不仅涌现出越来越多的接受过西式科学医学训练的医生，而且出现了各类翻译或撰写的西方花柳病书籍和教材。西方医学使用带有道德取向的 Venereal Disease 一词描述通过性行为方式传播的疾病。Venereal 源于 Venus 一词，在维多利亚时代因特殊的社会氛围，被赋予了"不道德、邪恶、不贞、禁忌的内涵"。② 这种内涵契合了花柳病一词的意思，故时人将 Venereal Disease 翻译为花柳病。民国时期出版的医学著作中，人们多使用花柳病一词来统称此类疾病。③

在 1920 年前医学界的研究中，仅强调了花柳病的严重性，妓女与花柳病之间尚未建立起必然的联系。最早关注中国花柳病状况的是传教士医生，他们先后在《中华医学杂志》上发表文章，初步描述了花柳病在中国的流行状况。1907 年，传教士医生西德尼·霍奇（Sydney Hodge）发表了《中国的梅毒》一文④，旨在唤起人们对花柳病的关注。1913 年，詹姆斯·马克斯维尔（James Maxwell）根据自己的研究，推翻了某些西方医学权威提出的"中国人是对梅毒病菌有免疫力的种族"的认识。⑤

此后，出现了一些描述了花柳病在中国泛滥的专业文章。1920 年，约翰·科恩（John H. Korn）对北京 361 名仆人进行乏色曼氏（Wassermann）检测，发现有 40 名呈阳性，占 11%。⑥ 美国学者甘博在北京进行的社会调查发现：协和医院的门诊病例中 10% 是花柳病；协和医学院的勒伦克斯（Lennox）医生对 4000 名社会中下层已婚男子的调查，其中约 25% 的男子承认得了花柳病；京津两地的慈善医院中，35% 的病人患有与梅毒有关的疾病。⑦ 不过，当时仅有一篇文章将花柳病归咎于妓女，强调仅仅关闭妓院是不够的，还应废娼，将妓女关进救济院或家里，直到她们结婚或找到

---

① 1632 年，陈司成所著《梅疮秘录》指出，梅毒是因不洁性交而传染的性病，妓院是主要的传染场所，"一狎有毒之妓……初不知觉，或传妻妾或于娇童"。转引自《中医性病学》，第 5 页。

② *No Magic Bullet: A Social History of Venereal Disease in the United States Since* 1880, p. 137.

③ 当然，也有少量书籍和文章使用性病一词，但其不仅指性传播疾病，而且包括性器官疾病。

④ "Syphilis as Seen in China", *China Medical Journal*, Vol. 21, No. 5, 1907, pp. 237—241.

⑤ James Maxwell, "Some Notes on Syphilis among the Chinese", *Chinese Medical Journal*, 1913, Vol. 27, p. 379.

⑥ John H. Korn, "Examination of Domestic Servants for Communicable Diseases (Preliminary Report)", *The China Medical Journal*, September 1920, Vol. 34, p. 627.

⑦ *Peking: A Social Survey*, pp. 258—259.

正式的工作。①

　　新文化运动后，妓女现象日益受到社会各界的关注，妓女的存在威胁着社会知识分子试图改造国民性、建立新道德的各种努力。② 新的性道德提倡纯洁与贞操，"在结婚以前，男女都应该严守童贞；结婚以后，夫妇也要互守贞操，以固持真正意味的一夫一妻制"。③ 为建立这种新性道德，新式知识分子批判旧性道德，批判一妻多妾制度、娼妓制度、双重标准的性道德及片面的贞操观，要求男女都要坚持一样的贞操观。嫖妓纳妾的行为作为男子不贞操行为应当被摒弃，如胡适所言："男子做不贞操的行为，如嫖妓娶妾之类，社会上应该用对待不贞妇女的态度来对待他。"④ 对新性道德威胁最大的就是娼妓，它是旧礼俗的头等产物。所以废娼运动的呼声此起彼伏。为论证娼妓的危害，花柳病作为其重要的罪证被提了出来。人们常常强调花柳病对个人、社会的危害，其目的不是关注花柳病本身，而是要利用人们对花柳病的恐惧，教育人们不要做妓女，不要嫖妓。⑤ 就这样，在社会思想层面，妓女与花柳病联系起来，被称之为"花柳病之母"⑥，逐步"被疾病化"，成为花柳病的代名词。

　　与此同时，国人对优生学的兴趣进一步增长，花柳病作为威胁性健康的头等疾病，它的公共性被充分挖掘——从个体隐疾显现为严重威胁民族

---

① K. C. Wong, "The Social Evil in China", *China Medical Journal*, 1920, Vol. 34, pp. 631－634.

② 从这一时期思潮的有关研究可以看到，道德成为新文化运动时期及之后社会思潮的重要主题之一。有学者称之为道德决定论，"试图以更新道德观念，树立资产阶级新人格，实现人的近代化进而实现社会的近代化，从而解决中国近代的民族危机和社会危机"。（史广全：《中国近代的道德决定论》，《北方论丛》1996 年第 4 期，第 27 页）也有学者认为，"世纪初的学生工读互助运动，或是 20 年代北京大学刘半农、胡适等人发起的'走向民间'运动、官方发起的新生活运动等，都是新文化运动的一环，基本上就是一种道德运动，冀望国民性的改造而建构新的民族国家，特别要提出的是，这种'文化想像'是乌托邦式的，显现出对美好社会的憧憬，规划'新国土'的蓝图。"（彭小妍：《五四的"新性道德"——女性情欲论述与建构民族国家》，《近代中国妇女史研究》1995 年第 3 期，第 95 页）

③ 〔日〕川源三原：《性教育概论》，庐怡译，"性教育专号"，《教育杂志》第 15 卷第 8 期，1923 年 8 月，第 5—7 页。

④ 胡适：《贞操问题》，《中国妇女问题讨论集》（上），上海书店 1989 年影印本，第 103—104 页。

⑤ 正如时人所言："须国民知娼妓之害，不入娼妓之门，则娼不禁而自绝矣。道德问题，说太高尚，难以劝普通人之听，花柳病则为切肤之患——人孰不爱其身，若明其害而仍躬冒其险，必不多得。是故演讲花柳病之苦痛，害处及疗治方针，使未染者不敢涉足花柳，已染者速受适当之治疗而早渡苦海；是不但有益于卫生，更有裨于道德也。"（刘崇燕、姚昶绪著：《性病》，"序"，商务印书馆 1921 年版）

⑥ 木鸡：《娼妓》，《中国妇女问题讨论集》（下），第 91 页。

健康的社会道德问题。基于新的遗传学和生殖生物学基础，有关不道德行为导致梅毒的言论，与民国早期城市职业精英的大量社会焦虑紧密联系起来，"没有约束的性不再仅仅看作是道德问题，而且是对个人、家庭和人口健康的生物威胁"。① 他们担忧花柳病对种族健康的危害，"梅毒之所以与社会有极大关系，能够使人种衰退的缘故，是因为这种病的祸害不仅在本身或传染家族而止，其祸害最大的地方（由社会一方面着眼）尤其在后代子孙的变坏"。② 因此，个人的身体上升为民族的身体，需要公共力量的介入来进行干预。英国学者冯客在相关研究中指出，"在有关生育的出版品中，有愈来愈多的呼声要求当局拿出办法对抗性病，所建议的措施包括建立性病诊所、登记注册妓院以及为性病患者建档等等"。③ 另一方面，花柳病的危害又被社会知识分子"废娼"的呼声所利用，强化了根除妓女现象的合法性："因为凡是娼妓几乎没有一个不含病毒的，青年人一和她接触，生殖器上便立即被其感染，万万不能幸免了。"④

　　在这样的背景下，社会逐步形成妓女与花柳病关系密切的认识，成为妓女被疾病化的基础。需要强调的是，他们主要关注的是与娼妓相关的社会问题，主张通过废除娼妓、建立新性道德以及开展性教育的方式，间接解决花柳病问题。他们凸显花柳病的危害，希望人们形成对该病的恐惧达到道德建设和性教育的目的。但是，过分宣扬疾病的危害，"不会对医学方式和公共卫生政策产生强烈影响"⑤，我们将之视作思想界部分人士通过报刊塑造花柳病的文化想象似更恰当。

　　此外，医学知识的普及化与思想界对妓女和花柳病的论述互相呼应，推动了妓女与花柳病关系密切的社会认知。有关花柳病的医学论文多发表在医学专业杂志上，且用英文出版，传播范围仅限于西医群体和阅读英文人士，很难深化社会对花柳病全面、专业的认识。医学界的部分人士亦意识到仅靠医疗手段很难控制该病，还需要在预防环节加强对花柳病危害的

① Frank Dikotter, *Sex, Culture and Modernity in China: Medical Science and the Construction of Sexual Identities in Early Republican Period*, Honolulu: University of Hawaii Press, 1995.
② 健孟：《梅毒是种族衰退的原因》，《东方杂志》第 19 卷第 7 号，1922 年 4 月，第 85—86 页。
③ 〔英〕冯客：《个人身体与群体命运——近代中国之人种繁衍和社会纪律》，周逊译，黄克武、张哲嘉主编：《公与私：近代中国个体与群体之重建》，台北中研院近代史所 2000 年版，第 214 页。
④ 袁访宝：《什么是两性的卫生》，《青年进步》第 65 册，1923 年 7 月，第 56 页。
⑤ Allan M. Brandt, "AIDS in Historical Perspective: Four Lessons from the History of Sexually Transmitted Diseases", *American Journal of Public Health*, 1988, Vol. 78, p. 367.

宣传。只有面向普罗大众的科普杂志、书籍和文章，以通俗的方式介绍和宣传花柳病知识，才能产生社会影响。新文化运动后，借着"科学"的东风，社会形成科学医学知识普及的热潮。花柳病书籍陆续出版发行，有的由临床医生撰写，有的根据国外教材编写，有的则是翻译作品。此时的医学界多少受到社会思潮的影响，在各类医学宣传中，他们强调花柳病的危害以引起时人的关注，进而推动防治知识的传播；并且，他们在论述中也把花柳病和妓女现象联系起来，提出花柳病的防治除了医学界的努力，也需要社会的配合。例如，1927 年中国博医学会出版的《罗氏卫生学》一书中，花柳病被视作不仅是个人疾病，而且是社会疾病，并非医疗所能解决的问题，"惟事涉狎妓，好色之道德问题及属性的问题，端绪丛挫，行之维艰，所愿关心世道者乐就人类天性因势利导，弥兹缺憾"。①

自 1925 年开始，北京地方报纸开辟了卫生专栏或医学专栏，各医学团体和卫生行政机关创办了《通俗医学周刊》《通俗卫生》《公众卫生》和《卫生月刊》等刊物。为了激起公众对花柳病的恐惧，从而动员社会大众回避高危行为和高危人群，尤其是妓女，用通俗的话语介绍花柳病的相关知识，推动社会对花柳病的认知。在这些文字中，花柳病不单单是一种疾病，而且是威胁道德、民族和国家的罪恶之源，与妓女有着密切的关系。

如上所述，"妓女最易传染花柳病"的观念是 20 世纪 20 年代社会思潮的产物。花柳病与妓女关系的认知来自于社会各界对其他学科知识的引进和讨论，其背后有着不同的诉求。废娼主义、性道德、性教育以及种族救亡等思潮将花柳病作为彰显妓女危害的证据，旨在引起人们对相关社会问题的重视。医学界人士亦论及花柳病与妓女的关系，是希望推动人们控制社会行为来防治花柳病。北京的妓女检治制度虽源于"妓女最易传播花柳病"的观念，但其与社会思潮本身有着本质的区别，体现出国家对于这一观念所做出的回应。这种回应具有两大特质：一是妓女检治制度的目的在于防治花柳病的传播，而非解决以妓女为核心的社会问题；二是妓女检治制度将花柳病的防治视作国家的公共卫生责任，而思想界并未觉得国家应担负起这个责任，主张通过个人道德修身来防治。由此可以认为，国家治理既源于时代，又有其自身的关注。接下来将从社会的角度分析政府为何要建立妓女检治制度。

---

① 胡宣明编著：《罗氏卫生学》，中国博医学会 1927 年版，第 61 页。

（三）社会基础

1927 年 2 月，京师警察厅正式开办检验娼妓事务所，旨在预防花柳病传染。此时正值北伐将成、国内政局即将剧变之际，但该所的产生与政局的更替无关，是北京地方社会发展的产物。妓女检治制度是国家基于社会现实对特定防治措施的选择，体现了国家在"妓女最易传染花柳病"的观念下所作的选择性治理。

在妓女检治制度产生之前，受社会力量的推动，内务部曾有过废娼的尝试，但并未付诸实施。李齐民、谢楚桢等发起中国废娼协会，主张废除娼妓，先后于 1919、1921 年呈请内务部颁发部令禁娼。[①] 后因效果不佳，他们改变策略，借报纸宣传，并请医界人士讲演花柳病之害。[②] 1923 年 6 月，李齐民等再次呈请内务部禁娼。7 月，内务部通令各省，于 1924 年 1 月 1 日一律施行废娼。此外，通令各省区，允许各地方在废娼之前酌量增收花捐；各地方将当年增收之款筹备女子职业实习所。[③] 但这种措施根本不可能得到执行，被舆论视作"挂羊头卖狗肉之政策"，不过是借废娼之美名，行增收花捐之实，"欺骗一般人民耳目，以便聚敛诛求而已"。[④]

从北京社会来看，实难真正废娼，其原因有二：一是北京人口性别比例失调是娼妓需求存在的社会环境，仅仅废除公娼并不能真正消灭妓女的存在；二是妓女缴纳的捐税是北京财政收入的重要来源，若废娼势必影响到市政收入，危害到既得利益者。

自清末以来，北京城市迅速发展，大量青壮年男性劳动力聚集于此。其人口结构呈现出两大特色：一是人口构成中壮年人占大多数，其中"16 岁至 45 岁者占全体市民 60%"[⑤]，这个年龄段的人口正处于性生活的发展或活跃期；二是男女人口比例严重失调，以 1923 年为例，北京人口中男性有 530242 人，占 63%，女性有 311703 人，占 37%。[⑥] 这样的人口结构特征决定了北京娼妓业有着广大的市场。若当时独身男子的生理需求没有得到一定解决，社会的不稳定因素会增加，这是当时的政府所不乐见的局面。

① 《废娼运动之再接再厉》，《顺天时报》1923 年 6 月 13 日，第 4 版。
② 《废娼协会拟请医界担任讲演》，《顺天时报》1922 年 7 月 27 日，第 7 版。
③ 《内部规定废娼善后办法》，《顺天时报》1923 年 7 月 27 日，第 7 版。
④ 《内务部之废娼办法》，《顺天时报》1923 年 8 月 3 日，第 2 版。
⑤ 张又新：《北平市之缺点及其救济》，《市政评论》第 1 卷合订本，1934 年，第 6 页。
⑥ 《内务部之废娼办法》，《顺天时报》1923 年 8 月 3 日，第 2 版。

自光绪三十一年（1905）始，妓女就成为北京市政收入的重要来源。她们缴纳的捐种有乐户捐、妓捐和贫民捐三种。乐户捐和妓捐均始于光绪三十一年，贫民捐始于宣统三年，是向乐户征收充作妇女救济院的经费。乐户捐由妓院缴纳，妓捐和贫民捐由妓女个人缴纳。头等妓女每月纳捐 6 元，二等纳捐 5 元，三等纳捐 3 元，四等纳捐 1 元。[1]

笔者根据相关资料编制了妓女捐税及其占市政收入比重的统计表，以便说明妓女缴纳的捐税与北京市政收入的关系演变。从表 6 - 12 可以看到，1914 年妓捐甚至占市政收入的 61.69%。1917 年因张勋复辟停收了 3 个月妓捐，较之 1916 年减少两万余元。1925 年妓女缴纳的捐税达 196012 元。[2] 正是由于妓女对市政收入具有特别的重要性，内务部的废娼令在北京如同一张废纸。不过，之后随着北京市政财源逐步扩大，收入总量变动不大的妓捐（妓捐收入的绝对数大概在 10 万—14 万元）在市政收入中的比重逐年下降，1930 年仅占 2.97%。随着花捐收入占市政收入的比重逐年减弱，政府治理妓女问题的时机逐渐成熟。他们开始考虑对妓女进行检验，以达防治花柳病的目的。

表 6 - 12　　　　民初北京妓女缴纳捐税数及其占市政收入百分比统计[3]　　（单位：元）

年份	妓女缴纳的捐费				市政总收入	妓女纳捐占市政收入的百分比（%）
	乐户捐	妓捐	贫民捐	合计		
1914	51060	84832.5	6000	141892.5	230000	61.69
1915	54290	89312.5	6000	149602.5	290000	51.59
1916	54471	87939	6000	148410	390000	38.05
1917	42084	72457.5	6000	120541.5	330000	36.53
1930	46308	55397	6186	107891	3638770.67	2.97

废娼不可行，而妓女检治则具可行性。自清末开始，北京市政当局已从卫生行政的角度设计了妓女检治制度来防治花柳病。清末公娼制度习自日本，依葫芦画瓢地照搬了日本妓女检治制度。光绪三十二年八月，外城

---

[1]　雷辑辉：《北京税捐考略》，社会调查所 1932 年版，第 40、42、83 页。

[2]　《北京妓女问题》，《顺天时报》1925 年 3 月 16 日，第 2 版。

[3]　表中妓女缴纳捐费数据引自雷辑辉的《北平捐考略》。其中贫民捐为其估计之数，"此捐收数极形平稳，月在五百元上下，年有六千余元"，此处均按 6000 元计算。市政总收入 1914—1917 年数据引自《因陋就简之京师市政》（《顺天时报》1924 年 6 月 16 日，第 3 版），1930 年数字引自《北平税捐考略》，第 104 页。

巡警总厅公布《管理娼妓规则》和《管理乐户规则》，要求妓女在领取执照时，需检验有无疾病，"已登入娼妓名籍者，由总厅给予执照，知照卫生局，平时受警厅之监察，并检验其有无疾病"。在执业期间，如果发现妓女有传染病及花柳病者，"不准仍在乐户接客"。而该妓女所属的乐户，必须将"娼妓有传染病及花柳病者速送医院诊治，仍报明该管区所"。此外，巡警厅还计划设立娼妓验病所，要求娼妓必须依照规则，"受身体之检查，如系患病必于治愈复验后，方准接客"。[①]这些规则粗略且无实施细则，并未付诸实施。1912 年，京师警察厅颁布《重订乐户营业规则》和《乐户捐章》，延续清末有关规则。此后，该厅卫生处颁布《拟订娼妓健康诊断所规则》。但这些规则一直停留在官方文件中，并未真正实施。当局发现花柳病流行时，也会偶尔提及推行妓女检治，不过碍于各种原因未见诸行动。例如，1918 年 7 月，内务部调查发现当年 1—6 月各医生报表中花柳病患者占 1/3，感到"若不设法防范，实非注重人民公共卫生之道"，决定 8 月开始施行妓女检验。[②]

此外，在美国压力下，1917 年北京已在部分区域建立了妓女检治制度。警察厅总监吴炳湘在内城官医院设立检验娼妓所，大夫完全由该医院医员担任。限于经费，该所仅检验的"东单牌楼一带的洋妓而已"。[③]

更重要的是，北京已有一套严格的妓女登记管理制度，为建立妓女检治制度提供了可行性基础。光绪三十一年，京师巡警厅命令内城妓院迁至城外，发给营业执照，准其公开营业，并按期抽收妓捐。妓女按月缴纳妓捐者为官妓，也就是公娼，而不交妓捐的妓女就是私娼。为保证妓捐收入，京师警察厅严格执行妓女登记，详细登记妓女的姓名、籍贯、居所及生年月日、有无本夫及亲族、家中历来作何生计或依人作何生计、因不得已而自愿为娼妓之事故、确系自愿并无强迫及典卖情事、来自何处以及现为某等娼妓及所住小班、茶室或下处之名称等事项。这样的登记制度便于推行妓女检治。在已有登记基础上，要求妓女必须检验合格后方可报捐营业，妓女检治就可以得到执行。检验娼妓事务所成立后，首先做的就是通知各该管区署以及四郊警察署，将各管辖界内娼寮字号、地点、等级，以及妓女名姓、最近相片等，详细造册，送给该所备用。[④]

① 《清末北京城市管理法规》，第 502、504、506、515 页。
② 《实行检查妓女》，《顺天时报》1918 年 7 月 21 日，第 7 版。
③ 石玫：《平市"妓女检治事务所"调查记》，《市政评论》第 3 卷第 10 期，1935 年 10 月，第 12 页。
④ 《警厅调取妓女名册》，《顺天时报》1927 年 2 月 19 日，第 7 版。

　　基于上述可行性，1927 年 2 月 15 日，京师警察厅卫生处成立检验娼妓事务所，建立起妓女检治制度。该所公布《京师警察检验娼妓事务所简章》《京师警察厅检验娼妓事务所办事细则》《京师警察厅检验娼妓办法》和《京师警察厅检验娼妓罚则》，形成具体的制度性规定。除个别表述不一外，这些行政法规与 1912 年的那些规定之间并无太大区别。最重要的是，妓女检治的经费无需政府拨款，基本来自妓女缴纳的检验费。根据规定，每名妓女每月检验一次，一等妓女检验费为 1 元，二等为 6 角，三等为 3 角，四等为 1 角。① 这些检验费足以维持其运作。妓女检治所的创立显示出国家借此防治花柳病的态度，在此后很长时间里成为花柳病防治的主要举措。

　　妓女检治制度是对妓女管理制度的一种有益的补充，市政当局既可以尽到防治花柳病的公共卫生职责，也不会冲击到既得利益。因此，在该制度推行过程中，主要阻碍来自妓女的反对。这种阻力对国家而言，虽会造成某些困扰，但不足以影响到制度的推行。

　　妓女检治将妓女与花柳病防治联系起来，引起妓女，尤其是头等小班②的激烈反对，她们采取各种措施抗争。报载：

　　　　兹闻该事公表后，捐列二三等之妓女等，关于此事，并无若何表示。惟各小班内，籍属南省之妓女等，闻之大为哗然，群起反对声浪。咸谓此事近于羞辱，与其前途大有妨碍。故此一班消极者，即纷纷预备退捐，迁往外埠另树艳帜，而积极之一派妓女，则主张公然向官厅请求取消此令。更有素负艳名之红妓，则分向各要人处，奔走运动乞向当局者缓办，甚有某要人之姨太太，闻知此事因念旧日姊妹情谊，亦有愿从旁帮忙者。于是花埠中近为此事，已闹得惊惶失措。③

　　头等娼妓认为"实行检验与颜面攸关"，她们指出，"清吟小班内率多清馆，向以酬客陪酒为营业主旨，即或有留客住宿者，而此项游客皆系上等社会之人，决不至有传染梅毒之虞"。④这种说法实际上彰显了社会上

---

① 《京师警察厅检验妓女办法》，《世界日报》1927 年 2 月 23 日，第 6 版。
② 北京妓女共分为四等，头等为小班，次等为茶室，第三等为下处，第四等为小下处。
③ 《八埠妓女检验群起反对运动之近闻》，《顺天时报》1927 年 2 月 24 日，第 7 版。
④ 同上。

"高级妓女没有花柳病"的观念①。头等妓女认为，花柳病的病因来自嫖客，而且和嫖客的社会阶层有很大关系。当时的社会和政府把疾病的来源归结在妓女身上，高级妓女的辩白在"妓女最易传染花柳病"的社会舆论面前显得苍白无力。对此，时人在报纸上批评道："开办伊始，竟敢设法抵抗，或托人运动，或愿缴费而不赴验，其蔑视警厅法令，以为目的在于金钱，更以为有势可以欺压，可恶实属已极。"② 不过，妓女检治在客观上造成北京头等妓女的减少，头等小班的家数从 1912 年的 76 家，减少到1929 年的 44 家。③

妓女检治制度要起到防治花柳病的功效，关键在于限制有病妓女继续营业。京师警察厅对此严肃查处。总监陈兴亚派外右一、二、五三区和外左一四两区，每日密派探警访查有病妓女留客状况。若发现此类行为，每留一日罚 50 元。④ 外右二区署派卫生巡长流凤桐会同该段巡长金德福等前往位于燕家胡同的宝和下处内秘密调查，发现已经患梅毒的妓女尚玉仙、王翠喜和党秀卿 3 人，每夜仍照常留客住宿，将其押往区署惩办。⑤ 但是，这样严格的监督很难坚持，妓女检治制度亦难以发挥应有作用，如时论所言，"该所对于检验事项异常怠玩，并有收费免验情事，机关几等未设，检验徒有虚名"。⑥

虽然废娼符合人道主义理想，但在当时缺乏现实性和可操作性。因为北京男女人口比例严重失调，若仅废除公娼，而未解决独身男子的生理需求，则会促成私娼增加，花柳病症愈见流行，危害国民身体更甚。这意味着政府难以达到对妓女人口的治理，在当时妓女即花柳病病因的观念下，花柳病的防治也就成了问题。加之，妓女是北京市政收入的重要来源，废除娼妓意味着财源减少，必然受到市政当局的抵制。若采取妓女检治制度，不仅具有合法性的法规渊源，具有制度的可操作性，而且不会威胁到既得利益者。基于此，可以说妓女检治制度是北京市政当局依据社会经济

① 民初妓女尤其是小班妓女，在社会上具有一定的地位，不仅报刊上有专门版面介绍其状况，诸如《新北京指南》等书籍还开设了专门栏目介绍小班名妓，而且就整个社会而言，"唤妓待觞入寮赌博，酒食微逐，以及如何狎邪，如何过夜，其经历状况，往往津津乐道，恬然不以为耻"。参见《花柳病的借鉴》、《上海淫业问题》，《新人》第 1 卷第 2 期，1921 年。
② 《厉行验妓之感言》，《顺天时报》1927 年 3 月 12 日，第 7 版。
③ 林颂河：《统计数字下的北平》，《社会科学杂志》1931 年第 3 期。
④ 《检验娼妓违例之受罚》，《顺天时报》1927 年 3 月 20 日，第 7 版。
⑤ 《外右二警察拘办违章妓女》，《顺天时报》1927 年 3 月 16 日，第 7 版。
⑥ 《卫生局整顿验娼所》，《顺天时报》1928 年 9 月 15 日，第 7 版。

实际状况做出的选择性治理。需要强调的是，北京妓女检治制度深受西方影响，但又不同于殖民地和租借地的妓女检治，其目的并非为了保护外国人的健康，而是从现代国家职能出发，承担起控制性病流行的责任。

（四）具体内容

一定的社会制度诞生于一定的社会环境。北京的妓女检治是伴随着近代城市管理的建立和社会文化的发展，逐步建立起来。从制度沿革来看，在未意识到其医学意义时，妓女检治就作为公娼制度组成部分形成了制度性规定，但缺乏必要的医学支持，故该制度一直停留在字面上。直到1920年代，随着医学发展，社会意识到花柳病的威胁，妓女检治被付诸实施，并逐步完善。在此过程中，预防花柳病成为主要目的。在京师警察厅时期，妓女检查仅为"专办检验娼妓事宜"①，到北平特别市时期则变为"专办关于妓女健康检验、治疗及预防、宣传事项"。② 不仅办理妓女健康的检验，而且要对有病的妓女进行治疗，并向她们宣传如何预防花柳病。

京师警察厅卫生处于1927年2月15日成立京师警察检验娼妓事务所，附属于外城医院，专门办理检验娼妓事务。该所设有：所长1人，由京师警察厅卫生处科长兼任，由总监派充，受卫生处处长指导，管理该所一切事务，并考核员司勤惰；事务员1人，由京师警察厅卫生处科员兼任，秉承所长分任该所文牍、会计、庶务等事项；女医员2至4人，专任检验诊疗事项；女看护生2人，助理检验暨医务事项；司书生2人，办理缮写事项。此外，由该管区署拨派巡官1名，巡长1名，巡警4至6名，协助办事。规定如斯，但因受限于经费，实际职员仅六七人。③

进入南京国民政府时期，该所改名为妓女检治所，沿袭京师警察厅旧制。根据《北平特别市妓女检治事务所组织简章》规定，该所分为检验和治疗两股，应设职员23人，包括所长1人、检验股主任1人、治疗股主任1人、医员8人、药局主任1人、司药1人、看护长1人、看护1人、事务主任1人、事务员1人和书记6人。所长由市长委任，秉承卫生局局长管理本所一切事务，监督所属职员。所长遴选各主任及医员、事务员，呈请卫生局局长派充，所长雇佣司药、看护、书记，报局备案。该所为办事便利，及指导、弹压、送达通知、调查等事起见，向该管区署调用巡长1

---

① 《京师警察厅检治娼妓事务所简章》，《世界日报》1927年2月23日，第6版。
② 《北平特别市妓女检治事务所组织简章》，《北平特别市市政法规汇编》，"卫生"，第15页。
③ 《娼妓检验所访问记》，《世界日报》1927年2月23日，第6版。

员，巡警6名，常川驻所，其薪给及服装费由该所筹拨。① 虽然简章如此规定，该所编制却一直变动，并未满员。1932年，该所有职员18人。② 其中"四位医员，均系女性"③，都是接受过正规西式科学医学教育的女性，具体情况见表6-13。

表6-13　　　　　北平妓女检治事务所医员简况表④
1929年8月

姓名	性别	年龄	毕业何校	研究何种学科	何时毕业
高美儒	女	28	北平国立医科大学	内科产妇儿科	1925
程锦云	女	34	广东公医大学	妇儿产科	1915
谢淑美	女	39	广东夏葛医科大学	妇儿产科内科	1912
刘怡顺	女	35	广东夏葛医科大学	妇儿科眼科	1913

自1927年妓女检验事务所成立后，妓女检治得以执行，并延续至1937年，这得益于检验收入的充足和稳定。京师警察厅检验娼妓事务所检验时期，收取检验费标准为，"一等娼妓每人每月一元，二等六角，三等三角，四等一角"，并且"每人每月受检验一次"。⑤ 到妓女检治事务所时期，检验费标准是"一等妓女每人每月二元五角，二等一元，三等五角，四等免费"，一二三等妓女的检验费增加，而四等免费。此外，不同等级的妓女，检验的次数有所不同，要求"一等妓女每四星期检验一次，二等妓女每三个星期检验一次，三等妓女每二星期检验一次，四等妓女则需每星期一次"。⑥ 虽然该所的经费由每月最多时1700元，减为800元，但因"检验费收入尚佳，并无困难之虞"。⑦ 如1930年10月份该所共收检验费1783元。⑧ 下面简单介绍检治所的办事程序、检验方法

① 《北平特别市妓女检治事务所组织简章》，《北平特别市市政法规汇编》，"卫生"，第16页。

② 《妓女检治所记者最近参观记》，《北平晨报》1932年4月8日，第6版。

③ 《平市妓女验治现况》，《华北日报》1930年12月12日，第6版。

④ 《国内外专门以上学校毕业学生状况调查表》，《市政公报》第15期，1929年10月。这些医员究竟从毕业学校取得何种文凭，因资料缺乏尚不清楚。

⑤ 《京师警察厅检验娼妓办法》，《世界日报》1927年2月23日，第6版。

⑥ 《北平特别市妓女检治事务所检治规则》，《北平特别市市政法规汇编》，"卫生"，第18页。

⑦ 《妓女检治所记者最近参观记》，《北平晨报》1932年4月8日，第6版。

⑧ 《平市妓女验治现况》，《华北日报》1930年12月12日，第6版。

和控制方式。

　　京师警察厅检验娼妓事务所和市立医院附设妓女检治所的办事程序基本相同，均与妓女登记制度相连，由乐户协助登记和检验。首先，由警察厅（后为公安局）收发乐户执照所将领取执照的妓女姓名、年龄、籍贯，以及随时销捐者的情况均开单送所，每星期送一次。检治所接到收发乐户执照所的名单后，按照地点、妓女等级分定班次、人数，逐一登簿。根据受检验妓女的班次、人数，按照簿记所载，填发通知票，并规定依次受检日期，派巡警会同该管区送交乐户，转交各妓女收执，遵照票填日期赴所受检，不得任意先后，并由各乐户先期将各妓女最近照片验送一份，以备核对，如因患病不能起床，经期、因丧或出外等事不能受检，由乐户赴所报明，展期检验。妓女按照规定日期持警察厅所发通知到事务所受检，由该所警察询问姓名、年龄、籍贯，与簿载核实，暨相片相符时，给予号牌带往办公室，缴纳检验费，领取收据，然后往候检室听候医员按名检验，其自行报请检验者亦同。检验后，无论无病有病，医员遵照检验办法规定分别填发检验单，书明无病或有病暨病之轻重，应否禁止留客或停止营业等字样，交由长警持赴办公室填发健康证或诊疗单，分交各该娼妓本人收执，并将各该娼妓有病无病情形，按照检验单所载逐一登簿备查，并备复验。该所将受验娼妓姓名、检验情形暨征收检验费数目分别登簿，分为甲、乙二本，按日循环送卫生处，转呈总监。① 据估算，平均每日到所检查的人数在八九十人左右。②

　　但在实践中，检验所并未完全严格照章执行，而是有所变通。开办之初，检验娼妓事务所以"假如要取严格的办法，那么，三等四等的妓女停止营业资格的就多了，当局因为她们生计很困难，而且她们停止营业，市面上就极不活动"为借口，提出"也不便过于认真"。③ 此外，警察厅还对一等妓女采取了法外开恩的做法。第一次轮流检验基本完成之后，检验所发现"除二等以下各娼妓患花柳病症者较多外，其一等娼妓患病者，数目尚较少"，加之各小班代表惟前次各小班代表先后呈请免验一等娼妓，为变通起见，对于各小班的妓女，特另制定订免验办法，"令每人每月各

①　《娼妓检验所访问记》，《世界日报》1927 年 2 月 23 日，第 6 版；《北平特别市妓女检治事务所办事细则》，《北平特别市市政法规汇编》，"卫生"，第 17 页。

②　《娼妓检验所访问记》，《世界日报》1927 年 2 月 23 日，第 6 版。据载"自下午一点钟起，着手检验。到下午六点钟检验了九十几个人。"《昨天检验妓女九十多人》，《世界日报》1927 年 2 月 22 日，第 7 版。《北平市政府卫生处业务报告》，第 84 页。

③　《娼妓检验所访问记》，《世界日报》1927 年 2 月 23 日，第 6 版。

出具证明，附缴保证金十元，再由各该班执事人出具切结，证明无病者，准予免验"。① 这种将妓女等级与疾病状况挂钩的方式，无视性病传播与细菌的关系，显示出妓女检治并未真正建立在科学医学基础之上，亦反映出人们有关妓女越高级越健康的成见。

早期检验方法非常简单，即"先检验上身，假如上身没有什么斑点之类，就不检验下身了"②，具体检验方法无从知道，难以判断这种检查是非科学，能否真的查出传染病和花柳病。到1930年代，妓女检治"全依科学方法诊断，最后判定，系由卫生试验所化验结果，非持肉眼诊断也"。③ 检查内容包括内诊（包括膣部、子宫及附属脏器和尿道）、全身检查、血液检查和细菌检查（包括尿和分泌物）。具体状况如下所述：

> 上身检验时由女医员唤一妓女入，先验口腔、牙齿、舌、咽喉，验毕令妓女解衣，验视皮肤，并诊脉。验上身毕，妓女即脱裤沿木梯登床仰卧于上，头部肩部承于斜面板，上跷两腿，分置于铜架上。因有参观人在室，妓女多赧然羞缩，经医生催逼，始一一听命。检验下体时，其在经期者，则以棉絮一团拭取血迹证明，由填表人盖戳于检验证上，俟经净后补验。不在经期而受检验时，由女医员先以指分开肛门，再拨动大阴唇、小阴唇，然后取子宫镜插入窒部。此子宫镜为镍制，作漏斗状，上端如盘，直径二寸许，下端为管，直径约五六分，长约二寸五分，其旁有柄，盖名曰子宫镜，实则无镜也，子宫镜插入窒部后，正触于子宫之前，因下端管口之压迫，子宫口即开张可由上端透视。子宫口约二分直径，其中有无毒性之分泌液，显然可辨。看视毕，由另一女员取细毛刷（如羊毫笔）伸入子宫镜内，蘸取分泌液少许，涂抹于明净之玻璃板上，送往卫生实验所，再由显微镜检查，有无毒质及病菌，而此一度检验结果告终。④

女医员结束检验后，填注检验表，"倘健康无病则盖以健康戳记，令其持回营业，至于皮肤有素打伤痕，则传究其领家。一部或全部有毒，则令其停止留客，或停止营业，病轻者，令其治疗"。⑤ 对于检验出有花柳病

① 《警厅优待小班妓女》，《晨报》1927年3月20日，第6版。
② 《娼妓检验所访问记》，《世界日报》1927年2月23日，第6版。
③ 《平市妓女验治现况》，《华北日报》1930年12月12日，第6版。
④ 《妓女检治所记者最近参观记》，《北平晨报》1932年4月8日，第6版。
⑤ 同上。

的妓女采取不同的措施：若验明妓女曾患花柳病，而剧烈期已过，现无传染性者，仍准其照常营业，但须作极完备之预防；若验明妓女有花柳病而带传染性者，应饬令停止留客，每日来所治疗，如愿自行就医，亦听其便，愈后仍须来所复验；若验明妓女有花柳病且系剧烈传染性者，应即通知各该管区署暂行停止其营业，并饬令每日来所治疗，如愿自行就医者，亦听其便，愈后则须来所复验（若复验后，病已痊愈，由所发给检验证，准其留客或复业）。① 从 1936 年 1 月至 12 月间，妓女因检验不合格而被停止留客的百分比如下：一等 12%，二等 19%，三等 21%，四等 14%。② 该年 1 月，187 名一等妓女中被停止留客者共有 27 人，须要注意者 50 人；226 名二等妓女中，以各种疾病被停止留客者 42 人，须要注意者 51 人；1453 名三等妓女中，以各种病症被停止留客者 81 人，须要注意者 201 人；295 名四等妓女中，被停止留客者 20 人，须注意者 65 人。③

此外，有相当数量的轻微花柳病或慢性传染病患者到妓女检治所接受治疗，1933 年 11 月到 1934 年 6 月，共计有 5484 人次接受了治疗。④ 但该所并无病房收留患有严重花柳病的妓女，直到 1937 年 4 月 20 日，才"勉力筹划设立病房，共置床位 10 座，一切用具具备"，此后"凡妓女之患有强烈花柳病者，均可免费住所治疗，不患无安顿之所矣"。⑤

妓女检治所若发现某妓患有疾病，马上采取措施控制其行为，若有违反则采取罚款方式进行处罚。若妓女请人替代检验者，本人及代替人各罚洋 3 元，接到检验日期之通知，届期不到者，每次罚洋 5 元，其托故不到，查明系属规避者，每次罚洋 10 元，前项被罚妓女仍须补行检验；若妓女验有花柳病，已受停止留客之通知，仍行留客者，罚洋 50 元，并得饬令暂时停业；若妓女验有花柳病，已受暂停营业之通知，仍行营业者罚洋 100 元，并通知各该管区署勒令即时停业；若未受检验而先报捐营业者，本人及该乐户各罚洋 30 元；若乐户包庇上述妓女者，则对于该乐户

---

① 《北平特别市妓女检治事务所检治规则》，《北平特别市市政法规汇编》，"卫生"，第 18—19 页。
② 《北平市政府卫生局妓女检治事务所之新建设及上年全年检验结果之统计数字》，《华北日报》1937 年 5 月 29 日，第 8 版。
③ 《平市卫生局各妓女检验之结果》，《京报》1936 年 2 月 20 日，第 6 版。
④ 《北平市政府卫生处业务报告》，第 122 页。
⑤ 《北平市政府卫生局妓女检治事务所之新建设及上年全年检验结果之统计数字》，《华北日报》1937 年 5 月 29 日，第 8 版。

处以加倍之罚。①

妓女检治在性病防治中实际上起到了什么样的作用呢？这很难作具体评判，下面拟用统计数据做些说明。北京妓女检治在 20 世纪 30 年代一直进行，有关妓女健康状况有较为详细的记载，使医疗机构对性病能进行部分监视与控制。换言之，妓女检治在北京性病防治中占据了重要位置。从表 6 - 14 中，可以看出其发现的病例基本占到总数的 50% 以上，仅 1934 年 12 月所占比例较低，但亦达到了 37.8%。

表 6 - 14　北平市妓女检治所发现花柳病患者占全市花柳病患者的比例②

1934 年 8 月—1935 年 1 月

项目 年月	妓女检治所发现 花柳病患者数目	卫生处附属各院所 发现花柳病患者数目	妓女检治所检治患者 所占百分比（%）
1934 年 8 月	267	344	77.6
1934 年 9 月	118	173	68.2
1934 年 10 月	93	143	65
1934 年 11 月	88	149	59
1934 年 12 月	42	111	37.8
1935 年 1 月	74	131	56.5

妓女检治的展开让妓女对自己的健康状况有所了解，普及了性病知识，使她们接受了性病教育。根据妓女检治所资料统计，可以得知 1933 年 11 月到 1934 年 6 月间妓女患病者相当多，其中二等妓女最多，占到 70%；三等次之，占 68%；四等再次之，占 63.46%，一等最少，但也有 51.87%。③ 这一数据显示出妓女患病比例很高，且与等级无关。此点也被时人认识到："一个是妓女疾病的百分数的高大，一个是平常我们以为头等妓女的疾病少，等级愈高的疾病才愈高，其实证诸表中的事实，各级妓

① 《北平特别市妓女检治事务所检治规则》，《北平特别市市政法规汇编》，"卫生"，第 18—19 页。

② 《北平市政府转发卫生署关于药剂生助产士证照改贴印花费给卫生局的令》，北京市档案馆藏，北平市政府档，档号 J1—3—52。

③ 这一统计数据与 1930 年的状况差不多，"看了妓女检验的报告，很确切，很肯定地知道了足足有三分之二以上的妓女，都在病态中应付着寻乐的人们。寻乐的结果，无病者也有病了，而且所有的病，都是传染很凶地什么'花柳病'，传染起来，真不知影响多大。同时，二三等妓女，病者最多，想必光顾的人一定也多，可是二三等的顾客呵，你们还是小心点的好。"《批评及建议》，《华北日报》1930 年 12 月 12 日，第 6 版。

女疾病的多少，是不分等的。"①

在妓女检治所工作人员看来，检查的效果很明显，"检验之后，于妓女本身实有绝大利益，有病时可以免费治疗，一也；停止留客，免受鸨家之无理压迫，二也；倘经验出伤痕，即罚办鸨家，使鸨家不敢有毒打事情，三也。后各妓女明了此意，遂俱愿来所检验，此项卫生行政乃得推行无阻。"② 的确，这种强制性检验的制度，每周例行的检查，使得妓女们多多少少接触到了一些科学医学的知识，转变了她们对于医学检查的态度，强化了自身健康的观念。

表6-15　　　　卫生处市立医院妓女检治事务所病名分类报告③

(1933 年 11 月至 1934 年 6 月)

类别	等级				合计
	一等	二等	三等	四等	
梅毒	62	212	1895	310	2479
下疳	2	10	24	2	38
淋疾	391	526	2665	411	3990
其他病	626	641	3931	755	5953
总计	1081	1389	8515	1478	12463
受检者总数	2，084	1984	12520	2329	18917
有病者百分比（%）	51.87	70	68	63.46	65.88

(五) 医学角度的审视

北京妓女检治制度自1927年2月建立之后，历经数次变动。1929年6月，"检验娼妓事务所"改称"妓女检验事务所"。同年9月，时任卫生局长李学瀛认为，"虽能检验得出妓女的有毒与否，然而，却只是检验，只检验而不治疗，那与不检验又有什么分别？同时，既然晓得妓女有毒，便应该彻底治疗，这样才能真有福利于社会，才算尽到他们的职责"。于是，"妓女检验事务所"更名为"妓女检治事务所"。④ 该制度得益于检验收入

① 芸生：《平市娼妓疾病之检验》（三），《华北日报》1934年1月16日，第6版。
② 《妓女检治所记者最近参观记》，《北平晨报》1932年4月8日，第6版。
③ 《卫生处市立医院妓女检治事务所病名分类报告表》，《北平市政府卫生处业务报告》。
④ 石玫：《平市"妓女检治事务所"调查记》，《市政评论》第3卷第10期，1935年10月，第13页。

的充足和稳定，一直存在至 1949 年，但因其不合理性饱受质疑。此部分从医学角度对妓女检治制度进行审视，进而理解这种选择性治理具有的局限性。

虽然社会形成花柳病与妓女关系密切的共识，娼妓被视作是花柳病的代名词和传播源，科学医学视妓女为花柳病的"温床"，认为没有有效的卫生控制体系可以防止性病传播，对妓女检治制度表示质疑与反对。但是，政府实行的妓女检治真能达到防治花柳病之效吗？下面将从两个方面对此进行剖析。

首先，从疾病治疗的方面来看，妓女检治并不能治愈患病妓女。直到1940 年盘尼西林的发明，人类才开始有效征服花柳病。民初中国，花柳病是很难治愈的。梅毒是终生疾患，绝对不能自然痊愈，男女更无区别，"不独自己不能痊愈，而且传染其爱人，并遗传其子孙"。虽然梅毒治疗技术日见进步，"然而潜伏梅毒之症结何在，以及梅毒之根本治疗，则无人能解答此问题也"。[1] 人得了淋病，"除上帝以外，谁亦不知道什么时候可以断根。"[2]

20 世纪初，西方医学在花柳病研究和治疗方面取得一定进展。1909年，诺贝尔奖获得者免疫学家保罗·埃利希在日本学者的帮助下，发明了砷苯，应用到梅毒治疗上，成为第一种治疗梅毒有效的药物。该药经过606 次实验取得成功，因此被称之为 606。1912 年，埃利希又发明了经过914 次实验的药物 914。这两种药物传入中国，成为当时治疗花柳病的常用药物。从 1910 年代开始，北京市各报纸登载的花柳病治疗广告中，606和 914 是各医院、诊所和药房推销的主要药物。[3] 606 和 914 虽是治疗花柳病的有效药物，但广告宣传的方法与科学医学不符。给未经确实诊断的病人注射，违背了医学的精神，使病人受了无妄之灾，给后面的诊断增加了困难。梅毒专家发现，"凡受过一针或两针六零六的梅毒病人，往往其血清或脑脊液，不能显出乏色曼反应或甘氏试验"，病人以为梅毒根除了，"殊不知梅毒当此时期，正在神经系中酝酿，甚至变成横断性脊髓炎、麻

---

① 顾祖仁：《预防梅毒刍议》，《公共卫生月刊》第 2 卷第 1 期，1936 年 8 月，第 127 页。

② 钟惠兰：《淋病》，《医学周刊集》第 4 卷，1931 年 2 月，第 154 页。

③ 以两则广告为例：1916 年，顺天医院广告宣传，增设专门花柳病科，"新 606 梅毒除根，无疼注射，预防淋疾注射，预防花柳病疗法及戒烟善后处置，并恢复健强"。《顺天时报》1916 年 2 月 24 日，第 5 版。北京花柳病医院的广告宣称，"本院治疗淋病用特别新法，与众不同，凡他处不能治疗之新旧淋浊，本院准能短期治疗断根梅毒。用德国 606（914）及银 606 与现在新出之芙苏奴注射，奏效迅速，收费极廉"。《世界日报》1929 年 5 月 1日，第 4 版。

痹性痴呆或耳聋、面瘫、半身不遂等病症"。①

花柳病的治疗非常复杂。为了确诊，先要抽血进行血清化验，测出梅毒螺旋体才能作为确诊的标准。② 此外，在抽血化验之前不能乱注射药物，因为"未经实验室得获确实证据以证明生殖器溃烂，确属梅毒以前，切不可注射砒剂"。③ 我们再来看看妓女检治所的检验方法，是非常简单的，即"先检验上身，假如上身没有什么斑点之类，就不检验下身了"④。具体操作虽无从知道，但曾有医生对此予以质疑，"匆匆裸体一视，虽极富经验之医师，犹不敢决其有病与否，而谓粗解大意之女看护生，即能胜任，诊断不误，有斯理乎?"⑤ 由此可知，这种检查实难真的查出传染病和花柳病。后来，妓女检治办法有所改进，"全依科学方法诊断，最后判定系由卫生试验所化验结果，非持肉眼诊断也"。⑥

花柳病需要治疗很长时间且费用昂贵。1935 年，上海同仁医院皮肤花柳科主任王以敬谈及国联提倡的梅毒治疗程序时，指出："凡采用间歇疗法者至少须继续治疗之一百四十星期之久始告完成；而连续疗法亦须一百二十二星期。换言之，普通每一患者欲求完成其治疗之效，需时两年又半，而尚须有足量之经济能力以负担此二四八剂之送药费。"⑦ 治疗花柳病的主要药物 606 的注射费用约为 2—3 元之间⑧，若严格按照科学方法长期注射，费用实非常人所能承担。⑨ 到医院治疗花柳病的费用亦非常昂贵，

---

① 钟惠兰:《乱注射六零六的害处》,《医学周刊集》第 2 卷, 1929 年 1 月, 第 249—250 页。
② 钱影萍:《花柳病及其预防方法》,《女子月刊》第 3 卷第 4 期, 1935 年 4 月, 第 4115 页。
③ 傅瑞士:《梅毒预防与管理上之一适当治疗问题》,《公共卫生月刊》第 2 卷第 2 期, 1936 年 8 月, 第 124 页。
④ 《娼妓检验所访问记》,《世界日报》1927 年 2 月 23 日, 第 6 版。
⑤ 《论娼妓检验》,《顺天时报》1927 年 3 月 23 日, 第 7 版。
⑥ 《平市妓女验治现况》,《华北日报》1930 年 12 月 12 日, 第 6 版。
⑦ 王以敬:《我国应用"早期梅毒治疗程序"之社会经济问题》,《公共卫生月刊》第 2 卷第 2 期, 1936 年 8 月, 第 126 页。例如, 当时美国梅毒的治疗"需要持续 60 周或更长时间, 每周一次门诊, 接受痛苦的治疗, 轮流注射砷和重金属。最低限度的有效疗程也需要 40 周"。Elizabeth Fee, "Sin Versus Science: Venereal Disease in Twentieth-Century Baltimore", Elizabeth Fee and Daniel M. Fox edit, *AIDS: The Burden of History*, Berkeley: University of California Press, 1988, p. 125.
⑧ 如"每针仍收三元, 并不另收号金, 以示优待"("京师医院迁移特别优待花柳",《世界日报》1929 年 5 月 1 日, 第 4 版);"预防花柳疗法: 冶游翌日施行, 606 (廉价三元) 专治性病。"("顺天医院专门内科花柳科",《世界日报》1930 年 6 月 5 日, 第 1 版);"注射 606 或 914, 每针二元起码,"("专门花柳",《世界日报》1935 年 3 月 3 日, 第 2 版)。
⑨ 据李景汉 1927 年的社会调查, 当时北京普通工人阶级,"拉包月和拉车牌儿的车夫、旧式手艺人, 工厂及公共事业之工人, 一部分店铺伙计及巡警", 每月平均收入不过十二三元 (李景汉:《北京的穷相》,《现代评论》第二周年纪念增刊, 1927 年 1 月, 第 76 页)。

几乎相当于时人一个半月的收入。1920 年左右，协和医学院的诊所治疗梅毒的费用，平民为 18 元，士兵为 10 元。①对于那些检出花柳病的妓女而言，既未收到接受强制治疗的要求，亦无力承担有效治疗费用。

其次，通过了解当时花柳病的防治办法，分析妓女防治能否起到预防功效。在以细菌理论为基础的科学医学界看来，花柳病不过是人类面对的诸多威胁之一，不应过分夸大其危险。妓女检治仅是花柳病防治的办法之一，必须同时采取其他措施才能真正达到效果。他们认为有效的办法包括及时治疗得病者、切断疾病的传播源以及研制有效药物治愈患者。从这个角度来讲，妓女检治应被看作是国家在防治花柳病时根据现实条件所作的选择，而非疾病防治整体认知的体现。

医学界人士将花柳病视作公共卫生问题。他们对如何防治花柳病提出了很多设想，但未能得到市政当局的重视，仅停留在纸面上。他们一致认为，国家应当承担起预防花柳病的责任。德国柏林大学医学博士胡安定在讨论国家与社会对于妇女卫生的责任时，指出花柳病"属于公众卫生问题最关重要的"，应当在妇女卫生问题范围内讨论。他提出应当学习西方各国防治花柳病的办法：专门制定了国家法律，"以扑灭及防止蔓延为唯一目的"；设立性病检验所，"公立医院、正式医生各有详细统计"；"公立性病疗治所及附设于救急所内之预防性病的组织"；男女结婚，"两方面均须有正式医生保证书。"② 在个人日常生活中预防花柳病是不够的，要防止花柳病扩散，必需医治已经患有花柳病的人。惟一的办法就是，得病者"立时到可靠的医院，或真正有根底的花柳病专家那里去诊治"。③ 要做到这点，需要国家颁布法律，规定"患花柳病的必需就医，不医治就算犯法，要处罚"。④ 国家还应设立专门医院，对患者进行免费治疗。⑤ 虽有此种呼声，但南京国民政府一直未将花柳病列为法定传染病。⑥ 需指出的是，政府未能如医学界人士所愿，根据公共卫生的精神，在所有人口中推行花柳病的防治工作，而是做了选择性治理，仅管理了部分可能得病的人口

① *Peking*: *A Social Survey*, p. 259.
② 胡安定：《国家与社会之妇女卫生问题》，《妇女杂志》第 13 卷第 9 号，1927 年 9 月，第 8—9 页。
③ 猷先：《花柳病的预防与治疗》，《世界日报周刊》1927 年 2 月 26 日，"医学周刊"。
④ 杨济时：《花柳病之危害》，《医学周刊集》第 4 卷，1931 年 2 月，第 143 页。
⑤ 石：《第三种疫——梅毒》，《医学周刊集》第 4 卷，1931 年 2 月，第 152 页。
⑥ 1935 年公布的九种法定传染病包括："霍乱、鼠疫、伤寒、斑疹伤寒、赤痢、天花、白喉、脑膜炎、猩红热，等是也。"《北平市传染病管理概况（1935 年）》，《公共卫生月刊》第 2 卷第 7 期，1937 年 1 月，第 555 页。

（即妓女）。如此作为，势必难以真正有益于花柳病防治。

此外，医学界重视开展性教育，提倡各团体，如青年会、红十字会、卫生会，开展卫生教育，传授性病防治知识，指导民众养成正确的性道德。家庭教育及学校课程应列有医学科目，使一般青年洞悉花柳病之害，而知警戒。[①] 学校里的老师"应负起教育青年国民的责任，锻炼他们的人格，供给他们正确的智识，指示他们做健全高尚的国民"。[②] 在两性成熟的时期，教育青年"一面找相当健康的爱人，一面节制轨外的两性关系"。[③]

综上所述，妓女检治制度是国家为防治花柳病对民族的危害进行的选择性治理。从医学的角度来看，其具有先天性的缺陷，即花柳病的治疗技术尚未成熟，患者不能得到彻底治愈。政府坚持妓女检治制度，任用专业医学人士从事事务所的具体运作，但并未听从当时医学界人士提出的专业意见，为有效防治花柳病采取多方措施弥补妓女检治的不足。更重要的是，作为国家来讲，在执行公共卫生职能时，需要根据正确的知识采取学界认可且有技术保障的方式才能取得成效。妓女检治实际依据的是片段的、偏执的知识。如此一来，妓女检治虽有一定效果，但这种带有偏见的政府行为客观上强化了花柳病及其防治的新观念，即妓女即花柳病的代名词，其结果可能是危害而非有助于花柳病的防治。

本部分分析了北京妓女检治制度产生的思想渊源和社会基础，指出它是政府基于社会现实为防治花柳病进行的选择性治理，并从医学的角度审视了该制度的成效。在中国进入近代化的历史过程中，政府、社会和科学这三股力量的结合是具有非常重要的"中国特色"，我们把这种特色称为"选择性治理"。这种新式民族国家现代化的特色可以给予我们以下启示。

首先，在学习西方的过程中，国家内部是割裂的，未能形成合力。知识分子讨论的是改造社会，从根本上解决问题，政府强调的是可行性，总是根据现实条件采取措施。这样的结果就是，知识分子和国家之间未形成一种互为依赖的关系，而是各自为政的状态。知识分子提倡的现代思潮在当时并未和政府的公共管理形成一套整合的系统，他们力图动员社会力量来进行自我改造。而政府在学习西方的时候，往往仅仅学习皮毛，即具体措施，而没有整体地对其进行思考；没有吸取社会思想界对社会问题的讨

---

① 钟惠兰：《淋病》，《医学周刊集》第 4 卷，1931 年 2 月，第 155 页。
② 杨济时：《花柳病之危害》，《医学周刊集》第 4 卷，1931 年 2 月，第 143 页。
③ 石：《第三种疫——梅毒》，《医学周刊集》第 4 卷，1931 年 2 月，第 152 页。

论，没有重视动员社会力量。这使得针对"花柳病"的公共卫生制度，在治理者（政府）和被治理者（社会）之间是分裂的。

其次，妓女检治制度彰显了政府选择性地使用专业科学技术的特性。当时的政府没有一个长远的公共卫生理念，只有就事论事地选择事务进行项目型管理。这种选择性不仅体现在具体事务上，而且体现在管理方法上。也就是说，什么需要管理，如何管理，都是国家根据地方实际状况做出的权宜之计。此外，在具体管理过程中，国家选择性地利用专家的技术或意见，而非其全部理念。可以说，政府妓女检治制度的有限效果并不能说明当时的医学界专业人士没有形成一些针对疾病防治更为有效的建议，只是他们的专业意见并没有完整地化为政府的治理理念。新式政府利用科学，但是并不顺从于科学。

结　　论

　　本书着眼于公共卫生的制度属性，不仅揭示出其组织与规则层面的变迁，更强调日常生活中制度运作的实然状况，将制度运作放到地方社会历史中予以考察。整体而言，这是一种基于民族国家的历史书写，强调的是国家转型与社会变迁，概略勾勒出近代中国如何在制度层面接受西方卫生文明，以及制度是如何影响到人们日常生活的。不过，这样一种赋予现代性以合法性的元叙事，理性、进步成为当然的主题词，有着其自身的缺陷，需在结尾做进一步地论述。既要从社会理论的角度对其所蕴含的意义做进一步阐释，以增进我们对历史现象背后隐含的经验性价值的理解；也需要将其放在世界以及中国社会发展的场景中加以认识，方可凸显其在历史长河中的坐标。作为源于西方社会发展的现代文明之一，公共卫生在北京诞生的历史可以说是现代性文明全球化扩散的结果，同时也是北京地方社会发展的产物。故此，本书的结论部分将对现代公共卫生在北京诞生历史过程所蕴含的制度变迁、国家与社会互动、日常生活理性化以及全球化与在地化等问题逐一分析，并在此基础之上为相关理论讨论提供一些经验性认识。

一　移植、扩散与转化：制度变迁过程

　　公共卫生本质上是一种国家治理制度，它与地方行政制度演变和社会经济文化的发展密切相关，反映出近代国家政权建设的特征。这样一来，本书不仅揭示出公共卫生所代表的预防医学与临床医学是两种不同类型的医学模式，而且可以深入讨论公共卫生是不同于临床医疗的国家事务，是涉及国家与社会关系的主题。以制度变迁过程为主线，本书将国家层面的官制变革和社会层面的知识演化结合起来，概述现代公共卫生在北京的发展脉络，解释了实际运作的公共卫生制度是选择性治理的结果。基于这样

的分析，近代北京公共卫生历史不再是关于医学问题的单向度叙事的历史，而是一个国家与社会渐进变迁的过程，是一系列程度不同的变迁过程的交织。需强调的是，近代中国因中央集权弱化，各地权力结构有很大的差异，遂使制度变迁呈现出多样性。北京的个案很难反映整个中国的状况，还需要其他区域的研究方能勾勒出近代中国公共卫生制度变迁的整体过程。

旧有研究通常将制度变迁视为一种高度非连续性的过程，并且认为制度变迁主要是外部变化的产物，认为外部性变化要么颠覆了以往的一切安排，要么为行动和革新提供了新的可能性。[①] 但是有学者指出，我们应将制度变迁视为一系列变迁程度不同的事件，并应通过界定制度变迁的各种相依变量，选择一个适当的时间跨度来进行研究。[②] 因此，制度变迁往往包括了各种连续的阶段，并且只有进行较长时期的历史研究才能真正把握其全貌。本书重构的近代北京公共卫生的制度变迁过程，包含了制度移植[③]、制度扩散和制度转化三个阶段。

近代中国公共卫生制度源于对西方人为生成的警察卫生制度的移植。现代社会制度生成有"自然演化"和"人为设计"两种解释。西方现代公共卫生制度从整体上看是人为设计的结果，[④] 但中国的近代公共卫生制度源于清末新政时期中央政府推行的官制改革，是对外国警察卫生制度的照搬和引入。这是一种政府学习和借鉴西方制度，并将之正式引入中国社会，从而创立相应制度的过程。这种制度移植是清政府出于维持其统治、标榜自己符合现代国家的合法性需要，而并非国内卫生行业出于改进国民卫生的绩效需要，因此缺少技术基础，是由政府通过命令和

---

① 〔美〕凯瑟琳·西伦:《制度是如何演化的:德国、英国、美国和日本的技能政治经济学》，王星译，上海人民出版社 2010 年版，第 258 页。例如，在中国近代史研究中，"冲击—响应"范式因过分强调外部因素受到学者的质疑。

② 〔美〕约翰·L.坎贝尔:《制度变迁与全球化》，姚伟译，上海人民出版社 2010 年版，第 57 页。

③ 此处"制度移植"借鉴了近代中国法律史研究中常用的"法律移植"一词。笔者认为，这两个概念都反映了同一历史时期国家主动学习西方的状况，具有高度的同构型。目前学者对法律移植的研究由于缺乏对长时段过程的实证研究，往往拘囿于移植阶段的一些现象，未能从法律制度变迁的过程对之进行整体评价。有鉴于此，本书将制度移植视作现代公共卫生制度的起源，仅仅是制度变迁的开始阶段。

④ 制度的人为设计是指，制度的产生和发展是人们运用理性能力和知识经验来进行规划和设计的过程，实际上体现了人们对社会进行理念创设、制度安排和价值选择。从发展历史来看，公共卫生是一项"人为设计"的制度。文军:《制度建构的理性构成及其困境》，《社会科学》2010 年第 4 期，第 60 页。

法律强制引入和实施的，属于强制性的制度变迁。① 附属于警察制度的公共卫生，具有强烈的移植特色。这是一种自上而下设立的制度，一开始就规划了较为健全的科层组织和法规体系，并有执行机制。但是，由于缺乏必要的制度环境，这种制度实际未能嵌入到北京社会，既未改善环境卫生，也与现代卫生行政的旨趣相去甚远。从另一个角度来讲，这种警察卫生制度形成了公共卫生的制度环境，成为未来制度演化的路径依赖，制约着未来行动者的选择范围。② 也就是说，公共卫生无论是革命性变化还是渐进式演变，都必须始于警察卫生科层组织。

20世纪20年代，洛克菲勒基金会在全球范围内极力推广现代公共卫生话语体系，使建立在这一科学话语基础之上的制度规则扩散到中国。制度扩散是一种基于新思想的制度向特定行动者群体传播的过程，往往属于诱致性的制度变迁。③ 因为制度扩散往往是以行业组织或专业组织为主体，出于技术效率的逻辑而主动建立某种制度，并使某些个体或群体获得某种利益。这种制度变迁带有非常浓厚的专业化特征。兰安生的积极活动促使美国公共卫生制度扩散进入中国，开启了本地化的过程，进而推动中国的"警察卫生（Medical Police）"向"公共卫生（Public Health）"的转化。④ 他成功劝说基金会改变态度，在中国积极资助公共卫生项目，尤其是他创设的公共卫生系的教师与学生们逐步成为新公共卫生制度扩散在中国的关键行动者。作为一个科研组织，它为公共卫生提供了一套系统的新认知范式，即具有建构作用的科学话语。此后，由专业语言、概念和逻辑规则构成的话语系统，成为公共卫生领域的主流话语。人们只能采用特定的基于

① 林毅夫指出，国家作为一个合法使用强制力的垄断者，虽然不能决定一个制度如何工作，却有权力决定什么样的制度将存在。林毅夫：《关于制度变迁的经济学理论：诱致性变迁与强制性变迁》，《财产权利与制度变迁：产权学派与新制度学派译文集》，第395页。
② 制度主义者所指的路径依赖是，"突发性的实践或者决定导致了制度的确立，而这种制度会存在很长时间，并制约行动者将来的选择范围，包括行动者不能进行那些最终可能更为有效的选择"。《制度变迁与全球化》，第65—67页。
③ 诱致性制度变迁指的是："现行制度安排的变更或替代，或者是新制度安排的创造，它由个人或一群（个）人，在回应获利机会时自发倡导、组织和实行。"林毅夫：《关于制度变迁的经济学理论：诱致性变迁与强制性变迁》，《财产权利与制度变迁：产权学派与新制度学派译文集》，第384页。
④ 西方学者已深入探析了始于18世纪的"警察卫生"与始于19世纪的"公共卫生"两个概念。他们认为不应将两者视为发展的不同模式，而应视作一种基于政治策略而非文化认识的语言习惯转变。但就中国的具体状况而言，警察卫生制度因缺乏医学基础凸显了现代公共卫生的革命性作用。因此，制度转化的实际内涵是从"警察卫生制度"向"现代公共卫生制度"的演化。Patrick E Carroll，"Medical Police and the History of Public Health"，*Medical History*，46：4（October，2002），pp. 461—494。

预防医学的公共卫生概念来理解和阐明相关事务。正是通过这种话语生产和控制，新公共卫生的认知范式塑造了人们对公共卫生基本范畴的理解，进而影响到后来的制度转化。

但是，制度扩散本身不会直接作用于地方，制度变迁还需要经过第三个阶段即地方性的制度转化才能最终实现。所谓制度转化，是指某种制度从一个地方向另一个地方扩散时，其接受者基于地方社会与制度环境，以不同的方式在不同的程度上接受这种制度，并把其与当地既有制度结合在一起，形成一种新的地方性实践。制度转化涉及从外部获得并接受新的制度要素，与从本地继承的过去要素之间的结合。① 随着制度扩散而来的科学话语体系制造出若干积极分子及专业组织协会，他们不仅质疑和抨击清政府出于维持统治合法性的需要从国外引入的警察卫生制度，而且努力促使国家对旧有的警察卫生制度进行革命性改造。最关键的是，当接受公共卫生新思想的专业人士担任决策者后，就开启了制度转化过程，但并非一蹴而就，而是经历了顶层设计与向下扩散的复杂过程。首先，接受新思想的行动者成为决策者，领导了组织的专业化变革，使之成为具有工具理性的科层组织。作为基于公共卫生新思想成立的新组织，卫生局在成型的过程中需要解决好内、外两种关系：内部需处理好其作为技术性组织与官僚机构的内在矛盾，外部需处理好与其他机构的利益关系。其次，在向下扩散的过程中，制度转化受制于已有制度环境，只能在已有组织网络内部谋求改变，采取选择性策略，择要举办公共卫生事务。

近代北京公共卫生制度变迁是一种渐进的变迁模式，是以小幅度的、渐进的步伐沿着某一单一路径或特定方向进行的持续性变迁，后来的制度安排继承旧有制度安排的很多特征。其演化的过程显示出近代中国新

---

① 美国人类学者马歇尔·萨林斯通过描述18—19世纪夏威夷群岛土著与现代欧洲人之间的交往历史，说明了文化是如何在历史中被再生产和改变的，探讨了非西方文化的能动性。具有启发性的是，非西方文化并非只能对西方文化进行消极的反应，而是出于它们自身的文化理念，在本土宇宙观的支配下将西方人纳入到他们自己的体系中去，与西方殖民者接触的过程中，完成了自己的文化转型。这种视角正逐步为其他领域研究者所接受，不再简单强调外来的异质性，而致力于讨论外来的要素与本地要素的结合过程。此处的制度转化即是受此视角影响的产物，强调在面对外部因素的刺激时，地方是如何消纳，并将之吸收进已有制度，并能在当地社会运作。此外，外部因素自身处于流变之中，消纳吸收的主体也在变动中，正是多重因素的变动以及由此形成的互动，促成制度在地方社会的生长。参见〔美〕马歇尔·萨林斯：《历史之岛》，蓝达居、张宏明、黄向春、刘永华译，上海人民出版社2003年版。

制度的建立多为外生型，行动者发挥能动性，推动内外因交汇，促成制度变迁。移植是中国政府主动向外学习的过程，虽生搬硬套，未能很好地落实制度安排，但显示出主动求变的心态；扩散则是外国组织对中国的主动影响，是一种全球性文化扩散，培养出一批接受新思想的行动者；转化是相关行动者主动按照扩散而来的新思想改造旧有组织，改变治理方式的过程。在这些过程中，行动者的态度决定了移植、扩散和转化的结果。无论是制度移植还是制度转化，行动者都是主动的，基于自身的文化认知，他们重新阐释制度。同时，因为受制于制度环境，行动者只能在已有组织网络和社会经济条件下进行移植和转化，不可能超越制度之外另起炉灶。在这种状况下，行动者往往采取选择性策略，择要而行，部分落实了字面的制度。此外，制度扩散虽不能直接作用于地方，但通过建立教育体系培养严格遵从新思想的行动者，在可预知的未来可能对地方产生影响，而影响的大小则取决于行动者本身的能力和在地方权力系统中所取得的地位。需要强调的是，移植、扩散与转化都是低成本的制度变迁，不仅节省了制度设计的成本，而且由新技术带来低廉的产品，也降低了制度实施的成本。

此外，近代北京公共卫生制度变迁过程是复杂的，很难用一种机制加以概括。它既包含了自上而下的过程，也包含了自下而上的过程；既受外在动力影响，也是社会内在演化的结果，是内外因交汇的产物。在制度初创阶段，中央政权通过顶层设计，改革官制，自上而下地推行警察卫生制度，但因缺乏合适的制度环境而成为一纸空文。此后，美国公共卫生制度经兰安生扩散到北京，自下而上地创立出新的制度模式，成为一种地方性实践。基于这种实践，新制度开始影响到自上而下的制度，成为制度转化的目标。笔者认为，这一认识将有助于我们反思当代的制度变迁。若以时间为维度，可能会发现制度变迁在某一阶段可能是"变通"，而在另一阶段则是"通变"，各个阶段的主要行动者的活动则决定了到底是外在力量还是内在因素发挥作用。

二　制度变迁中的国家与社会

按照"社会中的国家"视角的理解，国家是一个权力的场域，其标志是使用暴力和威胁使用暴力，由观念和实践两种元素塑造。观念上的社会边界将国家与其他非国家的或私人的成员、社会力量区分开来，而国家人员与机构的常规工作，也就是他们的实践，能够强化或削弱国家的观念。就本书研究的现代公共卫生在北京诞生的历史来讲，相关机构作为国家的代表，被赋予权力来支配或统治一定范围内的领域，其权力场域在公与私边缘徘徊。也就是说，在公共卫生制度建构过程中国家面临着的问题是：观念上如何确定什么应该由它管理以及如何管理的问题，实践中如何将观念形态上的内容落实到日常生活中。

国家与社会极少直接互动，需以一种组织形态为中介。在北京公共卫生制度变迁过程中，社会的活动主体是各种民间组织。近代中国社会中的商会、行会、工会、慈善机构、学术团体、职业团体等都可视作民间组织。民国时期很多活动于地方事务的组织虽有着或多或少的宗教和外国色彩，但均具有非政府性、非营利性、相对独立性和自愿性的特点，可视作民间组织。参与近代北京公共卫生制度建构的民间组织种类很多，有跨国的，有全国性的，也有地方性的。它们的活动可分为观念和实践两个层面：观念层面是指倡导公共卫生思想和观念，尤其是专业性民间组织的积极活动，促使国家对制度进行调适和转化；实践层面指的是民间组织对国家的制度实践做出的回应，或合作或反对，经过双方博弈，最终促成制度社会化。

现代公共卫生制度是国家基于科学医学原则，通过设立行政机构、颁布卫生法规，建立一套有关卫生治理的规则。对传统中国而言，这套制度完全是移植而来的，是一种全新的制度，既缺乏观念的基础，也缺乏实践的经验。从制度层面来讲，北京的公共卫生已在 1910 年前后成型，但却难见其实效。毕竟制度自己不能从字面存在走向社会存在，需要在国家与社会的互动中实现这一转变，而转变的结果受制于政治、经济、文化等多重因素。因此，制度变迁包括两方面的内容：一是观念层面的制度演变，一是实践层面的制度社会化。

通过上述分析，可以看到国家、民间组织和制度变迁都包含观念和实践两个层面，国家和社会的互动得以在公共卫生制度变迁过程中呈现出来。基于此种认识，本书不仅讨论国家与民间组织在观念层面的互动，揭示出制度自身的演化，而且讨论两者在实践层面的互动，分析制度的实行状况。国家居于制度变迁的核心位置，作为关键的行动者，主导制度的建立和转化。民间组织居于次要位置，无论在观念层面还是在实践层面，它的行动都必须得到国家的认可，才能真正发挥效用。

北京政府时期，公共卫生制度不能行之有效，甚至连环境卫生都难有改进，更罔论医疗保健事业，且国家失去了变革公共卫生的动力和能力。但是，从世界范围来看，公共卫生不仅已成为世界各国有关"文明"的共识，而且自身正处于革命性变革之中，伴随着预防医学的成熟，公共卫生开始转向公共服务。基督教和学术性民间组织成为宣传公共卫生观念的主导力量，他们开展的各种活动客观上促使市民和政府认识到究竟什么是公共卫生，引起社会对公共卫生的关注，但是究竟应该如何变革，则需要来自专业性组织的行动。

公共卫生具有非常鲜明的专业性特征，有一套正规的教育和人才培养机制。作为旨在全球范围内推行美国公共卫生范式的洛克菲勒基金会，在协和医学院创办公共卫生学科，传播基于科学医学的公共卫生知识体系，从思想观念上引领了北京公共卫生的转化。1925 年起，试办公共卫生事务所进行的基于科学医学的公共卫生试验，为公共卫生制度转化提供了模板。

1933 年 11 月北平市政府卫生处成立后，遵循公共卫生新观念作为治理的原则，民间组织在观念层面上对国家的影响基本结束。此后，民间组织很少在观念层面对公共卫生事务表达意见，或转向其他事务，或成为国家活动的组成部分。观念的改变在制度建构中具有非常重要的作用，对高度专业性的制度尤其如此，因为这关系到国家认识应做什么以及如何做的问题，也就是确定社会边界和自我任务。不过，民间组织在观念层面的影响是一个长期的过程，它可能触动国家做出一些具体回应，但要促使国家在制度上作出改变则是非常困难的。

这一时段，北平卫生教育的主导权逐步由民间组织移交给政府，其影响的广度和深度都得到扩展。1933 年卫生处的成立是一个分水岭，此前卫生行政机关利用民间组织和医疗机构负责卫生教育，但由于太过专业或受众面太窄，效果不明显。1933 年之后，卫生行政机关积极动用各种政府资源，将卫生教育的受众面扩大，深入到家庭、工厂、学校等场所，在一定程度上改善了市民的卫生意识。地方服务团、北平市妇女协会、女青年会等民间组织参与到卫生教育运动中。不过，他们不再是主办者，而是政府主办卫生运动的参与者。

国家进行公共卫生治理，旨在形成新的国家—社会边界，与旧有的社会结构产生矛盾与冲突。在博弈过程中，国家面对的并非单纯的卫生问题，而是关系到国家权力扩展和重构社会边界的问题。为建立传统社会没有的职能，国家必须扩张自身权力，将以前社会自我管理的与卫生相关的事务纳入国家管辖范畴。这样一来，必然引起如何划定公私边界的问题。

民间组织与国家实际上围绕着什么应该归国家管理以及如何管理的问题展开互动：有的因彼此目标一致，民间组织成为合作者，协助国家推行制度；有的因利益冲突，民间组织或采取协商形式，或采取抗争的形式，迫使国家与之达成妥协，其结果使制度实践偏离最初目标。这一过程伴随着国家权力扩张的始终。双方互动的结果在某种程度上反映了国家能力的变化。须强调的是，在国家机构和民间组织的内部也存在着利益分歧，在具体事务交涉中亦进行博弈。

由于有些事务关系到某些行业的经济利益，国家不仅无力切实保证制度的实行，而且其内部亦存在矛盾。因此，它不得不与商会、行会等民间组织展开博弈，最终达成妥协。可以说，以商会、行会为主的民间组织在公共卫生制度实践中发挥着非常重要的作用，甚至决定了制度的成败。从这个意义上来说，国家在面对民间组织的强力反对时，为避免出现更大的麻烦，常常从理性选择的角度或以妥协的方式放弃严格执行制度规定，与民间组织达成临时协议。在北京公共卫生制度变迁过程中，国家与民间组织主要在屠宰场设立、卫生执法以及粪道和水道产权等几个方面展开博弈。①

现代公共卫生在北京的诞生，伴随着国家与民间组织在观念和实践两个层面的互动。对于互动的双方而言，涉及将新的观念和物质基础融入到它们的构成中。这种新的观念和实践在制度建构过程中促成了制度的现实形态。具体而言，国家创立公共卫生制度，民间组织不断完善对公共卫生的认知，在观念上冲击了国家对公共卫生事务的漠视和误读，国家不得不作出一些回应。这样的互动推动了北京公共卫生制度从警察职能向医疗服务职能的转变。中华卫生教育会、地方服务团、女青年会等民间组织起到了教育宣传作用，而洛克菲勒基金会所带来的公共卫生制度扩散则起到了指引制度转化的关键作用。观念层面的互动是漫长而隐形的，是渐变的过程，但其对制度的影响长远且具根本性。在国家进行制度实践的过程中，学术性和服务性民间组织成为国家的合作者，参与到卫生教育或卫生运动中，各行业的民间组织则与国家就具体事务管理展开讨价还价，最终双方不得不达成协议，形成了制度在地方的具体形态。实践层面的互动往往以突发事件的形式出现，常常决定了制度的实际运作状况。

国家与民间组织围绕着制度变迁展开互动，两者分别扮演不同的角

① 详见本书第四、第五章。

色。正是它们各自不同的作用才使得制度变迁和社会化成为现实。国家是
通过制度规则治理，受到管制或影响的民间组织，围绕着制度与国家进行
对抗和博弈，双方最终以妥协的方式解决问题。这有助于我们认识到，制
度存在于特定社会，受制于制度环境，无论其主旨如何合理如何高尚，必
须建立在社会共识的基础之上，这样才有合法性和有效性的基础。此外，
制度规定还必须得到相关利益团体的支持才能落实，否则将受到抵制。无
论是行会、工会，还是商会，在其利益可能受到侵犯的时候，都会进行抗
争，迫使国家作出妥协或调整。这种抵制有不同的形式，有的是罢工、罢
市，有的是上书请愿，有的是协商会议。此类现象可视作近代城市政治的
形式之一，它围绕具体利益展开，斗争的双方尽量达成妥协，形成新的平
衡，最终推动相关制度的落实。

通过审视近代北京公共卫生制度变迁过程中国家与民间组织的互动，
可以发现其如一个大旋涡，特定的历史结果都在其中酝酿。不过，国家是
社会再创造的核心，居于强势地位，民间组织虽围绕国家治理与之展开博
弈，但仍不得不以取得国家认可作为目标。

三 日常生活走向理性化

日常生活的理性化指的是，"官僚化的程序在某种程度上为我们的
日常行为以及我们在某种明确的情境下如何控制我们的情绪设置了规
范"。[①] 韦伯将现代西方文化的特点总结为异常高水平的理性化，强调
对既定目标的工具性追求，即遵循理性的规则和程序，通过尽可能有效
的方法达到目标。他指出，官僚制化是现代人不可规避的"命运"：
"如果认为不必依靠官员们在官署里的工作也能在任何领域进行持续的
行政管理，这就是彻头彻尾的错觉。日常生活的全部模式都被剪切以适
应这个框架。在其他条件相同的情况下，如果官僚制的行政从技术观点
来看始终是最为理性的类型，那么对大规模行政的需求在今天就是完全
不可或缺。唯一的选择只是在行政领域中的官僚制和半吊子之间进行取
舍。"[②] 官僚制的行政管理意味着通过知识进行统治，它的合理性建立

---

① 〔英〕戴维·英格利斯：《文化与日常生活》，张秋月、周雷亚译，中央编译出版社 2010
年版，第 53 页。
② 〔德〕马克斯·韦伯：《经济与社会》，阎克文译，上海世纪出版集团 2010 年版，第 330
页。

在知识的基础上。对技术能力的重视促进了实证科学知识在社会管理中的应用和发展，使人才的甄选范围尽可能地扩大，由身份制和世袭制的重视社会门第出身和经济特权地位转变为重视教育程度和专业资格，有助于职业专家和技术官僚人格类型的发展。① 这种强调某种类型的人才能胜任某种类型的工作的专业化特征，是理性化的重要内涵。公共卫生本质上就是一种理性的和阶层制的文化。现代公共卫生在北京的诞生就是官僚的原则开始渗入了人们的日常活动之中的历史，不仅有大量的规则与规章来支配日常的活动，而且人们不得不与强化这些规则的人打交道。

经历从警察卫生到公共卫生制度变迁的北京公共卫生促成了日常生活走向理性化，主要表现在两个方面：一方面是以科学医学为基础的规则成为日常生活的基本要求，使相关的治理具有技术性，确立了社会的卫生标准，并延续至今；另一方面则是国家的管理范围得到扩展，以前被认为是非公共性的事务现在受到国家的规制，并且这种规制遵循官僚科层的逻辑，开始深层改变国家与社会的关系。

在国家力推之下，公共卫生观念逐步取得话语权，成为人们日常生活中应遵守的规则，尤其是学校卫生教育劝导学生养成卫生习惯，客观上推进了日常生活的理性化。公共卫生制度在国家与人们日常生活之间架起一座桥梁，千家万户的生老病死被纳入一套规则体系，社会生活的方方面面开始受到各级官僚依照法律的管辖。虽然国家对公共卫生缺乏足够的重视，但不能否认卫生机构及卫生专家们的努力。正是他们的积极工作，使公共卫生逐步从法规形式的存在变为日常生活的存在，成为一种社会制度。那么，到1937年北平社会实际运作的公共卫生制度究竟如何呢？

首先，食住卫生已有具体规则和要求，并有专门机构监督管理。进入北平城的牲畜必须经受检验，取得许可方准屠杀；汽水制造商营业必须首先通过卫生检查；饭馆、摊担不能随便使用添加剂和色素；卫生机构按时化验自来水，按时对井水消毒。其次，生老病死有了国家的参与。出生与死亡必须向政府报告；1937年，北平市公立医疗体系已渐成型，为北平市内及四郊居民提供廉价的医疗服务；开始普及疫苗注射作为疫病防治主要方式；保婴事务所和卫生区事务所办理妇婴健康；1930年起市立小学和幼儿园举办了学校卫生，1935年开始办理市立中等学校卫生；身体检查成为

---

① 《理性化及其限制——韦伯思想引论》，上海人民出版社1988年版，第214—215页。

入学的必要手续，学校开始将身体健壮、无传染病为入学资格第一条。再次，国家开始管理与卫生有关的粪业、水业和屠宰业，登记从业人员信息，改善行业工具。最后，国家建立妓女检治制度，尝试运用卫生行政方式解决社会问题。

公共卫生制度的建构在某种程度上开启了北京城市日常生活的理性化的序幕，但这只是一种趋势而已，距离真正的理性化还有很远的距离。实际上，人们的日常生活虽然开始发生变化，但很多人仍然继续沿用那些在过去上千年形成的处理与思考事情的方式，日常生活本质上是包括"传统"和"现代理性"的万花筒。[①] 按照韦伯所论述的"理性化"来评判[②]，这种日常生活的理性化是不完整的，但却展现出其在中国的历史命运。造成这一历史现象的原因何在呢？

首先，北京公共卫生从字面法规到社会实际运行规则演变过程中，国家基于制度环境，在实践中采取选择性治理的策略。当时的政府没有一个长远的公共卫生理念，只有就事论事地选择事务进行项目型管理。这种选择性不仅体现在具体事务上，而且体现在管理方法上。也就是说，什么需要管理，如何管理，都是国家根据地方实际状况做出的权宜之计。这彰显了近代以来中国学习西方制度的特色之一：即国家在运用西方系统的技术性制度进行管理时，常采取选择性策略，使新制度的实施是破碎的，缺失了制度本身所有的系统性特征。

由于近代中国国家未能建构出一套有效的系统的行政体系，公共卫生难以得到来自整个国家机构的支持，既缺乏行政权威，也缺少资金支持。因缺乏有效的制度环境，在国家投入过少的背景下，卫生机构在推行公共卫生时，采取卫生教育和宣传为主要手段，以学生和妇婴为主要对象，以增加有效性。1930 年代，北平市卫生行政的主要方式是召开卫生运动大会和推广卫生教育。在不增加成本的基础上，这些措施彰显出国家对公共卫生的重视。此外，卫生机构选择性办理公共卫生事务，大力推行具有一定社会基础且能迅速见效的事务，如疫苗注射、妓女检治和妇婴保健等。对于那些尚不具备实施基础的事务，如生死统计、疾病统计、食品监控等事

---

① 《文化与日常生活》，第 53 页。

② 李猛认为："只有整个此世的生活和世界图景实现这种伦理的理性化，日常生活中'过日子的方式'才不再是'因袭'意义上的得过且过，而是被提升为一种'天职'，对世界通过行动方式进行的苦行改造只有当卡里斯玛对个体人格与生活之道的塑造贯穿在日常生活的每一个细节中，卡里斯玛对传统的克服才真正完成，而这就是理性化的最终目标。"《理性化及其传统：对韦伯的中国观察》，《社会学研究》2010 年第 5 期，第 22 页。

务，则采取逐步推进的策略。

其次，中国在接受公共卫生制度的过程中采取拿来主义①，并未意识到其根基在于一套理性的生活秩序，因此公共卫生所代表的理性生活方式实难融入普通人日常生活。现代公共卫生制度建立的过程，实质借助的是官僚体制的支配力量，以外在的方式摧毁传统，自上而下地移植理性的社会秩序。韦伯认为，因为儒家伦理具有的所谓"适应世界"的品格，而可以格外轻易地实现这场"从外部进行的革命"，但是，理性化并非简单的制度变革或者物质技术改良，而是涉及整个生活秩序的重新定向。现代公共卫生在北京的历史向我们昭示出，拿来的制度所带来的日常生活理性化未能深入人心，"真正实现生活之道的伦理理性化，也因此未能在日常生活的核心建立内在的'革命力量'，从而仍不得不需要不断从外部引入理性化的动力。"②

因此，近代北京公共卫生制度变迁最关键的是嵌入性问题，即能否有效地融入地方制度环境。制度建立之后，必须根据社会条件做出调整，才能适应社会的需要，成为规范人们日常生活的规则。北京公共卫生制度建立早期，仅仅凸显了国家管理的特性，成为地方财政收入不可或缺的部分，却既未改善北京城市糟糕的环境状况，也未很好地为社会提供公共卫生服务。后来，经过专业人士的重新设计，公共服务功能得以彰显，国家开始免费为妇婴、儿童、学生等人群提供医疗服务。自此公共卫生日渐得到社会认可和接受，成为一项不可或缺的社会制度。但是，由于社会对公共卫生的认知与公共卫生科学知识之间存在极大的鸿沟，加之观念的改变必须基于生活状态的改变，这些都决定了将存在于字面的制度变成日常生活的规则还需要漫长的历程。

再次，日常生活理性化意味着采用官僚制管理社会事务，但此种官僚制与中国传统的官僚体制有着质的区别，因此在公共卫生制度建构过程中国家不得不重建适合理性化要求的官僚制组织和规则。公共卫生行政管理的最大特点是，法规确定了每个机构的管辖范围，确定了机构内

①　韦伯曾指出，在面对世界历史中社会秩序日益理性化的困境，尤其是面对理性的资本主义与现代民族国家结合所实现的"资本化强制"的困境，在理性化的创生过程中理性化与传统的关系似乎已经不再是一个重要的问题。因为中国好像无需再创造一套理性的生活秩序，而只需要拿来在现代文化领域中已充分发展的资本主义。〔德〕马克斯·韦伯著：《中国的宗教——宗教与世界》，康乐、简惠美译，广西师范大学2004年版，第333页。

②　李猛：《理性化及其传统：对韦伯的中国观察》，《社会学研究》2010年第5期，第24页。

的权力分布，把每个职位与责任联系起来并为履行职责建立规则秩序。此外，形式的、抽象的一般法规成为官僚制行政管理的手段。按照韦伯的理解，在这种行政管理中，占主导地位的应该是形式化的、非个人性的、普遍主义的精神，办理任何事务均需秉公对待，永远保持无恶无好的情感中立态度，既无恶意构陷又不徇情回护，与私人感情无涉的直率职责观应成为主导的行为规范。① 但我们看到，在公共卫生制度运作过程中，既有组织与官员很难做到上述各点，他们仍秉持中国传统官僚的作风，很难防止个人恣意武断地处理公务的可能性，不能严格分离官员的公务和私事，难以从制度上保障这一管理方式按照理性化的方向发展。虽然效果不彰，但我们也应看到官僚制专业化方面取得的一些进展：不但按照西方教育模式培养出公共卫生领域的领导人，而且培养出符合日常治理需求的基层官僚。

四　全球化与在地化

按照既有的研究范式，近代北京公共卫生历史可以被看作一种现代化过程。不过，这样一种解释模式可能会使问题泛化或简单化，若从现代公共卫生在北京诞生的具体过程来看，用现代性全球化过程中的在地化来描述更为贴切，更能反映出这一特定制度的产生和发展的脉络。

自 20 世纪 80 年代以来，中国现代化研究取得很大进展，形成一种称之为"现代化范式"的研究取向，在近代史研究中与革命范式齐名，其重要性不容小觑。不过，已有现代化研究长于对历史过程进行长时段综合性描述和定性研究，有的学者对什么是现代化划定若干标准②，有的学者对现代

---

① 《理性化及其限制——韦伯思想引论》，第 214 页。

② 章开沅、罗福惠认为，现代化不等于是"西化"，也不是简单的"工业化＋民主化"，它是一个完整的社会变革系统工程。章开沅、罗福惠主编：《比较中的审视：中国早期现代化研究》，浙江人民出版社 1993 年版，第 4 页。孙立平提出，应当把社会现代化看作一个整体性过程，涉及社会生活的各个方面，是整个社会生活的一个全新时代。据此他将现代化划分为 7 个方面，即以工业化为核心的经济现代化；以效率和民主为标志的政治现代化；城市化；以阶层制为起点的组织管理现代化；社会结构的现代化；文化和人的现代化；生活方式的现代化。孙立平：《社会现代化内容刍议》，《马克思主义研究》1999 年第 1 期。

化进程进行定性分析。① 这些研究基本形成的是对近代中国社会发展的整体性分析，具有很强的价值评判特征。本书讨论的问题可以说是现代化框架中的具体个案，事实上，重构现代公共卫生治理形成的过程也许不能推进我们对现代化的宏观认知，但笔者尝试通过对具体个案的深入讨论来细化我们对现代化过程的认知，不仅关注制度建构过程中的内外因素的互相作用，而且从世界和地方历史追溯其源起，形成一种中观层面的分析框架。

现代公共卫生在北京的诞生历史，实质上是西方现代性全球化扩散在北京地方社会的经历。如果我们将之看作这样的一个历史过程，须对其隐含的现代性、全球化以及在地化等内容展开讨论。

首先，公共卫生是一种现代性文明，具有共享性。作为社会学的一个分析范畴，现代性是指自地理大发现以来，尤其是启蒙运动和产业革命以来所发生的具有世界意义的史无前例的普遍社会现象。② 吉登斯在分析现代性时，强调了社会制度抽离化对现代性推动力至关重要。抽离化是指社会关系从地方性的场景中"挖出来"并使社会关系在无限的时空地带中"再联结"。抽离化机制有两种类型，"符号标志"和"专家系统"。专家系统则通过专业知识的调度对时空加以分类，这种知识的效度独立于利用它们的具体从业者和当事人。在现代性的条件下，这种专家系统无孔不入，渗透到社会生活的所有方面。③ 正是由于这种抽离化机制，使得现代性成为一种共享性文明④，能够在世界范围内进行扩散，并逐步融合到地

---

① 近代中国现代化道路大概有三种主张。一是罗荣渠提出的"外诱的现代化"或"传导性现代化"，即在国际环境影响下，社会受外部冲击而引起内部的思想和政治变革并进而推动经济变革的道路。一是孙立平、许纪霖等主张后发外生型现代化，不是本社会内部现代性不断成熟和积累的结果，而是对外部现代性挑战的一种自觉的回应。一是虞和平提出的"传动性现代化"，既指外国现代社会因素的注入及其所引起的中国人的学习和仿效，也之中国人因外国的民族压迫而激起的谋求自强自立的动机，强调中国现代化进行中的外因通过内因起作用和由被动向主动转变的特点。参见罗荣渠《现代化新论——世界与中国的现代化进程》，商务印书馆 2001 年版；孙立平：《中国近代史上现代化努力失败原因的动态分析》，《学习与探索》1991 年第 3 期；许纪霖、陈达凯：《中国现代化史》第 1 卷，学术出版社 2006 年版；虞和平：《中国现代化历程》第 1 卷，江苏人民出版社 2001 年版。

② 苏国勋、张旅平、夏光：《全球化：文明冲突与共生》，社会科学文献出版社 2006 年版，第 122 页。

③ 〔英〕安东尼·吉登斯：《现代性与自我认同》，赵旭东、方文译，生活·读书·新知三联书店 1998 年版，第 17—22 页。

④ 张旅平认为，"作为一种共享性文明，它是一种由地方性到世界性，逐渐为人们认识和不同程度接受的具有普遍主义原则的文明。全球化是这一原则不断反映和拓展的结果。自16 或 17 世纪到目前为止，现代性一直是人类社会进化的主线，世界的各个组成部分不能不接受现代性，但又不会形成完全一致的一种文明，所能实现的就是吸纳现代性的主要要素，接受其基本框架，这就是现代文明的共享性。"《全球化：文明冲突与共生》，第127 页。

方社会，经过持续不断的选择、重新阐释和表述，建构出新的体制模式。公共卫生兼具两类抽离化机制，既拥有科学话语也拥有专家系统，因此在成为一种全球可共享的文明的同时，还具有再生性。

其次，公共卫生全球化过程伴随着自身的不断成长，必须用发展的眼光予以审视。公共卫生作为现代性在北京演变的历史处于文明的部分融合阶段。这一阶段，非西方世界在现代性演进过程中需要对原有的现代性的参照系进行不断筛选、再解释和重组，对现代性文化和执政纲领不断地进行定型化，对制度安排模式不断给予重建。至于如何进行再解释和重建，不取决于政治、文化和社会精英的主观愿望，而主要在于一国的文化传统、文化特质、内部张力和冲突状况，以及所处的时代和国际背景。①

基于科学医学的公共卫生在中国演变过程深受世界技术变迁和制度创新的影响。20世纪初，在清政府移植日本警察制度时，警察式的公共卫生是一种尚未受到质疑的制度安排。但到了1920年代，随着预防医学的发展，这种制度安排已不能达到新的技术要求因而受到挑战和质疑，新的制度安排开始涌现并被有组织地向全球扩散。在这种扩散的影响下，公共卫生领域的技术进步在中国得到认可。通过资助建立学科教育体系，制度扩散者不仅确立了公共卫生新思想的话语权，而且培养专业人才并使其逐步取得了公共卫生领导权。基于技术的发展，中国的公共卫生制度开始脱离警察体系，建立独立的专业性组织，采取预防医学的方式致力于疾病的防治。从这个角度来讲，公共卫生的制度转化是一种跨越式发展，跟上了世界公共卫生的发展趋势。

再次，公共卫生的全球化过程伴随着民族主义的成长过程，它既是人类社会发展到一定阶段的产物，是基于人们对于疾病的认知和控制产生的一种民族国家治理模式，也是西方殖民主义发展的产物，是为了对抗疾病而发展起来的一种带有歧视的殖民政策。因此，非西方国家的公共卫生历史伴随着不平等、民族压迫、屈辱和西方中心主义。西方的话语往往把殖民主义与文明的进步联系在一起加以表述，尤其认为这是一种西方的科学与理性对非西方的巫术与迷信的一种超越。在进化论的前提下，西方站在了文明进化的顶点上，而西方以外的社会，则根据它们各自的迷信程度而被划分到进化的不同等级上去。② 基于这样的思维方式，西方在公共卫生

---

① 张旅平认为，现代性全球化过程非西方文明的变迁经历了从被动到主动的过程，并总结为三个阶段，即文明的遭遇和冲突阶段、文明的部分融合阶段以及文明复兴阶段。《全球化：文明冲突与共生》，第180页。

② 《文化的表达：人类学的视野》，第418页。

事务上体现出的优越性，在某种程度上对中国人的文化认知产生了极大冲击，促成清政府对警察卫生制度的移植。中国对公共卫生认知体现出对西方标准的认同，并逐步上升到民族复兴高度，从本质上来讲这种文化认同是一种民族主义情绪的表征，是为了改造自身文化以满足民族复兴与国际竞争的需要。在这个过程中，我们看到中国在严重民族危机面前，已经接受并重视进步的理念——并极力想使原有的文化转型，以求更好地适应现代世界——代表了对进步和自有的追求。①

最后，国家采用意识形态方式来解决在地化过程中的嵌入性问题。西方被视作学习的样板，公共卫生制度被引入，突如其来的制度是无法适应东方环境的，社会变迁仍然是二元分裂的，现代性的种种特征发展缓慢，文明的融合只是部分的、表层的。② 制度的在地化必须解决这种文化上的隔阂。在北京公共卫生发展过程中，国家面对法不责众的状况，意识到必须通过改变人的观念来获取人们对卫生行政的认同，进而采取宣传教育这样的意识形态手段，通过学校、媒体以及政治体系，训练出一批接受公共卫生观念的个体，使这种公共卫生治理能够"嵌入"人们的行为之中。我们看到，作为制度建构不可缺少的一环，获取多数人的文化认同是国家推行新制度是否顺利的必要条件。对近代中国而言，建立起以学校为核心的教育体系和以单位为核心的科层组织是国家权力建立的中心内容，只有通过这样的一套官僚制和教育体系作为意识形态的国家机构，才能保证国家对于社会的统治。此种现象因应了学界对于意识形态作用的讨论。

西方殖民者利用这种意识形态的方式，在各殖民地建立起教育体系和科层制，不仅造就了受过西方教育的本地精英，而且还有学校教师、办事员，以及其他不大重要的功能性群体，获得人们对于自身统治的认可。③ 造成这一现象的原因在于现代社会中意识形态的作用。葛兰西提出，统治阶级并非单单依靠强力或者高压统治来获得对他人的支配，而且还会通过创造出"乐于"服从统治的对象来获得支配他人的权力。在创造赞许的态度中，意识形态是至关重要的，因为它是一种中介，通过这种中介，特定的观念得到了传递，而更为重要的就是，人们还会把这些观念当成是真实存

---

① 〔印度〕帕尔塔·查特吉：《民族主义思想与殖民地世界：一种衍生的话语?》，范慕尤、杨曦译，凤凰出版传媒集团、译林出版社 2007 年版，第 4—5 页。
② 《全球化：文明冲突与共生》，第 191 页。
③ 〔英〕约翰·格莱德希尔：《权力及其伪装——关于政治的人类学视角》，赵旭东译，商务印书馆 2011 年版，第 97—98 页。

在的东西来看待。① 阿尔都塞认为，在现在资本主义社会中，"赞许"则是通过学校、教堂、家庭、媒体以及政治体系这类"意识形态的国家机构"来实现的。意识形态的机构，其功用就是再生产出一套支配体系来，而其借助的途径就是通过意识形态，训练出一批接受既有统治体系观念的个体。② 中国学者亦指出意识形态及其连带的价值体系对于制度社会化有着非常重要的地位和作用，"通过意识形态所形成的价值认同，人们对新的制度、新的规范规则会逐渐由被动的适应转换为主动的学习和接受。在这样一个社会过程中，人们逐渐被社会化，逐渐接受这种新的制度安排及其知识图式，建立组织行动中的自我指涉，力图使其变成约束自己的行为规范，并最终使这种制度安排'嵌入'到特定的社会结构之中，'嵌入'到人们自身的行为结构之中，变成社会结构的一部分和自身行为结构的一部分"。③

　　现代公共卫生发展过程中所隐含的全球化与在地化有着非常重要的启示意义。它既是现代性文明的一种全球拓展，但其本身也在发展演变之中，有着不同的源头，到底哪种模式会影响到中国，则是历史发展过程的因缘际会，而并非简单的单线条冲击—回应。在地化也是特定的历史行动者如何将具有特殊内涵的现代性带到地方社会，并与已有社会制度相结合形成一种新的模式，需要经历一种坚持既有原则的再创造过程，而非简单的同质复制扩散。

　　总之，上述四个问题实际构成了本书的内在层次：制度变迁是核心内容，展现了国家作为主体进行的组织和规则层面制度建构的历史脉络；国家与社会在制度建构中的互动，是制度从组织和规则层面走向日常生活的内在动力，也是制度在社会中实际运作的决定性因素；日常生活走向理性化则是制度变迁的后果；将现代公共卫生在北京的诞生视作现代性全球化的一种在地化形式，则是从世界历史的脉络对这一历史过程的审视。依据这样的逻辑分析，我们不单单将现代公共卫生在北京的诞生视作一种现代化过程，更将揭示出这一过程实际上隐含着人类历史发展的一些基本理论问题讨论，关系到近代以来中国国家与社会转型的基本趋向问题。

---

① 《文化的表达：人类学的视野》，第 420 页。
② 〔法〕阿尔都塞：《哲学与政治（下）》，陈越译，吉林人民出版社 2011 年版，第 299 页。
③ 李汉林、渠敬东、夏传玲、陈华珊：《组织和制度变迁的社会过程》，《中国社会科学》2005 年第 1 期，第 100 页。

附录一 卫生署第五届卫生稽查
训练班试题^①

一 党义试题（30 分钟）

1. 什么叫作政权？

2. 说明民族意识与阶级意识

3. 人生六大需要是什么？

二 国文试题（1 小时）

1. 学然后知不足

2. 我的人生观

三 英文试题（1 小时）

1. 译成英文

甲　一寸光阴一寸金

乙　少说话，多做事；说了就做，做了再说

丙　临难母苟免

丁　敏于事而慎于言

2. Translate the following paragraph into Chinese

The air we breathe into our lungs makes our blood pure. The air we breathe our is not pure, but full of bad matter which it takes from our blood. The air of crowded rooms is very harmful to life.

四 算学试题（1 小时半）

1. 父年 43 岁，子年 4 岁，从今几年后，父之岁数为子之岁数之 4 倍

2. 龟、鹤之头数 25，足数 70，问龟鹤各几只？

3. 300 里远之地，甲行 25 日，乙行 20 日而达，今甲由一端出发，4 日后，乙亦由其端出发而追甲，问至若干里始追及。

---

① 《北平市政府卫生局广播卫生讲演实施办法及讲稿一篇》，北京市档案馆藏，北平市卫生局档，档号 J5—1—52。

4. 商品之利益当原价四分之一，若利益为 25 元，问原价若干？

五　常识试题 (1 小时半)

1. 电灯发明者为谁？

2. 华氏表之水沸点与冰点为若干度？

3. 何以井内之水取之不尽，其来源有几种，为何？

4. 苍蝇为何属于害虫，试以其生活史解释之。

5. 痢疾系为何物所传染？其有效之预防方法为何？

6. 空气所包括之主要气质为何？

7. 日食之由来？

附录二　公共卫生护士班学员实习简评[①]

姓名　　　　　　月　　　日至　　月　　　日

Ⅰ　工作时的情形

A. 与家人接近时情形

  1. 随机应变的能力

  2. 待人接物的礼貌

  3. 工作兴趣的程度

B. 执行及分配工作方法的合宜程度

C. 适合环境及设备的程度

D. 时间分配及应用的适合

E. 保护管理及经济用物

Ⅱ　护理及技术的精确

Ⅲ　教育的才能

A. 是否利用工作机会及实现情形与以详细解释及卫生指导

B. 是否能按各家庭（学生、病人、其他）的教育程度施以合宜的指导

C. 对家人（学生、病人、其他）言谈时的问句是否太直接和简单使人难以答复

D. 是否予家人（学生、病人、其他）以询问的机会

E. 是否注意到家庭中有碍健康的社会及经济原因

F. 在卫生教育时是否以全家为单位

Ⅳ　记录是否清洁　整齐　准确　完全

Ⅴ　个人特性

---

① 《卫生署公共卫生护士训练班工作概况》，《公共卫生月刊》第 1 卷第 6 期，1935 年 12 月，第 20—21 页。

A. 外表　B. 决断力　C. 卫生习惯　D. 态度　E. 合作的程度　F. 性情

Ⅵ　**总评**

A. 在实习期间工作进步之情形

B. 就其个性之期间及其能力介绍将来工作之种类受监察个案之种类

　（1）　　　　　（2）　　　　　（3）　　　　　（4）

征引文献

一 正史政书和政府公告类

《北平市第一卫生区事务所第八年年报》，1933年。

《北平市市政法规汇编》，北平市政府1934年编印。

《北平市卫生局第一卫生区事务所第九年年报》，1934年。

《北平市卫生局第一卫生区事务所第十年年报》，1935年。

《北平市卫生局第一卫生区事务所第十一年年报》，1936年。

《北平市政府公安局业务报告》，北平市公安局1934年编印。

《北平市政府卫生处业务报告》，北平市政府卫生局1934年编印。

《北平市政统计手册》，北平市政府1947年编印。

《北平特别市市报》，北平特别市政府1928—1929年编印。

《北平特别市市政法规汇编》，北平特别市政府1929年编印。

《京都市法规汇编》，京都市政公所1928年编印。

《京师警察厅统计图表》，京师警察厅1927年编印。

《京师警察法令汇纂》，京师警察厅1915年编印。

《清实录》，中华书局1987年影印本。

《市政公报》，北平特别市政府1928—1929年编印。

《市政通告》，京都市政公所1914—1919年编印。

《市政月刊》，北平市政府1929—1937年编印。

《政府公报》，文海出版社1965年影印。

《政治官报》，文海出版社1965年影印。

实业部中国年鉴编纂委员会：《中国劳动年鉴》，1932年。

京都市政公所编纂：《京都市政汇览》，京华书局1919年版。

二　方志、资料集

《八国联军占领实录：天津临时政府会议纪要》，天津社会科学院出版社
　2004 年版。

《北平市工商业概况》，北平市社会局 1932 年编印。

《清末时事采新丛选》，北京图书馆出版社 2000 年版。

《文史资料选编》，北京出版社 1986 年版。

《新北京指南》，撷华书局 1914 年版。

《新译日本法规大全》，上海商务印书馆 1907 年版。

《中国妇女问题讨论集》，上海书店 1989 年影印本。

北京市政协文史资料委员会选编：《杏坛忆旧》，北京出版社 2000 年版。

陈明光主编：《中国卫生法规史料选编（1912—1949.9）》上海医科大学
　出版社 1996 年版。

邓实辑：《光绪丁末政艺丛书》，文海出版社 1973 年印行。

甘厚慈编：《北洋公牍类纂》，北京益森公司 1907 年版。

田涛、郭成伟整理：《清末北京城市管理法规》，北京燕山出版社 1996
　年版。

王康久主编：《北京卫生大事记（远古—1948）》第 1 卷，北京科学技术出
　版社 1994 年版。

吴廷燮等纂：《北京市志稿·民政志》，北京燕山出版社 1989 年版。

萧继宗主编：《革命文献》第 68 辑，台北"中央"文物供应社 1975 年版。

徐世昌：《退耕堂政书》，文海出版社 1973 年印行。

张友渔、高潮编：《中华律令集成》（清卷），吉林人民出版社 1991 年版。

张在同、咸日金编：《民国医药卫生规则选编（1912—1948）》，山东大学
　出版社 1990 年版。

张宗平、吕永和译：《清末北京志资料》，北京燕山出版社 1994 年版。

周家楣、缪荃孙等编纂：《光绪顺天府志》，北京古籍出版社 1987 年版。

三　档案

巡警部档、军机处录副，中国第一历史档案馆。

京师警察厅档，中国第二历史档案馆藏。

北平大学医学院档，北京档案馆藏。

北平市政府档，北京市档案馆藏。

北平市卫生局档，北京市档案馆藏。

北平警察局档，北京市档案馆藏。

北平地方法院档，北京市档案馆藏。

中华医学会档、国际卫生委员会档，美国洛克菲勒档案馆藏。

韦尔奇档案，美国霍普金斯大学档案馆藏。

毕德辉档案，美国明尼苏达大学基督教青年会档案馆藏。

《清代档案史料丛编》，中华书局 1978 年版。

《北京自来水公司档案史料》，北京燕山出版社 1986 年版。

《北平历届市政府市政会议决议录》，中国档案出版社 1998 年版。

《美国对华政策档选编》，人民出版社 1990 年版。

四　报纸

《爱国白话报》，1913—1922 年。

《北京新报》，1909—1912 年。

《北平晨报》，1931—1937 年。

《晨报》，1918—1928 年。

《晨钟》，1916—1918 年。

《大公报》，1908—1912 年。

《帝国日报》，1911 年。

《华北日报》，1929—1937 年。

《华北日报晚报》，1931—1933 年。

《京报》，1932—1937 年。

《京话广报》，1909 年。

《京话日报》，1904—1906 年。

《京话实报》，1907—1911 年。

《京师教育报》，1915 年。

《时事新报》，1931—1937 年。

《世界日报》，1927—1937 年。

《顺天时报》，1905—1929 年。

《益智白话报》，1919 年。

《正宗爱国报》，1906—1911 年。

《中国报》，1910 年。

《中外实报》，1909—1912 年。

五　刊物

《北京高师周刊》，1922 年。

《晨报副刊》，1921—1928 年。

《东方杂志》，1904—1937 年。

《妇女杂志》，1927 年。

《公共卫生月刊》，1935—1937 年。

《冀察调查统计丛刊》，1936 年。

《教育杂志》，1923 年。

《青年进步》，1923 年。

《社会科学杂志》，1931—1937 年。

《社会学界》，1930—1933 年。

《市政评论》，1933—1937 年。

《通俗医事月刊》，1919—1920 年。

《同济医学季刊》，1934 年。

《卫生公报》，1929 年。

《卫生月刊》，1926—1936 年。

《卫生杂志》，1928 年。

《现代评论》，1924—1928 年。

《新人》，1921 年。

《新生路月刊》，1937 年。

《新医药刊》，1934 年。

《新医与社会丛刊》，1928 年。

《医学周刊集》，1929—1931 年。

《医药学》，1929—1930 年。

《中华医学杂志》，1918—1937 年。

六　中文著作

蔡蕃：《北京古运河与城市供水研究》，北京出版社 1987 年版。

曹子西主编：《北京通史》，中国书店 1994 年版。

陈平原、王德威编：《北京：都市想像与文化记忆》，北京大学出版社 2005 年版。

邓云乡：《增补燕京乡土记》，中华书局 1998 年版。

邓宗禹、史光简编著：《卫生宣传教育》，人民卫生出版社 1958 年版。

董炯：《国家、公民与行政法》，北京大学出版社 2001 年版。

韩光辉：《北京历史人口地理》，北京大学出版社 1996 年版。

侯仁之主编：《历史地理学的理论与实践》，上海人民出版社 1979 年版。

胡鸿基：《公共卫生概论》，商务印书馆版 1929 年版。

胡宣明编著：《罗氏卫生学》，中国博医学会 1927 年版。

黄琛生编：《巡警罚法释义》，大众书局 1933 年版。

黄东兰主编：《身体·心性·权力》，浙江人民出版社 2005 年版。

黄福庆：《近代日本在华文化及社会事业之研究》，台湾"中央"研究院近代史研究所专刊 1997 年版。

黄克武、张哲嘉主编：《公与私：近代中国个体与群体之重建》，台湾"中央"研究院近代史所专刊 2000 年版。

雷辑辉：《北平税捐考略》，北平社会调查所 1932 年印行。

李尚仁主编：《帝国与现代医学》，中华书局 2012 年版。

李孝悌编：《中国的城市生活》，新星出版社 2006 年版。

李新、李宗一主编：《中华民国史》，中华书局 1987 年版。

梁方仲：《明代粮长制度》，上海人民出版社 2001 年版。

梁其姿：《面对疾病：传统中国社会的医疗观念和组织》，中国人民大学出版社 2012 年版。

梁治平：《清代习惯法：社会与国家》，中国政法大学出版社 1996 年版。

刘崇燕、姚昶绪：《性病》，商务印书馆 1921 年版。

刘明逵、唐玉良主编：《中国近代工人阶级和工人运动》，中共中央党校出版社 2001 年版。

刘似锦编：《刘瑞恒博士与中国医药及卫生事业》，台湾商务印书馆 1989 年版。

刘星：《法律是什么》，中国政法大学出版社 1998 年版。

刘子杨：《清代地方官制考》，紫禁城出版社 1994 年版。

卢现祥主编：《新制度经济学》，武汉大学出版社 2004 年版。

罗荣渠：《现代化新论——世界与中国的现代化进程》，商务印书馆 2001
　年版。

马昌林编：《租界里的上海》，上海社会科学院出版社 2003 年版。

彭南生：《行会制度的近代命运》，人民出版社 2003 年版。

钱益民、颜志渊：《颜福庆传》，复旦大学出版社 2007 年版。

强世功：《法制与治理——国家转型中的法律》，中国政法大学出版社 2003
　年版。

阙名：《燕京杂记》，北京古籍出版社 1986 年版。

舒鸿仪著，章兰荪校：《东瀛警察笔记》，上海乐群图书编译局 1907 年版。

苏国勋、张旅平、夏光：《全球化：文明冲突与共生》，社会科学文献出版
　社 2006 年版。

苏国勋：《理性化及其限制——韦伯思想引论》，上海人民出版社 1988
　年版。

苏力：《法治及其本土资源》，中国政法大学出版社 1996 年版。

苏力：《阅读秩序》，山东教育出版社 1999 年版。

王汎森、李孝悌编：《中国的城市生活：十四至二十世纪》，台湾联经出版
　事业公司 2005 年版。

王书奴编著：《中国娼妓史》，上海三联书店 1988 年版。

温春来：《从"异域"到"旧疆"：宋至清贵州西北部地区的制度、开发
　与认同》，生活·读书·新知三联书店 2008 年版。

许纪霖、陈达凯：《中国现代化史》第 1 卷，学术出版社 2006 年版。

阎步克：《中国古代官阶制度引论》，北京大学出版社 2010 年版。

杨念群：《再造"病人"：中西医冲突下的空间政治（1832—1985）》，中
　国人民大学出版社 2006 年版。

杨瑞六、侯厚培：《六十五年来中国国际贸易统计》，国立中央研究院社会
　科学研究所专刊 1931 年版。

尹钧科、于德源、吴文涛：《北京历史自然灾害研究》，中国环境科学出版
　社 1997 年版。

余新忠：《清代江南的瘟疫与社会：一项医疗社会史的研究》，中国人民大
　学出版社 2003 年版。

虞和平：《中国现代化历程》第 1 卷，江苏人民出版社 2001 年版。

张晋藩：《中国法律的传统与近代转型》，法律出版社 1997 年版。

张静：《社会冲突的结构性来源》，社会科学文献出版社 2012 年版。

张在普编著：《中国近现代政区沿革表》，福建省地图出版社 1987 年版。

张志礼、杨建葆主编：《中医性病学》，江西科学技术出版社 1991 年版。

张仲礼编：《中国近代城市发展与社会经济》，上海社会科学院出版社
　　1999 年版。

章开沅、罗福惠主编：《比较中的审视：中国早期现代化研究》，浙江人民
　　出版社 1993 年版。

赵琛：《行政法各论》，会文堂新记书局，1933 年。

赵旭东：《文化的表达：人类学的视野》，中国人民大学出版社 2009 年版。

赵园：《北京：城与人》，北京大学出版社 2002 年版。

政协北京市委员会文史资料研究委员会编：《话说老协和》，中国文史出版
　　社 1987 年版。

周雪光：《组织社会学十讲》，社会科学文献出版社 2003 年版。

朱一新：《京师坊巷志稿》，北京古籍出版社 1986 年版。

祝平一编：《健康与社会：华人卫生新史》，台湾联经出版事业有限公司
　　2013 年版。

七　译著

〔法〕阿尔都塞：《哲学与政治（下）》，陈越译，吉林人民出版社 2011
　　年版。

〔英〕安东尼·吉登斯：《民族—国家与暴力》，胡宗泽、赵力涛译，生
　　活·读书·新知三联书店 1998 年版。

〔英〕安东尼·吉登斯：《现代性与自我认同》，赵旭东、方文译，生活·
　　读书·新知三联书店 1998 年版。

〔法〕安克强：《上海妓女：19—20 世纪中国的卖淫与性》，袁燮铭、夏俊
　　霞译，上海古籍出版社 2004 年版。

〔美〕彼得·布劳、马歇尔·梅耶：《现代社会中的科层制》，马戎、时宪
　　民、邱泽奇译，学林出版社 2001 年版。

〔英〕戴维·英格利斯：《文化与日常生活》，张秋月、周雷亚译，中央编
　　译出版社 2010 年版。

〔美〕道格拉斯·C. 诺思：《制度、制度变迁与经济绩效》，杭行译，上海

格致出版社 2008 年版。

〔美〕哈罗德·J. 伯尔曼：《法律与革命》，贺卫方、高鸿钧、张志铭、夏
　　勇译，中国大百科全书出版社 1993 年版。

〔美〕贺萧：《危险的愉悦》，韩敏中译，江苏人民出版社 2003 年版。

〔美〕杰克·奈特：《制度与社会冲突》，周伟林译，上海人民出版社 2009
　　年版。

〔意〕卡斯蒂廖尼：《医学史》上、下册，程之范主译，广西师范大学出
　　版社 2003 年版。

〔美〕凯瑟琳·西伦：《制度是如何演化的：德国、英国、美国和日本的技
　　能政治经济学》，王星译，上海人民出版社 2010 年版。

〔德〕柯武刚、史漫飞：《制度经济学：社会秩序与公共政策》，韩朝华
　　译，商务印书馆 2000 年版。

〔美〕罗伊·沃森·柯里：《伍德罗·威尔逊与远东政策：1913—1921》，
　　张玮瑛、曾学白译，社会科学文献出版社 1994 年版。

〔德〕马克斯·韦伯：《经济与社会》，阎克文译，上海世纪出版集团 2010
　　年版。

〔德〕马克斯·韦伯：《中国的宗教——宗教与世界》，康乐、简惠美译，
　　广西师范大学 2004 年版。

〔美〕马歇尔·萨林斯：《历史之岛》，蓝达居、张宏明、黄向春、刘永华
　　译，上海人民出版社 2003 年版。

〔法〕米歇尔·福柯：《必须保卫社会》，钱翰译，上海人民出版社 1999 年
　　版。

〔法〕米歇尔·福柯：《性经验史》，佘碧平译，上海人民出版社 2000
　　年版。

〔法〕米歇尔·福柯：《规训与惩罚——监狱的诞生》，刘北成、杨远婴译，
　　三联书店 1999 年版。

〔法〕米歇尔·福柯：《疯癫与文明》，刘北成、杨远婴译，三联书店 1999
　　年版。

〔法〕米歇尔·福柯：《临床医学的诞生》，刘北成译，译林出版社 2001 年
　　版。

〔法〕米歇尔·福柯：《安全、领土与人口》，钱翰、陈晓径译，上海人民
　　出版社 2010 年版。

〔法〕米歇尔·福柯：《生命政治的诞生》，莫伟民、赵伟译，上海人民出
　　版社 2011 年版。

〔印度〕帕尔塔·查特吉：《民族主义思想与殖民地世界：一种衍生的话语?》，范慕尤、杨曦译，凤凰出版传媒集团、译林出版社 2007 年版。

〔美〕乔尔·S. 米格代尔：《社会中的国家：国家与社会如何相互改变与相互构成》，李杨、郭一聪译，江苏人民出版社 2013 年版。

〔美〕R. 科斯、A. 阿尔钦、D. 诺斯等：《财产权利与制度变迁：产权学派与新制度学派译文集》，上海三联书店、上海人民出版社 1994 年版。

〔美〕沙夫里茨等编：《公共政策经典》，彭云望译，北京大学出版社 2008 年版。

〔美〕塞缪尔·亨廷顿：《变革社会中的政治秩序》，李盛平、杨玉生等译，华夏出版社 1988 年版。

〔美〕史蒂文·瓦戈：《法律与社会（第 9 版）》，梁坤、邢朝国译，中国人民大学出版社 2011 年版。

〔美〕史明正：《走向近代化的北京城——城市建设与社会变革》，北京大学出版社 1995 年版。

〔日〕实藤惠秀：《中国人留学日本史（修订译本）》，谭汝谦、林启彦译，北京大学出版社 2012 年版。

〔美〕沃尔特·W. 鲍威尔、保罗·J. 迪马吉奥主编：《组织分析的新制度主义》，姚伟译，上海人民出版社 2008 年版。

〔美〕W. 理查德·斯科特：《制度与组织：思想观念与物质利益》，姚伟、王黎芳译，中国人民大学出版社 2010 年版。

〔美〕西德尼·D. 甘博：《北京的社会调查》，陈愉秉、袁嘉等译，中国书店 2010 年版。

〔英〕约翰·格莱德希尔：《权力及其伪装——关于政治的人类学视角》，赵旭东译，商务印书馆 2011 年版。

〔美〕约翰·L. 坎贝尔：《制度变迁与全球化》，姚伟译，上海人民出版社 2010 年版。

〔日〕织田万：《清国行政法》，中国政法大学出版社 2003 年版。

八　论文

曹丽娟：《试论清末卫生行政机构》，《中华医史杂志》2001 年第 2 期。

傅衣凌：《中国传统社会：多元的结构》，《中国社会经济史研究研究》1988 年第 3 期。

黄丞仪:《台湾近代行政法之生成》,"国立"台湾大学法律学研究所硕士论文,2002年。

李汉林、渠敬东、夏传玲、陈华珊:《组织和制度变迁的社会过程》,《中国社会科学》2005年第1期。

李猛:《理性化及其传统:对韦伯的中国观察》,《社会学研究》2010年第5期。

李小芳、王晓玲:《1912~1927年间的中国食品卫生简介》,《中华医史杂志》1994年第3期。

刘圣中:《论等级制与专业化——官僚组织的两难》,《江西社会科学》2006年第2期。

刘士永:《"清洁"、"卫生"与"保健"——日治时期台湾社会公共卫生观念之转变》,《台湾史研究》第8卷第1期,2001年10月。

刘玉照、田青:《新制度是如何落实的?——作为制度变迁新机制的"通变"》,《社会学研究》2009年第4期。

刘志伟、陈春声:《梁方仲先生的中国社会经济史研究》,《中山大学学报(社会科学版)》2008年第6期。

马振举:《北洋军阀政府时期的关税与财政》,《南开学报》1987年第4期。

彭小妍:《五四的"新性道德"——女性情欲论述与建构民族国家》,台北《近代中国妇女史研究》1995年第3期。

邱仲麟:《风尘、街壤与气味:明清北京的生活环境与士人的帝都印象》,台北《清华学报》第34卷第1期,2004年11月。

邱仲麟:《天然冰与明清北京的社会生活》,《中央研究院近代史研究所集刊》第50期,2005年12月。

邱仲麟:《明代北京的瘟疫与帝国医疗体系的应变》,《中央研究院历史语言研究所集刊》第75本第2分册,2004年6月。

桑兵:《晚清民国的知识与制度体系转型》,《中山大学学报(社会科学版)》2004年第6期。

史广全:《中国近代的道德决定论》,《北方论丛》1996年第4期。

孙立平:《社会现代化内容刍议》,《马克思主义研究》1999年第1期。

孙立平:《中国近代史上现代化努力失败原因的动态分析》,《学习与探索》1991年第3期。

孙立平:《"过程事件分析"与当代中国国家—农民关系的实践形态》,《清华社会学评论》2000年特辑。

田涛、李祝环：《清末翻译外国法学书籍评述》，《中外法学》2000 年第 3 期。

王家俭：《清末民初我国警察制度现代化的历程，1901—1916》，《国立台湾师范大学历史学报》第 10 卷，1982 年 6 月。

王勇：《兰安生与中国近代公共卫生》，《南京医药大学学报（社会科学版）》2013 年第 1 期。

文军：《制度建构的理性构成及其困境》，《社会科学》2010 年第 4 期。

吴清：《国家范畴与现代西方政治学的变迁》，《中国社会科学》1994 年第 5 期。

杨念群：《"兰安生模式"与民国初年北京生死空间的转换》，《社会学研究》1999 年第 4 期。

杨念群：《西医传教士的双重角色在中国本土的结构性紧张》，《中国社会科学季刊》1997 年 5 月号。

杨念群：《北京"卫生示范区"的建立与城市空间功能的转换》，《北京档案史料》2000 年第 1 期。

余新忠：《清末における「衛生」概念の展開》，东京，「東洋史研究」第六十四卷第三号，2005 年 12 月。

俞可平：《中国公民社会：概念、分类与制度环境》，《中国社会科学》2006 年第 1 期。

赵世瑜、邓庆平：《20 世纪中国社会史研究的回顾与思考》，《历史研究》2001 年第 6 期。

周雪光、艾云：《多重逻辑下的制度变迁：一个分析框架》，《中国社会科学》2010 年第 4 期。

周雪光：《西方社会学关于中国组织与制度变迁研究状况述评》，《社会学研究》1999 年第 4 期，

左芙蓉：《北京基督教青年会的社会服务活动概述》，《当代北京研究》2010 年第 2 期。

九　英文著作

Papers and Addresses III, Baltimore：The Johns Hopkins University Press，1920.

Tientsin：*Report of the Peking Hospital London Missionary Society For the Year* 1898.

The Union Medical College Peking, 1909.

Allan M. Brandt, *No Magic Bullet: A Social History of Venereal Disease in the U-nited States Since* 1880, New York, Oxford: Oxford University Press, 1987.

Andrew Wear edit, *Medicine in Society: Historical Essays*, Cambridge: Cambridge University Press, 1992.

Ann F. LA Berge, *Mission and Method: The Early Nineteenth-century French Public Health Movement*, Cambridge: Cambridge University Press, 1992.

Benedict Carol, *Bubonic Plague in Nineteenth-Century China*, Stanford: Stanford University Press, 1996.

Benjamin D. Paul, *Health, Culture, and Community: Case Studies of Public Reactions to Health Programs*, New York: Russell Sage Foundation, 1955.

C. E. A. Winslow, *The Evolution and Significance of the Modern Public Health Campaign*, New Heaven: Yale University Press, 1923.

Christopher Hamlin, *Public Health and Social Justice in the Age of Chadwick*, Cambridge: Cambridge University Press, 1997.

David Arnold, *Colonizing the Body: State Medicine and Epidemic Disease in Nineteenth Century India*, Berkeley, Los Angeles: University of California Press, 1993.

David Strand, *Rickshaw Beijing: City People and Politics in the 1920s*, Berkeley: University of California Press, 1989.

Deborah Lupton, *The Imperative of Health: Public Health and the Regulated Body*, London: SAGE Publications, 1995.

Dorothy Porters, ed. , *The History of Public Health and the Modern State*, Amsterdam: Rodopi, 1994.

Duffy J. , *The Sanitarians: A History of American Public Health*, Urbana, IL: University of Illinois Press, 1990.

E Richard Brown, *Rockefeller Medicine Men: Medicine and Capitalism in America*, Berkley, Los Angeles, London: University of California Press, 1979.

Elizabeth Fee and Daniel M. Fox edit, *AIDS: The Burden of History*, Berkeley: University of California Press, 1988.

Elizabeth Fee, *Disease and Discovery: A History of the Johns Hopkins School of Hygiene and Public Health* 1916 – 1939, Baltimore/London: The Johns Hopkins University Press, 1987.

Frank Dikotter, *Sex, Culture and Modernity in China: Medical Science and the*

Construction of Sexual Identities in Early Republican Period, Honolulu: University of Hawaii Press, 1995.

J. N. Hays, *The Burdens of Disease, Epidemics and Human Response in Western History*, New Brunswick, New Jersey and London: Rutgers University Press, 1998.

Jean-Pierre Goubert, *The Conquest of Water*, Princeton University Press, 1989.

John Law eid, *Power, Action, and Belief*, London: Routledge and Kegan Paul, 1986.

John Z. Bowers, *Western Medicine in a Chinese Palace: Peking Union Medical College*, 1917 – 1951, The Josiah Macy, Jr. Foundation, 1972.

Johns G. , *Social Hygiene in Twentieth Century Britain*, Beckenham: Croom Helm, 1986.

Ka-che Yip, *Health and National Reconstruction in Nationalist China: the Development of Modern Health Services*, 1928 – 1937, Association for Asian Studies, Inc. 1995.

Kerrie L. MacPherson, *A Wilderness of Marshes: The Origins of Public Health in Shanghai*, 1843 – 1893, Hongkong: Oxford University Press, 1987.

Lawrence O. Gostin, *Public Health Law: Power, Duty, Restraint*, Berkeley, Los Angels, London: University of California Press, 2000.

Leonore Manderson, *Sickness and the State: Health and Illness in Colonial Malaya*, 1870 – 1940, Cambridge, UK and New York: Cambridge University Press, 1996.

Madeleine Yue Dong, *Defining Beiping: Urban Reconstruction and National Identity*, 1928 – 1936, Honolulu: University of Hawaii Press, 2000.

Mark Harrison: *Public Health in British India: Anglo-India Preventive Medicine* 1859 – 1914, Cambridge: Cambridge University Press, 1994.

Mary Brown Bullock, *An American Transplant*, Berkeley: University of California Press, 1980.

Mary E. Ferguson, *China Medical Board and Peking Union Medical College*. New York: China Medical Board of New York, 1970.

Melosi Martin, *Garbage in the Cities: Refuse, Reform, And the Environment*, Pittsburgh: University of Pittsburgh Press, 2004.

Melosi Martin, *The Sanitary City: Urban Infrastructure in America from Colonial Times to the Present*, Baltimore, MD: Johns Hopkins University Press, 2000.

Milton J. Lewis, *The People's Health: Public Health in Australia, 1788 – 1950*, Praeger Publishers 2002.

Nicholas Blomley, *Law, Space, and the Geographies of Power*, New York: The Guilford Press, 1994, xi.

Orville A. Petty edit. , *Laymen's Foreign Missions Inquiry: Fact-Finders' Reports China*, New York and London: Harper & Brothers Publishers, 1933.

Peter Baldwin, *Contagion and the State in Europe*, 1830 – 1930, Cambridge: Cambridge University Press, 1999.

Roger Greene, *China Medical Board: Twelfth Annual Report* , New York: 1927.

Rogers, N. , *Dirt and Disease: Polio Before FDR*, New Brunswick, NJ: Rutgers University Press, 1992.

Ruth Rogaski, *Hygienic Modernity: Meanings of Health and Disease in Treaty-Port China*, Berkeley, University of California Press, 2004.

Sally Sheard and Helen J. Power (eds.), *Body and City: Histories of Urban Public Health*, Ashgate Pub Ltd, 2001.

Susan Naquin, *Peking Temples and City Life* 1400 – 1900, Berkeley: University of California Press, 2000.

Wolfgang Friedmann, *Law in a Changing Society*, New York: Columbia University Press, 1972.

十　英文论文

Alan Sears, "To Teach them how to live: The Politics of Public Health from Tuberculosis to AIDS", *Journal of Historical Sociology*, Vol. 5 No. 1, March 1992.

Allan M. Brandt, "AIDS in Historical Perspective: Four Lessons from the History of Sexually Transmitted Diseases", *American Journal of Public Health*, Vol. 78, 1988.

E Richard Brown, "Public Health in Imperialism: Early Rockefeller Programs at Home and Abroad", *American Journal of Public Health*, Vol. 66, No. 9, 1976.

JamesMaxwell, "Some Notes on Syphilis among the Chinese", *Chinese Medical Journal*, Vol. 27, 1913.

John B. Grant, "Appraisal of National Health Administration", *The American Journal of Hygiene*, Vol. VI, No. 3, May, 1926.

John H. Korn, "Examination of Domestic Servants for Communicable Diseases (Preliminary Report)", *The China Medical Journal*, Vol. 34, September 1920.

John Sheail, "Town Wastes, Agricultural Sustainability and Victorian Sewage", *Urban History*, 23: 2, 1996.

Liping Bu and Elizabeth Fee, "John B. Grant International Statesman of Public Health", *American Journal of Public Health*, 2008 April: 98 (4)

Mary Backus Rankin, "Some Observations on a Chinese Public Sphere", *Modern China*, Vol. 19 No. 2, April 1993.

Michael Rawson, "The Nature of Water: Reform and the Antebellum Crusade for Municipal Water in Boston", *Environmental History*, 9: 3, 2004.

Patrick E Carroll, "Medical Police and the History of Public Health", *Medical History*, 46: 4, October, 2002.

William M. Evan, "Law as an Instrument of Social Change", Alvin Gouldner and S. M. Miller, eds., *Applied Sociology: Opportunities and Problems*, New York: Fress Press, 1990.

Wu Lien Tie, "The Prevention of Infectious Diseases in China", *The China Medical Journal*, Vol. XLIII, 1929.

后　记

　　这是一本费时颇久的书，始于 2001 年选定北京城市史作为博士论文选题，基本浓缩了我进入历史学领域的历程。

　　本书的研究动机源于自身学术思考，成熟于个人学术经历。选择公共卫生作为研究对象，是在对近代北京研究中发现公共卫生是那个时代最受社会关注的话题。翻阅当时北京各大报纸，左一篇讲卫生，右一篇言清洁，北京市档案馆也保存了大量的卫生档案。丰富的历史资料让我意识到这是一个值得去做且可以做的课题。幸运的是，这一选题因应了中国医疗史研究的兴起，个人学术偏好使我不甘于经验性的描述，而是希望能够寻找隐藏于现象背后的社会结构及其变迁，作出类似历史社会学那样的研究。此非易事，我必须在实证史学的基础之上展开理论思考，需要在史实与理论之间往复探索。当然，我并未简单引进国际学界流行的理论和动向，而是以问题为导向，将社会学、政治学、经济学和医学对相关问题的讨论予以总结，结合中国历史实际，思考"在地化"问题，或与已有的学术研究展开对话，或利用已有理论对现象进行剖析。希望本书在扎实的经验性描述基础上，吸取社会科学的方法，将其融会贯通于历史现象叙述中，形成一套过程分析框架，建构出近代中国公共卫生制度研究模式。对历史细节的探析和过程的建构，于我而言更像一场智力挑战，让我深切感悟到思考的快乐和历史的趣味。

　　作为一名半道入门的历史研究者，我有很多的知识缺陷，也深知文字表达实非所长。到底是什么吸引着我坚定行走在历史研究之域呢？我想这应归功于求学问道中遇到的各位良师益友。

　　曾业英研究员是我的博士生导师，他是民国政治史研究专家，时任《近代史研究》主编。学术眼光开阔，对我极为包容，鼓励并引导我的好奇心，选择近代北京城市作为研究对象。十余年来，先生一如既往地指导着我的为人与为学。在日常交谈中，我深切体会到先生精到的学术眼光和扎实的史学功力，意会着历史研究的精髓，此必将受益终身。

史学研究应如何规范？学术文章应如何写？这是每个年轻人迈入学术之门时都要面对的难题。非常幸运的是，我在《近代史研究》编辑部开启了自己的研究工作。编辑部徐秀丽、黄春生、谢维、杜继东、曾学白诸位老师对我耐心教导，让我渐悉近代史研究的基本规范和学术要求，切身意识到自己的不足之处。

2004 年，我有幸到中山大学历史系博士后流动站，与邱捷教授合作。邱师是一位学术素养颇深且行事严谨低调的学者。此后的岁月里，我从他身上深切体悟到历史学真谛不仅在行万里路、读万卷书，更在有敬畏、认真之态度。两年间，中山大学历史系近代史专业的各位老师，桑兵、关晓红、程美宝、赵立彬、何文平、敖光旭、曹天忠、谷小水等，给予我在学术和生活中的诸多帮助和指导，让我受益良多。

源于自身对社会经济史研究的兴趣，我在中山大学深深被历史人类学的魅力所吸引。在各种学术活动中，我有幸聆听到陈春声、刘志伟、郑振满、科大卫、赵世瑜等学者的精彩讲演。他们在言谈中所流露出来的深邃学术思想，让我深受启迪，打破旧有思想束缚，重新审视自己的知识结构体系。与黄国信、温春来和吴滔交往中，他们的学术理念和研究方法，深刻影响着我的学术取向。两年里，我受到很大的冲击，重新从史料解读能力和史学理论研习两方面努力提高自身的学术功力。此后至今，我不仅积极参与遍及大江南北的历史田野考察，而且深切体会到历史研究必须立足于特定时空对史料进行整体解读。在对已有学术基础反思的日子里，我明白了如何使地方历史研究具有更大的学术关怀，逐渐明了从制度史视角研究北京公共卫生的学术思路。

不过，公共卫生历史是一门有着特定知识内涵的研究领域。如何做？这又是一道难题。非常感谢霍普金斯大学医学史系的韩嵩（Marta Hanson）教授，她帮助我申请到 ACLS 的中美文化交流基金，到该系访学 11 个月。在那里，我选修了 Randall M. Packard, Mary E. Fissell, Harry Marks, 以及 Graham Mooney 等教授开设的医学史课程，奠定了研究公共卫生历史的学术基础。在与医学史系师生的交往中，我不仅真正步入了医学史研究的大门，而且大大提升了自身的历史学术素养。

中国社会科学院近代史研究所云集了近代史各领域的研究者，具有得天独厚的学术氛围，我身处其中尤感幸运。特别是每年召开的所青年学术讨论会，见证了本书日渐成形的过程。感谢张海鹏、耿云志、步平、王建朗、汪朝光、金以林、刘小萌、王也扬、李长莉、郑大华、王奇生、左玉河、崔志海、李细珠、黄道炫等老师的批评和鼓励，感谢罗敏、贾小叶、张静、程朝云、杨婉容、赵庆云、侯中军、吕文浩、唐仕春、毕苑、杨宏、李在全、张会芳、胡永恒、高莹莹、潘晓霞、彭春凌等同辈学人的坦诚相待。

我所在的经济史研究室是一个温馨的集体，虞和平、郑起东、史建云、赵晓阳和严立贤老师给了我极大的支持和帮助。研究室非常注重理论与实证相结合的研究方法，特别是郑起东老师，他发现我对公共卫生的研究有一定的理论思考，鼓励我要有理论探索的胸怀和勇气，进而逐步明晰按照新制度主义的方法展开研究。这是非常关键的一步，使我得以真正开始跳出经验性描述，走向理论与实证相结合。几年里，几乎每周二郑老师都会在406室与我就有关问题展开讨论。回想起初始的困惑，间有所获，再到疑问重重，郑老师总是鼓励我一定要坚持，并就具体问题展开讨论。正是在他的鼓励和教导下，我在学习理论知识的基础上，致力于将理论思考贯穿于历史叙述之中，并尝试在经验性描述基础上与相关理论展开对话。与朱浒、周祖文、吴敏超、蒋清宏、云妍和李晓龙之间海阔天空式的讨论，使我的学术视野不再拘泥于自己的研究领域，思考的广度和深度得到拓展。

本书的部分内容曾经提交国内外各类学术会议和工作坊。正是在这些学术活动中，我有幸认识到学界师友，并受益于大家的批评和鼓励。感谢桑兵、王笛、梁其姿、余新忠、蒋竹山、刘士永、辛圭奂（韩）、付海晏等学者的宝贵意见。

同时，我不能不提到一帮志同道合的朋友，他们的鼓励和支持帮助我顺利完成本书写作。从最初的选题到最终定稿，岳秀坤都向我坦诚提出各类质疑与困惑，得益于这些问题，我才能直面自身研究的症结所在。挚友冉昊时常与我讨论各类学术问题，她过人的逻辑推理和缜密思辨能力，潜移默化中我受益匪浅。伊利偌伊大学邵丹每次来北京，都会与我就中美学界的近代史研究动态进行交流，不仅帮助我掌握学术前沿动态，而且还对我的研究提出若干建设性意见。两次到台北的访学，受惠于张哲嘉的周到安排，能与邱仲麟、雷祥麟、李达嘉等学者就本研究展开一些讨论，给我极大启发。朱宇晶一直关注本书的写作，在理论问题上给我提出非常中肯的意见。此外，还有邬文玲、樊云惠、包红梅、周子衡、袁正清、谢鸿飞、应星、赵雪刚、姚伟、吴丽平、符静、田耕、张嘉兰、张嘉凤、叶锦花、徐靖捷、刘佳妮等朋友，一直以来都热忱地给予我帮助。

本书征引了大量的文献材料，主要来源于中国社会科学院近代史所图书馆、中国社会科学院法学所图书馆、中国第一历史档案馆、中国第二历史档案馆、北京市档案馆、协和医科大学图书馆、中山大学图书馆、中山大学医学图书馆、美国洛克菲勒档案馆、美国霍普金斯大学医学图书馆、美国国家医学图书馆、美国明尼苏达大学基督教青年会档案馆、美国哥伦比亚大学图书馆和口述资料档案馆。在此谨向这些机构及其工作人员表示衷心感谢！查找资料的过程离不开各种学术基金的支持，本书曾先后得到中国社会科学院青年启动项目、中国社会科学院院重点课题、中国博士后基金项目、美国 ACLS 中美文化交流项目、洛克菲勒档案项目以及国家社科基金后期项目的资助，谨此一并致谢！

最后，感谢我的父母兄弟！他们一直是我精神和物质的强大支柱。父母从中年到老年，一直默默支持着我的人生选择，虽偶有啧言，但从未给我任何压力。在这以物衡量人的价值的时代，谢谢您们未曾强迫我与别相同，让我坚守着内心的执拗。在我任性学术的时候，弟弟已成长为一家的主心骨，照顾着父母，支持着我。希望此书能不负他们对我的厚爱！